作者简介

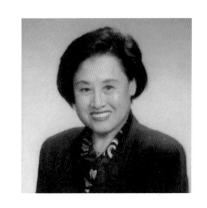

黄丽春，女，1937年11月30日出生。满族。主任医师、教授。酷爱耳医学专业，善于刻苦钻研，努力探讨耳穴的奥秘，从事耳穴专业36年来，已在耳医学界作出卓越成绩，并享有盛名。曾为美国国际耳医学研究培训中心总裁、中国针灸学会耳穴诊断治疗专业委员会理事、中国针灸学会耳穴治疗研究学组组长、中国针灸学会讲师团秘书处成员、中国子午流注医药学研究会副会长、北京中医药大学耳穴研究会顾问、全军中医气功培训中心教授、北京国际针灸培训班教授。现任美国中西医结合自然医学院教授、美国大西洋中医学院教授、美国自由医学院博士生导师、全美中医公会学术部顾问。

1993—1994年，被国防部外事局，总后卫生部选派参加全军针灸专家组，并任专家组组长到国外讲学，由于讲学成绩卓著，获古巴政府授予的"战斗友谊"勋章和证书。2002年11月，在波多黎各召开的第四届世界耳医学大会上获得世界第一名，并给予终生研究成就奖。多次受邀至美国各州和世界许多国家医学院，中西医、针灸公会授课讲学。

在耳医学事业上的研究贡献有：

1. 根据耳穴的特性提出耳穴类型的六种分类法　即相应部位穴位、五脏六腑的穴位、内分泌系统穴位、神经系统穴位、特定穴、耳背穴位和其他，并提出有点、区、沟、线、经等，这些穴位对耳穴定性诊断有特定意义，在治疗上有特异性。1999年在全美中医公会学术交流大会上发表了新耳背穴位图，其中有七个点、五个沟、四个区、上下两个三角区。

2. 耳穴功能上的归类　根据多年的临床实践和穴位特异性验证，把具有同类功能的有协同作用的耳穴组合在一起，组成46组配方，并作记忆口诀，便于记忆及临床应用，提高耳穴治疗效果。

3. 揭示耳廓与人体分布规律的关系学说　应用这种关系学说对耳穴的定位诊断、鉴别诊断有独特作用，以此穴位分布对应关系，在治疗上有加强治疗效果的作用。

4. 为耳穴诊断及治疗提出理论基础

5. 在耳穴诊断上综合系列诊断法　一视、二触、三测听、四辨证。

在耳穴诊断中，为不遗漏一个阳性反应点的变化，检测出人体的健康状况，笔者将150余个重要穴位构划成线及不同图形，根据人体生理学、解剖学及耳廓的病理形态进行探测。这种穴位构线法，既便于机体各脏腑器官系统检查，又便于诊断和掌握。

6. 在治疗的手法上　根据钥匙和锁孔的关系，提出指功发热法，特别对痛症及痹症的患者治疗时加气功可有立竿见影的疗效。指功发热法是将体内丹田之气行至到贴压穴位的拇指和食指上，然后从轻到重施行气功将气输至病所，病人得气后即可气到病除。

7. 著作　笔者在从事耳穴诊断治疗中，不断总结并撰写耳医学方面书籍，受到耳针工作者的欢迎。在耳穴研究中结合自己的临床实践，将耳穴从类型及功能上进行全面细致的归类，在《耳穴诊断学》著作中介绍了耳穴各种诊断法及综合系列诊断法，并对临床常见病提出诊断及鉴别诊断。在本书中总结了大量临床有效的取穴治疗及依据，并介绍了耳穴的防病、美容、摄生、抗衰老，在耳穴诊治疾病的原理上做了叙述，从而使耳穴诊断及治疗理论更加系统化、科学化、条理化，为从事耳穴研究的工作人员提供较全面的应用范围。

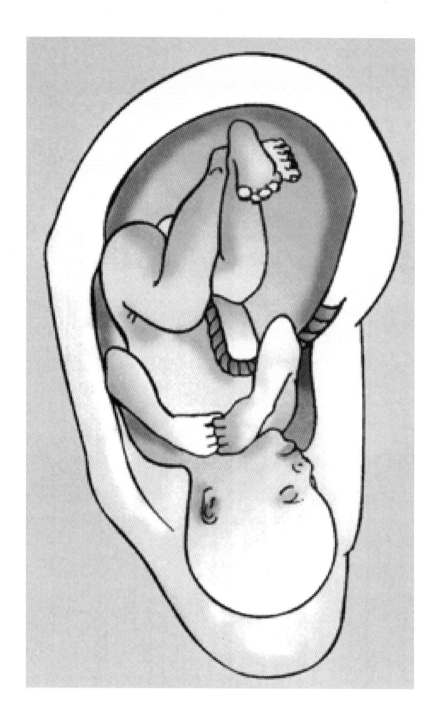

彩图 1　耳廓胚胎倒影图

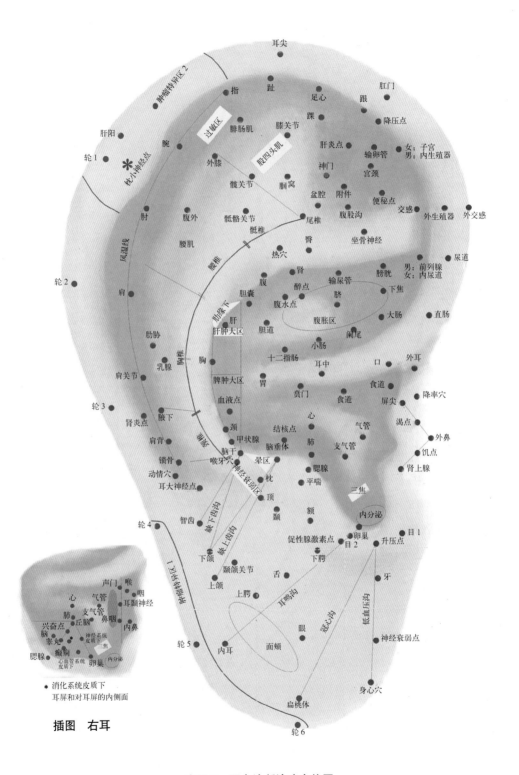

彩图 2　耳穴诊断治疗穴位图

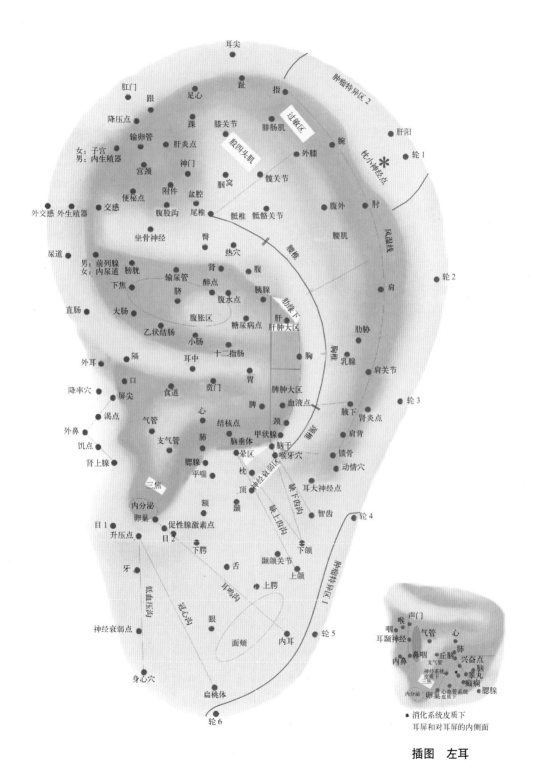

耳尖

肛门　　跟　　足心　　　趾　　　指　　　　　　　肿瘤特异区 2

降压点　　　　　　踝　　膝关节　　　腓肠肌　　过敏区　　　　　肝阳

输卵管　　肝炎点　　　　　　　　　　　腕　　　枕小神经点　　轮 1

女：子宫　　宫颈　　神门　　　腘窝　　外膝　　髋关节

男：内生殖器　　　　附件　　盆腔　　骶椎　　骶髂关节　　腹外　　肘

便秘点　　　　　腹股沟　　尾椎　　　　　　　　腰肌　　风湿线

外交感　外生殖器　交感　　　　　　　　　　　　　　　　　　轮 2

坐骨神经　　臀　　　　　　　　　　　肩

尿道　　　　　　　　肾　　热穴　　　　腰椎

男：前列腺　　　　　　肾　　腹　　　　　胰腺　　　　　　　轮 3

女：内尿道　膀胱　输尿管　醉点　　肋象下　　肩

下焦　　脐　　　腹水点　　肝　　肋胁　　肩关节

直肠　　大肠　　　腹胀区　　糖尿病点　肝肿大区　胸椎　乳腺

乙状结肠　　小肠　　　　　　胸　　胸椎

外耳　　隔　　耳中　十二指肠　　　脾肿大区　腋下　肾炎点

口　　　　食道　贲门　胃　　脾　　颈　　肩背

降率穴　屏尖　　心　　结核点　血液点　锁骨

渴点　气管　　　甲状腺　　　　动情穴

外鼻　　　支气管　肺　脑垂体　脑干

饥点　　腮腺　　晕区　喉牙穴　耳大神经点

肾上腺　　平喘　　枕　神经衰弱区　喉下齿沟　智齿

三焦　　　顶　　　喉上齿沟　　　轮 4

内分泌　额　　颞

目 1　卵巢　促性激素点　　　下颌

升压点　　　目 2　　颞颌关节　上颌

牙　　舌　　　　　胸椎特异区 1

耳鸣沟　上腭　　　轮 5

冠心沟　眼

神经衰弱点　　　　面颊　　内耳

身心穴

扁桃体

轮 6

插图　左耳

喉　声门

咽　　气管　心

耳颞神经　　　丘脑　肺

鼻咽　　　　兴奋点

内鼻　　　　　　脑

支气管　　　　睾丸

神经系统　　　癫痫

皮质下　　　　腮腺

内分泌　卵巢　心血管系统

皮质下

★消化系统皮质下

耳屏和对耳屏的内侧面

彩图 3　耳穴诊断治疗穴位图

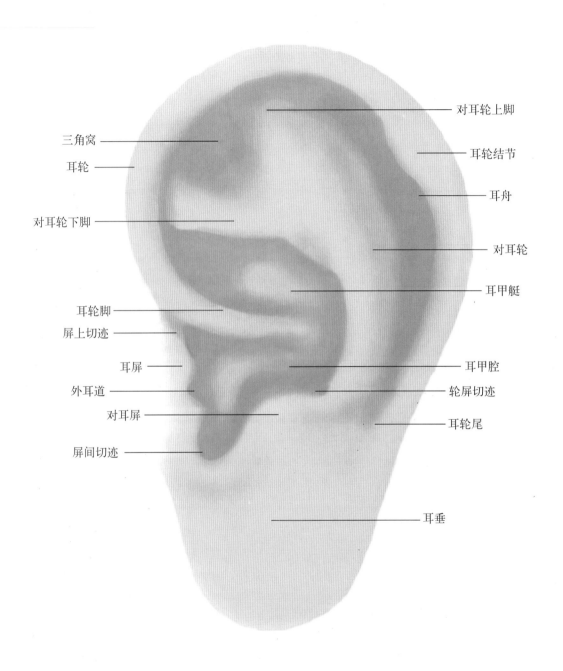

对耳轮上脚

三角窝

耳轮

耳轮结节

耳舟

对耳轮下脚

对耳轮

耳甲艇

耳轮脚

屏上切迹

耳屏

耳甲腔

外耳道

轮屏切迹

对耳屏

耳轮尾

屏间切迹

耳垂

彩图 4　耳廓正面解剖名称图

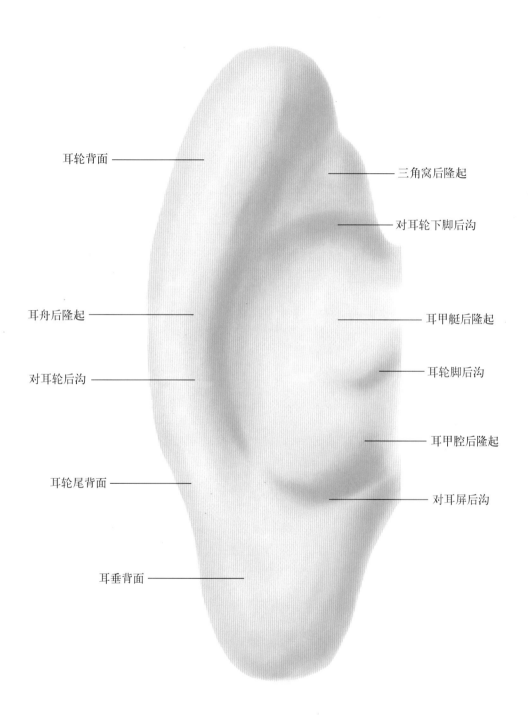

耳轮背面 ————————

三角窝后隆起 ————————

对耳轮下脚后沟 ————————

耳舟后隆起 ————————

耳甲艇后隆起 ————————

对耳轮后沟 ————————

耳轮脚后沟 ————————

耳甲腔后隆起 ————————

耳轮尾背面 ————————

对耳屏后沟 ————————

耳垂背面 ————————

彩图 5　耳背解剖名称图

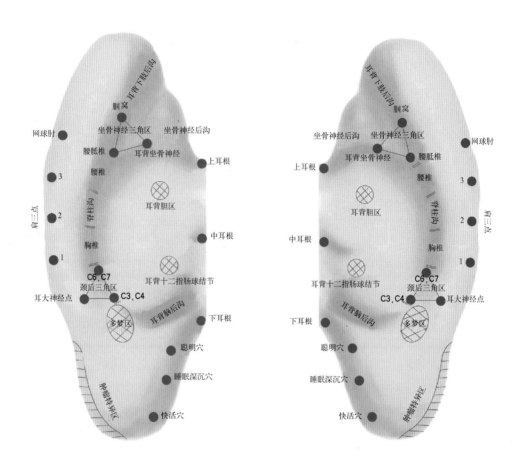

彩图 6　耳背诊断治疗穴位图

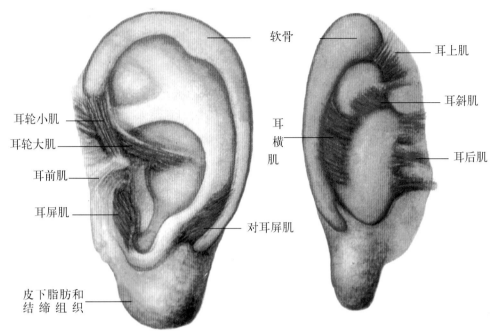

彩图 7　耳廓的软骨和肌肉图

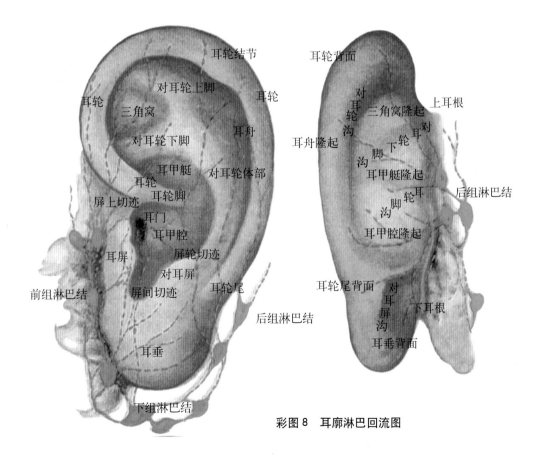

彩图 8　耳廓淋巴回流图

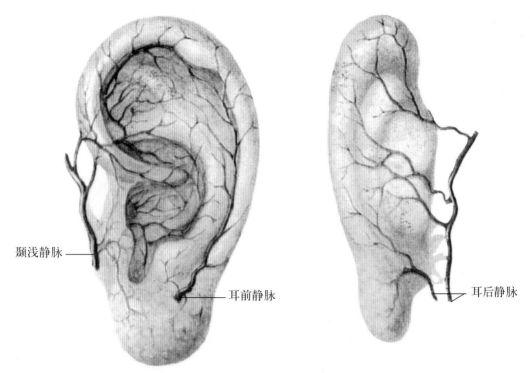

颞浅静脉

耳前静脉

耳后静脉

彩图 9 耳廓的静脉回流图

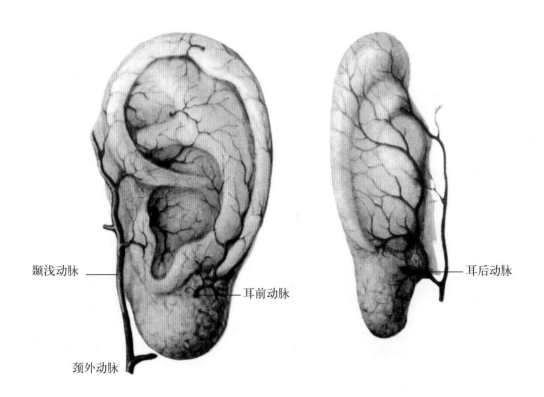

颞浅动脉

耳前动脉

颈外动脉

耳后动脉

彩图 10 耳廓的动脉供应图

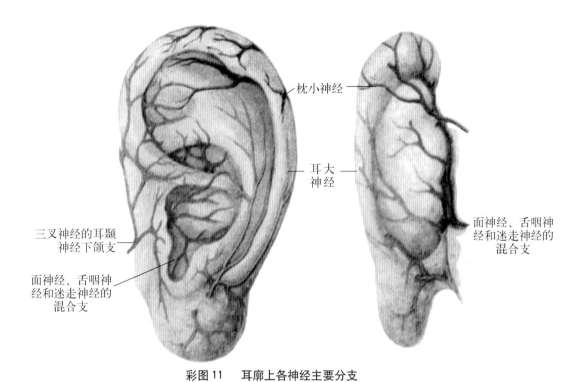

枕小神经

耳大
神经

三叉神经的耳颞
神经下颌支

面神经、舌咽神
经和迷走神经的
混合支

面神经、舌咽神
经和迷走神经的
混合支

彩图 11　耳廓上各神经主要分支

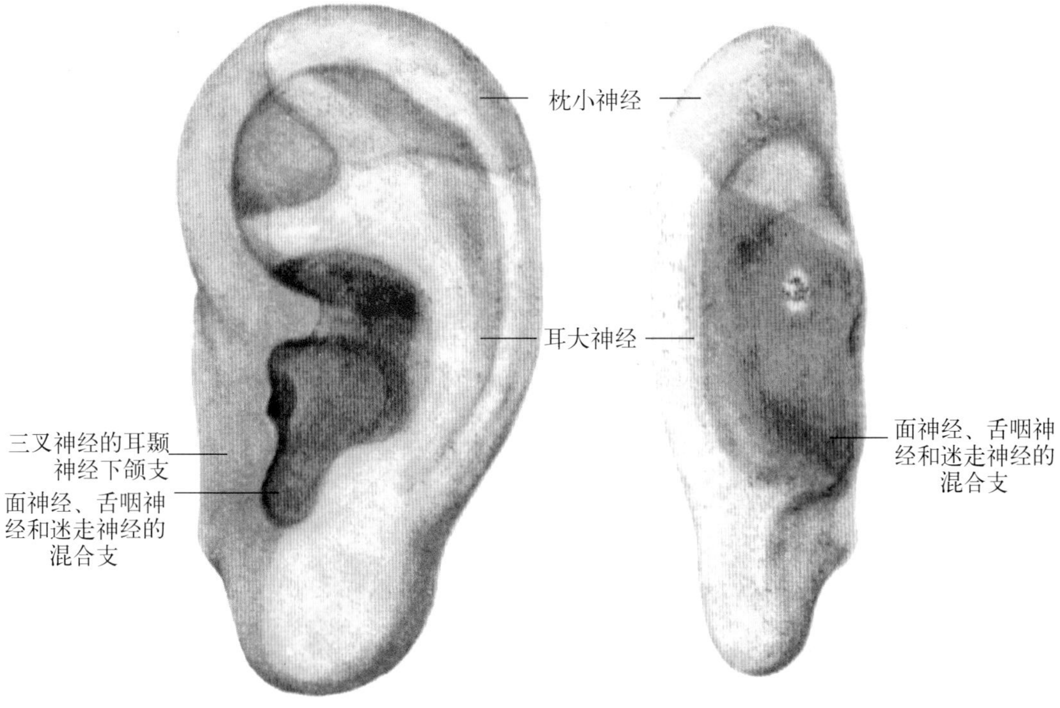

枕小神经

耳大神经

三叉神经的耳颞
神经下颌支

面神经、舌咽神
经和迷走神经的
混合支

面神经、舌咽神
经和迷走神经的
混合支

彩图 12　耳廓上神经支配的大致分区图

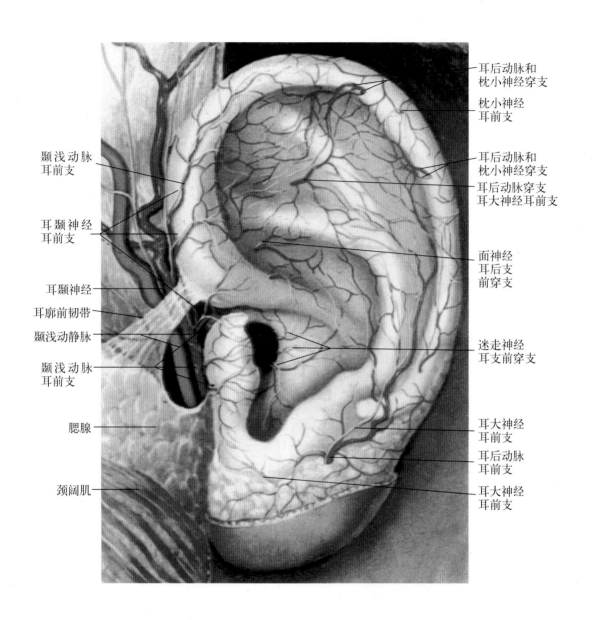

颞浅动脉
耳前支

耳颞神经
耳前支

耳颞神经

耳廓前韧带

颞浅动静脉

颞浅动脉
耳前支

腮腺

颈阔肌

耳后动脉和
枕小神经穿支

枕小神经
耳前支

耳后动脉和
枕小神经穿支

耳后动脉穿支
耳大神经耳前支

面神经
耳后支
前穿支

迷走神经
耳支前穿支

耳大神经
耳前支

耳后动脉
耳前支

耳大神经
耳前支

彩图 13　耳廓前面局部解剖图

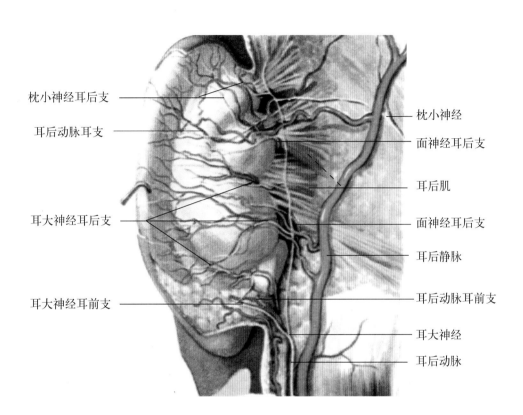

枕小神经耳后支

耳后动脉耳支

耳大神经耳后支

耳大神经耳前支

枕小神经

面神经耳后支

耳后肌

面神经耳后支

耳后静脉

耳后动脉耳前支

耳大神经

耳后动脉

彩图 14　耳廓后面局部解剖图（浅层）

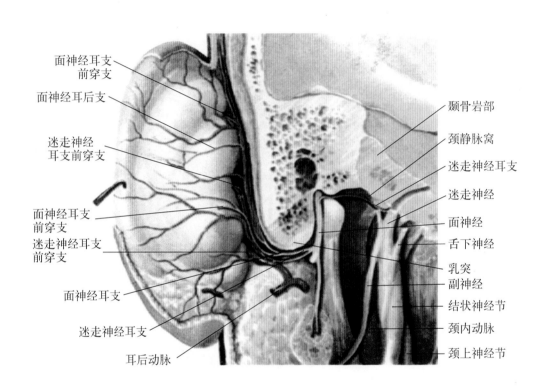

面神经耳支前穿支

面神经耳后支

迷走神经耳支前穿支

面神经耳支前穿支

迷走神经耳支前穿支

面神经耳支

迷走神经耳支

耳后动脉

颞骨岩部

颈静脉窝

迷走神经耳支

迷走神经

面神经

舌下神经

乳突

副神经

结状神经节

颈内动脉

颈上神经节

彩图 15　耳廓后面局部解剖图（深层）

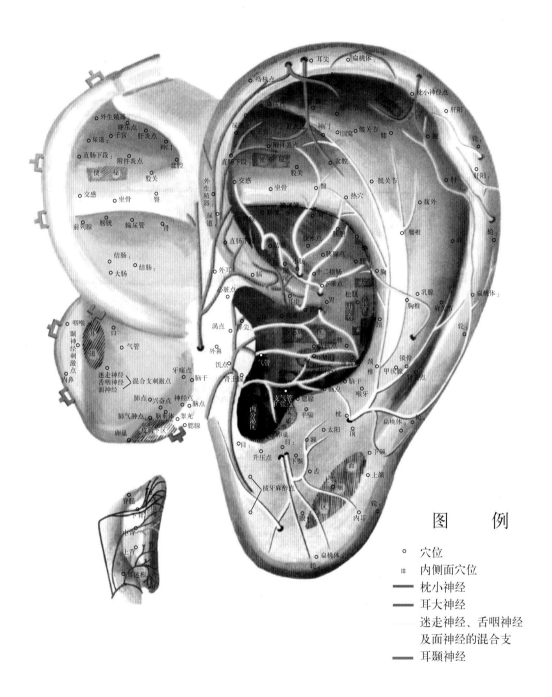

彩图16　耳廓神经穴位分布图

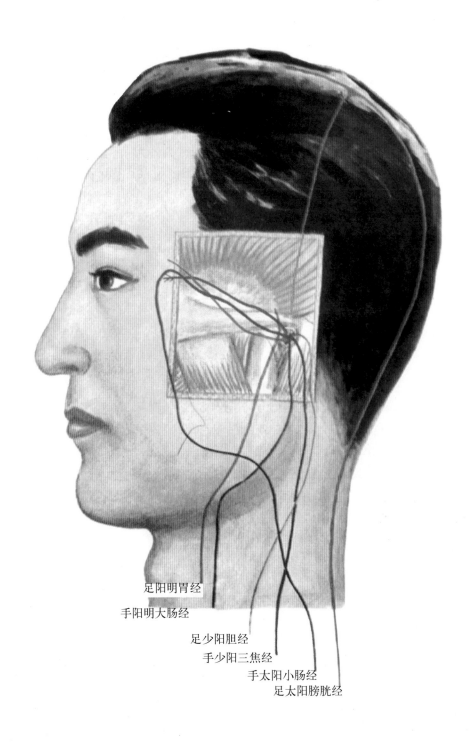

足阳明胃经

手阳明大肠经

足少阳胆经

手少阳三焦经

手太阳小肠经

足太阳膀胱经

彩图 17　耳部的经络分布解剖示意图

耳穴治疗学

第二版

黄丽春　编著

科学技术文献出版社
SCIENTIFIC AND TECHNICAL DOCUMENTATION PRESS

·北京·

图书在版编目（CIP）数据

耳穴治疗学 / 黄丽春编著. —2版. —北京：科学技术文献出版社，2017.2
（2025.1重印）
ISBN 978-7-5189-2373-1

Ⅰ.①耳…　Ⅱ.①黄…　Ⅲ.①耳—穴位疗法　Ⅳ.① R245.9

中国版本图书馆 CIP 数据核字（2017）第 030364 号

耳穴治疗学（第二版）

策划编辑：付秋玲	责任编辑：付秋玲	责任出版：张志平

出　版　者　科学技术文献出版社
地　　　址　北京市复兴路15号　　邮编 100038
编　务　部　(010) 58882938，58882087（传真）
发　行　部　(010) 58882868，58882870（传真）
邮　购　部　(010) 58882873
官方网址　www.stdp.com.cn
发　行　者　科学技术文献出版社发行　全国各地新华书店经销
印　刷　者　北京时尚印佳彩色印刷有限公司
版　　　次　2017 年 2 月第 2 版　2025 年 1 月第 16 次印刷
开　　　本　787×1092　1/16
字　　　数　496千
印　　　张　22　彩插16面
书　　　号　ISBN 978-7-5189-2373-1
定　　　价　58.00元

前　言

耳穴诊治法是祖国传统医学的一部分,早在两千多年前,我们祖先不但发现了某些疾病在耳廓相关部位相关的反应规律,而且应用耳廓治疗身体某些疾病,如治疗方法有耳廓按摩法、耳灸法、竹管吹药法、耳穴放血法,有些方法至今延用,为人类的保健事业积累了丰富的经验。

近代由于广大耳穴工作者积极研究,大量实践,临床总结,耳穴诊治法发展得很快,耳穴治疗法已成为一门具有独立理论的学科——耳医学。耳穴诊治法,现已普遍应用于临床,不仅能诊断疾病,治疗疾病,预防疾病,还能抗衰老、美容、减肥、戒烟、戒酒、戒毒,特别是耳穴戒毒已被美国政府确认为一种有效的方法。

耳穴治疗法,已被广大针灸、耳穴工作者接受,深入展开,耳穴治疗方法,简单易行,治疗效果迅速,无副作用,经过作者30余年临床研究,对治疗病种疗效观察,耳穴治疗病种已达200余种,普遍用于临床各科:内科、外科、妇科、儿科、五官科、皮肤科等,以及情绪的调整,尤其对于疼痛性疾病、内分泌系统疾病的治疗疗效显著。对痛症的治疗观察,过去人们认为神门是止痛要穴,经过作者对单方、单穴及治疗手法的研究,痛症的治疗选用相应部位阳性反应点施以手法,并运用耳尖或选择性用轮1～轮6放血法,即可达到止痛目的。例如运动系统痛症:颈椎痛、多发性肌纤维炎、坐骨神经痛,经耳穴治疗可达到立竿见影效果。

近40余年,笔者对耳穴定位、耳穴分布规律与相关性、耳穴功能、单穴验证进行观察,做了46组穴位功能归类,并提出特定穴中有特定点、特定区、特定三角、特定沟、特定线、特定经、特定轴(神经轴、情绪轴、运动轴),灵活运用可提高治疗效果。同时对耳背穴位进行深入研究,发现耳背相当于人体的背面,反映人体运动系统、神经系统及消化系统功能,耳背穴位的分布和人体解剖神经节断分布有关,所以当人体患病时,不但在耳廓前面有阳性反应点,反映出与疾病相关性部位,而且在耳背亦反映出阳性反应点,可用耳背阳性反应点进行诊断和治疗,耳背穴位可治疗:头痛、头晕、多梦、颈椎病、腰背痛、肩背肌纤维炎、肩关节周围炎、坐骨神经痛、网球肘、胆石症、慢性胆囊炎、十二指肠球部溃疡、十二指肠球炎,治疗疗效迅速。因此本人于 1999 年在美国中医公会大会上，将多年研究、临床实践总结出来的新耳背图公布于众，耳背穴有 5 沟、4 区、3 根、2 三角、7 个特定点。经过临床验证，耳背穴是行之有效的。耳背穴的应用，更完善、充实及发展耳穴诊断治疗学的内容，把耳穴治疗推向了新的里程碑。

根据作者在国内针对各种专科病种，到专科医院和专科病房，对病人在患病时的耳穴反应规律进行研究观察，并在美国、欧洲、拉丁美洲、南美、北美、非洲等国对不同人种和不同病种耳穴反应规律的观察，总结出耳穴治疗有效病种，取穴配方，并以图标说明配方穴位位置，这种配方，简单易行，依此方取穴治疗，疗效迅速，无副作用。

此书的出版，方便广大针灸、耳穴工作者临床参考应用，但愿《耳穴治疗学》对针灸、耳穴专业工作者有更多的指导意义！

本书在编辑、制作中，特别受到计算机专家朱燕申、许正明、赵祥和医学博士陈彪指导，针灸专家 William S. Huang 和耳医学专家王和见编辑审阅，在此一并感谢！

黄丽春

目　　录

上篇　基础理论

第一章　耳穴治疗概论 ……………… （1）

　第一节　耳穴诊治源于中国 ……… （2）

　　一、耳与经络关系的记载 ………… （3）

　　二、耳与脏腑关系的记载 ………… （4）

　　三、运用耳廓诊断疾病的记载 …… （4）

　　四、刺激耳廓防治疾病的记载 …… （6）

　　五、耳穴的记载 …………………… （7）

　第二节　现代耳穴诊治法的发展 … （8）

　　一、耳穴应用和耳穴分布规律的形成

　　　………………………………… （8）

　　二、耳医学的发展 ………………… （10）

第二章　耳廓解剖 …………………… （12）

　第一节　耳廓表面解剖名称 ……… （12）

　　一、耳廓前面表面解剖名称 ……… （12）

　　二、耳廓背面表面解剖名称 ……… （12）

　第二节　耳廓的结构 ……………… （13）

　　一、耳廓的组织结构 ……………… （13）

　　二、耳廓的软骨与肌肉 …………… （13）

　　三、耳廓的血管分布 ……………… （14）

　　四、耳廓的淋巴 …………………… （14）

　　五、耳廓的神经 …………………… （14）

第三章　耳穴 ………………………… （18）

　第一节　耳穴的定义 ……………… （18）

　第二节　耳穴的分布规律 ………… （19）

　第三节　耳穴定位 ………………… （20）

一、耳垂 ……………………………… （20）

　1. 牙 ………………………………… （20）

　2. 下腭 ……………………………… （20）

　3. 上腭 ……………………………… （20）

　4. 舌 ………………………………… （20）

　5. 下颌 ……………………………… （20）

　6. 上颌 ……………………………… （20）

　7. 神经衰弱点 ……………………… （20）

　8. 眼 ………………………………… （21）

　9. 内耳 ……………………………… （21）

　10. 扁桃体 ………………………… （21）

　11. 面颊区 ………………………… （21）

　12. 冠心沟 ………………………… （21）

　13. 耳鸣沟 ………………………… （21）

　14. 缺齿沟 ………………………… （21）

　15. 肿瘤特异区 1 ………………… （21）

　16. 低血压沟 ……………………… （21）

　17. 身心穴 ………………………… （21）

　18. 智齿 …………………………… （21）

　19. 颞颌关节 ……………………… （21）

二、对耳屏 …………………………… （21）

　1. 腮腺 ……………………………… （21）

　2. 平喘 ……………………………… （21）

　3. 颞 ………………………………… （21）

　4. 额 ………………………………… （21）

5. 枕 …………………………（21）
6. 脑垂体 ………………………（21）
7. 顶 …………………………（22）
8. 晕区 …………………………（22）
9. 神经衰弱区 …………………（22）
10. 脑 …………………………（22）
11. 睾丸 ………………………（22）
12. 丘脑 ………………………（23）
13. 兴奋点 ……………………（23）
14. 皮质下 ……………………（23）
15. 癫痫点 ……………………（23）
三、轮屏切迹 …………………（23）
　　1. 脑干 ………………………（23）
　　2. 喉牙穴 ……………………（23）
四、耳屏 ………………………（23）
　　1. 屏尖 ………………………（23）
　　2. 肾上腺 ……………………（23）
　　3. 外鼻 ………………………（23）
　　4. 饥点 ………………………（23）
　　5. 渴点 ………………………（23）
　　6. 降率穴 ……………………（23）
　　7. 声门 ………………………（23）
　　8. 咽 …………………………（23）
　　9. 喉 …………………………（23）
　　10. 内鼻 ………………………（24）
　　11. 鼻咽 ………………………（24）
　　12. 耳颞神经点 ………………（24）
五、屏上切迹 …………………（24）
　　外耳 …………………………（24）
六、对耳轮 ……………………（25）
　　1. 颈椎 ………………………（25）
　　2. 胸椎 ………………………（25）
　　3. 腰椎 ………………………（25）
　　4. 骶椎 ………………………（25）

5. 尾椎 …………………………（25）
6. 颈 …………………………（25）
7. 胸 …………………………（25）
8. 腹 …………………………（25）
9. 肩背 ………………………（25）
10. 肋胁 ………………………（25）
11. 腰肌 ………………………（25）
12. 骶髂关节 …………………（25）
13. 热穴 ………………………（25）
14. 乳腺 ………………………（25）
15. 肋缘下 ……………………（25）
16. 腹外 ………………………（26）
17. 甲状腺 ……………………（26）
七、对耳轮下脚 ………………（26）
　　1. 臀 …………………………（26）
　　2. 坐骨神经 …………………（26）
　　3. 交感 ………………………（26）
八、对耳轮上脚 ………………（26）
　　1. 趾 …………………………（26）
　　2. 跟 …………………………（26）
　　3. 踝关节 ……………………（26）
　　4. 髋关节 ……………………（26）
　　5. 膝关节 ……………………（26）
　　6. 外膝 ………………………（26）
　　7. 腘窝 ………………………（26）
　　8. 腓肠肌点 …………………（26）
　　9. 足心 ………………………（26）
　　10. 股四头肌 …………………（26）
　　11. 足背 ………………………（26）
九、耳舟 ………………………（27）
　　1. 指 …………………………（27）
　　2. 锁骨 ………………………（27）
　　3. 腕 …………………………（27）
　　4. 肘 …………………………（27）

5. 肩 …………………………（27）

6. 肩关节 …………………（27）

7. 过敏区 …………………（27）

8. 风湿线 …………………（27）

9. 肾炎点 …………………（27）

10. 腋下 …………………（27）

11. 耳大神经点 …………（27）

十、三角窝 …………………（27）

1. 降压点 …………………（28）

2. 盆腔 …………………（28）

3. 神门 …………………（28）

4. 耳肝点 …………………（28）

5. 子宫（男性：内生殖器）…（28）

6. 附件 …………………（28）

7. 宫颈 …………………（28）

8. 腹股沟 …………………（28）

9. 便秘点 …………………（28）

10. 输卵管 …………………（28）

十一、耳轮脚 …………………（28）

1. 耳中 …………………（28）

2. 膈 …………………（28）

十二、耳轮脚周围 …………（29）

1. 口 …………………（29）

2. 食道 …………………（29）

3. 贲门 …………………（29）

4. 胃 …………………（29）

5. 十二指肠 …………………（29）

6. 小肠 …………………（29）

7. 大肠 …………………（29）

8. 阑尾 …………………（29）

9. 乙状结肠 …………………（29）

十三、耳甲艇 …………………（30）

1. 肾 …………………（30）

2. 前列腺、内尿道（女）………（30）

3. 输尿管 …………………（30）

4. 膀胱 …………………（30）

5. 肝 …………………（30）

6. 胆囊 …………………（30）

7. 胰 …………………（30）

8. 脐周 …………………（30）

9. 胆道 …………………（30）

10. 糖尿病点 …………………（30）

11. 腹水点 …………………（30）

12. 肝肿大区 …………………（30）

13. 腹胀区 …………………（30）

14. 醉点 …………………（30）

15. 下焦 …………………（30）

十四、耳甲腔 …………………（31）

1. 心 …………………（31）

2. 肺 …………………（31）

3. 气管 …………………（31）

4. 支气管 …………………（31）

5. 脾 …………………（32）

6. 三焦 …………………（32）

7. 结核点 …………………（32）

8. 脾肿大区 …………………（32）

9. 血液点 …………………（32）

十五、屏间切迹 …………………（32）

1. 内分泌 …………………（32）

2. 目 1 …………………（32）

3. 目 2 …………………（32）

4. 升压点 …………………（32）

5. 卵巢 …………………（32）

6. 促性腺激素点 …………………（32）

十六、耳轮 …………………（32）

1. 耳尖 …………………（32）

2. 肛门 …………………（32）

3. 外生殖器 …………………（32）

4. 尿道 ……………………（32）

5. 直肠 ……………………（33）

6. 肝阳 ……………………（33）

7. 轮 1 ~ 轮 6 ……………（33）

8. 枕小神经点 ……………（33）

9. 肿瘤特异区 1 …………（33）

10. 肿瘤特异区 2 …………（33）

11. 外交感 …………………（33）

12. 动情穴 …………………（33）

十七、耳背穴 ……………………（33）

1. 下肢后沟 ………………（33）

2. 坐骨神经后沟 …………（33）

3. 脊柱沟 …………………（33）

4. 胃肠沟 …………………（33）

5. 脑后沟 …………………（33）

6. 耳背尾椎 ………………（33）

7. 耳背骶椎 ………………（33）

8. 耳背腰椎 ………………（33）

9. 耳背胸椎 ………………（34）

10. 耳背颈椎 ………………（34）

11. 颈椎$_{3、4}$ …………………（34）

12. 颈椎$_{6、7}$ …………………（34）

13. 耳背耳大神经点 ………（34）

14. 颈后三角区 ……………（34）

15. 耳背腘窝 ………………（34）

16. 耳背坐骨神经 …………（34）

17. 坐骨神经三角区 ………（34）

18. 胆囊区 …………………（34）

19. 十二指肠球结节区 ……（34）

20. 多梦区 …………………（34）

21. 聪明点 …………………（34）

22. 睡眠深沉穴 ……………（34）

23. 快活点 …………………（34）

24. 网球肘 …………………（34）

25. 肩三点 1 ………………（34）

26. 肩三点 2 ………………（34）

27. 肩三点 3 ………………（34）

28. 上耳根 …………………（34）

29. 中耳根 …………………（34）

30. 下耳根 …………………（34）

31. 耳背肿瘤特异区 1 ……（34）

第四章 耳穴类型分类 …………（35）

一、相应部位穴位 ………………（35）

二、五脏六腑穴位 ………………（36）

三、神经系统穴位 ………………（37）

四、内分泌系统穴位 ……………（38）

五、特定穴位 ……………………（39）

六、耳背穴位及其他 ……………（41）

第五章 耳穴功能 ………………（43）

一、神经系统穴位 ………………（43）

1. 神门 ……………………（43）

2. 枕 ………………………（43）

3. 额 ………………………（44）

4. 颞 ………………………（44）

5. 皮质下 …………………（44）

6. 交感 ……………………（45）

7. 脑干 ……………………（45）

8. 坐骨神经 ………………（45）

9. 丘脑 ……………………（45）

10. 耳颞神经点 ……………（46）

11. 脑 ………………………（46）

12. 顶 ………………………（46）

13. 耳大神经点 ……………（46）

14. 迷走神经点（耳中） ……（46）

15. 迷走神经、面神经、舌咽神经、

混合神经刺激点 …………（47）

16. 枕小神经点 ……………（47）

二、内分泌系统穴位 ……………（47）

1. 脑垂体 ·················· （47）

2. 内分泌 ·················· （47）

3. 肾上腺 ·················· （48）

4. 胰腺 ···················· （48）

5. 甲状腺 ·················· （48）

6. 卵巢 ···················· （48）

7. 睾丸 ···················· （48）

8. 促性腺激素点 ·········· （49）

三、特定穴 ···················· （49）

（一）特定点 ················ （49）

1. 升压点 ·················· （49）

2. 降压点 ·················· （49）

3. 糖尿病点 ················ （50）

4. 降率点 ·················· （51）

5. 平喘 ···················· （51）

6. 肾炎点 ·················· （51）

7. 结核点 ·················· （51）

8. 耳肝点 ·················· （51）

9. 腹水点 ·················· （51）

10. 便秘点 ················· （51）

11. 饥点 ··················· （52）

12. 渴点 ··················· （52）

13. 热穴 ··················· （52）

14. 癫痫点 ················· （52）

15. 身心穴 ················· （52）

16. 快活点 ················· （52）

17. 神经衰弱点 ··········· （52）

18. 睡眠深沉穴 ··········· （53）

19. 聪明穴 ················· （53）

20. 动情穴 ················· （53）

21. 醉点 ··················· （53）

22. 血液点 ················· （53）

23. 速听点 ················· （53）

24. 兴奋点 ················· （53）

25. 网球肘点 ··············· （54）

（二）特定区 ················ （54）

1. 过敏区 ·················· （54）

2. 神经衰弱区 ············· （54）

3. 多梦区 ·················· （54）

4. 晕区 ···················· （55）

5. 腹胀区 ·················· （55）

6. 肝肿大区 ··············· （55）

7. 脾肿大区 ··············· （55）

8. 面颊区 ·················· （55）

9. 肿瘤特异区1 ··········· （56）

10. 肿瘤特异区2 ·········· （56）

11. 十二指肠球结节区 ····· （56）

12. 胆囊区 ················· （56）

（三）特定三角 ·············· （57）

1. 颈后三角区 ············· （57）

2. 坐骨神经三角 ··········· （57）

3. 肩三角 ·················· （58）

4. 胸三角 ·················· （58）

5. 胃三角 ·················· （58）

6. 皮质下三角 ············· （58）

7. 颌三角 ·················· （59）

8. 妇科三角 ··············· （59）

9. 鼻咽三角 ··············· （59）

（四）特定沟 ················ （60）

1. 心律不齐沟 ············· （60）

2. 低血压沟 ··············· （60）

3. 上缺齿沟 ··············· （60）

4. 下缺齿沟 ··············· （61）

5. 耳鸣沟 ·················· （61）

6. 脊柱沟 ·················· （61）

7. 胃肠沟 ·················· （61）

8. 脑后沟 ·················· （61）

9. 下肢后沟 ··············· （61）

10. 坐骨神经后沟 ……………… （62）
（五）特定线 ……………………… （62）
　　1. 脊柱线 ………………… （62）
　　2. 风湿线 ………………… （62）
　　3. 生殖线 ………………… （62）
　　4. 兴奋线 ………………… （62）
（六）特定经 ……………………… （62）
（七）特定轴 ……………………… （63）
　　1. 神经轴 ………………… （63）
　　2. 情绪轴 ………………… （64）
　　3. 运动轴 ………………… （64）
四、五脏六腑穴位 ………………… （65）
　　1. 心 ……………………… （65）
　　2. 肝 ……………………… （65）
　　3. 脾 ……………………… （65）
　　4. 肺 ……………………… （66）
　　5. 肾 ……………………… （66）
　　6. 膀胱 …………………… （66）
　　7. 胆 ……………………… （66）
　　8. 胃 ……………………… （67）
　　9. 大肠 …………………… （67）
　　10. 小肠 ………………… （67）
　　11. 三焦 ………………… （67）
五、相应部位穴位 ………………… （67）
　　1. 口 ……………………… （67）
　　2. 食道 …………………… （68）
　　3. 贲门 …………………… （68）
　　4. 十二指肠 ……………… （68）
　　5. 阑尾 …………………… （68）
　　6. 气管 …………………… （68）
　　7. 支气管 ………………… （68）
　　8. 咽 ……………………… （69）
　　9. 喉 ……………………… （69）
　　10. 声门 ………………… （69）

11. 内鼻 …………………… （69）
12. 鼻咽 …………………… （69）
13. 外鼻 …………………… （69）
14. 外耳 …………………… （69）
15. 内耳 …………………… （70）
16. 眼 ……………………… （70）
17. 扁桃体 ………………… （70）
18. 上颌 …………………… （70）
19. 下颌 …………………… （70）
20. 颞颌关节 ……………… （71）
21. 上腭 …………………… （71）
22. 下腭 …………………… （71）
23. 舌 ……………………… （71）
24. 牙 ……………………… （71）
25. 喉牙穴 ………………… （71）
26. 腮腺 …………………… （72）
27. 膈 ……………………… （72）
28. 盆腔 …………………… （72）
29. 附件 …………………… （72）
30. 宫颈 …………………… （72）
31. 子宫（内生殖器） ……… （73）
32. 输卵管 ………………… （73）
33. 腹股沟 ………………… （73）
34. 前列腺 ………………… （73）
35. 内尿道 ………………… （73）
36. 尿道 …………………… （73）
37. 输尿管 ………………… （74）
38. 外生殖器 ……………… （74）
39. 腰椎 …………………… （74）
40. 骶椎 …………………… （74）
41. 尾椎 …………………… （74）
42. 颈 ……………………… （75）
43. 胸 ……………………… （75）
44. 下焦（少腹） …………… （75）

45. 直肠 …………………… （75）

46. 肛门 …………………… （75）

47. 颈椎 …………………… （75）

48. 胸椎 …………………… （75）

49. 腹 ……………………… （75）

50. 肋缘下 ………………… （76）

51. 肋胁 …………………… （76）

52. 腰肌 …………………… （76）

53. 肩背 …………………… （76）

54. 乳腺 …………………… （76）

55. 髋关节 ………………… （76）

56. 膝关节 ………………… （77）

57. 膝 ……………………… （77）

58. 踝关节 ………………… （77）

59. 跟 ……………………… （77）

60. 趾 ……………………… （77）

61. 足心 …………………… （77）

62. 股四头肌 ……………… （78）

63. 股外侧 ………………… （78）

64. 股内侧 ………………… （78）

65. 骶髂关节 ……………… （78）

66. 臀 ……………………… （78）

67. 腘窝 …………………… （78）

68. 腓肠肌点 ……………… （78）

69. 锁骨 …………………… （78）

70. 肩关节 ………………… （79）

71. 肩 ……………………… （79）

72. 肘 ……………………… （79）

73. 腕 ……………………… （79）

74. 指 ……………………… （79）

75. 腋下 …………………… （79）

76. 腹外 …………………… （79）

77. 胆道 …………………… （79）

78. 足背 …………………… （79）

79. 脐 ……………………… （80）

80. 智齿 …………………… （80）

六、耳背及其他穴位 ………… （80）

1. 耳背耳大神经点 ………… （80）

2. 耳背颈椎 ………………… （81）

3. 颈₃、颈₄ ………………… （81）

4. 颈₆、颈₇ ………………… （81）

5. 耳背胸椎 ………………… （81）

6. 耳背腰椎 ………………… （81）

7. 耳背尾椎 ………………… （81）

8. 耳背坐骨神经 …………… （81）

9. 耳背腘窝 ………………… （81）

10. 肩三点 1 ………………… （81）

11. 肩三点 2 ………………… （81）

12. 肩三点 3 ………………… （82）

13. 上耳根 …………………… （82）

14. 中耳根 …………………… （82）

15. 下耳根 …………………… （82）

16. 耳背心 …………………… （82）

17. 耳背肝 …………………… （82）

18. 耳背脾 …………………… （82）

19. 耳背肾 …………………… （82）

20. 耳背肺 …………………… （82）

七、其他穴位 ………………… （82）

1. 耳尖 ……………………… （82）

2. 屏尖 ……………………… （83）

3. 目 1 ……………………… （83）

4. 目 2 ……………………… （83）

5. 肝阳 ……………………… （83）

6. 轮 1～轮 6 ……………… （83）

第六章　耳穴功能归类 ………… （84）

一、十止 ……………………… （84）

1. 止痛 ……………………… （84）

2. 止晕 ……………………… （84）

3. 止惊 ……………………（85）
4. 止咳 ……………………（85）
5. 止喘 ……………………（85）
6. 止痒 ……………………（85）
7. 止鸣 ……………………（85）
8. 止带 ……………………（85）
9. 止吐 ……………………（86）
10. 止酸 …………………（86）
二、六对 ……………………（86）
1. 镇静、兴奋 ……………（86）
2. 降压、升压 ……………（86）
3. 降率、强心 ……………（86）
4. 止血、活血 ……………（86）
5. 利尿、止遗 ……………（87）
6. 通便、止泻 ……………（87）
三、利五官 …………………（87）
1. 利咽 ……………………（87）
2. 明目 ……………………（87）
3. 助听 ……………………（88）
4. 鼻通 ……………………（88）
5. 美容 ……………………（88）
四、三抗 ……………………（88）
1. 抗过敏 …………………（88）
2. 抗感染 …………………（89）

3. 抗风湿 …………………（89）
五、退烧 ……………………（89）
1. 主穴 ……………………（89）
2. 配穴 ……………………（89）
六、三调整 …………………（90）
1. 调整自主神经功能 ……（90）
2. 调整内分泌功能 ………（90）
3. 调整月经周期、经量 …（90）
七、两补 ……………………（90）
1. 补肾 ……………………（90）
2. 补血 ……………………（91）
八、三健 ……………………（91）
1. 健脑 ……………………（91）
2. 健肝血 …………………（91）
3. 健脾助运 ………………（92）
九、其他功能 ………………（92）
1. 催乳 ……………………（92）
2. 理气消胀 ………………（92）
3. 降糖 ……………………（92）
4. 解痉 ……………………（93）
5. 利胆 ……………………（93）
6. 安眠 ……………………（94）
7. 收敛汗液（止汗）………（94）

中篇　治疗总论

第七章　耳穴治疗总论 …………（95）
第一节　耳穴治疗特点 ………（95）
一、应用范围广 ……………（95）
二、能防能治 ………………（95）
三、副作用少 ………………（96）
四、可补中药体针之不足 …（96）
五、简便易行 ………………（96）

第二节　耳穴治疗适应证及禁忌证
………………………………（96）
一、耳穴治疗适应证 ………（96）
二、耳穴治疗禁忌证 ………（97）
第三节　耳穴治疗方法 ………（98）
一、耳毫针法 ………………（98）
二、耳穴贴压法 ……………（102）

三、放血法 ……………………（105）

四、耳穴埋针法 …………………（109）

五、耳穴电针法 …………………（110）

六、耳穴药物注射法 ……………（111）

七、割耳敷药法 …………………（112）

八、耳穴贴膏法 …………………（113）

九、耳灸法 ………………………（113）

十、耳穴综合疗法 ………………（115）

十一、放射性同位素疗法 ………（115）

十二、磁疗法 ……………………（116）

十三、光针法 ……………………（117）

十四、耳夹法 ……………………（117）

十五、耳穴梅花针 ………………（118）

十六、耳穴按摩法 ………………（118）

第四节　耳穴治疗取穴原则 ……（120）

一、相应部位取穴 ………………（120）

二、根据脏腑辨证和经络学说取穴 ……

……………………………………（121）

三、按现代医学理论,发病原因,

病理形态学变化取穴 ………（122）

四、依穴位功能取穴 ……………（122）

五、经验取穴 ……………………（125）

第五节　耳穴治疗手法 …………（126）

一、根据钥匙和锁孔学说,施以手法

……………………………………（126）

二、根据耳廓与人体控制关系 ……（127）

三、耳廓神经分布与人体脏腑、四肢的

关系 ………………………（128）

四、根据毛发分布规律学说 ………（128）

五、根据病理形态学与疾病相关的

解剖部位形态 ………………（129）

第六节　耳穴治疗中常见的反应

……………………………………（129）

一、耳廓反应 ……………………（130）

二、患部反应 ……………………（130）

三、经络反应 ……………………（130）

四、全身反应 ……………………（131）

五、闪电反应 ……………………（131）

六、连锁反应（又称额外收获） ……（131）

七、延缓反应 ……………………（132）

八、适应反应 ……………………（132）

九、迟钝反应 ……………………（132）

十、反效应 ………………………（132）

下篇　治疗各论

第八章　耳穴治疗各论 …………（133）

第一节　内科疾病 ………………（133）

一、消化系统疾病 ………………（133）

（一）胃炎 ………………………（133）

（二）胃、十二指肠溃疡 ………（134）

（三）十二指肠球炎 ……………（135）

（四）急性胃肠炎 ………………（136）

（五）胰腺炎 ……………………（136）

（六）便秘 ………………………（137）

（七）腹泻 ………………………（138）

（八）反酸、恶心 ………………（138）

（九）膈肌痉挛（呃逆） ………（139）

（十）食管炎 ……………………（139）

（十一）胃肠功能紊乱 …………（140）

（十二）消化不良 ………………（140）

（十三）慢性肝炎 ………………（141）

（十四）肝炎后综合征 …………（142）

二、呼吸系统疾病 ………………（142）

（一）支气管炎 …………………（142）

（二）支气管哮喘 ………………（143）

（三）胸痛 …………………（144）

（四）感冒 …………………（144）

三、循环系统疾病 ………………（145）

（一）高血压 ………………（145）

（二）低血压 ………………（146）

（三）心律不齐沟 …………（147）

（四）心律失常 ……………（148）

（五）心血管神经官能症 …（149）

（六）脑血管意外 …………（150）

（七）无脉症 ………………（151）

（八）心肌炎 ………………（152）

（九）风湿性心脏病 ………（152）

四、神经、精神系统疾病 ………（153）

（一）神经衰弱 ……………（153）

（二）多梦 …………………（155）

（三）头痛 …………………（156）

（四）头晕 …………………（157）

（五）脑震荡后遗症 ………（157）

（六）三叉神经痛 …………（158）

（七）面肌痉挛 ……………（159）

（八）面神经麻痹 …………（160）

（九）幻肢痛 ………………（161）

（十）癫痫 …………………（162）

（十一）癔症 ………………（163）

（十二）精神分裂症 ………（164）

（十三）忧郁、焦虑、神经紧张

……………………（164）

（十四）疲劳综合征 ………（165）

（十五）自主神经功能紊乱 …（165）

五、内分泌系统疾病 ……………（166）

（一）糖尿病 ………………（166）

（二）尿崩症 ………………（167）

（三）甲状腺功能亢进 ……（168）

（四）甲状腺功能减退 ……（169）

（五）肾上腺功能低下 ………（170）

（六）库欣综合征 …………（171）

六、泌尿系统疾病 ………………（171）

（一）肾小球肾炎 …………（171）

（二）肾盂肾炎 ……………（173）

第二节　外科疾病 ………………（174）

一、软组织损伤 …………………（174）

二、落枕 …………………………（176）

三、肩关节周围炎 ………………（177）

四、关节炎 ………………………（178）

（一）风湿性关节炎 ………（178）

（二）类风湿性关节炎 ……（179）

（三）骨性关节炎 …………（180）

五、痛风 …………………………（180）

六、腰椎骨质增生 ………………（181）

七、肾虚腰痛 ……………………（181）

八、腰棘间韧带、椎旁韧带劳损 ……（182）

九、骶髂关节炎 …………………（182）

十、坐骨神经痛 …………………（182）

十一、臀部肌纤维炎 ……………（184）

十二、腓肠肌痉挛 ………………（184）

十三、跟痛、跟骨骨质增生 ……（185）

十四、足底痛 ……………………（186）

十五、颈椎病 ……………………（186）

十六、多发性肌纤维炎 …………（188）

十七、肩背肌纤维炎 ……………（189）

十八、肱骨外上髁炎、肱骨内上髁炎

（网球肘）………………（189）

十九、腕管综合征 ………………（190）

二十、狭窄性腱鞘炎 ……………（191）

二十一、腱鞘囊肿 ………………（192）

二十二、雷诺病 …………………（192）

二十三、血栓闭塞性脉管炎 ……（193）

二十四、血栓性静脉炎 …………（195）

二十五、胆结石、胆道系统感染 …… （196）

二十六、红斑肢痛症 …………… （197）

二十七、泌尿系统结石 ………… （198）

二十八、膀胱炎 ………………… （199）

二十九、前列腺炎 ……………… （200）

三十、睾丸、附睾丸炎 ………… （200）

三十一、尿道炎 ………………… （201）

三十二、遗尿症 ………………… （201）

三十三、尿频 …………………… （202）

三十四、遗精 …………………… （203）

三十五、阳痿 …………………… （203）

三十六、尿潴留 ………………… （204）

三十七、尿失禁 ………………… （205）

三十八、直肠脱垂 ……………… （205）

三十九、痔疮 …………………… （206）

四十、急性阑尾炎 ……………… （207）

四十一、慢性阑尾炎 …………… （207）

四十二、肋软骨炎 ……………… （208）

四十三、肋间神经痛 …………… （209）

四十四、乳腺小叶增生 ………… （209）

四十五、乳腺炎 ………………… （210）

四十六、急性淋巴结炎 ………… （210）

四十七、慢性淋巴结炎 ………… （211）

四十八、丹毒 …………………… （211）

四十九、单纯性甲状腺肿 ……… （212）

第三节　五官科疾病 …………… （213）

一、内耳眩晕症 ………………… （213）

二、耳鸣 ………………………… （214）

三、听力下降、耳聋 …………… （215）

四、中耳炎 ……………………… （216）

五、耳痛 ………………………… （217）

六、鼻炎 ………………………… （219）

七、过敏性鼻炎 ………………… （220）

八、副鼻窦炎 …………………… （221）

九、鼻咽炎 ……………………… （221）

十、鼻衄 ………………………… （222）

十一、嗅觉失灵 ………………… （222）

十二、扁桃体炎 ………………… （223）

十三、急性咽喉炎 ……………… （223）

十四、慢性咽喉炎 ……………… （224）

十五、喉炎 ……………………… （224）

十六、声带麻痹、声音嘶哑 …… （225）

十七、咽喉异物感（梅核气） …… （225）

十八、复发性口腔溃疡 ………… （226）

十九、颞颌关节紊乱 …………… （226）

二十、牙周炎 …………………… （227）

二十一、牙龈出血 ……………… （228）

二十二、牙痛 …………………… （229）

二十三、龈炎 …………………… （230）

二十四、舌痛 …………………… （230）

二十五、舌咽神经痛 …………… （230）

二十六、舌质麻木 ……………… （231）

二十七、急性结膜炎 …………… （231）

二十八、睑腺炎、麦粒肿、霰粒肿 …… （232）

二十九、球结膜出血 …………… （232）

三十、近视 ……………………… （232）

三十一、青光眼 ………………… （233）

三十二、中心性视网膜炎 ……… （234）

三十三、视神经萎缩 …………… （234）

三十四、眼睑痉挛 ……………… （235）

第四节　妇科疾病 ……………… （236）

一、月经不调 …………………… （236）

二、痛经 ………………………… （237）

三、闭经 ………………………… （238）

四、功能性子宫出血 …………… （239）

五、宫颈炎 ……………………… （239）

六、子宫内膜炎 ………………… （240）

七、输卵管炎 …………………… （241）

八、卵巢炎 ……………………（242）

九、附件炎 ……………………（242）

十、带症 ………………………（243）

十一、盆腔炎 …………………（243）

十二、绝经期症候群 …………（244）

十三、子宫脱垂 ………………（245）

十四、少乳 ……………………（245）

十五、妊娠呕吐 ………………（246）

十六、产后出血 ………………（246）

第五节　皮肤病 ………………（247）

一、皮肤瘙痒症 ………………（247）

二、荨麻疹 ……………………（248）

三、接触性皮炎 ………………（249）

四、带状疱疹 …………………（250）

五、痤疮 ………………………（250）

六、扁平疣 ……………………（251）

七、神经性皮炎 ………………（252）

八、脂溢性皮炎 ………………（253）

九、黄褐斑 ……………………（253）

十、白癜风 ……………………（254）

十一、酒渣鼻 …………………（255）

十二、盘状红斑狼疮 …………（256）

十三、湿疹 ……………………（257）

十四、多汗症 …………………（258）

十五、脱发 ……………………（259）

十六、牛皮癣 …………………（260）

十七、玫瑰糠疹 ………………（261）

十八、皮肤划痕症 ……………（261）

十九、瘢痕疙瘩 ………………（261）

二十、结节性痒疹 ……………（262）

二十一、结节性红斑 …………（262）

二十二、鱼鳞癣 ………………（262）

第九章　耳穴防病、美容、保健 ……（264）

第一节　耳穴防病 ……………（264）

一、预防感冒 …………………（264）

二、预防晕车、晕船、晕机 …………（265）

三、预防输血(液)反应 ………（266）

四、戒烟 ………………………（267）

五、竞技综合征 ………………（268）

六、流行性腮腺炎 ……………（269）

第二节　耳穴美容 ……………（269）

第三节　耳穴摄生保健抗衰老

…………………………（273）

一、衰老与早衰 ………………（273）

二、衰老的征象 ………………（273）

三、衰老的防治 ………………（274）

四、耳穴防衰老的常用方法 ………（276）

附录　耳穴治疗取穴图示 …………（278）

参考文献 ……………………………（335）

上篇 基础理论

第一章 耳穴治疗概论

在《灵枢·九针十二原篇·小针解》中反复论述了小针的作用。古代称耳针为"小针"、"微针"或"耳底神针"等，统称为耳针。

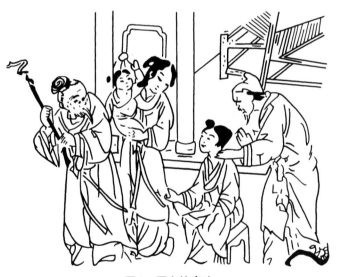

图1 耳穴按摩法

耳穴疗法是指通过耳廓诊断和治疗疾病的一种方法，是中国古老的针灸学的一个重要组成部分，是中国医学宝库中的一份珍贵遗产，在我国古代文献中早有记载。近代应用耳穴诊断、治疗、预防疾病、保健等方面研究的在深度和广度上都有新的发展，并已逐步发展成耳穴诊断治疗学体系，成为别具一格的医学新科学。它不仅在我国医学事业中发挥了很好的医疗保健作用，而且也对世界医学产生影响和作出贡献。

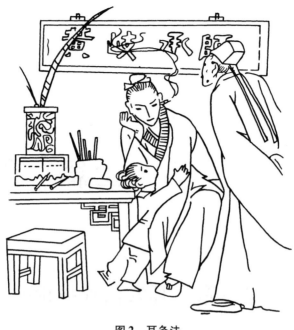

图2　耳灸法

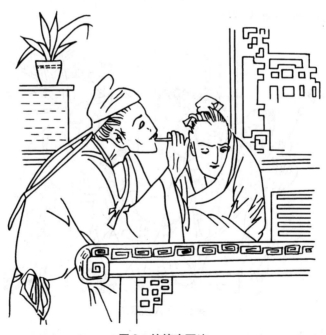

图3　竹筒吹耳法

第一节　耳穴诊治源于中国

耳穴诊治起源于中国。早在《内经》成书之前，古代医学家就积累了不少关于耳与整体相联系的经验和知识，并将其加以总结归纳，编入早期医学文献中。1973年，中国文物考古工作者在湖南长沙马王堆三号汉墓出土的帛书中，就有《足臂十一脉灸经》和《阴阳十一脉灸经》，这是目前已知最早的经脉学和灸疗学专著。在《阴阳十一脉灸经》中就记载耳与上肢、眼、颊、咽喉相联系的“耳脉”。这说明当时已对人体生理、病理现象进行观察，并形成了初步理论。

中国第一部经典医著《黄帝内经》和历代著名医学专著中，又详细记叙了耳和经络的关系、耳与脏腑的关系以及借耳诊治疾病的理论和具体方法等。

一、耳与经络关系的记载

《内经》中不仅将“耳脉”发展成了手少阳三焦经，而且对耳与经脉、经别、经筋的关系都有比较详尽的记载。如《灵枢·邪气脏腑病形篇》记载：“十二经脉三百六十五络，其气血皆上于面而走空窍，其精阳之气，上走于目而为睛，其别气走于耳为听。”《灵枢·经脉篇》记载：“小肠手太阳之脉……其支者，却入耳中。”“三焦手少阳之脉……其支者……系耳后，直上出耳上角……其支者，从耳后入耳中出走耳前。”“胆足少阳之脉……其支者，从耳后入耳中，出走耳前。”“手阳明之别……入耳，会于宗脉。”“胃足阳明之脉……上耳前。”“膀胱足太阳之脉……其支者，从巅至耳上角。”《灵枢·经筋篇》还提到了足阳明之筋、手太阳之筋、手少阳之筋，与耳的联系。根据《灵枢》的记载循行耳区的经脉与手足三阳经的关系最密切，六条阴经虽不直接入耳，但却通过经别与阳经相汇合，十二经脉都直接或间接上达与耳，故《灵枢·口问篇》曰：“耳者宗脉之所聚也。”

到了宋代，杨士瀛说：“十二经脉，上终于耳，其阴阳诸经适有交并。”至金元时有关耳部经络的阐述出现了盛况。如刘完素《六书·耳鸣篇》提到“盖耳为肾之窍，交会手太阳、少阳、足厥阴、少阴、少阳之经”；李杲《十书·耳箫声篇》说“胆与三焦之经同出与耳”，罗天益《卫生宝鉴》记载“五脏六腑，十二经脉有络与耳者”，“夫耳者宗脉之所聚，肾气之所道，足少阴之经也”；朱震亨《丹溪心法》提出“盖十二经脉，上络于耳”和“耳为诸宗脉之所附”；滑泊仁《十四经发挥》论“手少阳……从耳后翳风穴入耳中”和“足少阳……从耳后颞颥间过翳风之分入耳中。”

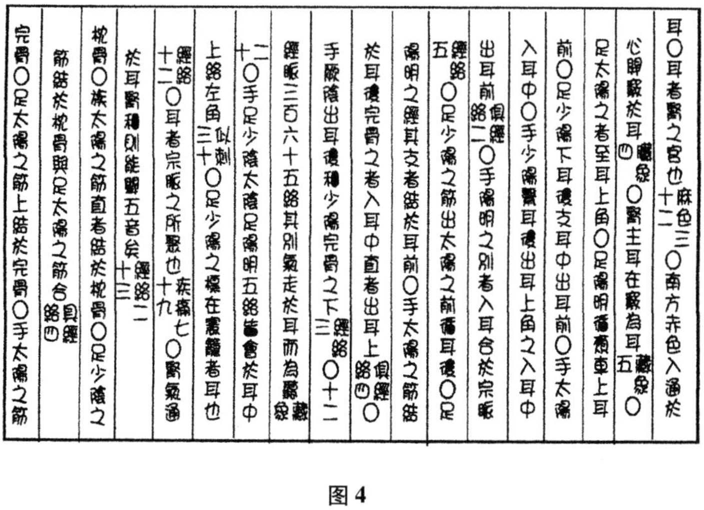
耳〇耳者腎之官也（脈色三十二）〇南方赤色入通於
心開竅於耳（藏象四）〇腎主耳在竅為耳（藏象五）〇
足太陽之者至耳上角〇足陽明循頰車上耳
前〇足少陽下耳後支耳中出耳前〇手太陽
入耳中〇手少陽繫耳後出耳上角之入耳中
出耳前（經絡俱二）〇手陽明之別者入耳合於宗脈
五（經絡）〇足少陽之筋出太陽之前循耳後〇足
陽明之經其支者結於耳前〇手太陽之筋結
於耳後完骨之者入耳中直者出耳上（經絡俱四）〇
手厥陰出耳後和少陽完骨之下（經絡三）〇十二
經脈三百六十五絡其別氣走於耳而為聽（藏象）
十二〇手足少陰太陰足陽明五絡皆會於耳中
上絡左角（刺似三十）〇足少陽之標在窗籠者耳也
十二〇耳者宗脈之所聚也（經絡十九）（疾病七）〇腎氣通
於耳腎和則能聞五音矣（經絡十三二）
枕骨〇疾太陽之筋直者結於枕骨〇足少陰之
筋結於枕骨與太陽之筋合（經絡四）
完骨〇足太陽之筋上結於完骨〇手太陽之筋

图 4

到了明代，耳部经络又有深入阐述。李时珍《奇经八脉考》从八脉角度阐明了耳和经脉的关系,如阴阳二跷脉循行"入耳后";阳维脉"循头入耳"。徐春圃《古今医统》记载"且十二经脉上络于耳,其阴阳诸经适有交并,精气调和,血气充足,则耳闻而聪。"王肯堂《证治准绳》说:"耳属足少阴肾经,又属手少阴心经,又属手太阴肺经,又属足厥阴肝经,又属手足少阳三焦经、手太阳小肠经之会,又属手足阳明大肠胃经,又属足太阳膀胱经,又属手足少阴心肾、太阴肺脾、足阳明胃经络之络。"张介宾《类经》说:"手足三阴三阳之脉皆入耳中。"

清代沈金鳌《杂病源流犀烛》中说:"阳跷……下耳后,入风池而终。"由此可见耳与十二经络关系最为密切,耳廓虽小,却是诸经通过、终止、会合的场所,上述这些论述与记载为后来耳针的发展奠定了理论根据与研究基础,实践中表明了针刺耳廓常出现沿一定的经络感传;在经络的普查中又看到刺激十二经井穴时,有些经络的感传可通达耳廓,这种耳与经络的关系,是值得研究探讨的。

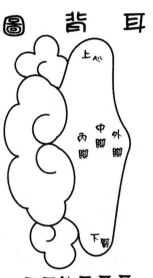

图5

二、耳与脏腑关系的记载

耳与脏腑有着极为密切的生理关系,《灵枢·五阅五使篇》记述"耳者,肾之官也",《素问·金匮真言论》记:"南方赤色,入通于心,开窍于耳,藏精于心。"《素问·脏器法时论》曰:"肝病者……虚则……耳无所闻……气逆则头痛,耳聋不聪。"《素问·玉机真脏论》记:"脾……不及则令人九窍不通"。《难经四十难》记"肺主声,令耳闻声"。《灵枢·脉度篇》记:"肾气通于耳,肾和则耳能闻五音矣。"

唐代孙思邈《千金方》中又进一步提出:"神者,心之脏;舌者心之官,故心气通于舌,舌和则能审五味矣。心在窍为耳……心气通于舌,非窍也,其通于窍者,寄见于耳,荣华于耳。"《证治准绳》记:"心在窍为舌,以舌非孔窍;故窍寄于耳,则肾为耳窍之主,心为耳窍之客。"

清代沈金鳌在《杂病源流犀烛》记:"耳属足少阴,肾之窍也。耳所至者精,精气调和,肾气充足,则耳聪。若劳伤气血,风邪乘虚,使精脱肾惫,则耳聋,是肾为耳聋之原也。然肾窍于耳,所以聪听,实因水生于金,盖肺主气,一身之气贯于耳。"

从以上论述可以看出耳和脏腑的关系,1888年清代医家张振鋆与其族弟张地山,著成《厘正按摩要术》,提出耳背分属五脏的理论。这种分部方法源于中国医学整体观,体现中国医学中局部与整体的相关性。

三、运用耳廓诊断疾病的记载

运用耳廓诊断疾病,在《黄帝内经》中早有记载。古代医学已注意到通过观察耳廓的位置、大小、厚薄、形态及颜色诊断脏腑机能,特别是肾的情况。《灵枢·师传篇》记述:"肾者主为外,使之远听,视耳好恶,以知其性。"

《灵枢·本脏篇》记载:"(耳)黑色小理者肾小,粗理者肾大,耳高者肾高,耳后陷者肾下,耳坚者肾坚,耳薄不坚者肾脆……",唐代孙思邈根据临证体验和观察进一步指出:"耳坚者则肾坚,肾坚则肾不受病,不病肢痛","耳薄者则肾脆,脆则伤热。热则耳吼闹,善病消瘅"并指出:"耳大小、高下、厚薄、偏圆则肾应之","正黑色小理者,肾则小,小即安难伤","粗理者则肾大,大则虚,虚则肾寒,耳聋或鸣,汗出腰痛,不得俯仰,亦伤以邪","耳前者则肾高,高则实,实则肾热……耳后陷者则肾下,下则腰尻痛,不可俯仰为狐疝"。"耳高者则肾偏。偏欹则善腰尻痛。"耳和肾的位置关系:"耳好前居牙车者则肾端正。端正则和利难伤"。在望耳诊病中《灵枢·阴阳二十五人篇》记载:"手少阳之上,血气盛则眉美以长,耳色美;血气皆少则耳焦恶色。"这是根据耳的色泽和恶美来判断气血的盛衰。医家王肯堂在《证治准绳》中指出:"凡耳轮红润者生,或黄或黑或青而枯燥者死,薄而白,薄而黑者皆为肾败。"

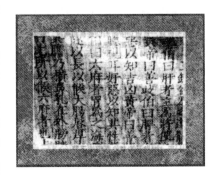

图6　视耳好恶以知其性
——摘自《黄帝内经》

古人曰:"有诸内,必形诸外"一语概括了机体内脏与体表相关的规律。古人确实观察了躯体内脏病变在耳廓上出现的反应。在《痘科书》耳诊中记载十分详细:"耳上属心,凡出痘时宜红色而热。若色黑寸白而冷,其筋纹如梅花品字样从皮上出者,皆逆也……耳下属肾,凡出痘时其色宜红紫带冷,不宜淡黄带热如筋纹梅花品字样为顺,如蚤咬芝麻之形者为险逆难治之候……","凡发热,耳筋出现紫黑赤白皆凶,耳上凉者吉、耳下凉者凶、耳后青筋瘈疭。""耳后红筋痘必轻,紫筋起处重沉沉,兼青带黑尤难治,十个难求三五生。"

在耳廓上除对肾病和痘诊出现反应外,另观察道:"耳前黑者疝痛也。""耳痛后肿者,阳明中风之证也。""耳上起青筋主肝风。"《灵枢·论疾诊尺篇》记载"耳间青筋起者,掣痛……"《灵枢·卫气失常篇》记载:"耳轮焦枯如受尘垢者病在骨。""下消则耳轮焦干,肠痈则耳轮甲错。"

隋杨上善在《黄帝内经太素》中记述:"小肠病者,当耳前热"。"厥阴头痛,头痛甚,耳前后脉涌有热"。《中藏经》记述"黑丁者,起于耳前,状如疤痕,其色黑,长减不定,使人牙关急,腰脊脚膝不仁,不然即痛……""肾绝,大便赤涩,耳干脚浮,舌肿者,六日死。"清沈金鳌在《杂病源流犀烛·肝病源流篇》记述:"腋臭,漏腋……耳内必有油湿。"晋代皇甫谧在《针灸甲乙经·小儿杂病第十一篇》中记述"婴儿耳间,青脉起者、瘈、腹痛。大便青瓣,飧泄。"有人认为:月蚀疮(耳背与乳突处糜烂)可作为小儿蛔虫症的诊断依据之一。耳廓、鼻尖清冷是麻疹的早期征象。

古人观察耳廓可判断预后:如《小儿五色不治歌》中的"……青色横目及入耳,此症应知死;耳内生疮黑斑出,医人休用术"。"耳门黑气入口(按:指外耳道口者)","(耳)黑如炱者","黄色黡点如拇指应耳者"均为不祥之兆骸。

清代,耳诊已成为中医诊断学体系中的重要组成部分。在汪宏所著的《望诊遵经》一书中,专有"望耳诊法提纲"一节,除引述前人经验外,还从色、形入手以中医基本理论为依据,对望耳诊病加以概括和阐述。将望耳诊病与中医基本理论紧密结合起来,并在宏观和微观两个方面系统加以论述,是汪氏对耳诊的重要贡献。他所提出的以耳部色泽变化分属五行、"应乎五脏"的观点。与张振鋆以耳背分部对应五脏的观点有着一脉相承的联系。

这种借耳诊病的方法在古代医学书中记载颇多,为后人思考和借鉴的宝贵资料,丰富了耳诊的内容,至今仍为许多老中医所沿用。近几十年来随着病理学、遗传学、分子生物学的发展,有些病理学者和儿科医生观察到,两侧肾未发育的婴儿耳廓低位、前倾、软骨发育不良;先天性黏多糖代谢障碍所致的多发性骨发育障碍病(黏多糖Ⅰ型),除表现智力迟钝、表情呆板外,还具有全身骨胳畸形、听力障碍和耳廓上缘位置低于眼睛水平以下等特征,现代医学的这种发现竟与古代医学"观外以揣内",中国医学中"肾主骨,开窍于耳"相吻合。

四、刺激耳廓防治疾病的记载

运用耳廓治疗和预防疾病的历史悠久,经典著作中记载很多。

1. 防病健身方面

宋《苏沈良方》记载:"摩熨耳目,以助真气。"元代危亦林《世医得效方》记述:"蓖麻子、大枣肉、人乳和作枣核大,棉里塞耳,以治全身气血衰弱,耳聋鸣。"明万历年间朝鲜许浚的《东医宝鉴》中引用中国道家的方法:"以手摩耳轮,不拘数遍,所谓修其城廓,补其肾气,以防聋聩也。"又曰:"养耳力者常饱。"

2. 在治疗疾病方面

运用耳廓治疗疾病,在《内经》中就有许多记载,如《灵枢·五邪篇》记述:"邪在肝,两胁中痛……行善掣……取耳间青脉以去其掣。"《灵枢·厥病篇》"耳聋无闻,取耳中。"《素问·缪刺论》"尸厥……不已,以竹管吹其两耳"。

晋代葛洪在《肘后备急方》卷一记述:"救猝死而目闭者,捣薤汁灌之耳中,吹皂荚鼻中,立效","用葱刺耳中,鼻中使出血,救卒中恶死"。

晋代皇甫谧《针灸甲乙经·缪刺》:"尸厥……以竹筒吹其两耳中,剔其左角之发,方寸,燔治,饮以美酒,不能饮者,灌之立也。"

唐代孙思邈《备急千金要方》载"耳中穴……治马黄,黄疸、寒暑疫毒等。""诸瘘……灸两耳后发际一百壮。"唐代王太仆记述:"言使其气入耳中,内助五络令气复通也。"

元代危亦林《世医得效方》记述:"赤眼……挑耳后红筋","脚气蒸发……以甘遂块塞耳","救自缢法……更令两人以管吹其两耳,此法最好"。

明代杨继洲《针灸大成》载"灸耳尖……治眼生翳膜,用小艾炷五壮","针耳门治龋齿"。

清代吴尚先《理瀹骈文》记述:"半夏、蛇蜕塞两耳治少阳症疟疾","衄血……延胡塞耳左衄塞右,右衄塞左,活血利气",吴氏还进一步认识到:"凡耳病用塞法、滴法、不如涂耳外。"

古代刺激耳廓方法除用以防治久聋、暴聋、耳鸣、耳痛、丫耳等耳部本身的病症外,还治疗全身部位的病症如头痛、眼痛、牙痛、衄血、黄疸、猝死、溺水、自缢等。治疗的方法,除针刺、放血、温灸,还有按摩、塞药、吹耳、割治等,这些方法早在民间亦有流传:针刺耳轮,治腮腺炎;手捏耳垂治感冒,针刺耳道口出血治胃痛,耳背静脉放血治湿疹。嘉兴民间,在1935年用移星法(即以油灯芯灼灸耳尖)治疗风轮和气轮上的起星(即角膜炎、结膜炎)。浙江民间还有人用烧酒滴耳治牙痛。酒精滴耳治慢性气管炎,甚至牲畜发黄,耳朵上会出现黄豆大疙瘩,刺破出血,黄病即愈。民间当猪、羊、牛、鸡发生瘟疫时,常用碎碗片或刀具划破耳廓放血治疗,或剪耳尖治疗。说明古代用各种方法刺激耳廓以求治病经验很多。因此至今仍在沿用着,用耳廓防治疾病的方法,被人们所喜爱和应用。

1930 年浙江杭州市有一位 76 岁的老医师,由于他专用耳针治病,疗效显著,而被群众誉为"金耳朵"医师、"金耳朵"老人。

清代末年,山西运城县有一位人称孙三爷的医生擅长耳针治疗,威信很高,据孙三爷的后代孙立权老先生说:"耳为泉穴,与经络有联络之系统,左耳为心,右耳为肾。"总的说来不出阴阳二气,能退诸虚、强知觉、抑心神、健肝血,善能滋阴,调理肾水,应乎天、人、地(天为头、人为中脘、地为涌泉)乃三之总司,并具体指出了许多耳穴的作用:

耳廓与耳轮可以通达脾肺。

耳底膜能入肾,强心。

耳环为之三台,能掌握三焦之苦。

耳上缘——下达阴阳二窍,它能驱逐风邪和治疗背痛。

耳中环——能去新陈代谢之病,能治九种头痛(风、火、偏、前、后、眉心、太阳、满头、头顶痛)。

耳下垂——能治癫痫、头痛、能强心抑脑。

耳底根——能治阵聋、暴哑。

耳垂根——善治胸闷,有电样感觉。

耳缘窝——能治反胃、呕吐,腹痛。

耳珠间——治诸痛、治疟疾,上、中、下三针能治疟疾、黄疸,效果显著。尿为油,立时改变,还治大便困难。

五、耳穴的记载

中国很早就有关于耳穴的记载。在《内经》中就有听宫、耳中、多所闻、窗笼等名称。在《素问·气穴论》中记述有"耳中、多所闻二穴",《灵枢·厥病篇》中说明了耳中的功用:"耳聋无所闻取耳中。"在《灵枢·根结篇》中对同穴异名做了解释:"少阳根于窍阴,结于窗笼,窗笼者耳中也。"在以后的医学专著中《针灸甲乙经》《千金翼方》《类经图翼》等也记载了一些分布在耳廓上的穴位。如唐代孙思邈《备急千金要方》记载:"耳中穴,在耳门孔上横梁是,针灸之,治马黄黄疸,寒暑疫毒。"同时记载了耳后"阳维"穴的名称。阳维:"在耳后,引耳向前弦筋上是穴。""治耳聋雷鸣",以后黄竹斋还引证了《奇穴研究》一书中关于阳维穴之叙述"以耳翼折向前面,当耳软骨突起之处取穴。"《针灸甲乙经》记载:"听宫,在耳中,珠子大,明如赤小豆,手足少阳、手太阳之会,刺入三分,灸三壮。"在《类经》中指出:"耳中手太阳之听宫也。"《针灸大成》中记述:"耳尖穴在耳轮上,卷耳取尖上是穴,治眼生翳膜。"

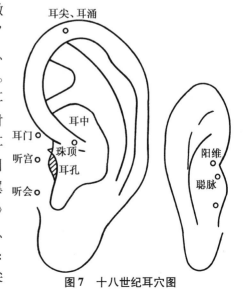

图 7　十八世纪耳穴图

在耳穴记载中,还有"珠顶"、"耳垂"、"耳廓后"、"郁中"、"三扁桃效"等。珠顶又称屏尖。《针灸经外奇穴治疗诀》记载:"珠顶,两耳当门耳珠尖上,主治齿痛,灸三壮。"《针灸孔穴及疗效便览》亦称"珠顶,奇穴,两耳当门耳珠尖上,针一分,灸三壮,主治齿痛,亦治耳痛"。三扁桃效又名耳上三穴、耳屏外三穴、耳廓穴等,是以下三点的总称:①对耳屏外上凹陷处;②对耳屏外方凹陷;③对耳屏下方凹陷处,近耳垂下方,针2~5分。《针灸腧穴素引》指出:三扁桃效为耳屏三穴异名。

清代末(1888年)著成的《厘正按摩要术》,将耳背分属五脏,耳背中属脾,耳背外属肝,耳背内属肺,耳背上属心,耳背下属肾,虽是从部位上分,但也给以后耳穴的定位提供了思路。

总之,耳穴诊治源于中国,这种耳穴诊断治疗法,是历经两千多年漫长的实践、发展过程积累起来的宝贵经验,为现代耳穴诊断和治疗方法的发展,为耳穴诊疗学体系的形成提供了坚实的基础。

第二节　现代耳穴诊治法的发展

新中国成立以后,中国的传统医学取得了迅速的发展,耳穴诊治法已发展成为耳穴诊治学体系,并成为针灸学中别具特色的学科,现代耳穴诊治法已成为一门新学科——耳医学,其发展可分为四个时期。

一、耳穴应用和耳穴分布规律的形成

1958年12月,叶肖麟在《上海中医药学杂志》上摘译介绍了法国医学博士诺吉尔(P. Nogier)的发现:"外耳并非单纯唯一一弯曲软骨,它与内脏器官存在密切关系,内脏疾患时在耳廓上有相应点出现。"诺吉尔首次提出耳廓形如"胚胎倒影"的耳穴图。

胚胎倒影耳穴图的提出,对耳穴工作者有很大启发,广大医务人员参考国内外有关资料和动态,进一步发掘古代经验,广泛开展了耳穴的诊治实践,对已发现的耳穴从临床应用和作用原理等各方面作了验证、筛选和补充。在此期间,在验证法国耳穴的同时国内已有新的耳穴名称和刺激点的提出。1960年,北京《科技小报》发表了北京平安医院许作霖大夫总结临床应用耳针疗法治疗255例患者的科学论文。更重要的是在耳廓上发现了15个刺激点,临床试验效果很好。特别是精、气、神三穴,展现了中医精华。笔者特地拜见了许老先生,并亲自给了这幅图。

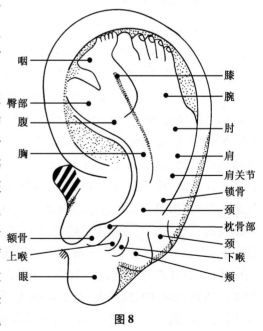

图8

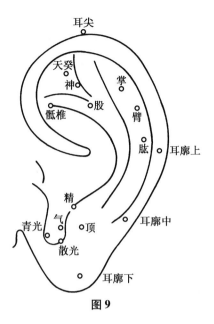

图 9

耳廓新发现的刺激点

（北京许作霖：1958 年）

名　称	部　　位	主　治
天癸	三角窝中之前	痛经、月经不调
神	三角窝中，天癸微下方	失眠、安神
气	耳甲腔内下方	气短
精	耳甲腔内，于颈椎及"气"区之间	梦遗、滑精
耳廓	耳轮边缘之际（上、中、下）	扁桃体炎
顶	耳舟部下方，枕与额之间	顶痛
肱	耳舟部中间，肩与肘之间	肱痛
臂	耳舟部中上方，肘与腕之间	臂痛
掌	耳舟部上方，指与腕之间	掌痛
股	对耳轮下脚，膝与臀之间	骨痛
骶椎	对耳轮下脚下方，腰椎与外生殖器之间	骶椎痛
肝阳	在耳背部，相当于对耳轮上脚后面	高血压
散光	对耳屏切迹边缘外侧	眼部疾患
青光	对耳屏切迹边缘内侧	眼部疾患
耳尖	在耳轮最上方（泻血）"此穴为经外奇穴"	暴发火眼

　　根据人体解剖部位和中医理论命名的耳穴，对当时和以后都产生了较大的影响，直接被耳穴工作者所用，至今这些穴位在治疗中仍发挥很大功能。由于耳穴新刺激点不断出现，到了 20 世纪 60 年代，中国耳穴发展到近 100 个。

　　1970 年，广州部队后勤部绘制的《耳针穴位挂图》中收载耳穴已达 107 个，1971 年中国科学院动物研究所编著《耳针疗法》一书中标示 112 个。1972 年王忠等著《耳针》一书中记载耳穴 131 个,1974 年上海中医学院编著《针灸学》收集耳穴 154 个。1979 年郝金凯编著《针灸经外奇穴图谱》中收录耳穴 199 个。与此同时,耳背穴位的数量也迅速增加。1972 年江苏新医学院及该学院第二附属医院编著的《耳穴的来源发展、临床应用及作用原理的初步探讨》一书记载:"仅据 65 份文献及不完全统计,耳穴至少已有 284 个名称并有记载。若按只要在定位上有差异就算一个点,则已有 700 个点。"笔者所编著的《耳穴诊断治疗学》《耳穴诊断学》《耳穴治疗学》,从临床诊断和治疗中,常用耳穴约 200 个、耳前 165 个、耳背 36 个;并把所应用之耳穴分成六大类型:相应部位穴位、五脏六腑穴位、神经系统穴位、内分泌穴位、特定穴、耳背穴及其他,同时按穴位功能分成 46 组临床特效处方,便于临床应用。

随着耳穴数量发现、耳穴分布规律的形成、在耳穴研究上不断加深,大量耳穴研究不再局限于初期的一般疗效观察和病案分析,在揭示耳穴与整体关系,耳穴定位及分布规律,耳穴特异性功能等方面,做了大量工作。中国耳穴工作者在实践中不仅验证法国诺吉尔的"胚胎倒影"学说,而且在国内集中力量研究中医脏腑经络学说与耳穴的关系及作用原理,并在耳穴基础研究水平上,对耳廓大体形态、耳廓解剖结构、耳廓胚胎学、耳穴组织结构等取得一定的成果。耳针麻醉应用于临床,对耳穴作用原理的研究有很大推动作用。中国中医研究院、上海生理研究所、中国科学院动物研究所、哈尔滨医科大学等国家重要科研医疗单位,通过耳廓痛点的形成和刺激耳廓特定点镇痛机制的研究,都进一步从现代科学的角度探讨了耳与内脏、躯体的相关性及规律。

二、耳医学的发展

随着耳穴研究的深入,耳穴诊治法广泛应用于临床实践中。在耳穴诊断方面,除望耳法(视诊法)、压痛法外,还出现耳穴电测法、耳穴触摸法、耳穴压痕法,在此基础上提出了耳穴综合系列诊断法,即一视、二触、三测听、四辨证。在耳穴治疗方面,用耳穴治疗的病种达 200 种,这些病症涉及内、外、妇、儿、五官、骨伤科,不仅能够治疗功能性疾病,而且可以治疗器质性疾病,以及病毒、细菌、寄生虫等所致的疾病,并用于防病、美容、保健、抗衰老、戒烟、戒酒、戒毒。用于防治疾病的耳穴刺激方法,有毫针法、埋针法、耳电针法、耳放血法、耳梅花针法、耳按摩法、耳穴割治法、耳穴药物注射法、耳灸法、耳夹法、耳穴压丸法、耳穴综合法等 20 余种,到目前最盛行的是耳穴贴压法、耳尖放血法、耳穴按摩法。20 世纪 80 年代末对耳针的命名改成耳穴疗法。

20 世纪 90 年代初,在耳穴作用原理方面国内外耳穴工作者进行了多学科多方位的合作,包括基础研究及临床观察,特别是 1995 年美国国际耳穴培训研究中心提出耳穴近脑学说、耳穴作用原理与中枢神经、自主神经、体液系统、免疫系统、遗传系统、病理形态系统有关,充实了耳穴诊治疾病的原理。根据耳穴病理形态学改变的特点,机体病理改变与疾病的发生、发展和转归有密切关系,因此耳穴不但可以诊治现在病症,还可以诊断过去的疾病及预测将要发生的疾病。根据耳穴所反应的信息,一些疾病与遗传基因有关,如国际耳穴培训研究中心通过对北美洲、南美洲、拉丁美洲、非洲、欧洲、亚洲等各种人种进行普测,遗传病在耳穴有反应,如:糖尿病、高血压、恶性肿瘤、胆囊炎、十二指肠溃疡、妇科疾病等。1999 年及 2002 年在美国拉斯维加斯召开的世界耳医学学术大会上,已公开声称不再用"耳针"名词而称"耳医学",单纯的"耳针"在法国属于针灸范围,还是针刺的一种方法,不包括诊断。2002 年在波多黎各召开的第四届世界耳医学学术大会上授予笔者终身研究成果奖。

耳医学的研究已得到迅速发展,耳医学在世界上得到了普遍的应用,目前在美国、巴西及加拿大等国已有西医公会组织耳医学培训班,在巴西有 160 余人参与不同层次的耳医学课程培训。在国外中医院校及中医针灸公会已普遍学习耳医学,在加拿大由华人组成的"加拿大中医药学会"用 128 课时学习耳医学全部课程,在世界上已形成一支耳医学队伍来研究、应用耳医学,耳医学是一门具有发展活力的学科,在未来基础研究和临床实践将会有更大发展,为人类医疗卫生保健事业发挥更大作用。

第二章　耳廓解剖

第一节　耳廓表面解剖名称

一、耳廓前面表面解剖名称

1. 耳轮——耳廓外缘向前卷曲的部分。
2. 耳轮结节——耳轮外上方稍肥厚的结节状突起，又称达尔文结节。
3. 耳轮尾——耳轮下缘与耳垂交界处。
4. 耳轮脚——耳轮深入到耳甲腔的横行突起。
5. 对耳轮——与耳轮相对的隆起处。
6. 对耳轮上脚——对耳轮向上的分支。
7. 对耳轮下脚——对耳轮向下的分支。
8. 三角窝——对耳轮上下脚之间构成的三角凹窝。
9. 耳舟——对耳轮与耳轮之间的凹沟。
10. 耳屏——耳廓前面的瓣状突起，又称耳珠。
11. 对耳屏——耳垂上部与耳屏相对的隆起。
12. 屏上切迹——耳屏上缘与耳轮脚之间的凹陷。
13. 屏间切迹——耳屏与对耳屏之间的凹陷。
14. 轮屏切迹——对耳屏与对耳轮之间的凹陷。
15. 耳甲——是由对耳屏和弧形的对耳轮体部及对耳轮下脚下缘围成凹窝。
16. 耳甲艇——耳轮脚以上的耳甲部。
17. 耳甲腔——耳轮脚以下的耳甲部。
18. 耳垂——耳廓最下部无软骨的皮垂。

二、耳廓背面表面解剖名称

耳廓背面解剖有三个面、四个沟、四个隆起。

三个面：

耳轮背面——耳轮的外侧面，因耳轮是向前卷曲的，故此面多向前方。

耳轮尾背面——耳舟隆起与耳垂背面之间的平坦部分。

耳垂背面——耳垂背面的平坦部分。

四个沟：

对耳轮后沟——对耳轮上脚和对耳轮体部背面的凹沟。

对耳轮下脚沟——对耳轮下脚的背面,是一条从内下略向外走行的凹沟,又称耳后上沟。

耳轮脚沟——耳轮脚的背面。

对耳屏沟——对耳屏背面的凹沟。

四个隆起:

耳舟后隆起——耳舟的背面。

三角窝后隆起——三角窝的背面,即对耳轮沟与对耳轮下脚沟之间。

耳甲艇后隆起——耳甲艇背面之隆起。

耳甲腔后隆起——耳甲腔背面之隆起。

第二节　耳廓的结构

一、耳廓的组织结构

耳廓外背皮肤,内以形态复杂的弹性软骨为支架,并附以韧带、脂肪、结缔组织及退化的肌肉等结构组成。耳廓皮下分布着丰富的神经、血管与淋巴管。耳廓上 3/4 ~ 4/5 的基础是弹性软骨,下 1/4 ~ 1/5 部是含有脂肪与结缔组织的耳垂。

耳廓有表皮与真皮。表皮由生发层、颗粒层、透明层及角质层组成;真皮较厚,是致密的结缔组织,其中分布有毛囊及皮脂腺、汗腺、血管、神经和淋巴管,还有一些散在的脂肪组织,毛囊和皮脂腺靠近外耳道口较多。

在贴近软骨的皮下组织中,循行有较粗的神经与血管分支,越近表皮,分支越细,最后的神经末梢及毛细血管延伸至毛囊、皮脂腺及表皮下的组织中。

神经入耳后,贴近软骨循行,分布于软骨上的神经越近皮肤分支越细。并于表层皮肤中形成深浅神经丛,以游离神经末梢及其他型末梢而终。耳甲艇、耳甲腔、三角窝处神经分布较密,神经较细。耳轮脚起始部及外耳道之神经较粗。在耳轮附近软骨边缘的皮下组织中,神经环绕着软骨边缘而分布,在耳廓皮肤中,分布着游离丛状感觉神经末梢、被囊感觉神经末梢及环层小体。在耳肌及肌腱中存在着单纯型和复杂型丛状感觉神经末梢、高尔基腱器、露菲尼样末梢及肌梭。

二、耳廓的软骨与肌肉

耳廓的肌肉包括附着于耳软骨之间的耳内肌和附着于耳廓和颅骨之间的耳外肌。

耳内肌:有耳轮大肌、耳轮小肌、耳屏肌、对耳屏肌、耳横肌和耳廓斜肌等。

耳外肌:有耳轮上肌、耳后肌,耳前肌等。

人类除了少数人耳外肌尚有明显收缩作用,能使耳廓转动外,大多数人已退化。仅留一些痕迹。从组织学上来看,许多穴位如肾、膀胱、枕、下肢后沟、上耳根穴等部位有退化了的耳肌附着。

耳廓的软骨:整个耳廓除了耳垂外其余部分均由软骨支撑。

三、耳廓的血管分布

1）动脉：动脉在耳廓的分布全部来自颈外动脉的分支——颞浅动脉和耳后动脉，这些分支在耳廓深部沿骨膜走行。颞浅动脉在外耳门前方分出下、中、上三支，主要供应耳廓前面；耳后动脉从下耳根沿着耳廓背面上行，发出上、中、下三支。主要供应耳廓背面。有时来自颈外动脉，也供应耳廓背面下1/3部分。颞浅、耳后、枕动脉之间有较大的吻合支连接，前后互相穿通，而且动脉血管都是由耳根部和外耳道附近向耳轮周缘分支。因此，正常人的耳穴皮肤温度离耳根越近温度也越高。

2）静脉：耳廓的静脉均起于耳廓的浅层、前面，最后汇成2~3支较大的静脉，并在耳轮和耳垂有较大的吻合支连接，经颞浅静脉注入颈外静脉。耳背小静脉亦汇集成3~5支，经耳后静脉汇入颈外静脉。

四、耳廓的淋巴

耳廓的淋巴，流注于耳廓周围的淋巴结，根据其流向分前组、后组和下组。

1）前组：耳廓前面及耳道上壁的淋巴汇流入耳前淋巴结和腮腺淋巴结。

2）后组：耳廓后面的淋巴汇流入耳后淋巴和乳突淋巴结。

3）下组：耳垂、外耳道下壁淋巴汇流入耳后淋巴结。

三组淋巴结均汇入颈上淋巴结。

五、耳廓的神经

耳廓上的神经支配非常丰富，既有与脊髓颈2~颈4节段相连的躯体神经，又有与脑干相连的脑神经，还有来自颈交感神经节，沿着血管分布的交感神经。

脊神经：包括耳大神经、枕小神经，部分病例中有枕大神经。

耳大神经是耳廓的主要神经。起于第二、第三颈神经，行于胸锁乳突肌后缘深部，达该肌后缘中点，继续至该肌的浅层，向耳垂方向上行，分出耳下支（前支）和耳上支（后支）。

耳下支粗大，在耳垂根部分三支：

①耳垂支：呈伞状分布耳垂皮下，偶有小支穿至耳垂外侧面与耳颞神经的耳屏支相吻合。

②耳中支：较粗，分两支穿到耳垂外侧面，较小一支从屏间切迹后窝穿出分布耳垂前面；较大一支从对耳屏外上方相当于枕区穿出至耳廓外侧面。穿出后分3~5支，其中一支越过对耳屏至对耳屏内侧，一支穿出向下至耳轮边缘，沿着耳轮边缘上升，另有一支沿着对耳轮上升，并有分支到耳甲腔，最后分布在三角窝内，其他分支分布于耳舟部。

③耳上支：至耳廓内侧面之耳缘分两支，一支穿过软骨边缘至耳廓外侧面，分布于耳舟区；另一支在内侧面沿耳轮缘上升。

耳上支自耳大神经分出后，斜向上至耳后肌，分布于耳廓内侧面，常有小支穿过软骨缘。至耳廓外侧面，并有交通支和枕小神经共同穿过软骨至耳廓外侧面。

枕小神经主要起自第二颈神经，也可有第三颈神经加入，沿胸锁乳突肌后缘斜向上行至耳轮根部水平面以小于直角的转折直至耳廓内侧面上部，中途分成两支，分布于内侧面后上部，有较小支穿过软骨至耳廓外侧面上部。其中以耳尖支较大,分布于三角窝、对耳轮上下脚与耳舟上部。

脑神经:耳颞神经是三叉神经下颌神经的分支,循耳廓前缘上行,沿途发出若干细支,分布于外耳道前壁、耳屏、耳轮脚上部,耳轮升部及三角窝,有的耳颞神经可延伸到耳垂、耳甲艇、三角窝,与该处耳大神经、迷走神经耳支、枕小神经的分支交织成网。

迷走神经耳支经静脉孔时,从迷走神经颈静脉节发出一分支与附近的舌咽神经支相会合,合成耳支,耳支穿行于颞骨乳突部的骨孔中在茎突孔与面神经纤维交织,面神经的耳后支亦有入耳前支的穿支,支配耳廓的肌支。耳支的主要穿支支配耳背深部组织,分布于耳后肌和耳廓内侧面的中上部。3~4小支于耳轮脚穿过软骨,从耳背穿至耳廓外侧面,分布于耳轮脚及附近耳甲腔。亦有分支到三角窝,有的人迷走神经耳支延伸到耳廓中段对耳轮与耳舟。

交感神经:来自颈动脉丛,沿动脉血管分布。交感神经分布在动脉管周围,由粗细不等的纤维缠绕管壁,纤维的密度随动脉的管径变小而减少,静脉管壁上只有稀疏的纤维分布,在动、静脉管吻合支上纤维分布最多,在动、静脉之间有纵横交错互相连接。

从神经分布看出,耳垂、耳轮、耳舟及对耳轮区,主要是耳大神经和枕小神经分布。耳甲区为脑神经,即耳颞神经和迷走神经耳支、舌咽神经与面神经的混合支分布。三角窝内神经分布极为丰富,几乎所有支配耳廓的神经都有分支至三角窝内。

耳廓上各神经的主要分支、可能支配的范围及
其与中枢联系的部位和作用

神经及其主要分支		在耳廓上可能支配的区域	与中枢联系的部位	作用
耳大神经	前支(耳前支)	耳垂前面和背面、耳舟、耳轮、对耳轮、对耳屏、三角窝及耳甲腔、耳甲艇的外缘	脊髓颈2、3、4节段	感觉(包括温、痛、触、压觉)
	后支(耳后支)	耳背下2/3、耳轮、对耳轮和三角窝		
枕小神经	在背面分成三支并有1~2个穿支至耳廓前面	耳廓背面上1/3、耳轮后上缘及三角窝,对耳轮上下脚和耳舟上部	脊髓颈2、3、4段	躯体感觉
三叉神经的耳颞神经	外耳道支	外耳道前壁、前上壁、鼓膜、耳轮脚及耳甲艇	三叉神经主核	躯体感觉
	耳屏支	耳屏前面、后面、少数还支配耳垂近耳根处	三叉神经脊束核	
	耳前支	耳轮脚、耳轮升部、三角窝	孤束核、迷走神经核	

续表

神经及其主要分支		在耳廓上可能支配的区域	与中枢联系的部位	作用
迷走、舌咽和面神经的混合支	混合支的耳前支	外耳门周围,耳轮脚起始部上下,耳甲艇、耳甲腔	迷走神经:孤束核、疑核、三叉神经脊束核 舌咽神经:孤束核、疑核、延髓下涎核 面神经:孤束核、桥脑上涎核、面神经运动核	感觉(包括温、痛、触、压),少数人面神经还有运动耳肌的作用
	面神经的耳后支	耳背中部近耳根处皮肤、耳背耳外肌、耳内肌		
交感神经		沿血管分布、在血管壁上缠绕着粗细不等的交感纤维。血管之间亦有纤维相互连接	脊髓胸 1 ～胸 5 节段	血管运动等

耳廓各部分可能参与支配的神经

耳廓部分		可能参与支配的神经			
		耳大神经	枕小神经	三叉神经耳颞支	迷走、舌咽、面神经的吻合支
耳轮	前升部			X	
	上部	X(少数)	X(偏后部)	X	
	后降部	X(下 2/3)	X(上 1/3)		
耳舟	上 1/3	X(少数)	X		
	中 1/3	X			X(少数)
	下 1/3	X			
对耳轮	上脚	X(少数)	X		
	下脚	X(少数)			X(少数)
	主干	X			X(中部偏耳腔缘)
三角窝		X(少数)	X(少数)	X	X
耳甲艇		X(外缘)		X	X
耳轮脚				X	X
耳甲腔		X(外缘)		X	X
外耳道				X	X(开口周围)
鼓膜				X	X(外侧迷走、内侧舌咽)
耳屏	外面			X	
	内面	X(少数)		X	
对耳屏	外面	X			
	内面				X

续表

耳廓部分		可能参与支配的神经			
		耳大神经	枕小神经	三叉神经 耳颞支	迷走、舌咽、面神经的 吻合支
耳垂	前面	X		X(近耳根处)	
	后面	X		X(近耳根处)	
耳背	上 1/3	X(少数)	X		
	中 1/3	X			X
	下 1/3	X			

注:"X"表示支配部位的神经

第三章 耳 穴

第一节 耳穴的定义

耳穴是耳廓皮肤表面与人体脏腑、经络、组织器官、四肢百骸相互沟通的部位,也是脉气输注的所在。所以在耳廓上能反应机体生理功能和病理变化的部位均统称为耳穴。耳穴是耳廓诊断疾病和治疗疾病的特定点。

当机体组织或器官发生病变时,耳廓上相应部位的耳穴就出现各种阳性反应,对耳穴的阳性反应,用适当的方法进行刺激,就可以对疾病的病理过程发生影响,促其逆转或消除。从神经生理学的观点说,耳穴是能产生针感的感受装置比较密集的部位,耳穴是信息的接受站,又是输出站,而经络、神经体液等是信息的通路。针刺信息是由感觉神经传入脊髓后上传到脑才产生针感的,动物试验中观察,针刺传入信息和伤害性的传入信息在脊髓水平就进行整合。针刺传入信息对伤害性刺激传入信息的抑制作用,主要是突触前抑制的过程。耳穴与机体有密切的联系,耳穴与神经、体液、脏腑、生物电等又有极复杂的多途径、多层次的联系,人体患病时,在相应的耳穴上以多种形式的阳性反应表现出来,因此,人们可以通过耳穴阳性反应点的变化,分析、判断疾病的部位及性质,并通过多种方法刺激耳穴治疗疾病。所以,人们通常把耳穴又称反应点、反射点、敏感点、阳性点、压痛点、低电阻点、良导点、治疗点等等。

经过多年的临床大量实践,笔者对耳穴的定位、特性、形态、分布范围进行研究,结果发现人体正常耳穴与疾病相关的耳穴,存在的方式和反应的形式不同。正常时耳穴分布大致为一个区,而区中有一代表点,当人体患病时与疾病相关的耳穴却以不同的形态、不同范围大小的形式显示出来,疾病时相关的耳穴随着机体病理变化而变化,随着病理过程的演变而演变,常伴有变色、变形、丘疹、脱屑、血管充盈等,当机体内发生严重的病理变化,如缺血、缺氧时,相关的耳穴可见明显变形、水肿,甚至耳廓皮肤组织变得质薄、脆,一触即破,有组织液及血性渗出液渗出,此时的耳穴,并不是以点的形式存在,而是变成区,呈现大范围的病理形态变化,因此耳穴的病理形态学与机体病理变化相一致。当人体疾病病愈后,又可见在耳穴上遗留下永久性反应性病理痕迹,因此这些病理改变就为我们进行耳穴诊断和鉴别诊断,奠定了有力的、可靠的理论基础,提供了诊断的依据。

临床观察中,笔者对耳穴作了归类:

1. 按耳穴的类型分为六大类。

相应部位穴位

五脏六腑穴位

神经系统穴位

　　　　　　　　内分泌系统穴位

　　　　　　　　特定功能穴位

　　　　　　　　耳背穴及其他穴位

2. 按穴位功能归类:归为 46 组,即构成有效的临床经验治疗处方。

　　　　　　　　十止、六对、利五官

　　　　　　　　三抗、一退、调整三

　　　　　　　　两补、三健、脑、肝、脾

　　　　　　　　催、理、降、解、利、眠、收

3. 按特定穴位出现的形式归类,在临床上有特定诊断与治疗的耳穴有五种形式:

　　　　　　　　点、区、沟、线、经

　　上述对耳穴的归类经临床研究和总结,不但便于耳穴诊断,在治疗上更提供了经验处方,在治疗手法上,应根据耳穴的面积大小,病理改变的程度和临床所涉及的症状,给予适当刺激强度和范围,并决定刺激方向,同时研究也证实,在临床治疗用药籽贴压法刺激的是一个区,更优于耳毫针等其他治疗方法,耳毫针刺激的是一点,药籽贴压法是根据病理形态变化给予一定的适合的刺激范围和强度。耳穴归类应用于临床,可以有效地提高耳穴诊断符合率和治疗效果。

第二节　耳穴的分布规律

　　小小的耳廓布满了密密麻麻的耳穴点,乍看起来耳穴是杂乱无章的,很难学习和记忆,而实际上耳穴在耳廓上的分布是有规律的,它在耳前外侧面的排列像一个在子宫内倒置的胎儿,头部朝下,臀部及下肢朝上,胸部及躯干在中间。内脏器官在耳廓代表区的形态与器官自身的形态颇为相似,往往呈"投影"的对应关系。耳前控制人体的前面、五脏六腑、组织器官和五官七窍,耳背控制人体的背面、神经系统、肌肉骨胳等运动系统。左耳控制人体的左半身组织器官。右耳控制人体的右半身组织器官。

　　耳穴分布与人体的对应规律:

1. 耳垂——相当于头、面部。

2. 对耳屏——相当于头、脑部和神经系统。

3. 轮屏切迹——相当于脑干。

4. 耳屏——相当于咽喉、内鼻和鼻咽部。

5. 屏上切迹——相当于外耳。

6. 对耳轮——相当于躯干、运动系统。

7. 对耳轮下脚——相当于臀部、坐骨神经。

8. 对耳轮上脚——相当于下肢。

9. 耳舟——相当于上肢。

10. 三角窝——相当于盆腔、内生殖器。

11. 耳轮脚——相当于膈肌。

12. 耳轮脚周围——相当于消化道。

13. 耳甲艇——相当于腹腔。

14. 耳甲腔——相当于胸腔。

15. 屏间切迹——相当于内分泌系统。

耳穴分布与人体相对应的规律,掌握这种规律可便于定位取穴治疗,然而有的耳穴的分布又不完全在耳廓解剖相应部位上,如肾上腺穴、卵巢穴、睾丸穴。因此在临床取穴治疗中,仍需注意穴位特殊性的分布。

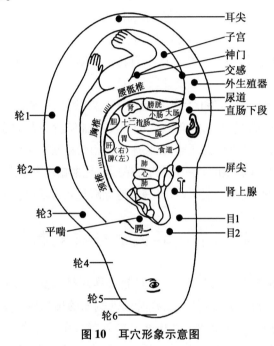

图 10 耳穴形象示意图

第三节 耳穴定位

一、耳垂

相当于人体的头面部。为了准确性定位,将耳垂分成九区:即从屏间切迹软骨下缘至耳垂下缘划三条等距离水平线,再在第二条水平线上引两条垂直线,由内向外,由上而下把耳垂分成 1、2、3、4、5、6、7、8、9 个区:

1. 牙:在 1 区中点。

2. 下腭:在 2 区上线,将其分成三等份,在中、内 1/3 交界处。

3. 上腭:在 2 区外线,将其分成四等份,在下 1/4 与上 3/4 交界处。

4. 舌:在上、下腭连线的中点。

5. 下颌:在 3 区上线的中点。

6. 上颌:在 3 区中点。

7. *神经衰弱点*:在 4 区中点。

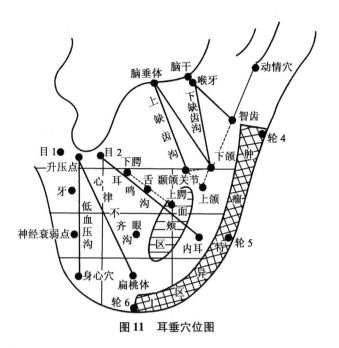

图 11 耳垂穴位图

8. 眼:在 5 区中点。

9. 内耳:在 6 区中点。

10. 扁桃体:在 8 区中点。

11. 面颊区:在 3、5、6 区交界周围。

12. 心律不齐沟:自屏间切迹下至扁桃体。亦称冠心沟。

13. 耳鸣沟:自屏间切迹外侧目 2 穴至内耳。

14. 缺齿沟:自轮屏切迹至智齿或下颌为下缺齿沟,自脑垂体至下颌或上颌为上缺齿沟。

15. 肿瘤特异区 1:在耳轮尾至耳垂 8 区,呈弧形条状区域。

16. 低血压沟:自屏间切迹下至耳垂 7 区为低血压沟。

17. 身心穴:在 7 区中点。

18. 智齿:在耳轮尾与下颌连线中点。

19. 颞颌关节:在与上颌、下颌内侧构成的三角点。

二、对耳屏

相当于人体的头部。为定位确定方便起见,由对耳屏屏尖向内侧面与外侧面画一条线,将对耳屏内外两侧分成四等份。

1. 腮腺:对耳屏尖端。

2. 平喘:腮腺穴向外下 0.2 厘米处。

3. 颞:对耳屏外侧下缘的中点。在枕、额之间,颞曾称太阳穴。

4. 额:对耳屏外侧面前下方下缘中点。

5. 枕:对耳屏外侧面外上方下缘中点。

6. 脑垂体:对耳屏外上方上缘中点,即对耳屏屏尖与轮屏切迹之间。

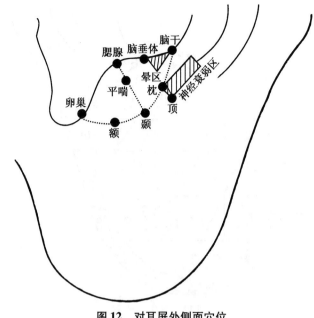

图 12　对耳屏外侧面穴位

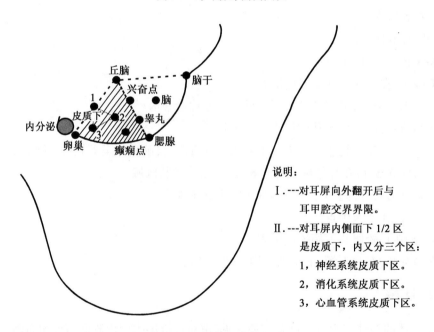

说明：
Ⅰ．---对耳屏向外翻开后与
　　　耳甲腔交界界限。
Ⅱ．---对耳屏内侧面下 1/2 区
　　　是皮质下，内又分三个区：
　　　1，神经系统皮质下区。
　　　2，消化系统皮质下区。
　　　3，心血管系统皮质下区。

图 13　对耳屏内侧面穴位

7. 顶：枕穴垂直向下 0.15 厘米处。

8. 晕区：对耳屏外侧面外上方，在脑垂体与枕两穴之间连线取中点，此点与脑垂体、脑干之间即晕区。

9. 神经衰弱区：颈椎与枕、顶两穴之间。

10. 脑：对耳屏内侧面后上方。

11. 睾丸：在对耳屏内侧面、腮腺穴向下 0.2 厘米处，称精穴。

12. 丘脑：在对耳屏内侧面中线下端。

13. 兴奋点：在睾丸与丘脑之间。

14. 皮质下：在对耳屏内侧面前下方，将其分为三区。

神经系统皮质下区：在对耳屏内侧前下方下缘中点。

消化系统皮质下区：在对耳屏内侧面前下方中点。

心血管系统皮质下区：在对耳屏内侧前下方，与神经系统皮质下，消化系统皮质下呈等边三角形。

15. 癫痫点：在对耳屏内侧面下 1/2 处。消化系统皮质下与对耳屏内侧中线相平行的睾丸穴的内侧缘。

三、轮屏切迹

相当于人体脑干。

1. 脑干：在轮屏切迹处。

2. 喉牙穴：在轮屏切迹外下缘脑干穴下方 0.2 厘米。

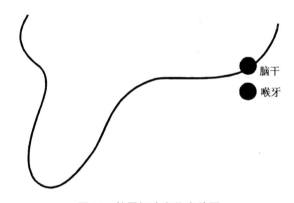

图 14 轮屏切迹穴位定位图

四、耳屏

相当于人体的咽喉、内鼻鼻咽、肾上腺。将耳屏内外侧均分成上、下两等份。

1. 屏尖：耳屏外侧面上 1/2 隆起平面的中点。

2. 肾上腺：耳屏外侧面下 1/2 隆起平面的中点。

3. 外鼻：耳屏外侧面与屏尖、肾上腺呈等边三角形。

4. 饥点：外鼻与肾上腺连线中点。

5. 渴点：外鼻与屏尖连线中点。

6. 降率穴：渴点与外耳连线中点。

7. 声门：在耳屏内侧面最上方。

8. 咽：耳屏内侧面上 1/2 的中点。

9. 喉：在声门与咽穴之间。

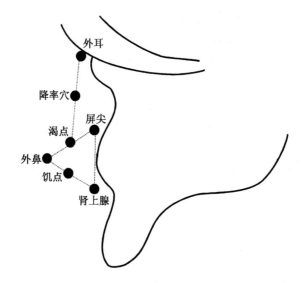

图 15　耳屏外侧面穴位定位图

10. 内鼻：耳屏内侧面下 1/2 的中点。
11. 鼻咽：在外耳道口与内鼻连线中点。
12. 耳颞神经点：耳屏内侧面，在咽喉与内鼻向内，与之形成等边三角形。

五、屏上切迹

相当于外耳。

外耳：屏上切迹近耳轮缘凹陷处。

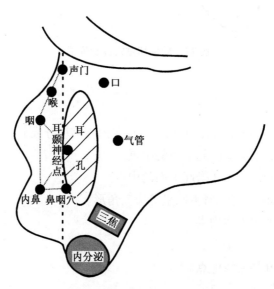

图 16　耳屏内侧面穴位定位图

六、对耳轮

相当于人体的躯干。对耳轮中线相当于脊柱,从对耳轮中线起始处至对耳轮上、下脚分叉处,共分五等份,分别为颈椎、胸椎、腰椎、骶椎和尾椎。

1. 颈椎:对耳轮下 1/5 处。

2. 胸椎:对耳轮下 2/5 及 3/5 处。

3. 腰椎:对耳轮上 2/5 处。

4. 骶椎:对耳轮上 1/5 处。

5. 尾椎:对耳轮上下脚分叉处,三角窝顶角的外缘。

6. 颈:颈椎穴内侧中点近耳腔缘。

7. 胸:胸椎穴内侧中点近耳腔缘,此穴与屏上切迹相平行。

8. 腹:腰、骶椎内侧中点近耳腔缘。

9. 肩背:颈椎穴外侧缘近耳舟处。

10. 肋胁:胸椎穴外侧缘近耳舟处。

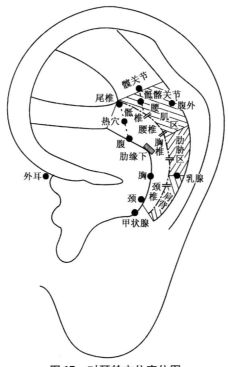

图 17　对耳轮穴位定位图

11. 腰肌:腰骶椎穴外侧缘近耳舟处。

12. 骶髂关节:骶椎与髋关节连线的中点。

13. 热穴:尾椎与腹连线的中点。

14. 乳腺:胸椎与肋胁连线中点。

15. 肋缘下:在对耳轮内侧缘,胸、腹两穴中点,即肝穴外侧的耳腔缘。

16. 腹外:在腰肌穴区外侧缘中点。

17. 甲状腺:在颈与脑干穴之间。

七、对耳轮下脚

相当于人体的臀部。将对耳轮下脚分成三等份。

1. 臀:对耳轮下脚外 1/3 处。

2. 坐骨神经:对耳轮下脚中 1/3 处。

3. 交感:对耳轮下脚内 1/3 的内上方处。

八、对耳轮上脚

相当于人体下肢。

1. 趾:对耳轮上脚的外上角。

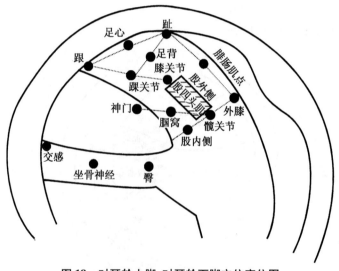

图 18　对耳轮上脚、对耳轮下脚穴位定位图

2. 跟:对耳轮上脚的内上角。

3. 踝关节:跟、膝关节两穴连线之中点。

4. 髋关节:对耳轮上脚起始部中点。

5. 膝关节:对耳轮上脚的中点。

6. 外膝:对耳轮上脚起始部外缘。

7. 腘窝:髋关节、神门两穴连线之中点。

8. 腓肠肌点:趾、外膝两穴连线之中点。

9. 足心:在趾、跟穴连线中点。

10. 股四头肌:在膝关节与髋关节之间。

11. 足背:在趾和踝连线的中点。

九、耳舟

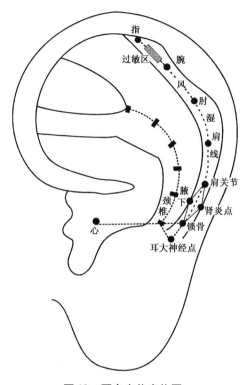

图 19　耳舟穴位定位图

相当于人体上肢。

1. 指:耳舟上方的顶端。

2. 锁骨:与轮屏切迹同水平的耳舟部,与心穴相平行。

3. 腕:将指与锁骨之间的耳舟部分为五等份,自上而下第一等份上方为指,第二等份上方中点为腕。

4. 肘:第三等份上方中点。

5. 肩:第四等份上方中点。

6. 肩关节:肩与锁骨两穴之间。

7. 过敏区:指、腕两穴区间。

8. 风湿线:指、锁骨两穴的连线。

9. 肾炎点:肩关节、锁骨两穴外缘中点。

10. 腋下:肩关节、锁骨两穴内缘中点。

11. 耳大神经点:在与颈椎、锁骨形成的等边三角形的下方。

十、三角窝

相当于人体的内生殖器官。

1. 降压点：三角窝内的外上角。

2. 盆腔：对耳轮上、下脚分叉处的内缘。

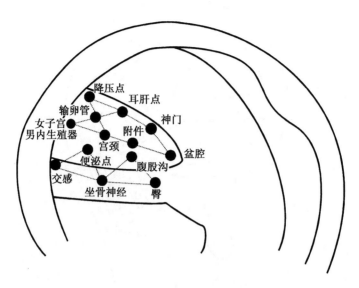

图 20 三角窝穴位定位图

3. 神门：降压点与盆腔穴连线的中、下 1/3 交界处，又称神穴。

4. 耳肝点：降压点与盆腔穴连线的中、上 1/3 交界处。

5. 子宫（男性：内生殖器）：三角窝凹陷处前缘。

6. 附件：子宫与盆腔连线的中、后 1/3 交界处。

7. 宫颈：子宫与盆腔穴连线的中、前 1/3 交界处。

8. 腹股沟：与臀、坐骨神经呈等边三角形的对耳轮下脚的上缘处。

9. 便秘点：与坐骨神经、交感呈等边三角形的对耳轮下脚的上缘处。

10. 输卵管：在子宫、宫颈、降压点、耳肝点四穴之间。

十一、耳轮脚

相当于人体膈肌。

1. 耳中：耳轮脚中点的下缘处，称支点。亦称为零点。此穴由于有迷走神经分支发出，分布于耳甲腔、耳甲艇。故此点又称迷走神经刺激点。

2. 膈：与外耳道孔垂直向上方的耳轮脚起始部中点。

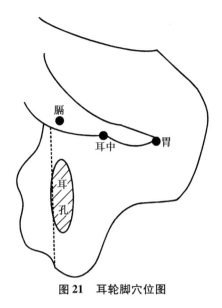

图 21　耳轮脚穴位图

十二、耳轮脚周围

相当于人体消化道。

1. 口：外耳道口上方外侧缘与耳轮脚起始处连线中点。

2. 食道：耳轮脚下方中 1/3 处。

3. 贲门：耳轮脚下方外 1/3 处。

4. 胃：耳轮脚消失处周围。

5. 十二指肠：耳轮脚上方的外 1/3 处。

6. 小肠：耳轮脚上方的中 1/3 处。

7. 大肠：耳轮脚上方的内 1/3 处。

8. 阑尾：右耳大肠、小肠两穴之间。

9. 乙状结肠：左耳大肠、小肠两穴之间。

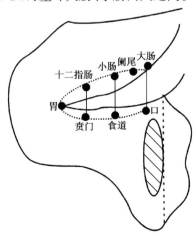 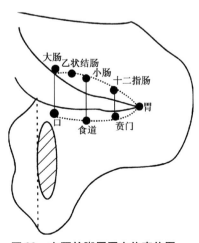

图 22　右耳轮脚周围穴位定位图　　**图 23　左耳轮脚周围穴位定位图**

十三、耳甲艇

相当于人体腹腔。

1. 肾：对耳轮上、下分叉处直下方的耳甲艇处。

2. 前列腺、内尿道（女）：耳甲艇前上角。

3. 输尿管：肾、前列腺连线的中后 1/3 交界处。

4. 膀胱：肾、前列腺连线的中前 1/3 交界处。

5. 肝：耳甲艇的后下方。

6. 胆囊：在右耳肝、肾两穴之间。

7. 胰：在左耳肝、肾两穴之间。

8. 脐周：耳甲艇中央。

9. 胆道：胆与十二指肠穴之间。

10. 糖尿病点：胰与十二指肠穴之间。

11. 腹水点：在肾与十二指肠两穴连线的中上 1/3 交界处。

12. 肝肿大区：在肋缘下内侧、胃区外侧和脾肿大区处之间。

13. 腹胀区：在肾、输尿管、膀胱、十二指肠、小肠、阑尾、大肠穴区处。

14. 醉点：在肾与小肠连线中上 1/3 交界处。

15. 下焦：在膀胱与大肠两穴之间。

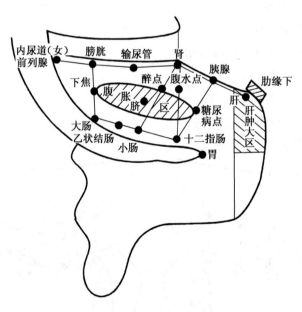

图 24　左耳甲艇穴位定位图

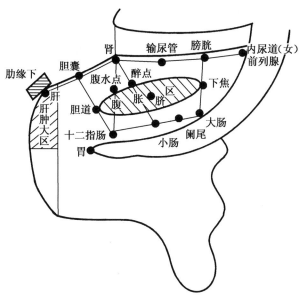

图 25 右耳甲艇穴位定位图

十四、耳甲腔

相当于人体的胸腔。

1. 心:耳甲腔中心凹陷处。

2. 肺:心区的下方。为同侧肺。

3. 气管:外耳道口与心穴之间。

4. 支气管:气管与肺连线的中点。

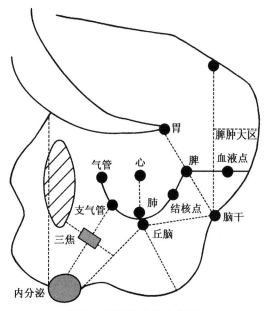

图 26 耳甲腔穴位定位图

5. 脾：耳甲腔外上方，在耳轮脚消失处与轮屏切迹连线的中点。

6. 三焦：外耳道孔后下方与对耳屏内侧下 1/2 连线中点。此点由于有舌咽神经、面神经、迷走神经混合支发出，分布于耳甲腔等部位，此点又称舌咽神经、面神经、迷走神经混合支刺激点，又称气穴。

7. 结核点：心与肺外侧三穴形成等边三角形。

8. 脾肿大区：在耳轮脚消失处与对耳轮内侧缘划一平行线，取之中点，由此点向脾穴划一垂直线，脾肿大区在平行线、垂直线与对耳轮内侧缘所构成的区域内。

9. 血液点：在脾与颈穴连线之中点。

十五、屏间切迹

相当于人体的内分泌。

1. 内分泌：耳甲腔底部，屏间切迹内 0.5 厘米处。

2. 目 1：屏间切迹前下方，称青光穴。

3. 目 2：屏间切迹后下方，称屈光不正、散光穴。

4. 升压点：屏间切迹下方中点。

5. 卵巢：屏间切迹外缘与对耳屏内侧缘之间；在男性称精穴。

6. 促性腺激素点：在卵巢与目 2 连线之中点。

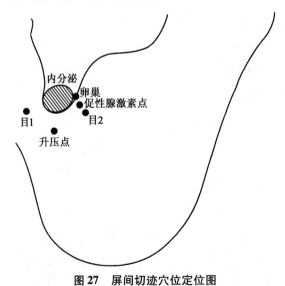

图 27　屏间切迹穴位定位图

十六、耳轮

1. 耳尖：耳轮顶端。将耳廓从中耳背向前反折，耳轮最高部位，再把耳轮分成前、中、后三等份，耳尖在中、后 1/3 交界处。

2. 肛门：在对耳轮上脚前缘相对的耳轮上。

3. 外生殖器：与对耳轮下脚上缘同水平的耳轮处。

4. 尿道：与对耳轮下脚下缘同水平的耳轮处。

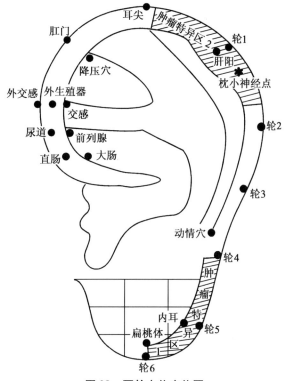

图 28 耳轮穴位定位图

5. 直肠:接近屏上切迹处,与大肠穴同水平。

6. 肝阳:耳轮结节处。

7. 轮1~轮6:自耳轮结节下缘至耳垂下缘中点划为五等份,由上而下依次为轮1、轮2、轮3、轮4、轮5、轮6。

8. 枕小神经点:耳轮结节起始部内侧缘。

9. 肿瘤特异区1:在耳垂外侧缘,轮4到轮6之间。

10. 肿瘤特异区2:在耳轮的外上方,耳轮结节的上、下缘之间。

11. 外交感:与交感、外生殖器同水平的耳轮与头面部相交处。

12. 动情穴:在耳轮尾消失处。

十七、耳背穴

1. 下肢后沟:在对耳轮上脚凹陷处。

2. 坐骨神经后沟:在耳背对耳轮下脚凹陷处。

3. 脊柱沟:在对耳轮的耳背处。

4. 胃肠沟:在耳轮脚的耳背处。

5. 脑后沟:在对耳屏的耳背处。

6. 耳背尾椎:在与尾椎相对的耳背部。

7. 耳背骶椎:在与骶椎相对的耳背部。

8. 耳背腰椎:在与腰椎相对的耳背部。

9. 耳背胸椎:在与胸椎相对应的耳背部。

10. 耳背颈椎:在与颈椎相对应的耳背部。

11. 颈椎$_{3,4}$:在与颈椎下 1/3 相对应的耳背部。

12. 颈椎$_{6,7}$:在与颈椎上 1/3 相对应的耳背部。

13. 耳背耳大神经点:在与耳大神经点相对应的耳背部。

14. 颈后三角区:是由颈椎$_{3,4}$,颈椎$_{6,7}$与耳大神经三个穴位构成的等边三角形。

15. 耳背腘窝:在与腘窝相对的耳背处。

16. 耳背坐骨神经:在与坐骨神经相对的耳背处。

17. 坐骨神经三角区:是由耳背坐骨神经、耳背腘窝及腰骶椎构成的三角区。

18. 胆囊区:在与胆穴相对的耳背部。

19. 十二指肠球结节区:在与十二指肠穴相对应的耳背部。

20. 多梦区:在与神经衰弱区相对应的耳背部。

21. 聪明点:在与额穴相对应的耳背部。

22. 睡眠深沉穴:在与神经衰弱点相对应的耳背部。

23. 快活点:在与身心穴相对应的耳背部。

24. 网球肘:在与肘穴相对应的耳背部。

25. 肩三点 1:在与锁骨穴相对应的耳背部。

26. 肩三点 2:在与肩关节相对应的耳背部。

27. 肩三点 3:在与肩穴相对应的耳背部。

28. 上耳根:在耳廓最上缘与头皮相交处。

29. 中耳根:耳背与乳突交界的根部,耳轮脚对应处,又称耳迷根。

30. 下耳根:在耳背耳垂与面颊交界处。

31. 耳背肿瘤特异区 1:在与肿瘤特异区 1 相对应的耳垂背部。

第四章　耳穴类型分类

根据中国针灸学会受世界卫生组织西太区委托制订的《耳穴标准化方案》(草案),耳穴共有 90 个穴位,但这 90 个穴位对耳穴工作者从事耳穴诊断的专业人员是不够用的,笔者临床中常用的穴位近 190 余个,对这 190 余个常用耳穴的类型、功能作了分类,对穴名及含义作了分析,认为耳穴的命名特点是既有以解剖部位命名的,也有以中医脏腑、经络学说命名的,又有以穴位在诊断治疗中的特异功能命名的。其中很大一部分耳穴命名是来自人体解剖部位在耳廓上的对应部位命名的。这部分耳穴生理功能及其主治范围,经临床验证均归属解剖、生理学范畴。脏腑、经络学说命名的耳穴虽数量很少,但应用范围广、所占位置之大,正显示出中国的脏象学说、经络学说辨证施治的核心,代表了中国耳医学的特色。另有一部分在耳穴诊断及治疗上有特定作用的耳穴,正是这些穴位的发现,使耳穴的诊断从定位诊断,推至到定性诊断,推动耳穴诊断治疗学的发展。所以不少人这样评价耳医学,既属于中医体系,很大一部分又属于西医的范畴,耳医学为"中西医结合的产物"。它揭示了为什么耳穴应用之广、学习的人之多,不只是从事中医、针灸工作者学习钻研这一门学科,而且从事西医的医务工作者,从事基础教学的、实验研究的人员也热衷于探讨这门科学,这正是耳穴的特点所决定的。正如唐代《千金翼方》记载:"凡诸孔穴,名不徒设,皆有深意。"

根据从事耳穴诊断和治疗 30 余年的临床体会及对耳穴应用与研究,积累了耳穴部位与人体对应关系、耳穴的性质、功能主治及耳穴特异性等方面的经验。为便于临床应用,将多年在临床上常用的耳穴、经验用穴、研究发现的耳穴及经过临床验证确有诊断和治疗价值的耳穴共 190 个分成六大类型加以介绍,以满足从事耳医学专业的工作者应用,以便更进一步认识耳穴、剖析耳穴、发掘耳穴奥妙,从而提高耳穴应用范围及使用价值。

一、相应部位穴位

根据人体的解剖部位在耳廓上的投影,用其解剖名称命名的穴位。而相应部位在耳廓上是一笼统的泛指的含义,只要机体某一组织器官或某一部位患病,在耳廓上相对应的部位处便有反射点或称阳性点等,相应部位在耳廓上可以具体代表某一穴名,也可在耳廓的某一区域中代表某一点,耳穴特点是区中有点。如耳廓上的前臂部位在耳穴图上没有这个名称,但在耳廓上却有这个相应部位,即在耳穴腕、肘之间。因此相应部位是代表与机体相对应的解剖部位。如耳舟上的锁骨、肩;对耳轮上脚的趾、跟;对耳轮的颈、胸;对耳轮下脚的臀;耳甲腔的支气管、气管;耳甲艇的输尿管、胆管;耳垂的眼、内耳;耳屏的咽喉、内鼻等,在耳穴图上可达 77 个穴位,占总穴数目 40.05%。相应部位穴位在诊断上有其重要的定位诊断意义,在治疗取穴中是首选的刺激点、治疗点。

耳穴中最重要的一类穴位是相应部位穴位,特别在治疗痛症时是主要首选穴位,过去人们

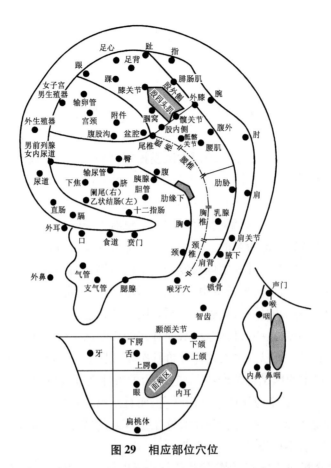

图 29 相应部位穴位

在治疗痛症中,首先考虑的选穴是神门,而经过对相应部位和神门穴实践对照组观察:相应部位是止痛要穴,独取相应部位可达止痛效果,独取神门不能获得满意治疗效果,因此神门只是起镇静目的,并不是止痛要穴。在治疗痛症中,只要选准相应部位进行耳穴贴压,并给予手法治疗,即指功发热、活血通络、气至病所的方法,疼痛可立即缓解和消失,临床中可获得满意疗效。

二、五脏六腑穴位

根据经络、脏象学说命名的穴位,这部分穴位有心、肝、脾、肺、肾、大肠、小肠、胆、膀胱、胃、三焦等 11 个穴位,这 11 个穴位从解剖学来说,是人体解剖部位对应的脏腑,本可归属相应部位范畴,然而这些穴位更重要的是包含着脏象和经络学说的丰富内容。在耳穴诊断和治疗应用中具有一穴多病,一穴多治的特点。如肺穴在耳诊方面,除肺本身的疾病外,皮肤病在肺区也有反应。在治疗上,肺穴不仅可治疗肺部疾患和鼻、咽部疾病,对治疗各种皮肤病也很有效,这是因为脏象学说"肺主皮毛"、"肺开窍于鼻"、"咽喉为肺的门户"有关。又如膀胱穴可以治疗坐骨神经痛,这是因为坐骨神经痛部位为足太阳膀胱经的循行部位。这一部分穴位仅占5.8%,而在诊断疾病和治疗疾病中是非常重要的。在诊断中各穴位所出现的阳性反应点要用中西医结合的观点去辨证分析,特别要以现代的医学理论为指导,因为耳廓与胚胎发育学说有密切关系,在胚胎发育过程中,胚胎中各胚层组织、内胚层、中胚层、外胚层与耳穴各穴位点都有着同源组织关系,耳穴诊治学的机理,又以生理学、解剖学、遗传学、神经、体液学说为基础,耳穴的病理形态反应,又与病理学、临床症状学、病因学有密切关系,因此当五脏六腑等任一器官患病时,并不只限于一个脏器的病理反应,而是互相影响、互相牵连的,在耳穴诊断中必须全面分析,例如肝硬化时,耳穴反应点不只根据一个肝穴阳性反应就可以诊断什么性质的疾病,肝穴阳性反应时,只会说明肝的病位有病,但具体是什么病还要进一步分析,因为肝硬化时门静脉高压会出现脾功能亢进,严重时,引起胃底静脉曲张、食道静脉曲张、腹部静脉和痔静脉的曲张,会出现一系列临床表现,所以耳穴诊断肝硬化时最根本的一定是脾肿大,说明耳穴在诊断中特别是脏腑器官有严重的器质性的疾病,不是一个穴位阳性反应就可以诊断的,五脏六腑的穴位有多穴一病的诊断特

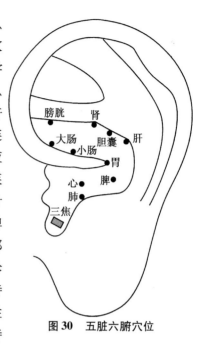

图30　五脏六腑穴位

点,因此对五脏六腑疾病一定运用现代医学,通过临床症状学、病因学、病理学等进行分析判断,用中西医结合的理论去辨证治疗。

三、神经系统穴位

　　耳廓的穴位不但有与机体相对应的神经系统的穴位,如脑、脑干、丘脑、额、颞、顶、枕、交感、坐骨神经,并有调节大脑皮层神经兴奋、抑制功能的一对穴即神门和兴奋穴,有专用于治疗神经科常见病——神经衰弱的神经衰弱区、神经衰弱点的穴位;皮质下穴是神经系统的重要代表穴,是人体感觉分析的最高级部分,为高级神经活动中枢。根据大量病例良导点电测,皮质下可分神经系统皮质下区、消化系统皮质下区、心血管系统皮质下区三个区,耳穴除了有具体反应人体神经系统的穴位,研究中发现了边缘系统与人体情绪变化的重要穴位——身心穴(焦虑穴),它不但可以进行诊断,判断人体情绪变化、忧郁、焦虑、紧张,而且可以有效地改变人体的情绪并使其快活起来。

　　支配耳廓的神经非常丰富,有四对来自脑干的脑神经。

　　1. 三叉神经下颌神经的分支——耳颞神经。耳颞神经与脊髓发生关系,司咀嚼和头面部感觉。

　　2. 面神经:司面部表情肌运动,并管理一部分腺体。

　　3. 迷走神经。

　　4. 舌咽神经。

　　迷走神经和舌咽神经对呼吸中枢、心脏调节中枢,血管运动中枢,唾液分泌中枢及呕吐、咳嗽反射中枢等都有明显调节作用。

　　耳廓上从脊髓发出的两对脊神经有耳大神经、枕小神经,除管理躯干、四肢、骨关节运动外,还支配五脏六腑的运动。由脑干脊髓发生的副交感神经和脊髓、胸腰段发出的交感神经

（分布在耳廓上的迷走神经、副交感神经、交感神经，在耳廓上伴有动脉分布）所组成的内脏神经对全身的脏器几乎都有双重支配作用。两者互相抵抗，而又互相协调，共同维持全身脏腑和躯干四肢的正常活动。

　　耳廓上的脊神经及脑神经的神经分支，分别从脊髓及脑干发出后，至耳廓都有耳前支或穿支，支配各解剖部位。临床中观察，分别刺激耳前支或穿支，对一些神经系统疾病，内脏疾患及躯干、四肢运动等疾患有独特效果。如耳颞神经点治疗三叉神经痛、神经血管性头痛、头面部疾患。迷走神经、舌咽神经、面神经混合支刺激点治疗内脏疾患、面神经麻痹、面肌抽搐、牙痛、舌部疾患及语言障碍。消化系统疾病：腹胀、便秘。肝病、胆囊疾病、泌尿生殖

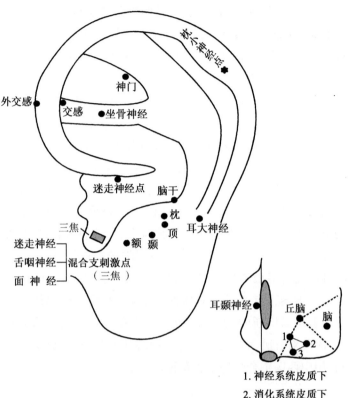

图 31　神经系统穴位

系统用于利尿、消肿，并用于治疗糖尿病和减肥。枕小神经点治疗肢体麻木、脑震荡后遗症、后头痛。耳大神经点治疗颈肩综合征、多发性肌纤维炎。因此除以原耳穴神经命名的穴位外，笔者在耳廓上又提出耳颞神经刺激点，迷走神经刺激点，舌咽神经、面神经、迷走神经混合之刺激点，耳大神经及枕小神经刺激点五大神经刺激点。

　　神经系统穴位有 19 个，占总数 10%。由于神经系统穴位的作用，特别是五大神经刺激点的应用，扩展了耳医学的治疗范围，提高了耳穴临床治疗效果。

四、内分泌系统穴位

　　耳穴与机体对应的内分泌穴位不多，仅有内分泌、脑垂体、促性腺激素点、甲状腺、肾上腺、胰腺、睾丸、卵巢等 8 个穴位，占总数 4.21%。丘脑是自主神经系统的较高级中枢，而它的某些核团的神经细胞又能生成催产素、抗利尿素，并能分泌多种肽类激素——神经激素，来控制腺垂体生成和释放各种促激素，调节机体的功能。胰腺是兼有内分泌和外分泌功能的腺体，胰腺的内分泌功能主要与糖代谢的调节有关，胰腺的外分泌物称胰液，具有很强的消化能力。耳穴"内分泌"是整个内分泌系统功能的代表区，与机体生理机能的调节、各个内分泌腺分泌功能保持相对稳定、机体内外理化因素维持平衡有关。耳穴虽有内分泌各腺体的相对应代表点，但是在临床观察中，耳穴对内分泌系统功能的调节是相互作用、相互增强的。因此耳穴在对内分

泌功能紊乱的疾病治疗中,常同时应用几个主要穴位,达到调节内分泌功能的目的。比如治疗闭经,通常取内分泌、卵巢、脑垂体、促性腺激素点、内生殖器等穴,效果明显。临床观察 14 例闭经病人,1 例原发性闭经治疗无效,而 13 例患者经耳穴治疗,均在治疗一个疗程内月经来潮,而对内分泌等穴位刺激敏感的患者,在接受耳穴治疗第一、二次后月经可来潮。又如糖尿病的耳穴治疗,取内分泌、胰腺、糖尿病点、丘脑、脑垂体等,一次耳穴治疗后感觉口渴、易饥或肢体麻木、疲乏无力等症状好转,这正说明刺激耳穴后使胰岛素的分泌功能得到调节。

在针刺过程中,机体的功能得以调节,其作用方式如下:

1. 神经系统一般需要通过神经纤维传导去极化实现。

2. 内分泌系统是通过血液运输使激素作用于某些细胞组织来调节其功能。

正如神经生理学家在研究针刺原理时得到的结论,认为针刺的传入冲动,在影响中枢神经系统机能状态的同时,一方面通过丘脑系统调节交感和副交感神经的平衡和营养状况;另一方面通过丘脑-垂体系统,影响体液中的激素的动态

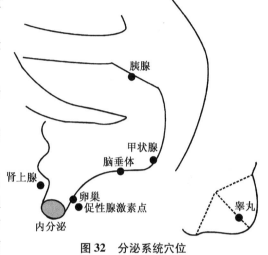

图 32　分泌系统穴位

平衡,激发机体内非特异性的防御反应,动员体内各种免疫因素,从而达到治愈疾病的目的。

五、特定穴位

是对某一种病有特定的诊断和治疗功能的穴位,即一穴一病的诊断要穴,不但有定位诊断的意义,更有其定性诊断的价值。耳穴在诊断中,又有一穴多病的诊断,即一个穴位阳性反应,可以反应多种疾病,这类穴位需运用中西医理论知识去辨证分析。也有多穴一病的诊断,即多个穴位阳性反应才能诊断一种病。

特定穴多为一穴一病的诊断:

过敏穴:是诊断过敏性疾病,判断是否为过敏体质的要穴。

结核点:是诊断体内是否患有结核病灶的特定点。

升压点:是诊断和治疗低血压,判断血压高低的特定点。

肿瘤特异区 1:是判断体内有无恶性肿瘤的特定区。

降率穴:是治疗心动过速及房颤的特定点。

诸如耳穴具有这种特定功能的穴位有 36 个,占总穴数 13.68%。由于这些特定点的存在,使耳穴的诊断从定位向定性阶段发展,提高了耳诊准确率,进一步推动了耳穴诊断学的发展,并为临床的治疗提供了准确依据,提高了耳穴治疗效果。

耳穴的特定穴具有耳穴所共有的特点,当机体有病时,与疾病相关的耳穴出现变色、变形、丘疹、血管充盈、疼痛敏感及低电阻等,而特定穴更有其本身独特的性质,即当机体有病时,耳穴特定穴所出现的阳性反应,只限为一种病所有,所有特定穴有特定诊断价值。

特定穴出现的反应是不同的,当人体患病时有的特定穴只呈现变色、变形、水肿,触诊时有红色压痕,如过敏区出现此种阳性反应时才可以判断患者有过敏反应,为过敏体质。有些特定穴只限于视诊,如低血压沟,在耳垂前缘见到从升压点到身心穴走行的沟可诊断低血压。有些特定穴只限于电测诊断呈现低电阻,并不伴有变色、变形,如身心穴,当人体情绪变化,出现忧郁、焦虑不安、神经紧张,用耳穴探测仪探测该耳穴呈现低电阻、高声响,而低电阻愈明显,病情愈重,此穴电测声响愈高,因此我们探测身心穴根据声响的强弱,高低及出现的速度快慢来判断情绪变化。在过去,从未有人用耳穴或其他方法来诊断情绪变化,而特定点身心穴,不但可以进行诊断情绪变化,而且可以治疗并改变人的情绪,使其精神放松,心胸开朗。有的特定穴,在人体有病时,不仅低电阻,而且低痛阈,疼痛敏感,如当机体某部位患有恶性肿瘤时,耳垂前、耳垂后的肿瘤特异区1呈现高声响、高敏感的疼痛反应,这些特定穴,为从耳穴诊断肿瘤的存在提供了依据。而良性肿瘤在耳穴诊断时只用于触诊法不伴有疼痛反应,这些特性为鉴别恶性肿瘤和良性肿瘤存在与否提供了诊断依据。

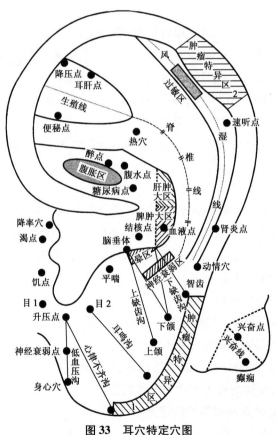

图33　耳穴特定穴图

当人体患病时,耳穴的特定点会以不同的形式反应在耳穴上,在耳穴上不常以点的形式反应,据临床观察,特定点有五种类型:有点、有区、有沟、有线、有经络反应,即点、区、沟、线、经。正是由于耳穴具有与机体密切相关的特点,又由于耳穴具有反应人体健康状况的特性,因此,耳穴特定点是非常重要的一类穴位,它不但定位而且定性,特定穴是做耳穴诊断的及鉴别诊断的特定手段。

耳穴特定点分类

特定点		特定线	特定经	特定沟	特定区
降压点	热穴	生殖线	速听经	低血压沟	过敏区
升压点	兴奋点	脊柱线		冠心沟	腹胀区
耳肝点	血液点	兴奋线		耳鸣沟	肝肿大区
便秘点	聪明穴	风湿线		缺上齿沟	脾肿大区
快活点	结核点			缺下齿沟	晕区
神经衰弱点	醉点			坐骨神经后沟	神经衰弱区
焦虑穴（身心穴）	渴点			下肢后沟	面颊区
降率穴	饥点			脊柱后沟	肿瘤特异区1
平喘	腹水点			脑后沟	肿瘤特异区2
网球肘点	动情穴			胃肠沟	坐骨神经三角区
速听点					十二指肠球结节
糖尿病点					胆囊区
促性腺激素点					颈后三角区
睡眠深沉穴					多梦区

六、耳背穴位及其他

耳背穴原有 9 个,其中有心、肝、脾、肺、肾。是 1888 年清代医学家张地山继承明代周于蕃的学术思想,在所著《厘正按摩要术》一书中最早提出耳背分属五脏的理论。这是继《内经》之后,论述耳与脏腑生理关系最引人瞩目的观点。耳背的心、肝、脾、肺、肾五穴与耳廓前的穴位关系是有规律的。从脏腑解剖上及生理功能应用上是一致的。耳背脾与耳前胃相对应,脾、胃为互相表里关系;耳背外侧肝与耳廓前肝穴相一致;耳背肺与耳廓前上肺相对应;耳背心与耳廓前神门穴相对应,"心主神志"、"心藏神",因此主治精神、神经系统疾病;耳背肾与耳廓前脑相对应。中医认为"肾主骨生髓"、"脑为髓之海"、"肾壮则脑健",因此治疗作用是相一致的。

耳背另有一沟三根穴,耳背沟原是降压沟,为延续应用下来的传统用穴。耳背上耳根、中耳根、下耳根三个根是实践中发展起来的穴位,其中中耳根与耳前的耳中穴(迷走神经刺激点)相对应,故有耳迷根之称,亦有耳背零点之称。

自 20 世纪 70 年代,笔者对耳背穴进行了研究,经过大量病例临床疗效的对照观察,发现有些疾病,特别是运动系统疾病、神经系统疾病、消化系统疾病,用耳背穴治疗效果优于耳前穴,研究结果总结出重要规律:耳廓前面相当于人体的前面,耳廓背面相当于人体的背面,耳前多反应人体的感觉障碍,耳背多反应人体的运动障碍。

因此 1999 年,在全美中医公会学术大会上（AAOM）,笔者正式发表新耳背穴位图,提出耳背穴有五个沟、四个区、三个根、两个三角、七个特定点。这些穴位不但可用于诊断,而且用于治疗。如四个区:胆囊区、十二指肠球结节区、多梦区、肿瘤特异区在诊断上有重要价值;耳背两个三角区:下三角区治疗颈椎病,肩背肌纤维炎。上三角区治疗坐骨神经痛、腰腿痛疗效极显著,而且简便易学易掌握。这是笔者 30 余年对耳穴研究的又一大成就。

　　耳廓除有上述五大类穴位及耳背穴外,还有在古医籍早有记载,流传至今仍广泛被临床应用的耳穴,有在诊断中有特定价值的穴位如目2,有些穴位的命名,既不属于人体解剖对应部位,又不属神经、内分泌系统及特定穴,这些穴位多是按在耳廓上所在部位及形象命名,如耳尖、屏尖、耳中、目1、目2、肝阳、轮1~轮6,将这些穴位归属其他。耳背穴及其他穴有42个,占22.15%。

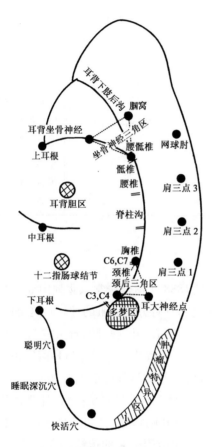

图34　耳背诊断治疗穴位图

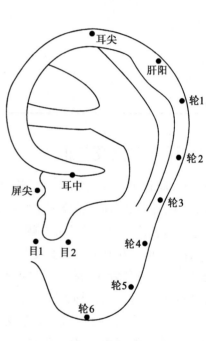

图35　其他穴位

第五章　耳穴功能

经过大量临床实践,研究,观察,对耳穴的定位及规律,耳穴的特性及功能,特别对单穴诊断,单穴治疗效果对比观察,对耳穴从不认识到比较认识,从只用于单纯针刺治疗疾病到治疗手法的应用,从只用单纯探测阳性反应点作为耳穴治疗的取穴依据到探测阳性反应点用于诊断疾病,到目前为止,耳穴诊断不仅用于定位诊断而且用于定性诊断及鉴别诊断,这是一个研究观察的过程,深化的过程。

1999 年作者在全美中医公会大会上,发表了耳背穴位图,经过与会代表、针灸专业人员、耳医学工作者临床验证,肯定了耳背穴位实用的可靠价值。作者明确提出了耳廓与人体的对应关系。耳廓前面控制人体的前面,包括五官、内脏器官,耳廓背面控制人体的背面,包括后头,神经系统,运动系统,左耳控制人体的左半身,右耳控制人体的右半身。临床上证实,耳背穴治疗运动系统疾病疗效是可靠的,治疗肩、背、腰及坐骨神经痛,下肢的后侧等部位疾病,只选择耳后的阳性反应点即可达到满意疗效。

对耳穴功能的认识不只从中医理论上去认识,耳穴的形成、发生和发展与现代医学理论,尤其解剖胚胎学最为密切。作者大量从事胚胎学、解剖学、组织学、神经反射学、神经体液学、遗传学、免疫学,特别是从病理形态学进行研究。当机体患病时,在与机体相关的耳穴出现病理形态学的改变,如变色、变形、丘疹、血管充盈、脱屑等,以及低电阻、低痛阈等均为诊断及治疗学的依据,耳穴的理论基础更接近于现代医学,对耳穴功能的探讨应从中西理论去认识。

临床常用耳穴:耳前 160 余个,耳背 36 余个,将常用耳穴按其特性及功能可分成六组,从治疗到诊断,阐明各组穴位的主要功能。

一、神经系统穴位

1. 神门

神门是镇静安神要穴,北京许作霖大夫最早提出神门穴为神穴。

(1)镇静作用:用于镇静安神、降压、止痛、止痒、止泻、止带、止晕,常用于神经系统、心血管系统、呼吸系统、消化系统、泌尿生殖系统及运动系统等疾病。

(2)镇痛作用:用于各种疼痛性疾病。

(3)消炎作用:用于各种炎症疾患,常用于治疗妇科炎症疾患。

(4)诊断:神门穴无明显定位、定性诊断意义,神门穴呈现阳性反应,多表示机体患有神经衰弱或疼痛性疾患。

2. 枕

枕是止晕要穴。

(1)止晕作用:用于内耳眩晕症,自主神经功能紊乱,高血压所致的头晕,脑动脉硬化供血不足所致的头昏、头晕、以及晕车、晕船、晕机等。

（2）镇静作用：枕和神门穴是一组对穴，亦称姊妹穴，常一起用以加强镇静安神作用，常用于降压、安神、镇静、止咳、止喘、止痒、止痛、止吐、止泻，主治后头痛、枕大神经痛。

（3）镇惊作用：用于治疗癫痫、面肌抽搐、小儿多动症、震颤等。

（4）明目作用：枕穴相当于人体的视觉中枢，常用于治疗眼疾、视神经、视网膜病变、青光眼，并用于屈光不正、弱视、假性近视等。

（5）诊断：枕区电测呈阳性反应，并可见隆起，多提示后头痛。枕区阳性反应并见凹陷或低平伴有红润，多表示头晕。

3. 额

健脑要穴。

（1）健脑、清脑明目作用：用于治疗头昏、麻木、头部沉重感、记忆力减退、精力不集中、嗜睡症、忧郁症、高血压、视力模糊、视力减退。

（2）镇痛作用：用于治疗各种原因引起的前头痛。

（3）诊断：额穴、颞穴、枕穴，若见平坦、凹陷，同时可见头脑清晰线，提示头脑清楚，思维敏捷，反应快。

额穴隆起，电测呈阳性反应，多为圆形隆起或条片状，或不规则隆起，质软，多为前头痛。

额穴、顶穴、枕穴、颞穴均出现阳性反应，并在以上穴位具有不规则隆起，多表示全头痛、头昏、头胀、头脑不清晰。

4. 颞

助听止鸣，是诊断治疗偏头痛的要穴。

（1）助听止鸣：颞相当于人体的听觉中枢，常用于治疗耳鸣、听力下降。

（2）镇静止痛：用于治疗偏头痛、双太阳穴痛和双颞侧头痛。

（3）诊断：

双耳颞穴电测呈阳性反应，多提示双侧头痛。

单耳颞穴电测呈阳性反应，并可见片状隆起，严重时，可触及条片状隆起、质硬，多提示偏头痛。

颞、额、枕、顶四穴均为隆起，双耳电测呈阳性反应，多提示全头痛。

颞、内耳呈阳性反应，多表示听力下降。耳鸣。

5. 皮质下

调节大脑皮质功能的要穴。

（1）用于治疗大脑皮质兴奋和抑制功能失调所致的疾病，如神经衰弱、自主神经功能紊乱、神经官能症、精神分裂症、情绪不稳定、紧张、忧郁、焦虑等。

（2）用于治疗消化系统疾病，如消化不良、胃炎、胃及十二指肠溃疡、恶心呕吐、腹胀、腹泻、便秘及肝胆系统疾病。

（3）用于治疗心血管系统疾病，如高血压、大动脉炎、血栓闭塞性脉管炎、静脉炎、雷诺病、冠心病、心律失常等疾病。

（4）皮质下三个分区：神经系统皮质下、消化系统皮质下、心血管系统皮质下。对于诊断及鉴别诊断消化系统、心血管系统、神经系统疾病有一定参考意义。在耳穴电测中,必须探测大脑皮质下三个分区,即神经系统皮质下、消化系统皮质下、心血管系统皮质下,比较三个分区的反应点的强弱,分辨强阳性或阳性反应,便可知人体中哪一个系统为主要病变部位,例如消化系统肝胆或胃肠系统病变时,消化系统皮质下一定会出现强阳性反应或阳性反应。神经衰弱时,神经紧张、忧郁、焦虑不安时,神经系统皮质下一定会出现强阳性反应或阳性反应。心血管系统皮质下区呈阳性或强阳性反应时,多表示高血压,心律不齐或冠心病等心血管系统疾病,三个皮质下区,对于诊断及鉴别诊断各系统疾病有重要的参考价值。

6. 交感

内脏止痛、解痉、止痛、止涎、止汗要穴,同时是活血要穴,是五大活血要穴之一。

(1)调节自主神经功能:用于治疗自主神经功能紊乱。

(2)可缓解内脏平滑肌痉挛,对内脏有镇痛解痉作用。因此,称交感穴为内脏止痛要穴。常用于治疗内脏的疼痛疾患、胃肠道痉挛、肾及输尿管结石、胆石症、胃炎、胃及十二指肠溃疡、哮喘等疾病。腹胀时禁用此穴。

(3)对血管舒缩功能有调节作用,常以扩张血管作用为主。用于治疗血栓闭塞性脉管炎、静脉炎、大动脉炎、雷诺病、循环系统功能障碍等疾病,由于有扩张血管,促进血液循环的作用,因此出血性疾病禁用此穴,如月经过多,功能性子宫出血、便血、咯血等。

(4)对腺体有抑制作用。交感穴有三止作用:止汗、止涎、止酸,因此常用于治疗多汗症、流涎、胃酸、胃灼热感,并可治疗脂溢性脱发,治疗胃酸过多时有奇效,故交感亦称为止酸要穴。

(5)诊断:由于交感近三角窝,上耳根部,低电阻在诊断上无意义。交感是治疗要穴。交感穴属于18个正常生理敏感点之一。

7. 脑干

镇惊熄风,益脑安神要穴。

(1)用于治疗惊厥、癫痫、多动症、帕金森病、面肌麻痹、面肌痉挛、精神分裂症、脑膜刺激症、神经官能症等。

(2)用于止咳:治疗干咳、气管炎、支气管炎。

(3)用于退热、小儿高烧。

(4)诊断:无定位及定性意义。

8. 坐骨神经

具有通经活络,镇静止痛作用。

(1)常用于治疗坐骨神经痛。治疗坐骨神经痛时,经临床对比观察,耳背的坐骨神经点,耳背坐骨神经三角区,并沿坐骨神经走行出现的症状部位和相应部位反应点取穴治疗效果明显,优于耳前,在治疗坐骨神经痛时,必须施以手法。

(2)诊断:耳前坐骨神经穴,在诊断坐骨神经痛时无特定意义,在耳穴电测中应着重测对耳轮,对耳轮上脚的阳性反应点,若此处反应点均以沿坐骨神经痛时行走的部位出现,应判断坐骨神经痛之可能。

9. 丘脑

丘脑相当于下丘脑,是自主神经较高级的中枢,对内脏及体内的生理活动有一定调节作用,并可调节体温、摄食、水盐代谢和内环境的平衡,内分泌和情绪反应等。常用于治疗单纯性肥胖、过食性肥胖、嗜睡症、水肿、内分泌功能紊乱,丘脑和饥点合用,可控制摄食,对减肥有帮助作用。

10. 耳颞神经点

(1)是治疗三叉神经痛之要穴,是五大神经刺激点之一,是三叉神经投射点。

(2)耳颞神经来自三叉神经下颌支的分支,因此主治三叉神经痛,并以三叉神经下颌支痛为主,在治疗选穴时,加以下颌或下腭穴可获得显著疗效。

(3)耳颞神经点可用于治疗耳廓痛,特别是外耳道口周围,耳前痛及耳廓神经痛,因为耳颞神经分布于耳廓前方。

(4)耳颞神经点可用于治疗偏头痛、头晕、鼻咽部疾患、嗅觉失灵及脑神经功能紊乱引起的病症。

(5)耳颞神经点若电测时呈强阳性反应,疼痛敏感,耳垂上三叉神经分支的相应部位穴位阳性反应,诊断为三叉神经痛。

11. 脑

是治疗脑源性疾患的要穴。

(1)治疗脑病、脑动脉硬化供血不足、脑血栓后遗症、小脑共济失调、癫痫、帕金森病、小儿多动症、低智儿等。

(2)在诊断中,电测呈阳性或强阳性反应,多提示脑部病症,当脑出血时,在脑区出现片状红润,正常时脑均为阴性反应。在诊断治疗头痛病人时,特别要探测脑穴排除脑内占位性病变。

12. 顶

诊断和治疗头顶痛之要穴。

诊断:顶穴呈片状隆起,电测反应呈阳性或强阳性,多表示巅顶痛。

13. 耳大神经点

是治疗颈肩综合征要穴,是五大神经刺激点之一,又是五大活血要穴之一。耳大神经来自颈$_3$、颈$_4$脊髓节段,支配耳垂前面及背面、耳舟和耳轮、对耳轮、对耳屏、三角窝、耳甲腔、耳甲艇外缘。也支配与耳廓相关部位的头面部,特别是颈椎、胸椎、腰椎、上下肢等部位,而其主干在耳穴颈椎与锁骨穴以下部位,因此主干即耳大神经点,主治颈椎病、肩背痛、肩周炎、上肢麻木、落枕、多发性肌纤维织炎和耳廓神经痛,所以耳大神经点又有"耳大神经通肩背"之说。

耳大神经点是治疗痛症、运动系统疾病的要穴,在诊断中无特定意义。

14. 迷走神经点(耳中)

迷走神经点是五大神经刺激点之一。耳中又称迷走神经点、支点、零点,由于它在耳廓几何平面点上,因此它可调整脏与脏、腑与腑、脏与腑之间的功能,是直接来自第五对脑神经的迷走神经分支,因此它可调节机体内脏各项功能,临床观察中,可治疗消化系统疾病,特别是肝胆疾患,心血管系统疾病,对糖尿病有一定疗效。经实验对照观察,针刺交感神经可抑制胰岛素的分泌,而针刺迷走神经可促使胰岛素的分泌,因此治疗糖尿病时除取糖尿病特定点、内分泌、脑垂体穴之外,更重要取耳中——迷走神经点、三焦。耳中穴也用于治疗夜尿症。

15. 迷走神经、面神经、舌咽神经、混合神经刺激点

此点是五大神经刺激点之一,是脑神经反射点,中医属气穴。由于此点靠近耳根处,从耳根发出,分布在外耳门周围、耳轮脚起始部上下、耳甲艇、耳甲腔,有丰富的迷走神经、面神经、舌咽神经混合支,控制人体的内脏感觉系统,包括温、痛、触、压,因此,此穴在解剖上占重要位置。

1958 年,北京平安医院许作霖大夫在耳穴上提出四个重要穴位,即:精、气、神、天癸。经过研究观察,三焦是气穴,是重要穴位,有理气止痛、补心养肺、健脾益胃、补肾利水、化气输精、生津止渴、通利关节的作用,正是在三焦穴深层解剖中有丰富的迷走神经、面神经、舌咽神经支所在,所以可以治疗消化系统疾病,如泌尿系统疾病、五官科疾病等。此穴曾称牙痛奇穴,三焦是减肥要穴,又是美容要穴。

16. 枕小神经点

通经活络、镇静止痛要穴,是五大神经刺激点之一,又是五大活血要穴之一。

(1)用于治疗后头痛、枕大神经痛、耳廓痛、四肢末梢关节痛、四肢末端血液循环不良。

(2)用于治疗血管痉挛、脑外伤后遗症、脑动脉硬化、神经官能症、半身麻木和四肢末端麻木、头部麻木及颈椎病。

枕小神经点是五大神经刺激点之一,尤以治疗颈椎病引起的肢端麻木、针刺感、蚁走感较明显。所以枕小神经有"枕小神经通肢末"之说。

二、内分泌系统穴位

1. 脑垂体

为脑垂体代表区。

(1)用于治疗脑垂体功能紊乱、脑垂体病症,如垂体病、席汉综合征、尿崩症、侏儒症。

(2)用于治疗内分泌系统疾病、内分泌功能紊乱,如糖尿病、甲状腺功能低下、埃狄森病、性功能低下等。

(3)用于治疗妇科病,如闭经、月经不调、月经过多、功能性子宫出血等。

(4)用于治疗泌尿系统疾病,如夜尿症、遗尿、前列腺肥大、阳痿、性功能低下等。

(5)用于升血压,与升压点、肾上腺、内分泌等构成一组升压要穴。

(6)用于止血,如便血、尿血、鼻衄、咯血、胃及十二指肠溃疡引起的出血,与脾、肾上腺、膈等构成一组四大止血要穴。

(7)诊断:脑垂体肿瘤时,可触及结节或条索。

2. 内分泌

是内分泌系统代表区,相当于人体的松果体。

(1)调节内分泌功能。用于治疗内分泌功能紊乱引起的疾病,如甲状腺功能亢进、糖尿病、尿崩症等。

(2)内分泌有抗风湿、抗感染、抗过敏的"三抗"作用。用于治疗过敏性疾病、风湿病、胶原组织疾病、泌尿生殖系统疾病及各种炎症性疾病。

(3)用于治疗消化吸收功能障碍性疾病,如消化不良、萎缩性胃炎。

（4）内分泌穴有利湿消肿的作用。用于治疗内分泌功能紊乱引起的水肿、神经血管性水肿、湿疹,并用于减肥。

（5）诊断:对于泌尿生殖系统疾病,如肾炎、月经失调、性功能低下、肿瘤诊断有参考意义,但无特定部位诊断意义。

3．肾上腺

是肾上腺皮质代表区,调节肾上腺及肾上腺皮质功能,增加机体的应激能力。

（1）用于治疗肾上腺皮质功能紊乱所致的疾病,如埃狄森病、库欣综合征。

（2）"三抗一退"作用,即抗过敏、抗风湿、抗感染、退烧,用于治疗风湿病、胶原组织病、过敏性疾病及各种炎症病变。

（3）肾上腺穴有调节血管收缩功能的"一升一止"作用,用于升高血压,治疗低血压休克;用于止血,治疗出血性疾病,如月经过多、功能性子宫出血、便血、鼻衄。

（4）有解痉镇静作用:用于解除支气管平滑肌痉挛,治疗支气管哮喘、喘息性支气管炎。

（5）在诊断上无特定意义。

4．胰腺

胰腺是兼有内分泌和外分泌功能的腺体。

（1）胰腺的内分泌功能主要参与糖代谢调节,治疗糖尿病、降血糖。

（2）胰腺的外分泌物是胰液,由于胰液中有消化酶,如胰淀粉酶、胰脂肪酶、胰蛋白酶和糜蛋白酶,正常胰液中还含有核糖核酸酶、脱氧核糖核酸酶和羟基肽酶等,因此胰液具有很强的消化能力,可以用胰腺穴治疗脾虚、纳呆、消瘦、乏力、消化不良、消化吸收功能差,同时胰腺可以增肥。

（3）诊断:胰腺穴呈强阳性、阳性反应,伴隆起变形,触压痛明显可诊断胰腺炎,不诊断糖尿病,糖尿病的诊断只根据糖尿病点的变化为依据。

5．甲状腺

甲状腺代表区。

（1）对甲状腺功能有一定调整作用,用于治疗单纯性甲状腺瘤、甲状腺弥漫性增生、甲状腺机能减退或甲状腺机能亢进。

（2）诊断:单纯性甲状腺肿,甲状腺穴可触及结节条索。甲状腺机能低下,甲状腺穴色白水肿,触及压痕,电测呈阳性反应。甲状腺机能亢进,甲状腺穴为红色反应,变形隆起,触及压痕、电测呈阳性或强阳性反应。

6．卵巢

卵巢代表区。

（1）主治月经不调、闭经、功能性子宫出血、不孕症、内分泌功能紊乱、更年期综合征、女性性功能低下、卵巢炎、附件炎、痛经。

（2）诊断:卵巢穴隆起,肿胀,质软,多提示卵巢囊肿。卵巢穴隆起肿胀,触及条索,表示卵巢肿物手术切除后的瘢痕反应,耳穴电测中注意比较双耳反应,以判断出患病部位。

7．睾丸

睾丸代表区,许作霖大夫称睾丸穴为精穴。

（1）用于治疗睾丸炎、附睾炎、不育症、前列腺炎。

（2）诊断：睾丸穴肿胀，多表示睾丸炎症、精囊炎、鞘膜积液等。睾丸穴、内生殖器穴、肾生殖腺穴均呈阳性反应，多表示阳痿、性功能低下等。

8. 促性腺激素点

是调整性激素的特定点，尤其是调整女性荷尔蒙分泌的重要穴位。

（1）用于治疗性功能低下、性冷淡、更年期综合征、月经不调、闭经、不孕症、不育症。

（2）用于保健摄生抗衰老。

（3）诊断：无特定意义。

三、特定穴

特定穴是有特定的诊断和治疗的穴位。特定穴在诊断上有特定的定性意义。特定穴同时有特定治疗的作用。特定穴的特性：

● 一穴一病的诊断。

● 一穴一病的治疗。

根据特定穴依不同形态，可以分为：特定点、特定区、特定沟、特定线、特定经、特定三角区、特定轴。其中特定点 25 个，特定区 9 个，特定沟 10 条。另外有相同穴位功能沟或治疗特定区：特定三角区 9 个，特定经 1 条，特定线 4 条，特定轴 3 个。

特定穴有三个类型：①只用于治疗某种病。②只用于诊断某种病。③双重功能，可以治疗又可以诊断。

（一）特定点

耳穴特定点在人体功能正常时不呈现阳性反应，只代表一个功能点、疾病的特定反应点，当人体患病时与疾病相关的位置出现阳性反应，并伴有变色、水肿、疼痛敏感，触压时有压痕反应，以这些阳性反应点作为诊断疾病的依据，并作为治疗疾病的特定点。

1. 升压点

是诊断和治疗低血压的特定点，是判断血压高低的参考穴。

（1）治疗低血压，用升压四要穴：升压点、肾上腺、脑垂体、内分泌，辅以心、肝两穴。

（2）诊断低血压。

电测判断法

	正常血压	不正常血压（血压波动）
降压点	（±→＋） 弱阳性→阳性	（＋＋） 强阳性
升压点	（±→＋） 弱阳性→阳性	（＋＋） 强阳性

2. 降压点

是诊断和治疗高血压的特定点，是判断血压高低的参考穴。

（1）治疗高血压，以降压点加以镇静穴位，并给予耳尖放血数滴。

（2）诊断高血压。

（3）升压点、降压点：两穴可以判断血压高低。其方法：视诊法和电测法。

①区分正常血压和不正常血压

②高血压

视诊法、电测法（单位：毫米汞柱）

穴位	方法	180/110～100	160～170/100～90	140～150/90
降压点	电测法	（＋＋）	（＋＋）	（＋＋）
	触诊法	条索	（－）	（－）
升压点	电测法	（－）	（±）	（＋）
	触诊法	（－）	（－）	（－）
	视诊法	平坦	平坦	平坦

③低血压

视诊法、电测法（单位：毫米汞柱）

穴位	方法	80～90/50～60	100/60	110/70
降压点	电测法	（－）	（±）	（＋）
升压点	电测法	（＋＋）	（＋＋）	（＋＋）
	视诊法	凹陷	凹陷	浅凹陷
		低血压沟		

3. 糖尿病点

是诊断和治疗糖尿病的特定点。

糖尿病诊断方法

诊断类型	电测触诊反应	颜色	压痕	水肿	条索变形
无糖尿病	阴性反应	正常	无	无	无
无糖尿病,有家族史	阳性反应	正常	压痕	无	无
糖尿病		白色	压痕	水肿	无
严重糖尿病,病程长	强阳性反应	白色	深压痕	水肿范围大	条索或条片状隆起

（1）治疗糖尿病,常取迷走神经刺激点和三焦,内分泌,脑垂体,并随症加减。

（2）诊断糖尿病以探测左耳糖尿病特定点为主穴。

①阴性反应：为正常体质、无糖尿病。

②阳性反应：耳穴糖尿病点红色反应为正常,疑有糖尿病家族史。

③阳性反应：探测糖尿病点,伴随白色水肿压痕反应,为糖尿病。

④强阳性反应或阳性反应：伴有白色肿胀,触及条索,并且压痕反应,刺痛,而内分泌、膀胱、尿道均呈现阳性反应,表示糖尿病且病程长。

4. 降率点

是调整心率、降心率之要穴。

（1）治疗上用于心动过速、房颤,常辅以心、胸、心血管皮质下、神门、枕为组穴。

（2）诊断上,降率穴呈阳性反应,若在心区下 1/4 触及条索,多考虑心动过速。

5. 平喘

是止喘止咳之要穴。

（1）治疗过敏性支气管炎、支气管哮喘、喘息性支气管炎时,平喘为主要止喘穴位,辅以交感、肾上腺、支气管、肺。

（2）诊断:支气管、平喘、过敏区电测呈阳性反应,多表示支气管哮喘。支气管、肺、平喘呈阳性反应,而过敏区呈阴性反应,多表示支气管炎或支气管扩张、喘息性支气管炎。

6. 肾炎点

是诊断和治疗肾小球肾炎之要穴。

（1）治疗肾小球肾炎的主要穴位,主要取肾穴、过敏区、内分泌、三焦穴。

（2）诊断:肾炎点呈阳性反应或强阳性反应,肾区呈现阳性反应伴有刺痛,过敏区、内分泌呈阳性反应,多表示肾小球肾炎。

7. 结核点

是诊断肺内和肺外结核的参考穴。

（1）在治疗上无明显意义。

（2）在诊断上,结核点呈阳性反应,表示体内有结核病灶史。

①若电测肺区,结核点均为阳性反应,则表示肺有结核病灶史。

②若两侧结核点呈阳性反应,双侧肺区阳性反应,为双肺有结核病灶史。

③若一侧结核点呈阳性反应,一侧肺区阳性反应,为同侧肺有结核病灶史。

④若一侧耳穴有结核点阳性反应,而且肺区呈阴性反应,则应该考虑肺外结核,注意探测与结核相关的耳穴。

8. 耳肝点

是治疗肝区痛的要穴,是诊断肝胆疾病的参考穴。

在诊断上,耳肝点呈阴性反应,肝功能正常,表示无肝胆疾病史;若耳肝点为阳性反应、肝穴呈阳性反应,多考虑肝、胆疾病。此时注重肝、胆、胆道三穴的探测。

9. 腹水点

是诊断和治疗水湿不运病症的主穴。

（1）用于治疗腹水、浮肿、神经血管性水肿、内分泌功能紊乱引起的水肿、下肢静脉回流障碍引起的水肿,并用于减肥。此点又称利水点。

（2）诊断:腹水点探测阳性反应,并见颜色发白、水肿或水纹波动,多表示体内水湿停留。

10. 便秘点

是诊断便秘的特定点。

（1）治疗时,尚无特定作用,临床治疗便秘的要穴,以大肠、乙状结肠、三焦、脾为主。

（2）诊断上有参考意义,便秘点若触及条索,多表示便秘。

11. 饥点

是减肥、控制饮食之要穴。

（1）可控制摄食量,治疗时常和丘脑同时应用,可增加饱感,用于治疗肥胖症、神经性多食、易饥、甲状腺功能亢进。

（2）诊断上无定性意义。

12. 渴点

是生津止渴之要穴。

（1）可控制饮水量,有生津止渴作用,治疗口干、口渴、神经性多饮、尿崩症、糖尿病等。

（2）诊断上无特定意义。

13. 热穴

是活血通络之要穴,是五大活血穴（热穴、心血管皮质下、交感、耳大神经点、枕小神经点）之一。

（1）耳穴热穴可改善外周血液循环,提高皮肤温度,用于治疗血栓闭塞性脉管炎、血栓性静脉炎、雷诺病、糖尿病引起的下肢血液循环障碍和肢体怕冷,因此,热穴又有"热穴活血通下肢"之说。

（2）热穴在诊断上无特定意义。

14. 癫痫点

是诊断和治疗癫痫的参考穴。

（1）诊断上,癫痫点呈阳性反应,多考虑癫痫的可能性。

（2）治疗上,以取癫痫点为主,辅助穴包括脑干、脑、神经系统皮质下、神门、枕和耳尖放血。

15. 身心穴

是诊断治疗情绪变化的特定点。

（1）情绪的变化以身心穴为主要反应点,以耳穴电测法为主,当耳穴电测身心穴呈阳性反应或强阳性反应时,表示情绪有明显变化,如忧郁、焦虑不安、神经敏感、容易紧张。

（2）当耳穴电测身心穴呈阳性反应或强阳性反应时,且见触压组织肿胀,明显压痕反应,且不易恢复正常,多诊断严重情绪异常。

（3）治疗情绪变化,如忧郁、焦虑不安、神经敏感、紧张,以身心穴、快活点、神经系统皮质下、神门为组穴。

16. 快活点

是治疗情绪变化,使人精神振奋,心胸开阔的要穴。

（1）治疗神经衰弱、情绪不稳定、忧郁、焦虑不安、神经敏感、易紧张或身体倦怠无力,常与耳垂前身心穴合用,以对贴的方法可加强疗效。

（2）诊断上无特定意义。

17. 神经衰弱点

（1）主治神经衰弱。并治疗多梦、睡眠轻、睡眠浅、睡眠时间短、早醒、醒后不易再入睡等类型神经衰弱。

（2）用于诊断神经衰弱:判断睡眠状况、睡眠深浅度及睡眠时间长短。

①电测时呈阴性反应:睡眠深沉。

②电测时呈阳性反应:为神经衰弱、睡眠浅、睡眠容易醒、醒后不易入睡,且睡眠时间短、多梦。

③触诊时,有浅压痕反应,神经衰弱。

④触诊时,有深压痕反应,且压痕周围伴有水肿,为重症神经衰弱。

18. 睡眠深沉穴

是治疗睡眠轻、浅、短、易醒之要穴。可使睡觉深沉,睡眠时间延长。

（1）治疗失眠,睡眠轻浅、短、早醒、易醒,常以耳前神经衰弱点与相对应的耳背睡眠深沉穴,用王不留行籽对贴,嘱患者每日自行按压可起到安眠、镇静作用。

（2）治疗中,辅以耳尖放血,配神门、神经系统皮质下、神经衰弱区、枕。

19. 聪明穴

是健脑要穴,抗衰老、增强记忆之要穴。

（1）治疗头晕、头昏、头重、前头痛、记忆力减退、低智儿、老年痴呆症、脑动脉硬化。

（2）聪明穴在耳背,脑后沟的内侧缘,与耳前的额穴相对,额是健脑要穴。聪明穴和额两穴,用王不留行籽对贴有醒脑开窍,加强记忆的作用。

（3）健脑时,可用肾、心、脾、丘脑穴,丘脑与人体记忆有关。

20. 动情穴

是治疗性功能低下、性冷淡、阳痿主穴。

（1）治疗时以动情穴、兴奋线、内分泌及内、外生殖器为主穴。

（2）诊断上无特定意义。

21. 醉点

用于戒酒之要穴,治疗时常以醉点为主,辅以交感、神门、神经系统皮质下、身心穴、肾、肝为组穴。

22. 血液点

是诊断和治疗血液病之参考穴。

（1）患有血液系统疾病时,耳穴探测血液点时多呈阳性反应或强阳性反应。

（2）治疗时,以血液点、脾、三焦、内分泌、肾、肝、胰为组穴。

23. 速听点

是治疗听力下降主穴。沿速听点起始至速听经上的耳穴均可提高耳内听力,治疗听力下降时,常以速听点（肘穴）,听觉中枢——颞穴、内耳、外耳、三焦、目1、肾、胆为组穴。

24. 兴奋点

是兴奋要穴。

（1）对大脑皮层有一定的兴奋作用。用于治疗嗜睡症、夜尿病、肥胖症、内分泌及性功能低下,如阳痿、席汗综合征、埃狄森病、甲状腺功能低下、闭经等。

（2）丘脑、兴奋点两穴,均在对耳屏内兴奋线上,丘脑和兴奋点合用,有加强机体的兴奋性,提高机体新陈代谢的功能,给人以活力,并有助于减肥。

25．网球肘点

是治疗网球肘、高尔夫球肘之要穴。

（1）治疗网球肘及高尔夫球肘时以耳背网球肘穴为主，耳背控制人的后面，网球肘、高尔夫球肘，多在肘后关节内外两侧痛甚，耳前肘以诊断为主，耳背网球肘穴以治疗为主。

（2）诊断以耳前肘穴阳性反应为主，网球肘及高尔夫球肘严重时，可见片状隆起，触及条索。

（二）特定区

当人体健康时，耳穴点及耳穴区不出现阳性反应，而当人体患病时，与机体相关的耳穴出现病理形态学的反应。正常耳穴以区的形式反应在耳廓上。区的表现形式可以是条片状、椭圆形、圆形、三角形及不规则形，同时伴有颜色变化或水肿。耳穴特定区可用于诊断和治疗，并有特定的定性诊断意义。

1．过敏区

是诊断和治疗过敏性疾病、过敏体质之要穴，有三抗一提的作用，即抗过敏、抗感染、抗风湿，提高机体免疫功能。

（1）用于治疗过敏性疾病，如支气管哮喘、过敏性支气管炎、过敏性结肠炎、过敏性鼻炎、过敏性紫癜、荨麻疹、皮肤瘙痒症、接触性皮炎、免疫功能低下。

（2）用于治疗胶原组织疾病，如红斑狼疮、硬皮病、皮肌炎、风湿性关节炎、类风湿性关节炎。

（3）诊断

①若得急性荨麻疹及过敏反应时，过敏区呈现片状充血红润，电测呈阳性反应。

②若得皮肤病，如牛皮癣、皮肤瘙痒症、过敏性皮炎，过敏区可见片状脱屑。

③若得慢性过敏性鼻炎、过敏性疾患或对空气尘土、某种气味、花粉或某些海味食物过敏时，电测过敏区均为阳性，色白肿胀，触之呈现凹陷水肿。

④人工荨麻疹、划痕症、过敏体质严重时，用耳穴电测探笔探测后，耳廓出现红色划痕反应，划痕后呈现白色肿胀。

2．神经衰弱区

是诊断和治疗失眠、入睡慢之要穴。

诊断：用拇指、食指放在神经衰弱区的耳背部，拇指从脑干向下触摸神经衰弱区。

①神经衰弱区平坦或凹陷：睡眠正常。

②触及神经衰弱区条索状软骨增生、质硬，为入睡慢。

③治疗失眠、入睡慢时，常用耳前神经衰弱区和对应的耳背神经衰弱区，即多梦区，2～4粒王不留行籽贴压以加强刺激，耳背部相应的神经衰弱区，曾有"利眠区"之称。

3．多梦区

是诊断和治疗多梦、入睡慢、睡眠轻浅短之要穴。

（1）诊断多梦，只用指摸法。当手指触摸多梦区，平坦或凹陷，可诊断无梦或少梦，醒后对梦记忆不清。

（2）当手指触摸多梦区，片状软组织隆起，似半个花生大小，质软，为多梦。

（3）当手指触摸多梦区时，双手指可提起软组织隆起为严重多梦，或者此梦过一段时间又重复，即会做连续梦、重复梦。

（4）治疗多梦时，以多梦区为主，用4~6个王不留行籽贴压，辅以耳前神经衰弱区、神经系统皮质下、神经衰弱点、睡眠深沉穴、神门、枕、耳尖放血。

4. 晕区

是诊断和治疗头晕的主要穴位。

（1）诊断：当用食指、拇指牵拉对耳轮起始部，中指从耳背顶起晕区时，呈隆起为正常，若晕区不但不隆起，反而呈条片状或三角形凹陷伴充血红润时，多表示头晕。

（2）治疗各种原因所致的头晕，特别适用于治疗颈椎病，颈$_1$、颈$_2$、颈$_3$、颈$_4$、骨质增生引起的头晕，治疗时，常取耳前晕区及晕区相对的耳背部，辅以颈后三角区及耳尖放血。

5. 腹胀区

是诊断治疗腹胀的要穴。

（1）诊断

①腹胀区凹陷，颜色正常、平滑，为正常。

②腹胀区呈阳性反应，视诊时伴有大片状色白，隆起肿胀，色泽光亮，触之压痕、压痕周围肿胀，多表示肝胆疾病引起之肝胃不和或脾虚不运所致的腹胀。

（2）治疗：上腹胀区有理气消胀的作用，常辅以脾、三焦、肺及消化系统皮质下。但禁忌镇静穴：神门、枕、交感。

6. 肝肿大区

是诊断肝脏大小，判断肝肿大的特定区。

（1）诊断上，以触诊为主。正常肝脏在耳穴肋缘穴触及不到肝脏边缘，当在肋缘穴内至肝肿大区触及条索，考虑肝肿大。肝肿大区隆起，颜色正常，触之软，提示脂肪肝。肝肿大区隆起，色泽发白，触之结节、质硬，疼痛敏感，肿瘤特异区为阳性反应，多提示肝癌。

（2）治疗以肝、胆、脾、三焦、内分泌、消化系统皮质下为主。

7. 脾肿大区

是诊断脾大和脾气虚弱的特定区。

（1）正常脾的位置，在胃与脑干穴连线的中点，脾肿大区凹陷、色泽正常。

（2）在脾肿大区，触及条索或结节，为脾肿大。

（3）在脾肿大区见片状隆起，触之压痕反应，且电测反应呈阳性反应时为脾虚。

（4）在脾肿大区近肝肿大区下缘，耳轮脚与对耳轮内侧缘水平线处，触及条索为巨脾。

（5）治疗脾虚可取脾、脾肿大区、肝、胃、三焦、消化系统皮质下。

8. 面颊区

是美容要穴。

（1）诊断

①面神经麻痹急性期面颊区可见椭圆形红润区，电测呈阳性反应，疼痛不明显。

②面肌痉挛（面肌抽搐），触诊时，面颊区隆起，电测反应为阳性。

③面颊区为阳性反应或强阳性反应，耳颞神经点阳性反应，触之敏感，为三叉神经痛，判断

某一支的神经痛时,以相应部位反应点为主。

(2)治疗面神经麻痹、面肌痉挛、三叉神经痛、面部皮肤病和美容。

9．肿瘤特异区1

是诊断肿瘤的特定穴。诊断恶性肿瘤时,须有以下条件作参考:

(1)耳穴电测仪探测肿瘤特异区1,呈现条片状或线形强阳性反应或阳性反应,即高声响区。

(2)触压及电测时,肿瘤特异区1耳前及耳后均呈现疼痛反应。

(3)电测耳垂前及耳垂后肿瘤特异区1,均呈阳性或强阳性反应。

(4)肿瘤特异区1耳前及耳后阳性反应程度及疼痛敏感反应程度,如果将肿瘤特异区分成上、下两部分,下1/2处强于上1/2处。

(5)若在耳垂前肿瘤特异区1内侧设一对照线,进行电测时,电测反应及疼痛敏感反应均呈阴性。

(6)电测耳穴某一相应部位,例如胃或肝或大肠有结节状隆起,触之质硬,疼痛敏感,而且电测反应均为强阳性或阳性反应。

(7)具备以上条件,此部位应考虑有恶性肿瘤存在的可能性。

(8)若肿瘤已做手术切除,或切除术后经放疗或化疗,肿瘤得以控制。则探测肿瘤特异区1均以弱阳性反应出现,而疼痛反应不明显。

(9)若肿瘤已多发且转移,则相应部位均呈现肿瘤结节,疼痛敏感,肿瘤特异区1电测反应呈现强阳性及阳性反应,且疼痛敏感。

10．肿瘤特异区2

是诊断肿瘤的特定穴。

(1)诊断时,视诊肿瘤特异区2,色泽呈灰色、暗褐色,如蝇屎状,压之退色,触之有小结节,多表示体内有肿瘤疾患。

(2)就肿瘤诊断符合率而言,肿瘤特异区1的诊断价值要高于肿瘤特异区2。

(3)诊断肿瘤,均以机体病变部位相对应的耳穴形态学的变化及疼痛敏感、电测反应为主要参考依据。

11．十二指肠球结节区

是诊断治疗十二指肠病变之要穴。

(1)治疗十二指肠球炎和十二指肠溃疡等十二指肠疾患。疼痛向右腰背相对应的十二指肠区产生放射性疼痛时,治疗时可取十二指肠球结节区。

(2)由于支配十二指肠的脊神经与相对的腰背十二指肠区的脊神经,来自同一脊髓段,所以十二指肠溃疡或十二指肠球炎时,十二指肠区的疼痛不但在耳前十二指肠区疼痛明显,而且耳背十二指肠区域也有反射性的牵涉痛,电测时出现阳性反应。

(3)十二指肠疾病与家族遗传史有关,有家族遗传史的患者耳背一定出现十二指肠结节,当触及到十二指肠球结节时,可明确诊断十二指肠的病变。

12．胆囊区

是诊断治疗胆囊炎、胆囊结石、胆道感染之要穴。

（1）治疗胆囊疾病及慢性胆囊炎胆结石、胆道感染，除用耳前胆囊、胆道穴治疗胆道疾病外，由于胆道疾患在发病时，向着右肩背呈放射性牵涉性疼痛，因此胆囊疾病时，与胆囊相对的耳背部有明显反射点，所以耳背胆囊区治疗胆囊病是有效的。

（2）诊断：胆囊疾患，如胆囊炎、胆道疾病。

①胆囊炎、胆石症可在胆囊区触及小米粒大小结节，由于支配胆囊的神经与肩背的神经来自同一水平的脊髓节段，因此当胆囊疾患时，不只耳前胆囊穴出现阳性反应，相对的耳背部也出现阳性反应，胆囊区出现结节状隆起，电测呈阳性反应。

②胆囊疾病与家族遗传史有关，有胆囊病家族史的患者在耳背胆囊区可触及小米粒大小结节。触及到胆囊结节，便可以诊断胆囊病。

（三）特定三角

特定三角是三个特定穴位构成三角形，此三角对于一种或一类疾病的治疗有特定的效果。特定三角只用于治疗，在诊断上无特定的意义。

1. 颈后三角区

是治疗颈椎病、肩背痛之要穴。

（1）颈后三角区是以颈$_{3,4}$、颈$_{6,7}$及耳大神经点构成颈后三角，此三点是引起颈椎病颈部疼痛的主要部位，抓住三点，相当于抓住颈椎病主要发病部位，颈椎病所引起的各部位症状均可治疗后得以缓解。

（2）临床常用于：颈椎病，颈肩背综合征，多发性肌纤维炎，肩关节周围炎，上肢麻木、针刺感，颈部外伤，落枕及颈部肌肉酸痛。

（3）治疗时，可在轮3与轮4之间点刺放血，因为此点接近颈椎、肩背，放血可以祛瘀更新，通经活络，在放血之时，又可起到相应部位的按摩作用。选取颈后三角区治疗颈椎病时，要施以手法、指功按摩及气至病所的方法。

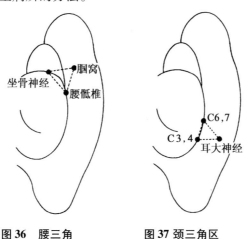

图36 腰三角   图37 颈三角区

2. 坐骨神经三角

是治疗坐骨神经痛及腰腿痛之要穴。

（1）坐骨神经三角区是以腰骶椎、腘窝及坐骨神经后沟的中点构成坐骨神经三角区，这三点是坐骨神经痛的主要干线，因此取坐骨神经三角区，治疗坐骨神经痛效果敏感，优于坐骨神经点。

（2）坐骨神经三角区：除治疗坐骨神经痛外，还可治疗腰腿痛及肾结石。治疗以活血通络、气至病所的手法为主要刺激方法，均以王不留行籽贴压法为宜，嘱患者回家后继续进行自我按摩坐骨神经三角区，以巩固疗效。

3. 肩三角

是治疗颈前肌肉紧张、疼痛及肩关节痛的要穴。由三个穴位组成：颈椎$_{3,4}$，锁骨，耳大神经点。

治疗适应证：颈椎增生、肩周炎、多发性肌纤维炎、落枕。

4. 胸三角

是治疗胸痛、胸闷、气短、哮喘、气管炎、心绞痛、忧郁和焦虑之要穴。由三个穴位构成：交感、胸、心血管系统皮质下。

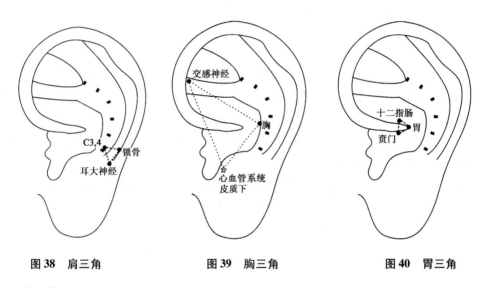

图 38　肩三角　　　　　　　图 39　胸三角　　　　　　图 40　胃三角

5. 胃三角

是治疗胃、十二指肠、贲门疾患之要穴，治疗急、慢性胃炎，胃痛、胃及十二指肠溃疡、十二指肠球炎、反酸、灼热、恶心、呕吐等。胃三角由三个穴位组成：胃，十二指肠，贲门。

6. 皮质下三角

皮质下三角由神经系统皮质下、消化系统皮质下和心血管系统皮质下三个穴区构成。

（1）诊断：皮质下三个分区，神经系统皮质下、消化系统皮质下、心血管系统皮质下。

（2）对于诊断与鉴别诊断消化系统、心血管系统、神经系统疾病有一定参考价值，耳穴探测时必需探测三个分区：神经系统皮质下区、消化系统皮质下区、心血管系统皮下区，比较三个分区的反应点的强弱，分辨强阳性或阳性反应，判断人体哪一系统为主要病变部位，例如消化系统肝胆或胃肠系统疾病时，消化系统皮质下出现强阳性反应或阳性反应。神经衰弱，神经紧张、忧郁、焦虑不安，神经系统皮质下出现强阳性反应或阳性反应。心血管系统皮质下区呈现阳性或强阳性反应时多表示高血压、心律不齐或冠心病等心血管系统疾病，三个皮质下区，对于诊断及鉴别诊断各系统疾病有非常重要的参考价值。

（3）治疗:皮质下三角区是调节大脑皮层功能的要穴。

①用于治疗大脑皮层兴奋和抑制功能失调所致的疾病,如神经衰弱、自主神经功能紊乱、神经官能症、精神分裂症、情绪不稳定、紧张、忧郁、焦虑等。

②用于治疗消化系统疾病,如消化不良、胃炎、胃及十二指肠溃疡、恶心、呕吐、腹胀、腹泻、便秘及肝胆系统疾病。

③用于治疗心血管系统疾病,如高血压、大动脉炎、血栓闭塞性脉管炎、静脉炎、雷诺病、冠心病、心律失常等疾病。

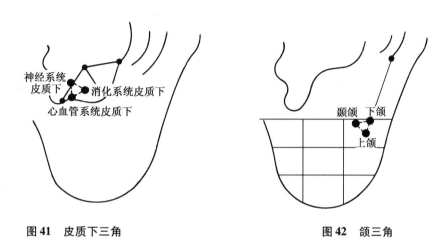

图41　皮质下三角　　　　　　　　图42　颌三角

7. 颌三角

由下颌,上颌,颞颌关节构成的三角区。

（1）诊断:颌三角可诊断牙齿疼痛、龋齿、缺齿、牙周病、颞颌关节炎等。

（2）治疗:是治疗口腔疾患的要穴,包括颞颌关节炎、颞颌关节功能紊乱、牙周病、牙龈出血、牙痛要穴。

8. 妇科三角

由子宫、乳腺、卵巢三穴构成,是诊断和治疗妇科病的主要穴位。

（1）诊断:探测妇科疾病时必须探测三个穴位。三个穴位均属于妇科、生殖内分泌系统,一个生殖系统有病时往往影响到另外二个器官。探测时不只以阳性反应、低电阻为判断基础,应以触诊变形为依据,且需双侧耳穴对照、分析,判断哪一侧患病,及病变程度、范围、症状表现。

（2）是治疗妇科疾患之要穴。

9. 鼻咽三角

鼻咽三角区是由内鼻、咽喉、耳颞神经点三穴构成,是诊断治疗鼻咽部疾病的特定区。

治疗:急慢性鼻咽炎、急慢性气管炎、过敏性鼻炎、副鼻窦炎、鼻液倒流、声音嘶哑、梅核气、打鼾、呼吸骤停。

（四）特定沟

特定沟可用于特定诊断和治疗,有些沟只用于诊断,有些沟只用于治疗。1～5均为诊断

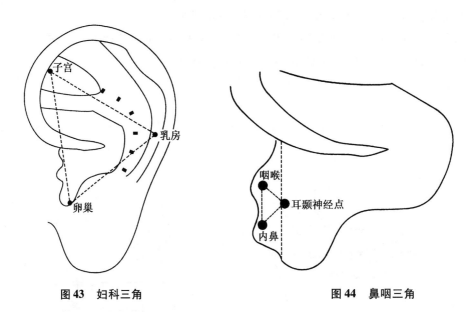

图 43　妇科三角　　　　　　　　　　　　图 44　鼻咽三角

沟,其余均为治疗沟。

诊断沟:

1. 心律不齐沟

是诊断冠心病及心律不齐的参考穴。

(1) 诊断时,多用视诊法。当视诊耳垂部位从升压点至扁桃体呈现皮肤皱褶加深,电测时若心区触诊及视诊亦有冠心病或心律不齐阳性反应的特征时,可考虑冠心病及心律不齐。

(2) 临床上对冠心沟与冠心病的相关性观察发现,冠心沟对冠心病的诊断无明显参考意义,只有 50% 的可能性。而冠心病的诊断,更主要以电测及触诊心区的形态学及缺血的程度、心血管硬化程度加以判断。

(3) 视诊:耳垂上有心律不齐沟出现时,可考虑心律不齐。

2. 低血压沟

是诊断低血压的特定沟。

(1) 低血压沟只用于视诊法。当视诊升压点凹陷,而从升压点至耳垂 7 区有皮肤皱褶时,诊断为低血压。

(2) 低血压沟,无治疗作用。

3. 上缺齿沟

是诊断上牙缺损的特定沟。

(1) 诊断:上缺齿沟在耳穴上一定有特定路线,从轮屏切迹至对耳屏上缘,尤以脑垂体穴位为主,从此部位走行至下颌及上颌的皮肤皱褶均诊断上牙缺齿,缺齿的多少与沟的多少有一定的关系。

(2) 上缺齿沟只用于诊断,在治疗上无意义。

4. 下缺齿沟

是诊断下牙缺损的特定沟。

（1）诊断上，当视诊时，从轮屏切迹即脑干、喉牙穴走向智齿或下颌穴，可见皮肤皱褶，诊断下牙缺损，此沟只有一个特定沟。

（2）上缺齿沟及下缺齿沟均用于视诊，在治疗上无意义。

5．耳鸣沟

是诊断耳鸣和听力下降的特定沟，亦可用于治疗耳鸣。

（1）耳鸣沟在耳垂上是有特定走行的，从目2至内耳穴，耳鸣的轻重和病程的长短与耳鸣沟皮肤皱褶的深浅有密切的关系，轻度耳鸣或偶发性耳鸣，在耳垂上不会出现耳鸣沟，电测内耳穴可能出现阳性反应。

（2）中度耳鸣时，可见耳鸣沟。中度耳鸣的耳鸣沟浅且短，或耳鸣沟中间有中断，甚至只见下1/2处有耳鸣沟，未见全长耳鸣沟。

（3）重度耳鸣的耳鸣沟深且长，耳穴电测时呈现强阳性反应或阳性反应，且听觉中枢——颞穴呈现阳性反应。

6．脊柱沟

是治疗背痛要穴。

（1）治疗颈椎病、颈部肌肉紧张、肩背肌纤维组织炎、胸背痛、腰肌劳损、腰骶椎病变、腰椎间盘突出、骶髂关节炎、腰部韧带损伤及软组织损伤、肾虚引起的腰酸背痛。

（2）耳背部脊柱沟治疗背痛及脊椎病，优于耳前脊柱线。根据临床观察所见：

①耳背相当于人的背部，控制人体的运动系统；耳前相当人体的前面及内脏五官，控制人的感觉系统，运动系统疾病取耳背穴效果显著。

②耳穴分布的特征：耳穴有低凹性的特点，低凹部位的耳穴敏感。耳背脊柱沟处在耳背低洼处，脊柱病变、颈椎病、腰椎病、腰痛、坐骨神经痛均取耳背脊柱沟阳性反应点。耳穴有向轮性分布的特点，脊椎、颈、腰背均分布在低凹部位的对耳轮后沟处，相对的高敏感区。耳穴分布有前后相一致性的特点，运动系统疾病在耳前可做定位诊断，相对应的耳背部可用于治疗，必要时耳前及相对应的耳背部做对应治疗以加强刺激，提高疗效。

7．胃肠沟

是治疗用穴。

治疗急性胃炎、慢性胃炎、胃溃疡、十二指肠溃疡、便秘、腹泻、肠功能紊乱等病症。

8．脑后沟

是健脑抗衰老之要穴。

治疗各种头痛、头晕、头昏、自主神经功能紊乱、神经衰弱、记忆力减退、老年痴呆症、脑震荡后遗症、脑动脉硬化、椎基底动脉供血不足、高血压、眼疾、视力减退、耳鸣和听力下降。

9．下肢后沟

是治疗用穴。

治疗坐骨神经痛、髋关节痛、膝关节痛、腘窝痛、腓肠肌痉挛、踝关节扭伤和疼痛。

10．坐骨神经后沟

是主治坐骨神经痛、臀部肌肉损伤、臀部肌肉炎症引起的疼痛。

（五）特定线

按解剖系统分布规律的穴位组成的线，可治疗同类型的病种。特定线多数由相应部位构成。

1. 脊柱线

耳前对耳轮隆起处中线是脊椎线，脊柱线平均分为五等份，颈椎在下 1/5，胸椎在下 2/5 ~ 3/5，腰椎在上 2/5，骶椎在上 1/5，对耳轮上下脚分叉处外侧缘为尾椎。

（1）脊柱线可用于定位诊断。对耳穴触诊，触及脊柱线上有结节或条索多为脊柱病变，如骨质增生、椎间盘突出、椎间盘狭窄或外伤。

（2）脊柱线多用于诊断，相应的耳背脊柱沟多用于治疗。当治疗效果不满意时，耳前、耳后的脊柱病变部位可同时对压。

2. 风湿线

用于诊断风湿性疾病和类风湿性关节炎特定穴。

（1）无特定治疗意义，常于近风湿线耳轮处放血，如轮 1 ~ 轮 4，放血以抗风湿，舒筋活络，活血止痛。

（2）在耳舟处若耳穴电测均呈线状阳性反应，则表示风湿病。若风湿线上 1/2 处呈现强阳性反应点，则表示类风湿性关节炎的可能性。若风湿线下 1/2 处呈强阳性反应，则表示风湿性关节炎。

3. 生殖线

三角窝的中线为生殖线，在女性尤为重要。从三角窝对耳轮上、下脚分叉的内侧开始，盆腔→附件→宫颈→子宫，四穴为生殖线。

（1）诊断：妇科疾患检查方法，用线行划动法从盆腔→子宫，边滑动边感觉穴位形态学的病理变化、光滑程度、有否结节或条索、有否变形。探测中，光滑凹陷、无阳性反应，提示生殖器官无异；有结节、条索、变形，提示生殖器官有器质性病变。根据形态学变化的位置，可判断病变部位，同时进行双耳对照，分析病变部位在左侧或右侧或在双侧。

（2）生殖线可用于治疗生殖系统疾病，治疗时常用线形贴压法。

4. 兴奋线

对耳屏内侧中线为兴奋线，有些人对耳屏内侧缘中线软骨突出为聪明脊。中线由四穴组成：腮腺→睾丸→兴奋点→丘脑。

（1）兴奋线可调节大脑皮层兴奋功能，还可以调整内分泌功能，使内分泌腺体功能正常。用于治疗嗜睡，遗尿，性功能低下，阳痿，闭经及减肥等。

（2）诊断上无明显意义。

（六）特定经

速听经　是从速听点起始，将有可能提高听力的点连接起来，成为一条特定的经，称速听经。

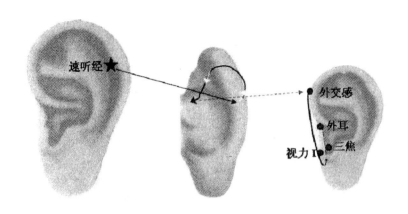

图 45　速听经

特定经治疗耳聋、听力下降。治疗方法：

1. **按摩法**

双手食指、中指分开，中指在耳廓前，食指在耳廓后，从耳根下至耳廓周围向上，来回从下向上按摩数次，其目的：

（1）激发经络，促进血液循环，提高听力。

（2）用食指按压速听经，至速听经按摩，激发速听经上每一穴位之经气。

2. **耳穴贴压法**

在速听经上有几个主要穴位，用王不留行籽贴压：速听点、外交感、外耳、目 1、三焦、耳颞神经点，然后选相应部位——内耳及听觉中枢——颞，嘱患者每日按压贴压穴 2～3 次，可明显提高听力。

耳穴有提高听力的功能。据近年来国内对动物及人体的病理学研究、电生理学的一些实验和临床观察，认为与下列因素有关：

（1）刺激耳穴可提高大脑皮层听觉中枢的兴奋性，增强皮层对声音信息的感受和分析能力，使残余听力得到充分利用。

（2）刺激耳穴可使内耳毛细血管壁渗透性增强，有改善内耳微循环的功能，有利于内耳一些可逆性病理过程好转，并阻止某些处于可逆性阶段的细胞坏死。

机械性刺激或反射性调节中耳腔压力，使内陷或外凸的鼓膜恢复正常的振动功能。对传导性耳聋效果好。

（七）特定轴

特定轴有三个：神经轴、情绪轴、运动轴。作用于神经系统穴位和情绪的穴位均在两个主要干线上，形成两个轴心：神经轴、情绪轴和一个平衡点。

1. **神经轴**

主要穴位：耳尖—神门—肾—迷走神经—脑垂体—脑—脑干—枕—顶—晕区—神经衰弱区—多梦区。

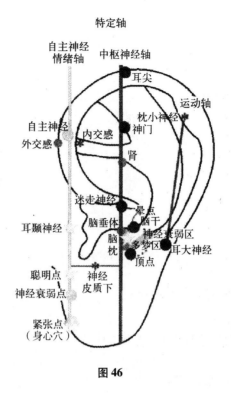

图 46

　　神经轴：调整人体神经系统功能，反映人体神经系统功能状态。当神经系统功能失调时，在主要轴线上的穴位或穴区出现低电阻反应和病理形态学的改变，如脑病、头晕、神经衰弱、多梦、头痛及内分泌的改变。神经轴是治疗神经系统疾病的主要穴位所在，可用于按摩，亦可用于耳穴贴压法，在耳穴贴压后按压穴位，既可治疗疾病，又可用于保健以及抗衰老。

　　2. 情绪轴

　　主要穴位：自主神经系统，包括交感神经和外交感—耳颞神经—聪明点—神经衰弱点—身心点及快活点。

　　此轴以调整人的情绪为主要功能，并有对自主神经的调整作用，由于能反应人的情绪状态及神经功能状态，故可以诊断情绪的变化，如忧郁、焦虑、紧张和失眠，并能平衡自主神经及三叉神经功能。

　　平衡点：在两个轴心中有一个平衡神经功能和情绪状态的特定点——神经系统皮质下，可以调整大脑皮层的兴奋和抑制状态。此平衡点不只用于治疗，而且可以进行诊断。当人体神经及情绪处于紧张、焦虑状态，神经系统皮质下会测出阳性或强阳性反应。刺激平衡点，选取两个轴心上主要病变的反应点，即可调整两个轴心平衡，达到治病的目的。

　　3. 运动轴

　　在耳廓的外侧缘，相当于人体运动系统，如脊柱、躯干、四肢，由两对脊神经构成。

　　（1）控制人体颈、肩背、脊柱的耳大神经，在对耳轮起始部，轮 4 内侧缘。

　　（2）控制人体四肢及末端的枕小神经，在耳轮结节内侧缘，耳舟及对耳轮上脚处。

　　此轴用于治疗运动系统疾病、四肢血液循环障碍、末梢神经障碍等。

四、五脏六腑穴位

1. 心

具有强心、调节血压、宁心安神、清泻心火等功能,为"一穴多治"。

心主血脉,中医有"气行血则行"、"气为血帅,血为气母"之说,心穴有疏通经脉、活血止痛之功,多用于治疗心、脑血管系统疾病,如冠心病、心律不齐、高血压、脑动脉供血不足、脉管炎、雷诺病。

心主神志,用于治疗神经系统疾病。如神经衰弱、多梦、自主神经功能紊乱、神经官能症、忧郁症等。

心主汗,汗为心之液,用于治疗多汗症。

"心其华在面",可用于治疗气血不足所致的面色苍白、晦暗,心血瘀阻所致的面色青紫。

心开窍于舌、舌为心之苗,其经脉循行于咽喉两旁,用于治疗咽炎、舌炎、声音嘶哑、顽固性口腔溃疡。

诊断:心穴在诊断上有一穴诊断多病的特点。

①神经衰弱:心、神经衰弱区、神经衰弱点、神经系统皮质下区、神门均呈阳性反应。

②心悸:心区呈圆形色白肿胀,触诊时可见小于0.5厘米的水纹状波形。

③冠心病、心律不齐的诊断见诊断各论。

2. 肝

有舒肝利胆、健脾和胃的作用。

肝主肋胁,肝有舒肝理气、通经止痛之功。用于治疗慢性肝炎、肝炎后综合征、胆道疾病、慢性胃炎、腹胀等疾患。

肝主疏泄,肝经绕阴器、抵少腹、流于腋下、上巅顶,用于治疗神经官能症、妇科及泌尿生殖系统疾病、头顶痛。

肝藏血,有养肝益血的作用,用于治疗血液系统疾病,如血管病、高血压。

肝主筋,"诸风掉眩,皆属于肝"。肝有祛风除痰、舒筋止痛的功能,用于治疗头晕、癫痫、肢体麻木、手足抽搐、面肌痉挛。

肝开窍于目,肝有补肾养肝、活血益气之功,用于治疗目疾。

诊断:肝区呈阳性反应,对肝病及肝肿大有诊断意义。

3. 脾

脾主运化,脾为后天之本。脾有调节消化系统功能的作用,用于治疗各种消化系统疾病,如五更泄、腹胀、便秘、消化不良等。

脾性喜燥恶湿,"诸湿肿满,皆属于脾"。脾有消肿利湿之功,用于治疗浮肿、腹水、皮肤病、眩晕。

脾统血,有止血调经之功,可治疗各种出血性疾病,如月经过多、功能性子宫出血及其他出血性疾病。

脾气主升,可提补中气,用于治疗中气下陷所致的内脏下垂之疾病,如胃下垂、脱肛、痔疮。

脾主肌肉、四肢,可用于治疗腰腿痛、肩背痛、肌肉萎缩、四肢无力。

"脾开窍于口,其华在唇",有清热利湿之功,用于治疗顽固性口腔溃疡、唇炎、舌炎。

从现代医学理论认识,脾为免疫器官,选用脾穴可提高机体免疫功能。

诊断:脾穴阳性反应多为脾虚。脾穴呈阳性反应、隆起,反应点上移并触及条索,多表示脾肿大。

4. 肺

肺主气,司呼吸,主肃降,"肺朝百脉",肺穴有养肺气、通血脉、宣肺平喘、除痰止咳之功。可用于治疗呼吸系统疾病,如支气管炎、支气管哮喘、肺炎。

肺通调水道,可用于治疗各种原因引起的浮肿、水肿。

肺主皮毛,有疏风解表之功,可用于治疗感冒、自汗、皮肤病、脱发。

肺脉出肺系(喉咙),开窍于鼻,可治疗鼻炎、副鼻窦炎、咽炎、鼻咽炎、声音嘶哑、嗅觉失灵。

肺与大肠相表里,有清泻腑实、利湿导滞的功能。用于治疗便秘。

诊断:肺有"一穴多病"的诊断特点。

5. 肾

肾为强壮保健穴。"肾为先天之本","肾藏精,肾主命门相火",为生命之根本。肾穴可壮阳气、益精液、强腰脊、利水道、聪耳明目。用于治疗各种慢性虚弱性疾病,如肾炎、肾盂肾炎、腰膝酸痛、足跟痛、消化不良、五更泄、阳痿遗精、月经不调、闭经等。

肾主骨、生髓、通于脑,脑为髓之海,可用于治疗各种神经性疾病、神经衰弱、自主神经功能紊乱,以及颈椎、腰椎、关节等退行性病变,并用于治疗低智儿及记忆力下降。

肾开窍于耳,可用于治疗耳鸣、听力下降。

五轮学说中"瞳孔属肾",可用于治疗眼病。

肾其华在发,可用于治疗脱发、斑秃。

肾主水,通调水道,可用于治疗浮肿、腹水。

诊断:肾为"一穴多病"反应穴。电测时,常出现弱阳性反应。弱阳性反应可不作分析,肾穴电测阳性反应或强阳性反应时,可考虑肾脏本身的病变。

6. 膀胱

膀胱主气化,膀胱经与肾经相表里,膀胱穴有调理膀胱湿热、补肾益气之功,可用于治疗尿频、尿急、尿痛、尿潴留、肾盂肾炎等症。

膀胱有贮尿的作用,用于治疗夜尿症、尿失禁。

膀胱经上额,交巅,从巅顶入脑络,下循肩膊内,挟脊抵腰,循膂贯臀入腘中,可用于治疗后头痛、腰脊痛、坐骨神经痛、神经衰弱、失眠等。

诊断:膀胱穴刺痛明显,尿道呈阳性反应,多表示为急性泌尿感染。膀胱穴阳性反应,尿道呈阳性反应,可触及条索,多表示为泌尿系统慢性炎症。

7. 胆

胆主贮藏清汁(胆汁),胆经与肝经相表里,胆有舒肝利胆、理气止痛的功能。主治胆道疾患、口苦、肋胁胀满、带状疱疹。根据胆经循颈抵耳上角,从耳后入耳中,出走耳前,用于治疗耳鸣、耳聋、偏头痛、颈项强直。

诊断:可见诊断各论。

8. 胃

"胃为后天之本"，胃有"水谷之海"之称，胃经与脾经互为表里。胃有健脾和胃、补中益气、舒肝理气、和胃降逆的功能。

主治各种胃病，如：胃炎、胃溃疡、胃痉挛、胃肠功能紊乱。

胃气以降为顺，胃穴可治疗恶心呕吐、呃逆、嗳气、反酸等症。

胃经入齿、循发际至前额，可治疗牙痛、前头痛及神经系统疾病，如癔症、忧郁症。

诊断：胃穴有"一穴多病"的诊断特点，胃病诊断及鉴别诊断见诊断各论。

9. 大肠

大肠主传导糟粕，大肠穴可清热洁腑、通便止泻。主治肠炎、肠功能紊乱、便秘、腹胀。肺与大肠相表里，还可治疗皮肤病、鼻咽部疾病、气管炎、支气管炎等症。

诊断：见诊断各论。

10. 小肠

小肠主"受盛化物，分清泌浊"，主消化吸收，有清热利湿，通便止泻的功能。主治消化不良、腹泻、便秘、腹胀、胃肠功能紊乱。

小肠经与心经相表里，可治疗心脏疾病。

小肠主液，其经循颈，心经有热可移热于小肠，可治疗乳汁少、咽喉痛、口生疮、小便赤。

诊断：小肠穴呈阳性反应，多表示肠道消化吸收功能差。小肠区呈现片状隆起，触之略有水肿，表示肠功能紊乱。

11. 三焦

北京许作霖大夫最早称三焦穴为气穴，从现代解剖学的观点，由于近耳道口有丰富的迷走神经、咽喉神经、面神经混合支通过，因此又称此穴为迷走神经、咽喉神经、面神经混合之刺激点。

三焦，综合五脏六腑的作用，因此三焦穴有理气止痛，补心养肺，健脾益胃，补肾利水，化气输精，生津止渴，通利关节的作用。可用于治疗泌尿系统疾病，消化系统疾病。

三焦经络循行于耳，入耳中，故三焦穴又治疗耳鸣、耳聋、听力下降、耳部堵塞感。

三焦穴是迷走神经、面神经、舌咽神经混合支的刺激点，可治疗面瘫、面肌抽搐、牙痛、舌痛、口腔疾患及语言不利。三焦是美容和减肥要穴。

三焦穴在治疗中是要穴，是气穴，是广谱穴，在诊断中无特定意义。

五、相应部位穴位

1. 口

（1）治疗口腔疾病、咽喉疾病，如口腔溃疡、舌炎、牙周炎、牙龈出血、颞颌关节紊乱、咽炎、喉炎。

（2）口穴具有止咳作用，用于治疗急性、慢性气管炎。

（3）口穴具有一定的镇静作用，用于治疗失眠，口穴为催眠点。

（4）口穴为疲劳恢复点，治疗由于劳累引起的腰酸背、腿的疼痛、乏力。

（5）诊断：①口区点状凹陷的为缺齿。②口区呈大片水肿，触之凹陷为牙龈出血。

2. 食道

（1）具有宽胸利膈、通利食道的作用，用于治疗食道炎、胸闷、梅核气、呼吸不畅。

（2）诊断：食道穴分布有丰富的血管、迷走神经，电阻偏低。

（3）食道穴为正常的生理敏感点。电测时呈现弱阳性反应，临床上不作诊断。食道穴电测强阳性反应，触及疼痛敏感、压痕反应或肿物时，应作分析，若肿瘤特异区1亦触及强阳性反应或阳性反应时，应考虑食道癌。食道穴电测呈阴性反应，可见色红，电测肿瘤特异区1呈阴性反应，应考虑食道炎。

3. 贲门

是诊治反酸、烧心、恶心、呕吐、食道裂孔疝之要穴。

（1）治疗贲门疾患，包括贲门失弛缓症、食道裂孔疝、反酸、烧心、恶心、呕吐、胸部不适。贲门为止酸、止吐、止呕之要穴。

（2）诊断：贲门穴电测阳性，色红润、肿胀、触之压痕，多表示胃部不适、反酸、烧心。并可诊断食道裂孔疝。贲门穴电测呈阳性或强阳性反应，触及肿物或疼痛敏感，肿瘤特异区1均呈低电阻、强阳性、低痛阈、疼痛敏感时，可考虑贲门处恶性肿瘤。

4. 十二指肠

（1）治疗十二指肠球部溃疡和十二指肠球炎、低血压。

（2）是诊断十二指肠溃疡、十二指肠球部变形、十二指肠球炎、低血压的重要参考穴。

5. 阑尾

（1）治疗：急性、慢性阑尾炎。

（2）诊断：急性阑尾炎时，阑尾穴色红、触痛，电测呈阳性反应。慢性阑尾炎时，阑尾穴色白、隆起，触之条索，电测呈阳性反应。阑尾穴近耳轮脚处触及条索，视诊阑尾区似瘢痕样改变，多表示阑尾切除术后。

6. 气管

（1）有利咽、止咳、祛痰的作用，治疗急性、慢性咽炎，喉炎及气管炎。

（2）诊断：咽炎、喉炎、气管炎、牙周炎及牙龈出血之参考穴。

①诊断咽炎，喉炎以气管穴电测阳性反应为主。

②气管炎耳穴诊断以支气管探测呈阳性反应，触及条索为主，气管穴出现呈阳性反应多考虑咽喉炎。

③牙周炎及牙龈出血，从口区至气管穴变形、肿胀，电测呈阳性反应，并在相应部位上，上颌或下颌呈大片状隆起肿胀；若是急性牙周病，牙龈出血，可见大片红润、充血、肿胀，触及压痕反应，电测相应部位呈强阳性反应或阳性反应。

7. 支气管

（1）治疗：有止喘、止咳、祛痰作用，用于治疗急性、慢性气管炎，支气管哮喘，支气管扩张。

（2）诊断：急性、慢性支气管炎。

①急性支气管炎：支气管穴呈强阳性反应，视诊时可见色泽红润。

②慢性支气管炎：支气管穴呈白色片状隆起或伴有丘疹，触及条索，电测呈阳性反应。

③支气管扩张：多在支气管区触及数目不等的条索，并可见毛细血管呈红色条段扩张，横

贯肺区。

8.咽

是治疗咽部疾患之要穴。

(1)治疗急性咽炎、慢性咽炎、咽干、口渴、梅核气等症。

(2)诊断急性咽炎和慢性咽炎。

9.喉

是诊断和治疗喉部疾患之要穴。

(1)治疗急性喉炎、慢性喉炎、声音嘶哑、支气管哮喘、急性支气管炎、慢性支气管炎、梅核气。

(2)诊断:若喉穴肿胀,触之压痕,伴有疼痛敏感,电测呈阳性反应,多为急性喉炎。

10.声门

是诊断声带和治疗声门、声带疾患之要穴。

(1)治疗声带闭合差,声音嘶哑,梅核气。

(2)声门穴电测呈阳性反应,表示声门和声带病变。

11.内鼻

(1)治疗:各种鼻部疾患,包括鼻炎、过敏性鼻炎、副鼻窦炎、鼻出血、感冒等症。

(2)诊断

①单纯性鼻炎:内鼻区电测呈阳性反应,无变形、变色。

②肥大性鼻炎:内鼻区呈色白片状隆起,隆起处触之较硬,电测呈阳性反应。

③过敏性鼻炎:内鼻区色白、片状隆起、肿胀,触诊可见凹陷性水肿,压痕深,过敏区、内鼻穴呈阳性反应,触之点状压痕。

④副鼻窦炎:内鼻区呈片状隆起,上颌穴、额穴呈现不规则隆起。触诊内鼻区隆起质硬。电测内鼻、上颌、额穴,均为阳性反应。

12.鼻咽

(1)是诊断治疗鼻咽部炎症,鼻液倒流的主穴。

(2)治疗鼻咽部不适,鼻液倒流。

(3)诊断时,近外耳道孔前壁强阳性反应,触及肿胀,诊断为鼻咽炎,伴有鼻液倒流。

(4)鼻咽穴强阳性反应,触及肿物疼痛敏感,肿瘤特异区1呈现阳性反应且疼痛敏感,应考虑鼻咽部肿物。

13.外鼻

是治疗外鼻部疾患的主要穴位,如鼻疖肿、鼻部痤疮、酒渣鼻、鼻前庭炎、鼻部黄褐斑。治疗时可在外鼻穴点刺放血数滴或耳尖穴放血,也可在外鼻穴进行贴压王不留行籽。

14.外耳

(1)是鼻通、助听、止痛、止晕之要穴。

(2)可治疗偏头痛、三叉神经痛、外耳廓神经痛、颈项部疼痛。

(3)有鼻通作用,治疗鼻塞不通,外感风寒引起的鼻炎、副鼻窦炎及嗅觉失灵。

(4)可助听,治疗听力下降,临床观察治疗耳鸣时可使耳鸣加重,故外耳只用于治疗听力下降,内耳穴既可助听又可止鸣。

（5）可用于止晕,包括各种原因引起的头晕、头胀,尤其是美尼尔综合征加重引起的眩晕。

（6）外耳可治疗耳廓皮肤病,包括湿疹、神经性皮炎、脂溢性皮炎、耳廓牛皮癣及耳廓冻疮。

（7）外耳穴在诊断上无特定意义。

15．内耳

（1）治疗耳部疾病,如耳鸣、听力减退、中耳炎、内耳晕眩症。

（2）诊断

①耳鸣:内耳穴电测呈阳性反应,并可触及点状、线状凹陷,为轻度耳鸣。若视诊内耳穴及周围见到放射状线形皱褶或可见耳鸣沟,为持续性耳鸣。

②听力减退:电测时,内耳穴多呈阳性反应,耳鸣沟明显。

③鼓膜内陷:内耳穴视诊时,可见点状凹陷。触诊时,凹陷明显,不易恢复。

④中耳炎:内耳穴可见片状隆起、肿胀,急性炎症时电测内耳穴为强阳性反应,隆起处片状红润,并见毛细血管呈网状充盈、疼痛敏感。慢性中耳炎时触诊内耳穴,有片状隆起,触痛不明显,电测呈阳性反应或弱阳性反应。

16．眼

是眼代表区。在诊断上无明显定性意义,眼是治疗要穴。治疗各种眼疾,包括急性结膜炎、麦粒肿、角膜炎、虹膜睫状体炎、青光眼、屈光不正、小儿弱视、假性近视、视网膜病变及视神经病变引起的视物模糊。

17．扁桃体

（1）治疗扁桃体炎、咽喉炎。

（2）诊断

①急性扁桃体炎:视诊片状充血、红润,毛细血管呈网状充盈,扁桃体穴肿胀。触诊时痛甚,疼痛评级为Ⅱ～Ⅲ级,扁桃体穴电测呈强阳性反应。

②慢性扁桃体炎:扁桃体穴色白隆起,可见点片状红润,电测呈阳性反应。

18．上颌

（1）治疗:各种原因引起的牙痛、牙周炎、牙龈出血、颞颌关节紊乱、三叉神经上颌痛。

（2）诊断

①上颌穴视诊、触诊均见凹陷,多为缺齿或龋齿,上牙缺齿时并可见上缺齿沟。

②上颌穴压痛Ⅱ°～Ⅲ°,电测呈阳性反应,多为牙痛。

③上颌穴视诊、触诊均为片状隆起,压痛,多为炎症。

④上颌穴疼痛敏感,电测强阳性反应,且上颌穴、耳颞神经点均为强阳性反应、触痛,考虑三叉神经痛、上颌支痛。

19．下颌

（1）治疗:各种原因引起的牙痛、牙周病、牙龈出血、颞颌关节炎、三叉神经下颌支疼痛。

（2）诊断:下颌穴在耳垂处外上方,范围大,上至智齿位置,下颌穴多代表门齿部位,诊断下牙痛,下颌病变及牙周病、龋齿等,应视阳性反应点部位而定。

①下颌穴视诊、触诊均见凹陷,多见龋齿和缺齿。如下颌穴片状深凹陷多为下颌缺齿,多数或全部脱落,并可见下缺齿沟。

②下颌穴电测阳性反应,且见疼痛明显,多为牙痛。

③下颌穴视诊红色肿胀,毛细血管充盈,触之压痕反应,为急性牙周病。

④下颌穴视诊白色肿胀、隆起,电测弱阳性反应,疼痛不明显,为慢性牙周病。

⑤下颌疼痛敏感,电测强阳性反应,且下腭穴、耳颞神经点均为强阳性反应,触痛敏感,考虑三叉神经下颌支痛。

20. 颞颌关节

(1)是诊断治疗颞颌关节功能紊乱、颞颌关节痛之要穴。

(2)治疗:颞颌关节病变,以颞颌关节穴、三焦、口穴、喉牙穴为主穴。

(3) 诊断:急性疼痛时,颞颌关节片状隆起、红色肿胀,电测呈强阳性反应,疼痛敏感。慢性颞颌关节炎、颞颌关节功能紊乱,片状隆起,电测及疼痛反应不明显。

21. 上腭

(1)相当于上腭,包括上唇。

(2)治疗:唇炎、口腔溃疡、三叉神经上颌支痛。

(3)诊断

①上腭穴电测呈阳性反应,触痛明显,上颌穴、耳颞神经点电测均为阳性反应或强阳性反应,多考虑三叉神经上颌支痛。

②下腭穴、舌穴、上腭穴呈现隆起不平,电测阳性反应,多为复发性口腔溃疡。

22. 下腭

(1)相当于下腭,包含下唇。

(2)治疗:唇炎、口腔溃疡、三叉神经下颌支痛。

(3)诊断

①下腭穴电测阳性反应,触痛明显,下颌穴、耳颞神经点电测均为阳性反应或强阳性反应,多考虑三叉神经下颌支痛。

②下腭穴、舌穴、上腭穴呈现片状隆起不平,电测阳性多为复发性口腔溃疡。

23. 舌

(1)治疗:舌炎、舌裂、舌部溃疡等舌部病症。

(2)诊断:为舌部疾患参考穴,若视诊舌穴点状红润或隆起,多见舌部溃疡或炎症。

24. 牙

(1)是治疗牙痛之要穴。

(2)在诊断上无特定意义。

25. 喉牙穴

(1)是治疗咽喉和牙痛之要穴。

(2)在诊断上无特定意义。当牙齿缺齿,缺齿沟多从喉牙穴、脑垂体走行至智齿或下颌,在视诊时此穴有意义。

26.腮腺

（1）是治疗和预防腮腺炎之要穴。

（2）腮腺穴有止痒作用，可治疗皮肤病、皮肤瘙痒症、神经性皮炎。

27.膈

具有止血、凉血、解痉止痛、镇静止痒的作用。

（1）止血、凉血：用于出血性疾病，如鼻出血、月经过多、功能性子宫出血、便血、咯血，膈是四大止血要穴之一。四大止血要穴有：肾上腺、脑垂体、脾、膈。

（2）解痉止痛：膈肌痉挛、呃逆、嗳气。

（3）镇静止痒：皮肤病，如皮肤瘙痒症、湿疹、神经性皮炎。

（4）诊断上无特定意义。

28.盆腔

（1）是诊断治疗盆腔疾患之要穴。

（2）治疗盆腔炎、下腹部疼痛、痛经及前列腺炎。

（3）诊断

①盆腔穴片状充血红润，电测呈强阳性反应，疼痛敏感，表示急性盆腔炎。

②盆腔穴片状隆起、肿胀，电测呈阳性反应，触之不平，有压痕反应，诊断为慢性盆腔炎。

③未婚女性盆腔穴，电测呈阳性反应，多表示痛经。

④男性盆腔穴阳性反应，多表示前列腺炎、少腹痛、内生殖系统疾病。

29.附件

（1）附件，即围绕卵巢、子宫周围的附件，包括韧带、卵巢、输卵管，是诊断治疗附件疾患的要穴。

（2）治疗：附件炎、痛经、少腹痛、带症。

（3）诊断

①附件穴片状或条状隆起，触之条段状增生或条索，电测反应阳性，多为附件炎。若形态变化上，电测反应阳性只限一侧，多为患侧附件炎。若变形反应和电测反应为双耳反应，为双侧附件炎。诊断时应根据变态反应，电测反应强弱来判断患病部位及两侧附件炎症轻重程度。

②年轻女性电测阳性反应多为痛经。

③男性电测阳性反应或片状肿胀，多为前列腺炎、内生殖系统疾病及少腹坠痛。

30.宫颈

（1）是诊断治疗宫颈疾患之要穴。

（2）治疗：宫颈炎、宫颈糜烂、带症、前列腺炎。

（3）诊断

①宫颈穴及其周围片状凹陷、充血红润，伴有脂溢性脱屑。触诊时，皮肤脆薄易破。可见红色出血点，多为宫颈炎、宫颈糜烂。

②宫颈穴及其周围片状凹陷、红润，伴有脱屑，电测呈阳性反应，肿瘤特异区1电测强阳性或阳性反应，疼痛敏感，应考虑宫颈癌。

③宫颈穴，男性患者阳性反应时，多表示内生殖器病变，如前列腺炎、前列腺肿瘤、下腹

痛等。

31.子宫(内生殖器)

(1)是内生殖器,妇科疾病诊断治疗之要穴。

(2)治疗:各种妇科病,包括月经不调、月经过少、闭经、月经过多、功能性子宫出血、子宫内膜炎、子宫内膜异位症、不孕症、不育症、性功能减退。

(3)诊断:内生殖器为一穴多病反应。

32.输卵管

(1)是诊断治疗输卵管疾病的特定穴。

(2)治疗:输卵管炎、输卵管狭窄、不孕症。

(3)诊断

①输卵管探测阳性反应,多诊断输卵管炎症。

②输卵管探测阳性反应,多触及不规则隆起,为输卵管慢性炎症。

③输卵管探测阳性反应及条索结节,为输卵管慢性炎症、输卵管狭窄和结节性输卵管炎或周围组织粘连。

33.腹股沟

(1)是诊断治疗腹股沟病症之要穴。

(2)治疗下腹部疼痛、腹股沟淋巴结炎、精索静脉炎、精索静脉曲张、腹股沟疝。

(3)诊断上无特定意义。

34.前列腺

(1)是诊断前列腺炎和前列腺肥大之要穴。

(2)治疗前列腺炎、前列腺肥大。

(3)诊断

①前列腺探测强阳性或阳性反应,触之光滑,尿道穴(图28)呈阳性反应为前列腺炎。

②前列腺探测强阳性或阳性反应,触之结节条索,尿道穴(图28)呈阳性反应为前列腺肥大。

③前列腺探测强阳性或阳性反应,触之结节条索,疼痛敏感,肿瘤特异区1触痛敏感,电测呈阳性反应或强阳性反应,应考虑前列腺癌。

35.内尿道

(1)是诊断和治疗女性泌尿系统感染之要穴。

(2)治疗尿路感染、尿频、尿急、尿痛。

(3)诊断:女性内尿道探测强阳性反应,尿道穴呈阳性或强阳性反应,而肾、输尿管、膀胱穴呈阴性反应,可诊断尿路感染。

36.尿道

(1)是诊断治疗尿道疾患、鉴别泌尿系统感染之要穴,是鉴别肾小球肾炎和肾盂肾炎之要穴。

(2)治疗尿路感染、尿频、尿急、尿痛、前列腺炎、夜尿症之要穴。

(3)诊断:尿路感染、膀胱炎、肾盂肾炎、尿道穴均呈阳性反应。

①急性尿路感染:尿道、内尿道疼痛敏感,电测阳性反应或强阳性反应。

②慢性尿路感染:尿道穴电测阳性反应,可触及条索反应物。

③膀胱炎:膀胱穴、尿道穴均呈阳性反应,而肾穴阴性反应或弱阳性反应。

④肾盂肾炎:肾、尿道穴均呈阳性反应,而膀胱为弱阳性反应。

⑤肾小球肾炎:尿道穴为弱阳性或阴性反应,而肾炎点、肾、内分泌、过敏区呈现阳性反应。

37. 输尿管

(1)是诊断和治疗输尿管结石之要穴。

(2)治疗输尿管结石,取交感、下焦、盆腔、神门,取输尿管穴时,一定要探测阳性反应部位来分辨出结石部位是输尿管上段、中段还是下段,准确探测出结石部位,予以贴压治疗。

(3)诊断:输尿管穴位不是一点,而是一线。诊断输尿管结石时一定要用耳穴诊断仪探测阳性反应点,判断出结石部位,为治疗取穴作准备。

38. 外生殖器

(1)是诊断治疗外生殖器疾患的参考穴。

(2)治疗外生殖器疾患,如尿道炎、龟头炎、阴囊湿疹、外阴瘙痒、阳痿及腰腿痛。

(3)诊断:外生殖器穴探测强阳性反应,内生殖器、肾、神经系统皮质下探测阳性反应,多为性功能低下、阳痿。

39. 腰椎

(1)是诊断治疗腰椎病变及腰痛的主要穴位。

(2)治疗腰椎病变,如腰椎骨质增生及各种原因引起的腰痛。

(3)诊断

①腰椎骨质增生,腰椎穴电测阳性反应,并触及条索。

②腰椎韧带损伤,在腰椎穴中线或中线两旁电测呈阳性反应,触之压痕。

③腰肌劳损及软组织损伤引起腰痛,在腰肌区电测呈阳性反应,并可见片状白色肿胀变形。

④肾虚腰痛在腰椎区及腰肌部位电测呈阳性反应,并可见片状白色肿胀,触及压痕,压痕深而不易恢复,无条索反应。

40. 骶椎

(1)是诊断和治疗骶椎病变的主要穴位。

(2)治疗骶椎病变以及各种原因引起的腰骶椎部疼痛、夜尿症、遗尿等。

(3)诊断:骶椎穴触之条索,若为水平样条索多为骶椎腰化或腰椎骶化。骶椎穴或腰椎穴之间,若触及不规则走行条索,多为斜行,线条隆起,考虑腰骶椎外伤史。

41. 尾椎

(1)是治疗和诊断尾椎病变的主要穴位。

(2)治疗尾椎挫伤、尾骨骨折引起的疼痛。

(3)诊断电测尾椎穴呈阳性反应,触及条索多表示尾椎外伤史。

42. 颈

（1）是治疗颈部病变之要穴。

（2）治疗颈部淋巴结炎、颈部肌肉拉伤。

（3）诊断上无特定意义。

43. 胸

（1）是诊断治疗胸痛、胸闷之要穴。

（2）治疗胸痛、胸闷、胸膜炎、肋软骨炎、肋间神经痛、带状疱疹等症。

（3）诊断：胸穴电测反应呈阳性或强阳性，多表示胸闷、胸痛。胸穴电测反应呈阳性或强阳性，并触及肿胀或条索，多表示肋软骨膜炎。

44. 下焦（少腹）

（1）相当于少腹穴，是治疗泌尿生殖系统、妇科病之要穴。

（2）用于治疗痛经、附件炎、盆腔炎、子宫内膜炎、子宫内膜异位症、前列腺炎、前列腺肥大等引起的少腹坠痛、下腹胀痛。用于治疗男性内生殖系统疾病，如前列腺炎引起的下腹痛。

（3）在诊断上无特定意义。

45. 直肠

（1）是治疗直肠疾患，包括痔疮、脱肛之要穴。

（2）治疗：内痔、外痔、脱肛、大便失禁、痢疾、肠炎。

（3）诊断：直肠穴为阳性反应，伴有大肠穴充血红润、触之平坦，多为肠炎、腹泻。

46. 肛门

（1）是诊断治疗肛门疾患，包括内痔、外痔、混合痔之要穴。

（2）治疗：内痔、外痔、混合痔、脱肛、肛门瘙痒等症。

（3）诊断：用于诊断内痔、外痔、混合痔、肛裂等。

（4）若肛门穴视诊皮肤粗糙、纹理加深，呈深褐色改变，多表示肛门瘙痒。

47. 颈椎

（1）是诊断及治疗颈椎病之要穴。

（2）治疗：颈椎病及各种原因引起的颈部疼痛，如颈椎扭伤、挫伤。

（3）诊断：是诊断颈椎骨质增生，鉴别颈部软组织疼痛和颈椎病定位诊断的重要参考穴。

48. 胸椎

（1）是胸椎病变诊断治疗的参考穴。

（2）治疗胸椎病变，如胸椎骨质增生、胸背部疼痛及扭伤、挫伤。

（3）诊断：胸椎穴探测阳性反应，胸椎穴触及条索，多为胸椎骨质增生。若胸椎触及条索，胸椎穴、结核点电测均为阳性反应，表示胸椎结核。

49. 腹

（1）是诊断治疗腹部疾患的参考穴。

（2）治疗腹部疾患，如肠炎、便秘、痛经、产后子宫缩痛、减肥等。

（3）诊断：电测时若阳性反应点在近对耳轮下脚起始部，多为下腹痛。若阳性反应点近肋缘下，多表示上腹痛。

50. 肋缘下

（1）是诊断肝区痛，判断肝脏大小的重要穴位。

（2）治疗肝胆疾患引起的肝胆区疼痛。

（3）是诊断肝脏大小是否正常和能否触及肝脏边缘的特定穴，若在肋缘下触及条索，表示肝脏肿大而触及边缘，若条索在肝肿大区内所触及表示明显肿大。

51. 肋胁

（1）是治疗肋胁部疾患之要穴。

（2）治疗胸肋部扭伤、挫伤、带状疱疹，或肝胆疾病、神经官能症引起的肋胁胀满。

（3）诊断：肋胁部探测阳性反应点，只能表示此区有不适、疼痛，而不能定性诊断。

52. 腰肌

（1）是诊断和治疗腰肌劳损的特定穴。

（2）治疗：腰肌劳损。

（3）诊断

①视诊腰肌穴，片状充血红润或见毛细血管为条段或放射状扩张，触诊疼痛Ⅰ°～Ⅱ°，电测呈阳性反应，多表示急性腰痛。

②若视诊腰肌穴片状色白隆起，腰肌穴对耳轮外侧边缘不整，触之隆起、质硬或条索感，电测呈弱阳性反应，多表示慢性腰肌劳损。

53. 肩背

（1）是诊断治疗肩背痛，多发性肌纤维炎的要穴。

（2）治疗颈椎病、颈肩综合征、肩背肌纤维炎引起的肩背痛。

（3）诊断：肩背穴视诊可见色白条片状隆起，肩背穴对耳轮外侧边缘不整，触之隆起处质硬或条索感，电测阳性反应，多表示肩背部肌纤维炎、肩背部疼痛。

54. 乳腺

（1）是诊断治疗乳腺疾患之要穴。

（2）治疗：乳腺炎、乳腺导管增生、乳腺小叶增生、少乳、乳腺肿瘤，取穴多取外侧乳腺。

（3）诊断

①乳腺穴探测呈阳性反应，触及结节条索，多为乳腺胀痛或经前期乳胀。

②乳腺穴隆起质软，触之不痛，肿瘤特异区1电测呈阴性，多为乳腺囊肿。

③乳腺穴结节隆起，触之质硬，肿瘤特异区1电测呈阴性，多为乳腺纤维瘤。

④乳腺穴结节隆起，触之质硬，疼痛敏感。乳腺穴及肿瘤特异区1均呈强阳性反应或阳性反应，可考虑乳腺癌。

⑤乳腺穴色素加深，可见乳腺穴的对耳轮外侧边缘缺损不整齐，多表示乳腺切除术后。

55. 髋关节

（1）是诊断治疗髋关节疾患之要穴。

（2）治疗：髋关节疾患及腰髋痛、坐骨神经痛。

（3）诊断

①髋关节电测阳性反应，触之条索或结节，表示髋关节病变。

②髋关节只是电测呈阳性反应,只表示髋部软组织痛。

③髋关节视诊见斜行条状隆起,从三角窝向腰肌外侧走行,多表示髋关节外伤史。

56.膝关节

(1)是诊断治疗膝关节病变之要穴。

(2)治疗各种膝关节疼痛,如各种原因引起的膝关节炎、膝关节扭伤、膝关节挫伤和膝关节肿胀、酸痛、无力。

(3)诊断:正常时膝关节穴位只代表膝关节正中部位(髌骨)。膝关节疼痛时,由疼痛反应部位不同,电测时阳性反应多变。

①膝关节片状充血红润或可见毛细血管条状扩张或呈扇形分布,多表示急性关节疼痛。

②膝关节片状白色肿胀,触之凹陷压痕,不易恢复,表示关节炎肿胀或关节腔积液。

③膝关节耳穴电测时,在膝关节内侧缘出现反应点,表示膝关节内侧或内膝眼部疼痛。

④膝关节外侧缘出现反应点,多表示外侧膝关节痛或局限在外膝眼部疼痛。

⑤膝关节穴触及条索时,其条索与膝关节同为水平位,电测呈阳性或疼痛敏感,为膝关节本身病变,如骨性关节炎、外伤性关节炎等退行性病变。

⑥膝关节穴触及条索,其条索斜外走形,从内踝到外膝,表示膝关节外伤史。

57.膝

(1)是治疗膝部软组织损伤引起疼痛。

(2)膝关节软组织扭、挫伤,炎症引起的疼痛,经常用于治疗良性关节痛。膝关节呈阳性反应,多表示良性关节痛,无关节腔及骨性病变。

58.踝关节

(1)是诊断治疗踝关节疼痛、扭伤、挫伤的穴位。

(2)治疗踝关节部位病变,如踝关节扭伤、挫伤、踝关节炎等。

(3)诊断:踝关节穴若触及条索,多为踝关节扭伤。

59.跟

(1)是诊断治疗跟部疾患之要穴。

(2)治疗跟部疾患,如跟骨骨质增生引起的疼痛及肾虚引起的足跟疼痛,跟腱炎和筋膜炎引起的跟痛。

(3)诊断:跟穴呈阳性反应多为足跟痛,若跟穴触及条索,多为跟骨骨质增生。

60.趾

(1)是诊断和治疗趾疾患的穴位。

(2)治疗:趾关节扭伤、挫伤、冻伤,四肢末梢血液循环障碍,麻木怕冷,脚癣等。

(3)诊断:趾穴电测呈阳性反应,只能定位诊断,无定性诊断意义。

61.足心

(1)治疗和诊断足心痛之要穴。

(2)治疗筋膜炎、肌腱炎或肾虚引起的足心痛。

(3)诊断:足心穴电测阳性反应点,只能表示足心不适或疼痛。

62. 股四头肌

(1)治疗和诊断大腿肌肉疼痛之要穴。

(2)治疗股四头肌损伤、牵拉伤引起的疼痛及小儿麻痹后遗症引起的抬腿困难、跛行,中风后遗症,下肢运动障碍。

(3)诊断:股四头肌电测阳性反应点,只表示大腿部位病变,无特定诊断意义。

63. 股外侧

治疗和诊断股外侧皮神经麻痹之要穴。

64. 股内侧

(1)是治疗和诊断股内侧(大腿根部)疼痛之要穴。

(2)治疗股内侧(大腿根部)肌肉紧张、酸痛,当下肢活动外展时引起的疼痛。

(3)诊断:只有定位诊断,无特定意义。

65. 骶髂关节

(1)是诊断治疗骶髂关节疼痛之要穴。

(2)治疗骶髂关节劳损,治疗取穴以耳背相对应的骶髂关节穴为主。

(3)诊断:有定位诊断意义。

66. 臀

(1)是诊断治疗臀部肌肉疼痛的穴位。

(2)治疗臀部肌肉损伤和炎症引起的疼痛,腰骶部疼痛和坐骨神经痛,尤其治疗臀部梨状肌损伤引起的坐骨神经痛。

(3)诊断:可定位诊断。

67. 腘窝

(1)是诊断治疗腘窝疾患,诊断坐骨神经痛之要穴。

(2)治疗坐骨神经炎引起的腘窝痛和深部膝关节痛。

(3)诊断:坐骨神经痛以电测为主,腘窝、腓肠肌点、髋关节呈阳性反应,跟、趾多呈阳性反应。

68. 腓肠肌点

(1)是诊断治疗腓肠肌痉挛之要穴。

(2)治疗腓肠肌痉挛、腓肠肌纤维组织炎、坐骨神经炎引起的腓肠肌疼痛。

(3)诊断:电测腓肠肌点阳性反应时,多考虑腓肠肌痉挛。电测腓肠肌点、髋关节、膝关节、踝关节、趾阳性反应,多考虑坐骨神经痛。

69. 锁骨

(1)是诊断和治疗肩关节及肩周炎之要穴,锁骨、肩关节、肩,统称肩三点,锁骨是治疗肩周炎要穴之一。

(2)治疗肩周炎,肩背部和颈肩部痛,无脉症等。

(3)诊断:是诊断肩周炎的重要参考穴,肩周炎、前屈后伸等功能障碍时,多以锁骨穴、肩关节穴电测阳性反应为主。

70. 肩关节

(1)是诊断治疗肩关节炎、肩周炎之要穴,是肩三点要穴之一。

(2)治疗肩关节炎及肩关节周围炎、肩关节扭伤。耳前肩关节穴,治疗肩前痛,肩关节不能外展及后伸。

(3)诊断:肩关节病变有定位诊断意义。

71. 肩

(1)诊断和治疗肩周炎之要穴,是肩三点穴之一。

(2)治疗:肩周炎,以手臂不能外展及抬举为主,上臂疼痛。

(3)诊断:网球肘、肘穴可见片状肿胀或隆起变形,电测呈阳性反应。耳背网球肘穴可能触及条索。

72. 肘

(1)是诊断治疗网球肘、高尔夫球肘之要穴。

(2)治疗网球肘、高尔夫球肘、肘部扭伤、风湿性关节炎。

(3)诊断:网球肘时,肘穴可见片状肿胀或隆起变形,电测呈阳性反应,耳背网球肘穴可能触及条索。

73. 腕

(1)是治疗腕管综合征、腕关节炎、腕关节扭伤的穴位。

(2)诊断腕管综合征时,腕穴可见变形肿胀,电测呈阳性反应。

74. 指

(1)治疗指关节疾病,如指关节扭伤,颈椎引起的手指麻木、针刺感,手部皮肤病,雷诺病,多汗症。

(2)诊断上无定性意义。

75. 腋下

(1)治疗腋窝部疼痛,腋窝下淋巴结炎,乳腺切除后引起的腋窝及上臂水肿,多汗症。

(2)诊断上无定性意义。

76. 腹外

(1)是诊断治疗泌尿系统结石引起的肾区疼痛,腹外穴是肾区疼痛反射区,是治疗肾结石之要穴。

(2)诊断:对肾结石的诊断有参考意义。

77. 胆道

(1)是诊断治疗胆道感染之要穴。

(2)治疗胆道感染,慢性胆囊炎和胆结石,胆囊切除后所致的胆道感染。

(3)诊断:胆道电测呈阳性反应或强阳性反应,触及压痕或条索表示胆管炎。胆道穴片状肿胀,色黄,表示阻塞黄疸。

78. 足背

诊断和治疗足背疾患。

79. 脐

（1）是治疗脐周围痛之要穴。

（2）治疗脐疝、胆道蛔虫症、泌尿系统感染、泌尿系统结石、前列腺炎、腹痛、痛经。

（3）诊断上无特定意义。

80. 智齿

（1）是诊断治疗智齿病变的穴位。

（2）治疗牙痛。

（3）诊断：智齿缺齿时，可见从轮屏切迹至智齿走行的下缺齿沟。

六、耳背及其他穴位

1888 年清代医学家张振鋆与其弟张地山著有《厘正按摩要术》，提出耳背穴：心、肝、脾、肺、肾五穴。耳背分属五脏的理论。体现中国医学中局部与整体的相关性。

1999 年作者提出耳背穴，其中包括 5 沟：脊柱沟、下肢后沟、坐骨神经后沟、脑后沟、胃肠沟；4 区：胆囊区、十二指肠球结节区、多梦区、肿瘤特异区 1；2 三角：颈三角、腰三角；7 特定点：肩三点 1、肩三点 2、肩三点 3、网球肘点、聪明穴、睡眠深沉穴、快活穴；3 个根：上耳根、中耳根、下耳根。

根据耳廓与人体解剖对应关系，耳前控制人体的前面，耳背相当于人体背面的道理，应用耳背穴可进行诊断与治疗人体背面的疾病。

● 耳穴低凹性：耳前隆起部分，耳背呈凹陷，如对耳轮上脚——相当于下肢，对耳轮下脚——相当于臀部，对耳轮相当于脊椎及躯干，对耳屏相当于脑、神经系统。这些低凹的解剖部位多是人体肌肉系统、骨骼系统、运动系统及神经系统。因此耳背治疗运动系统疾病、神经系统疾病有明显疗效，且优于耳前。

● 耳穴呈向轮性分布：耳穴沿耳廓解剖规律分布多呈线形，沿耳轮分布，如脊柱穴，均在对耳轮后沟脊柱线，下肢穴在下肢后沟；消化管沿耳轮脚周围分布。所以治疗时呈向轮性贴压，按摩。

● 耳前穴和耳背穴相对一致性。耳前控制人体感觉系统，常用于诊断；耳背控制人体运动系统，用于治疗运动系统、神经系统疾病。根据人体解剖学内脏神经节段性分布的特点，内脏疾病的疼痛有牵涉性疼痛和放射性疼痛，如十二指肠疾患、胆囊疾患常有后背痛，可以用耳背相对应的胆囊区、十二指肠区治疗。近 20 余年的研究、观察，耳背胆囊区、十二指肠区有特定诊断意义。大量病例证实胆囊疾患、十二指肠疾患与家族史有关，在有遗传史的患者耳背胆囊区或十二指肠区可触及结节。因此提出胆囊球结节区、十二指肠球结节区作为诊断胆、十二指肠疾患和遗传病史的特定区。与疾病诊断有关的特定区有多梦区及肿瘤特异区。

耳背穴更多用于特定治疗某一种疾病。特定的诊断及特定的治疗穴位，在特定穴中已经介绍，现对部分耳背穴功能做叙述。

1. 耳背耳大神经点

是治疗颈肩综合征、颈椎病及肩关节痛、上臂痛、多发性肌纤维炎之要穴。耳大神经从颈 2、颈 3、颈 4 脊髓发出后，支配头部、肩背部，在耳廓上耳垂、对耳轮、耳舟、对耳轮上脚均为耳大神经支配区,而对耳轮起始部恰恰相当于颈椎及肩背部,因此,颈肩背部、颈部肌肉紧张,肩关节周围炎,上肢麻木或手指麻木,针刺异常感均可刺激耳大神经,可缓解疼痛。

2. 耳背颈椎

是治疗颈椎之要穴。

治疗颈椎病时,取耳背颈后三角区,须施以指功发热、通经活络、气至病所的手法。

3. 颈$_3$、颈$_4$

是治疗颈$_3$、颈$_4$骨质增生的要穴。治疗颈$_3$、颈$_4$骨质增生引起神经压迫症状,枕大神经痛,后头痛、头晕、颈部肌肉紧张。

4. 颈$_6$、颈$_7$

治疗颈$_6$、颈$_7$骨质增生引起的颈项痛、肩背痛、肌肉紧张、手指麻木或针刺感。治疗肩关节、上臂痛,及肘关节、腕关节、指关节痛。

5. 耳背胸椎

是治疗中背痛及上背痛之要穴。

主治背肌劳损,背部多发性肌纤维炎及胸椎结核引起的背痛。

6. 耳背腰椎

是治疗用穴。

治疗腰椎病变、腰椎骶化或骶椎腰化、坐骨神经痛、骶髂关节劳损或骶髂关节炎。

7. 耳背尾椎

是治疗用穴。

主治尾椎病变、尾椎损伤、挫伤引起的疼痛。

8. 耳背坐骨神经

是治疗坐骨神经痛之要穴。

耳背坐骨神经与耳前坐骨神经点相对应,由于耳背控制人体的背面运动系统,坐骨神经痛是沿坐骨神经走行部位从腰骶部、臀、大腿后侧,腘窝、腓肠肌及跟趾部位所出现的疼痛和麻木,因此取耳背坐骨神经穴,更接近坐骨神经走行引起疼痛的部位,应用坐骨神经三角区治疗坐骨神经痛效果优于耳前坐骨神经穴。

9. 耳背腘窝

是治疗坐骨神经炎引起腘窝痛之要穴。

耳背腘窝相当于委中,委中是治疗腰背痛、坐骨神经痛主要干线上的穴位,因此耳背腘窝可治坐骨神经痛、腘窝痛、深部膝关节痛及腓肠肌痉挛。

10. 肩三点1

是治疗肩周炎、颈椎病之要穴。

(1)治疗肩周炎以抬举外展运动功能障碍为主,配肩三点可提高疗效,此外肩三点1与耳前锁骨相对应,可治疗肩背痛、上背痛及无脉症。

(2)诊断上无特定意义。

11. 肩三点2

是诊断治疗肩关节及肩关节周围炎之要穴。

（1）治疗肩关节及肩关节周围炎,五十肩。肩三点 2 相当于肩关节后侧部位,因此治疗后侧肩关节病变及周围肌腱、韧带损伤。当肩关节痛时肩臂不能旋前,取肩三点 2 为主;肩关节炎引起的肩前痛以耳前肩关节穴为主。

（2）诊断上无特定意义。

12．肩三点 3

治疗肩周炎以上肢外展、抬举功能障碍为主穴。

（1）治疗五十肩、肩臂肌肉酸痛。肩三点 3 治疗由于肩关节周围炎引起上肢的酸痛,不能外展及抬举。

（2）诊断上无特定意义。

13．上耳根

（1）治疗鼻衄及神经系统疾病。

（2）诊断:临床上常以上耳根和下耳根电阻值为耳穴基础电阻值。

14．中耳根

是治疗用穴。

（1）用于治疗胆囊炎、胆石症、胆道蛔虫症、心动过速、胃及十二指肠溃疡、胃炎及十二指肠球炎、偏头痛。

（2）诊断上无特定意义。

15．下耳根

（1）治疗低血压,内分泌功能紊乱、耳鸣、听力下降、眼疾。

（2）诊断:临床上常以上耳根和下耳根点阻值为耳穴基础电阻值。

16．耳背心

与耳前神门穴相对应,有镇静安神作用,主治心悸、失眠、多梦、高血压、头痛。

17．耳背肝

与耳前肝相对应,主治肝炎、肝区痛、肋胁痛、胆囊炎、胆石症。

18．耳背脾

与耳前胃相对应,脾胃在经络上相表里,主治胃炎、十二指肠球炎、胃及十二指肠溃疡、消化不良、食欲不振。

19．耳背肾

与耳前脑、皮质下穴相对应,肾主骨生髓,脑为髓之海,主治各种头痛、头晕、神经衰弱、自主神经功能紊乱、忧郁症、焦虑不安、神经紧张、敏感、身体倦怠。

20．耳背肺

与耳前肺穴相对应,主治气管炎、支气管炎、支气管哮喘、皮肤病等。

七、其他穴位

1．耳尖

是传统治疗穴,通常以放血为宜。

（1）耳尖有七大作用:退烧、消炎、镇静、止痛、降压、抗过敏、清脑明目作用。

（2）治疗发热，各种炎症疾病，如扁桃体炎、乳腺炎、阑尾炎、肠炎。耳尖放血可降压、镇静、安神，治疗高血压、失眠、头痛、头晕目眩、视物模糊，在法国认为耳尖穴是过敏点，临床研究证明耳尖不只治疗过敏性疾病，耳尖还是多功能广谱穴，治疗多种疾病时常以放血为主，耳舟上的过敏区是诊断治疗过敏性疾病的要穴。

（3）耳尖有三抗一升作用：抗过敏、抗炎症、抗风湿，提升机体免疫功能。

（4）耳尖有作用镇静，在用于治疗痛症之前，先给于耳尖放血，可通经活络、祛瘀生新、镇静，治疗颈椎病、多发生肌纤维炎、肩关节炎、头痛、牙痛均可用耳尖放血。

2. 屏尖

是治疗用穴，通常以放血为宜。

（1）屏尖穴具有消炎、镇静、止痛、退热的作用。

（2）治疗各种原因引起的低烧、高热，常和耳尖、肾上腺同时应用，并采用屏尖、耳尖、肾上腺三点放血可以退烧。

3. 目 1

是北京平安医院许作霖老前辈治疗青光眼要穴。本穴原称青光。

目前，常用于治疗青光眼、视网膜炎、虹膜睫状体炎及神经萎缩等眼底疾患。

4. 目 2

是北京平安医院许作霖老前辈治疗散光要穴。本穴原称散光。

（1）目前用于治疗屈光不正、弱视、近视、视力模糊、视力减退、眼结膜炎、眼睑炎、麦粒肿、散粒肿等外眼疾患。

（2）诊断屈光不正有参考意义。

5. 肝阳

是治疗肝阳上亢之要穴。

当肝阳上亢时通常以肝阳穴出血，用于治疗慢性肝炎、迁延性肝炎引起的肝阳上亢等病症。

6. 轮 1～轮 6

是治疗要穴，用于消炎退烧、镇静止痛，以放血为主要治疗手段。

（1）轮 6 放血：治疗咽炎、喉炎、扁桃体炎。

（2）轮 5 放血：治疗中耳炎、耳痛、耳堵塞感、耳鸣或听力下降。

（3）轮 4 放血：治疗口腔疾患，上、下牙痛，牙周病，颞颌关节炎及功能紊乱。亦可用于颈椎病，肩周炎，多发性肌纤维炎，后头痛。

（4）轮 3 放血：治疗颈椎病、肩背痛、肩关节周围炎。

（5）轮 2 放血：治疗肩周炎、网球肘、高尔夫球肘。

（6）轮 1 放血：治疗四肢末端疾患，如指趾关节炎、手指麻木针刺感、皮肤病。

（7）轮 4、轮 3、轮 2、轮 1 和耳尖放血：治疗全身痛症，多发性肌纤维组织炎。

第六章　耳穴功能归类

根据多年的临床实践和对穴位特异性功能的验证、总结出 46 组临床治疗常见病症取穴配方。这 46 组取穴配方是把具有同类功能的有协同作用的耳穴组合在一起便于临床使用,可提高耳穴治疗效果,现将耳穴归纳综合成:

十止、六对、利五官,

三抗、一退、调整三,

两补、三健、脑、肝、脾,

催、理、降、解、利、眠、收。

一、十止

1. 止痛

(1)耳穴疗法对治疗疼痛性疾病,有明显效果。

相应部位:是止痛要穴,是治疗痛症首选的穴位。

经过临床观察,耳穴止痛选用相应部位,效果最佳,如果选用神门不选用相应部位,效果不明显。在治疗痛症中,必须用指功发热法给予强刺激。

(2)配穴

内脏疼痛、消化系统疾病引起的疼痛:选用消化系统皮质下。

心血管系统疾病引起的疼痛:选用心血管系统皮质下。

运动系统疾病痛症(躯干、脊柱、四肢功能障碍):神经点。

四肢肢端疼痛:枕小神经点。

颈、肩、背等痛症:耳大神经点。

颈椎病:颈后三角区。

坐骨神经痛:坐骨神经三角区。

网球肘:网球肘点。

神经系统疾病痛症:神经点、耳尖放血。

前头痛、头顶痛:耳尖放血、外交感。

颞侧头痛,偏头痛:耳尖放血、交感和外交感。

后头痛:枕小神经、耳尖放血。

三叉神经痛:耳颞神经、神经系统皮质下、耳尖放血。

2. 止晕

(1)主穴:晕区、枕、耳尖放血、外交感、肝。

(2)配穴

美尼尔综合征:内耳、脾。

晕车、晕船、晕机:内耳、贲门。

贫血引起头晕:脾、三焦。

自主神经功能紊乱引起头晕:交感、神经系统皮质下。

脑动脉硬化引起头晕:脑、心血管系统皮质下。

3．止惊

(1)主穴:神门、耳尖放血、神经系统皮质下、枕小神经、肝、脑干、脑、枕。

(2)配穴

癫痫:癫痫点。

4．止咳

(1)主穴:相应部位、口、气管、支气管、肺。

(2)配穴:平喘、脑干、神门、枕、脾、耳尖放血。

5．止喘

(1)主穴:支气管、交感、肾上腺。

支气管:为相应部位穴。支气管哮喘是由于抗体的反应,导致可逆的组织变化,如毛细血管通透性增加,黏液分泌增多,平滑肌痉挛及组织中、分泌物中、外周血液中的嗜酸细胞增多,是支气管病变的主要病理特征。

交感、肾上腺:可抑制黏膜的抗原抗体反应,抑制嗜酸细胞转化或形成,使支气管扩张,肺通气量增加,缓解支气管平滑肌痉挛。

(2)配穴:平喘、过敏区、内分泌、胸、耳尖放血。

喘息性支气管炎:耳尖放血可抗感染、内分泌可抗感染和提高机体免疫功能。

肾虚喘:肾。

肺心病引起喘症:心、肺、脾、心血管系统皮质下。

6．止痒

(1)主穴:耳尖放血可抗过敏止痒、相应部位放血、肺、脾、神门、枕、膈。

(2)配穴

过敏引起皮肤痒:内分泌、肾上腺、过敏区。

神经性皮炎:神经系统皮质下、神经衰弱点。

7．止鸣

(1)主穴:内耳、颞、三焦。

(2)配穴

实症引起耳鸣:耳尖放血、胆。

肾虚耳鸣:肾。

8．止带

(1)主穴:相应部位、子宫、宫颈、附件、盆腔。

(2)配穴:下焦、肾、肝、脾、三焦、内分泌。

9. 止吐

（1）主穴：贲门。

（2）配穴：胃、肝、神门、枕、消化系统皮质下。

10. 止酸

（1）主穴：交感。

（2）配穴：胆、肝、胃、十二指肠、贲门、消化系统皮质下。

二、六对

1. 镇静、兴奋

（1）镇静

选穴：耳尖放血、神门、脑、脑干、神经系统皮质下、枕、身心穴、神经衰弱点。

（2）兴奋

①主穴：兴奋线和兴奋点。

②配穴：丘脑、额、脑垂体、内分泌、肾上腺、促性腺激素点。

2. 降压、升压

（1）降压

①主穴：降压点、耳尖放血、心血管系统皮质下。

②配穴：神门、枕、额、肾、肝、心。

（2）升压

①主穴：升压点、肾上腺、脑垂体、内分泌。

②配穴：心、肝。

3. 降率、强心

（1）降率

①主穴：降率点、心、心血管系统皮质下。

②配穴：胸、神门、枕、小肠。

（2）强心

①主穴：交感、肾上腺、心血管系统皮质下。

②配穴：胸、小肠。

4. 止血、活血

（1）止血：脑垂体、肾上腺、膈、脾、相应部位（依出血病变部位取穴）。

（2）活血：五大活血穴。

①心血管系统皮质下：调节血管舒缩功能，以扩张血管为主。此穴对心血管系统疾病，外周血管病，颈椎病，肢体麻木（即中医属于"痹症"）治疗效果尤佳。可改善血液循环，提高皮肤温度，即活血通络。故此穴和交感、热穴、枕小神经点、耳大神经点，五穴合称"致热穴"活血通络要穴，是治疗血管病、痹症的主穴，有通经活络，活血化瘀的作用。

②交感：交感神经可以调节血管舒缩功能，以扩张血管为主。

③耳大神经点：可以活血止痛，对颈椎病、肩背痛、肩关节周围炎有明显疗效。

④热穴:可以调节血管舒缩功能,以扩张外周血管为主,同时可以提高下肢温度用于治疗血栓性闭塞性脉管炎,血栓闭塞性静脉炎等。

⑤枕小神经:可推动外周血液循环,可治疗四肢和头部麻木、雷诺病、后头痛和四肢疼痛。

5.利尿、止遗

(1)利尿

主穴:肾、脾、肺、三焦、腹水点、内分泌、相应部位。

(2)止遗

①主穴:尿道、膀胱、耳中、脑垂体。

②配穴

夜尿症:额、兴奋点。

脊髓损伤引起遗尿:腰椎。

神经性膀胱引起尿频:肝、枕、神经系统皮质下。

6.通便、止泻

(1)通便

选穴:乙状结肠、大肠、脾、肺、三焦、肝、消化系统皮质下。

(2)止泻

①主穴:直肠、乙状结肠、大肠、脾、神门、消化系统皮质下。

②配穴

炎症或慢性疾病引起的腹泻:耳尖放血、内分泌、肾上腺。

过敏性结肠炎:过敏区、耳尖放血。

脾肾阳虚引起之腹泻:肾。

三、利五官

1.利咽

①主穴:相应部位、口、肺、内分泌、三焦、气管。

②配穴

急性咽喉炎:耳尖放血。

扁桃体炎:扁桃体、耳尖或轮6放血。

声音嘶哑:喉、声门、脾、喉牙穴。

咽喉异物感(梅核气):食道、肝、胸。

2.明目

①主穴:耳尖放血、交感、肾、肝、目2、眼、枕。

②配穴

近视:脾。

青光眼:目1。

急性结膜炎:肺。

眼睑炎：心。

麦粒肿、霰粒肿：脾、轮 6 放血。

屈光不正引起眉心痛：额。

3. 助听

①主穴：速听点、三焦、内耳、外耳、交感、颞。

颞为听觉中枢，可增强听觉中枢对听觉神经功能的调节，提高听觉中枢对声音的感觉和分析能力，促使处于可逆的病理细胞的转化。

②配穴：目 1、肾、胆。

4. 鼻通

①主穴：内鼻、外耳、肺。

②配穴

感冒引起流涕：耳尖放血、过敏区、肾上腺。

过敏性鼻炎：过敏区、肾上腺、耳尖放血、内分泌。

肥大性鼻炎：肾上腺、膈。

萎缩性鼻炎：内分泌、脾。

嗅觉减退或失灵：交感、脾。

副鼻窦炎：额、上颌、肾上腺、耳尖放血。

鼻液倒流：过敏区、鼻咽穴、交感。

5. 美容

①主穴：相应部位、肺、内分泌、脑垂体、肝、肾上腺、促性腺激素点、三焦。

②配穴

炎症引起的扁平疣、痤疮、酒渣鼻：耳尖放血、大肠。

色素代谢障碍疾病、黄褐斑、白癜风：肾、脾、丘脑。

神经性皮炎：耳尖放血、神经系统皮质下、神门、枕。

脂溢性皮炎：胰、肾、小肠。

过敏性皮炎：过敏区、耳尖放血。

抗衰老及减少皱纹：肾、脾、丘脑。

四、三抗

耳穴疗法有三抗作用：①抗过敏；②抗感染；③抗风湿。

耳穴有四大三抗穴：①耳尖放血。②过敏区。③内分泌。④肾上腺。

1. 抗过敏

（1）主穴：过敏区、内分泌、肾上腺、耳尖放血。

过敏区是诊断和治疗过敏性疾病的特定点，可以提高机体免疫系统功能。过敏性疾病是过敏原和抗体结合影响细胞的正常代谢，出现毛细血管扩张，通透性增高和平滑肌痉挛等表现。而内分泌可增强内分泌腺体分泌各种激素，如肾上腺皮质激素，还可以阻止细胞释放组胺，抑制毛细血管的渗出，抑制黏膜、皮肤的抗原抗体反应，抑制抗体形成，增强抗过敏作用。

过敏区、肾上腺、内分泌、耳尖(放血)是抗过敏四大要穴。

相应部位应依过敏疾病部位取穴。

(2)配穴:肝、脾、肺。

2. 抗感染

(1)主穴:耳尖放血、过敏区、内分泌、肾上腺、相应部位。

(2)配穴

扁桃体炎:轮6放血。

急性中耳炎:轮5放血。

急性咽喉炎:轮4放血。

牙痛:轮4放血。

肩周炎:轮4、轮3放血。

网球肘:轮2放血。

耳穴疗法,在抗感染中,通过调动机体的免疫因素,可使谷胱甘肽下降,黏蛋白含量下降,丙种球蛋白升高,从而加强了防御功能。

3. 抗风湿

(1)主穴:耳尖放血、过敏区、内分泌、肾上腺、相应部位,依风湿损害的部位取穴。

(2)配穴:肾、肝、脾、三焦。

近年来,大量的临床实践和研究资料表明,耳穴疗法能增强机体免疫功能,增加白细胞的吞噬指数,调整网状内皮系统的吞噬功能,从而抑制链球菌的感染,促使风湿病灶的稳定及消退。

五、退烧

1. 主穴

耳尖、屏尖、肾上腺、轮1至轮6、丘脑、交感、内分泌、肺、相应部位。

(1)耳尖、屏尖、肾上腺或选择轮1至轮6放血,有清热解毒的作用。

(2)丘脑下部对自主神经有调节作用,目前认为丘脑下部不只是单纯的交感、副交感中枢,它既是调节内脏活动的较高级中枢,又是调节内分泌活动的较高级中枢,可调节体温、摄食、水平衡、情绪反应等重要生理过程。

(3)交感能调节自主神经功能,使血管舒张而达到散热的目的。

(4)内分泌可通过垂体-肾上腺皮质系统,调节机体的防御功能,而达到抗炎和抗渗出的作用。

(5)"肺主腠理,司开合",刺激肺可通过调节皮肤黏膜、呼吸而散热。

(6)相应部位:依病变部位取穴。

2. 配穴

枕、脑干。

六、三调整

1. 调整自主神经功能

(1)主穴:交感、丘脑、神经系统皮质下。

(2)配穴:耳中、心、肾、神门、枕、身心穴、耳尖放血。

交感、神经系统皮质下、丘脑:是三个主要调节自主神经的要穴。因为耳穴与躯体的关系是通过交感神经调节的,耳廓血管壁与血管之间有大量的交感神经纤维分布,刺激耳穴皮肤与内脏组织间的联系通过交感神经轴突反射来完成的。刺激耳穴在影响中枢神经系统机能状态的同时,一方面通过丘脑系统调节交感、副交感神经,调节机体的平衡和营养状况,另一方面通过垂体系统影响体液中激素动态平衡,激发体内非特异性防御反应,因此调节自主神经功能以交感、神经系统皮质下、丘脑为主。

2. 调整内分泌功能

(1)主穴:内分泌、脑垂体、丘脑。

内分泌、脑垂体、丘脑是调节内分泌活动的主要穴位。耳穴中有特定的内分泌穴,相当于机体内分泌系统生理机能的调节系统之一,可保持内分泌水平的相对稳定,从而维持机体内环境理化因素的相对稳定。

脑垂体是内分泌系统中极为重要的腺体。它不仅分泌多种调节机体基本机能的激素,而且分泌一些调节其他内分泌腺体活动的"促激素"。丘脑既是自主神经较高级的中枢,又是调节内分泌活动的较高级中枢。丘脑下部分泌释放激素,可促进脑垂体分泌某种促激素,脑垂体的促激素又促进内分泌靶腺分泌激素,机体可进行"反馈"性自我调节,来保持机体机能的完整性。当内分泌功能失调或某一个内分泌腺患病时,取垂体、内分泌、丘脑,可进行调节。

(2)配穴:肾、肝、相应部位,依某内分泌腺体病变位取穴。

3. 调整月经周期、经量

(1)主穴:脑垂体、内分泌、卵巢、子宫、肾、肝。

(2)配穴:

月经过少或闭经:兴奋点、交感、促性腺激素点、心血管系统皮质下。

月经过多或功能性子宫出血:膈、脾、肾上腺。

痛经、子宫内膜炎、子宫内膜异位症:下焦、交感、生殖腺。

七、两补

1. 补肾

取穴:肾、肝、心、内分泌、垂体、丘脑、肾上腺。

肾:"肾为先天之本"、"肾藏精"、"肾主命门相火",肾为"生命之根本"。肾阴虚症,可见遗精、耳鸣、腰痛或腰腿酸软。肾阴虚可致肝火亢盛,并可上灼于肺,可见夜间盗汗、消瘦等。肾阳虚症,精气不能摄纳,有早泄、阳痿、腰酸肢冷。肾阳虚而心火上炎导致心神不安。肾阳虚不能化水,水湿停留,小便不利,身重,腹部胀满。肾阳虚弱不能温运脾土,不能纳气,出现一系列症状。

肾虚主要表现性机能失调,而性机能又受内分泌的调节,肾上腺皮质是人体内很重要的内分泌腺之一。它参与调节人体的物质代谢,机体的生长发育,增强机体对外来各种有害刺激的耐受力。肾虚(肾病、肾上腺皮质机能障碍)补肾需要选用内分泌、垂体、丘脑、肾上腺,以调节内分泌代谢活动和调整丘脑-脑垂体-肾上腺皮质功能。

2. 补血

取穴:脾、胃、肾、三焦、心、肾上腺、血液点。

脾、胃:人体内血液的来源是食物中的营养成分,但必须经过脾的运化,才能化为血液,脾虚时,不能化生血液而贫血,脾为后天之本,胃为水谷之海,因此补血必须健脾胃以助运化生血。

肾:"肾主骨生髓",再生障碍性不良贫血,是骨髓增生不良,目前认为血液中存在一种能刺激造血器官生成红细胞的激素——红细胞生成刺激激素(红激素),该激素主要来自肾脏。红激素对红细胞生成有选择性的促进作用。继发性贫血是由于红细胞激素不足,因此取肾穴以壮骨生髓。

三焦:可腐熟水谷,吸取精华以生化血气,滋养全身。《灵枢·决气篇》说:"中焦受气取汁变化而赤,是谓血",取三焦以疏通血气,濡养全身。

心:是血液循环的主要器官,心主血脉,可推动血液周流全身,循环不息,供给全身营养。

肾上腺:可激发皮质激素,使网织红细胞上升,血红蛋白上升,并可刺激骨髓造血。

八、三健

1. 健脑

取穴:肾、心、脑、丘脑、脑垂体、额、聪明穴、神经系统皮质下、脑后沟。

心、肾:《灵枢·邪客篇》中记载:"心者,五脏六腑之大主也,精神之所舍也"。《素问·宣明五气论》说:"肾藏精,精舍志"。《中藏经》说"肾者精神之舍,性命之根"。《素问·五脏生成篇》有"诸髓者,皆属于脑",《灵枢·海论篇》有"脑为髓之海",脑既是诸髓的会合,而髓又滋生于肾。由此可知,"肾充则髓实",肾气的盛衰,关系到脑力的强弱,因此健脑一定取心、肾。

脑、脑后沟:为相应部位,按"感传所及,主治所在"的原则取穴。

额、丘脑、脑垂体:由于微生物化学物质与记忆有关,记忆和加压素有关,记忆的生化反应发生在大脑皮层,特别是额和颞。

神经系统皮质下:皮质下是机体机能的最高调节中枢,因此取皮质下可调节机体功能。

聪明穴:是经验用穴,可提高记忆力。

2. 健肝血

(1)主穴:肝、肾、三焦、内分泌、脾、消化系统皮质下。

(2)配穴:相应部位。

三焦、肝、肾:肝阴虚症大多是由血液循环衰少或肾水不足,不能涵木所引起,主要症状有耳鸣、眩晕。肝血虚不能营养筋脉,筋挛拘急,或者麻木不仁,指甲枯而青,有时发生头晕欲倒等症状,因此取肝、肾,以滋阴潜阳。三焦总领五脏六腑营卫气血,主呼吸出纳,消化传输,生化气血,滋养全身。

脾:脾主运化,脾为后天之本,可健脾胃益肝血。

内分泌、皮质下:两穴可维持机体的正常生理活动,中医学所说"行血气通阴阳",使脏腑组织之间内外相互协调。

3.健脾助运

取穴:脾、胃、口、胰腺、内分泌、消化系统皮质下、小肠。

脾、胃:脾主运化,胃主受纳,脾运化失常,可见饮食不化,二便失调,腹部胀满或四肢无力,肢体消瘦等症。取脾、胃,可促使消化吸收功能改善,提高代谢功能。

小肠、胰:《素问·灵蓝秘典论篇》说:"小肠者,受盛之官,化物出焉",小肠主要消化吸收各种主要营养物质。糖类、蛋白质和脂肪,大部分在十二指肠和空肠吸收。胆盐和维生素 B_{12} 在回肠吸收。水分和电解质在空肠内交流。胰是兼有内分泌和外分泌功能的腺体,胰腺的内分泌功能主要与糖代谢调节有关;胰腺的外分泌物质称胰液,胰液中有消化酶,如胰淀粉酶、胰脂肪酶、胰蛋白酶和糜蛋白酶;正常胰液中含有核糖核酸,脱氧核糖核酸和羟基等。胰腺中的胰液,具有很强的消化能力。因此,脾虚的患者,纳呆消瘦、乏力等,均可取小肠、胰穴,提高消化代谢功能。

内分泌,消化系统皮质下:可以调节机体代谢、消化吸收功能。

口:有促进食欲,恢复疲劳之功能。

此组穴位对饮食失节,停滞不化,吸收不良的小儿尤其有效,并可用来增肥。

九、其他功能

1.催乳

取穴:乳腺、肝、胃、脑垂体、内分泌、丘脑。

脑垂体、内分泌、丘脑:可以分泌多种激素,如生长素、催乳素等,而且还分泌一些调节其他内分泌腺活动的促激素等,丘脑下部还存在催乳素的释放激素,促进催乳素的释放,因此当哺乳期乳汁分泌不足时,可取脑垂体、内分泌、丘脑三穴。

肝、胃:乳房为足厥阴肝经和足阳明胃经所经过,耳穴肝、胃可疏肝调血,取胃穴可通经活络,以助催乳。

2.理气消胀

取穴:腹胀区、腹、肝、胃、脾、肺、三焦、大肠、消化系统皮质下。

腹胀区、腹:为相应部位取穴,腹胀区是诊断和治疗腹胀的要穴。

肝、脾、胃:"肝主疏泄","脾主运化",胃为"后天之本",当肝气太过,肝气横逆可伤及脾胃。脾虚失运,胃阳不足,腹部胀满,取肝、脾、胃三穴以疏肝、理气、健脾助运,和胃降逆。

三焦:职司一身之气化,三焦的气化功能失常,气逆腹满,取三焦以化气输精。

肺、大肠:"肺主气"、"肺主宣发和肃降"、"诸气者,皆属于肺",肺和大肠经互为表里,有清泄腑实的作用,取肺、大肠亦可理气消胀。

3.降糖

取穴:胰腺、糖尿病点、耳中、三焦、脑垂体、内分泌、丘脑、相应部位。

糖尿病点:是诊断治疗糖尿病的特定点。

胰腺、丘脑、内分泌、垂体：胰岛素是胰腺的 β 细胞分泌的，胰岛素缺乏时引起明显糖代谢障碍，血糖水平升高，大量糖从尿中排出，发生糖尿病。中枢神经系统中，丘脑下部有调节胰岛素分泌的中心，因此糖尿病取穴以丘脑、内分泌、垂体、胰腺为主。

皮质下：调节机体各个脏腑组织器官功能、调节胰岛素分泌代谢功能以降糖。

口、渴点：烦渴时，可取口，以生津止渴。

三焦：有气化作用，更重要的是三焦穴又是舌咽神经、面神经、迷走神经刺激点。近代实验观察，交感神经兴奋时，通过 α 受体的作用抑制胰岛素的分泌，电刺激支配胰岛的迷走神经使胰岛素分泌增加，因此取三焦穴，即迷走神经刺激点，可促使胰岛素的分泌，而降血糖。

4. 解痉

（1）取穴：相应部位、交感、神经系统皮质下、神门。

相应部位：痉挛性疼痛的疾病，如胃痉挛、泌尿系结石、肝、胆管及胆囊结石、胆道蛔虫症等，均以相应部位取穴为主，使经络信息感传，直趋病所，改善及缓解痉挛性疼痛。

交感：是内脏止痛要穴，内脏疼痛的传入神经主要是交感神经，是来自交感神经中的 C 类纤维传导的，刺激交感穴的传入信息可通过神经系统，对伤害性刺激传入信息产生抑制，使机体对疼痛刺激引起的感觉和反应受到抑制，内脏平滑肌痉挛状况得到缓解，提高痛阈值。

皮质下：调节大脑皮层兴奋和抑制功能。

神门：是重要的镇静要穴。

（2）配穴

治疗内脏平滑肌痉挛性疼痛，如胃痉挛：胃、小肠。

泌尿系统结石引起痉挛性疼痛：肾、膀胱、下焦、腹外。

胆结石引起痉挛性疼痛：胆（耳前及耳后）、胆道、肝。

胆道蛔虫症引起疼痛：脐、胆、十二指肠、胆囊球结节、小肠、中耳根（耳背零点，耳迷根）。

5. 利胆

（1）主穴：胆、胆道、十二指肠、胃、三焦、脾、消化系统皮质下、肩背穴。

胆、胆道：为相应部位取穴，刺激相应部位可使胆囊收缩，胆汁的分泌增加，可消炎利胆，有排石之功能。

肩背穴：胆囊炎、胆道感染、胆石症可出现体表部位的牵涉痛，因为支配牵涉痛的体表部位和患者的内脏传入神经纤维起自相同脊髓节断，然后向上传递，最后上达丘脑、皮质下。最近有人认为进入脊髓的内脏传入神经纤维，可使二级神经元的突触开放，使达到该处的体表感觉冲动，Aδ 纤维容易通过，从而出现同一脊髓节断躯体感觉的刺激阈值降低并在该处形成敏感区，因此取肩背穴亦可消炎利胆排石。

三焦、皮质下、内分泌、胰、十二指肠：胆汁的分泌和排出的调节，是受神经和体液因素控制的，迷走神经可通过释放乙酰胆碱直接作用于细胞，增加其胆汁分泌，并引起胆囊收缩，还可通过释放胃泌素而引起胆汁的分泌增加。体液中胆囊收缩素——促胰酶素，通过血液循环兴奋胆囊，引起胆囊的强烈收缩和奥迪括约肌的舒张。三焦穴既可有气化作用，又是迷走神经的刺激点，使胆汁分泌增加。皮质下，可调节胆囊收缩功能。内分泌可促使机体分泌胃泌素，促使十二指肠黏膜释放促胰酶素，促使小肠上皮黏膜分泌胆囊收缩素——促胰酶素，以利胆排石。

通过耳穴研究,针刺耳穴治疗胆石症的机理可能与胆囊收缩、胆汁分泌增加、胆汁冲击胆管、奥迪括约肌松弛有关。有人用动物作试验,在全麻下测狗的总胆管压力,然后针刺阳陵泉、胆囊穴、耳穴交感、胆,通电2分钟后,总胆管内压力上升,胆囊迅速收缩,排空,针刺后按揉耳穴,总胆管压力又上升,停按后则下降,再按再上升,说明耳穴可使胆囊收缩迅速排空。

（2）配穴

胆囊功能紊乱引起的腹胀:腹胀区。

胆囊伴有口苦症状:口。

胃酸过多:交感。

胆囊炎引起便秘或腹泻:大肠、乙状结肠。

胆石症:耳背胆区。

右上腹痛:肋缘下。

6. 安眠

（1）主穴:神门、肾、心、神经衰弱区、神经衰弱点、神经系统皮质下、耳尖放血。

心、肾:"心藏神"、"心主神明",取心穴能宁心安神,肾主骨生髓,脑为髓之海。取肾有补脑安神之功。心属火,肾属水,心肾相配,水火相济,能阴阳调和。

神经衰弱点和神经衰弱区:是治疗神经衰弱的两个主穴,神经衰弱区是诊断和治疗入睡慢、多梦的特定穴,神经衰弱点是诊断和治疗睡眠浅、睡眠时间短、易醒、早醒、醒后不易入睡的特定穴。神经衰弱重症时,两穴同时相配,耳廓前后对应取穴,可使疗效增强。

皮质下:神经衰弱是大脑皮层兴奋和抑制功能失调,神经系统皮质下有调节大脑皮层兴奋和抑制功能。

（2）配穴:神经衰弱在临床上可表现各种类型,应依症加减。

肝郁气滞型:加取肝穴,以疏肝理气,滋阴泻火。

心虚胆怯型:加取胆、肝,以疏肝利胆,宁神定志。

心脾两虚型:加取脾穴,以补养心脾,养血安神。

胃失和降型:加取胃、脾,以健脾益气,和胃降逆。

心肾不交型:加取肾,以水火相济,阴阳调和。

7. 收敛汗液（止汗）

（1）主穴:交感、丘脑、心、神经系统皮质下、相应部位。

（2）配穴:肺、脾、肾上腺。

心:"心主血脉"、"汗为心之液",当心阳虚时可自汗,心阴虚时可盗汗。因此取心穴为固涩止汗。

交感:多汗症为自主神经功能紊乱,汗腺受交感神经支配,因此交感神经可调节汗腺活动。

皮质下、丘脑、肾上腺:中枢神经系统中,下自脊髓,上到大脑皮质,都有发汗中枢存在,通常认为,正常情况下,主要的发汗中枢在丘脑下部。面部、手、足部的汗腺也有一些受肾上腺素能纤维支配,所以当情绪激动时,交感神经系统的肾上腺素能纤维兴奋时,可出手、足及额等部位发汗。因此取丘脑、皮质下、肾上腺可调节汗腺活动。

相应部位:依多汗部位相应部位取穴,以收敛汗液。

中篇　治疗总论

第七章　耳穴治疗总论

第一节　耳穴治疗特点

近年来国内外对耳医学的耳穴诊断、耳穴治疗颇为重视,耳医学发展甚快,广为临床应用,这与耳医学诊断治疗的功能及其特点是分不开的。

一、应用范围广

《灵枢·九针十二原》曰:"今夫五脏之有疾也,譬犹刺也,犹污也,犹结也,犹闭也。刺虽久犹可拔也,污虽久犹可雪也,结虽久犹可解也,闭虽久犹可决也。或言久病之不可取者,非其说也。夫善用针者,取其疾也,犹拔刺也,犹雪污也,犹解结也,犹决闭也。疾虽久,犹可毕也。言不可治者,未得其术也。"说明了针术治病的广泛性,耳穴具有调节神经平衡、镇静止痛、疏通经络、调节气血阴阳、强身壮体等功能,广泛用于内、外、妇、儿、神经、五官、皮肤等各科疾病。对功能性疾病,如神经衰弱、情绪不稳定、忧郁、焦虑、紧张、疲劳综合征、神经功能紊乱等症和器质性疾病,以及病毒、细菌、原虫所致的一些疾病均有治疗作用。据统计耳穴可治疗200余种病症,疗效大多在83%~99%,对于一些急性扭伤、痛症等病例可收到立竿见影之效。

二、能防能治

耳穴既能治病,又可以防病。《养性书》中载:"以手摩耳轮,不拘数遍,所谓修其城廓,以补肾气,以防聋聩也。"带耳环可防治眼病。近年来的实践证明耳穴可以提高免疫力,增强抗病能力,能防治晕车、晕船、晕机、竞技综合征、输血输液反应等。耳穴还可以戒毒、戒烟、戒酒、美容、保健、摄生、抗衰老。

三、副作用少

耳穴是一种较为安全的治疗方法,是自然疗法,它无刺伤肉脏之虞,也不易发生滞针、折针等现象,如若注意消毒,并详细询问既往针灸治疗史的话,耳廓感染和晕针等副作用可以预防,同时还可以避免药源性疾病的发生。由于一些人有病乱投医,多药联用,以求速效,致使药源性疾病大量发生,耳穴的广泛应用,对减少药源性疾病的危害有着很重要的意义。

四、可补中药体针之不足

单用中药体针效果较差时,可应用耳穴治疗,或耳穴配合中药体针综合治疗以增强疗效。耳穴不但可以调阴阳、补虚损、泻火毒、疏气血、调节脏腑功能,而且还有抗过敏、抗晕厥、抗感染、抗风湿、抗休克、抗昏迷等作用。此外,在改善微循环、松弛肌痉挛、降低血脂、减轻体重、改善抑郁、调整情绪、消除药瘾、增强免疫以及改善视力等方面,都有其独到的疗效,以弥补中药体针之不足。

五、简便易行

耳穴的分布有一定的规律性,耳穴大多数以人体解剖学名称命名,易学易记,操作简便,随时随地都可应用,尤其像毫针法、放血法、压丸法、点压法、按摩法等无需特殊设备。

第二节　耳穴治疗适应证及禁忌证

一、耳穴治疗适应证

(一)各种疼痛性疾病

耳穴最大特点是止痛,对疼痛疾病有明显疗效,常用于以下几种疼痛病症。

1. 外伤性疼痛

扭伤、刺伤、切割伤、骨折、脱骨疽、落枕、烫伤等疼痛。耳穴治疗腰及四肢的急性扭伤、挫伤治愈率为67.2%,有效率为95.8%。

2. 手术后疼痛

五官、脑外、胸、腹、四肢等各种手术后产生的伤口痛、瘢痕痛、患肢痛、麻醉后的疼痛,常用来减少或代替杜冷丁、吗啡等诸类止痛麻醉剂。

3. 炎症性疼痛

扁桃体炎、咽炎、乳腺炎、脉管炎、静脉炎、丹毒、前列腺炎、膀胱炎,风湿性关节炎等。

4. 神经性疼痛

头痛、三叉神经痛、肋间神经痛、带状疱疹、坐骨神经痛。

5. 肿瘤性疼痛

用耳穴药物注射法或耳根环形注射法,缓解肿瘤引起的疼痛。广州铁路局某医院,用生理盐水1～2毫升在耳根环形注射治疗晚期癌肿:肺癌、肝癌、脑瘤等引起的疼痛,40余人次全部有效。注射后 10 分钟左右起作用,止痛效果及止痛时间与杜冷丁 100 毫克相仿,有时止痛时间更长。

（二）各种炎症性疾病

急性结膜炎、疱疹性角膜炎、电旋光性眼炎、牙周炎、中耳炎、咽喉炎、扁桃体炎、腮腺炎、大叶性肺炎、胸膜炎、气管炎、胃炎、肠炎、阑尾炎、胆囊炎、附件炎、盆腔炎、子宫颈炎、睾丸炎、风湿性关节炎、末梢神经炎等。

例如河南洛阳科研门诊部用耳穴贴压法治疗中耳炎,取内耳、外耳、肾三穴。治疗化脓性中耳炎 34 例,51 只耳,经过 2～23 次治疗,治愈率为 86.3%,总有效率为 94.1%。对单纯型中耳炎,耳穴治疗较优,治愈率为 95.4%,明显高于骨疡型和胆脂瘤型。从治疗次数上看,80% 以上经过 6 次治疗即可痊愈。

（三）变态反应疾病及胶原组织疾病

过敏性鼻炎、过敏性哮喘、过敏性紫癜、过敏性结肠炎、结节性红斑、风湿热、药物疹、荨麻疹、红斑狼疮等病,耳穴治疗可以提高内源性肾上腺皮质激素含量,且有脱敏消炎、提高机体免疫功能等作用。治疗过敏性鼻炎中,观察血液及鼻腔分泌物、针刺前后血清 IgE 含量与症状的关系,针刺后血清 IgE 含量减少程度与症状缓解时间呈正比,减少 1/2 以上者 6 个月未复发。

（四）内分泌代谢及泌尿生殖系统等疾病

单纯性甲状腺肿、急性甲状腺炎、甲状腺功能亢进、糖尿病、肥胖病、尿崩症、垂体瘤等采用耳穴治疗,可改善症状、减少用药量等。

（五）功能性疾病

内耳眩晕症、心律不齐、高血压、多汗症、性功能障碍、眼肌痉挛、面肌痉挛、神经衰弱、自主神经功能紊乱、月经不调、内分泌紊乱、功能性子宫出血等病,实践证明采用耳穴治疗具有调节大脑皮层功能、内分泌功能,建立新的平衡的作用,可促进病症的缓解或痊愈。

（六）各种慢性疾病

对于腰腿痛、颈椎病、肩背部肌纤维炎、肩周炎、迁延性肝炎、脑震荡及脑外伤后遗症、慢性胆囊炎、慢性胃炎、十二指肠溃疡等疾病,耳穴治疗具有某些药物所不及的效果。

（七）传染性疾病

对于流感、百日咳、猩红热、疟疾、肺结核、菌痢、传染性肝炎、扁平疣、腮腺炎等疾病,耳穴治疗具有镇静、退热、解痉、止痛作用,可恢复和提高机体的免疫功能,从而加速了疾病治愈。例如腮腺炎,治愈率在 80% 以上。

（八）其他

耳穴治疗除上述适应证外,尚有催产、催乳、戒毒、戒烟、戒酒,治疗食物中毒、治疗竞技综合征,预防输液反应、晕车、晕船、晕机、感冒的作用,并有保健、美容、减肥、抗衰老、排石的功能,耳穴麻醉用于甲状腺瘤、扁桃体切除术等。耳穴治疗的适应证很广。许多疾病,可单独用耳穴治疗,有的疾病耳穴治疗为辅助手段。

二、耳穴治疗禁忌证

耳穴治疗比较安全,无绝对禁忌证,耳穴治疗有些情况要注意:

● 严重心脏病不宜使用,更不宜采用强刺激,如电针、放血等。

● 严重的器质性病变,如高度贫血、血友病,不宜针刺,可用耳穴贴压法。

● 孕妇40天至3个月者不宜针刺,5个月后需要治疗者,可轻刺激,不宜针刺子宫、腹、卵巢、内分泌,有习惯性流产者禁用耳穴治疗。

● 妇女在月经期内,文献记载不宜针刺,但多年实践中发现治疗无不利影响,个别有经期缩短、月经骤停,但停针后,周期又会恢复,以后可以继续治疗。

● 外耳患有病症,如溃疡、湿疹、冻疮破溃时,暂不宜针刺,可先治疗外耳疾患,针刺外耳、肾上腺、耳尖放血,待耳廓皮肤病变治愈后,再用耳穴治疗其它病变。

第三节　耳穴治疗方法

一、耳毫针法

耳毫针法是应用毫针刺激耳穴治疗疾病的一种方法,毫针是古代九针之一。现在应用的毫针,是由古代毫针改变而成,为耳针常用针具。耳针用的毫针,针长为5分,针的粗细有26号、28号、30号、32号等四种,针的构造为针尾、针柄、针根、针身、针尖五部分。

(一)治疗方法

1.治疗工具的准备

耳针、75%的酒精棉球、消毒干棉球、血管钳或镊子、耳穴压痛棒、耳穴电测仪。

2.耳廓消毒

由于耳针比体针易感染,造成耳软骨膜炎,所以必须重视耳廓的消毒,用75%的酒精棉球,由内到外,由上到下,对耳廓全部消毒,尤其要注意三角窝、耳甲艇、耳孔周围、耳屏内侧等部位的消毒。

3.选穴配方

初诊病人用耳穴电测仪系统检查耳穴阳性反应点,明确诊断,选穴配方。复诊病人可在相应病变部位耳穴检查阳性反应有否变化,探测穴位后作一压痕给予针刺或贴压治疗。

4.体位和进针

患者选用坐位,初诊者如精神紧张惧痛、怕针或病重体弱者,可选用卧位。术者用左手拇指食指,固定耳廓,中指托着针刺部位的耳背,这样既能掌握针刺的深度,又可减轻针刺时的疼痛,用右手拇、食指持针,在选好的穴位处进针。进针方法有两种:

①捻入法:医者左手固定耳廓,右手拇、食指持针柄,将针尖对准耳穴,顺时针方向,手指边捻边进针,使针体随捻转刺入耳穴。

②插入法:医者左手固定耳廓,右手持针尖对准耳穴,用力一按,迅速将针插入耳穴中。

(二)针刺强度

1.强刺激法

常用于病者体质强壮的急性病、实证、瘀症、热症、疼痛等诸病,此法为泻法。

2.轻刺激法

用于体质较差的慢性病、虚证者,此法为补法。

3.中等度刺激法

又称平补平泻,是常用的刺激法。

(三)针刺手法

常用的针刺手法有三种,临床根据不同情况选用。

1.单刺法

刺入敏感点后,不需运用手法仅留针,适用于年迈体弱、久病及儿童患者。

2.捻转法

刺入耳穴后,在该处再运用中等刺激手法,顺时针方向小幅度来回捻转,持续刺激20～30秒钟,常用于一般慢性病。

3.提插法

刺入耳廓后,用力将毫针垂直的上下提插10～20秒,此手法用于急性病和痛症。

(四)针刺的深度和方向

针刺的深度:应视患者耳廓局部的厚薄、穴位的位置而掌握。一般刺入皮肤2～3分即可达软骨,其深度以耳针能站立而不摇摆为宜。有人报道,耳针深度刺透软骨而不穿透对侧皮肤效果好,特别是治疗实症、热症、急性疼痛或炎症,为了获得较大的刺激量,常用深刺法;而对久病体虚之病人,要求较小的刺激量,常用浅刺法,即把针刺入皮下,抵达耳软骨膜,不刺入耳软骨。针刺深度勿穿透耳廓背面皮肤,如穿透背面皮肤,易造成耳廓感染。刺入耳廓时,如能获得针感,患者症状可有即刻减轻,若局部无针感,应调整毫针针尖方向,以获得针感为宜。

针刺的方向:位于耳甲腔、耳甲艇和三角窝中的耳穴,用直刺即90°进针,如内生殖器、心、肺等穴。位于耳舟、耳垂部穴位多用横刺即15°沿皮进针,如过敏区、肩关节、肩、锁骨穴。横刺多用于透穴,即一针透几个耳穴,如盆腔透内生殖器穴,以盆腔入针,沿皮下软骨上刺至内生殖器穴,下额透上额,面颊区透刺等。位于对耳轮、对耳屏内侧、屏间切迹等部位的穴位,多用斜刺45°～60°进针,如皮质下、内鼻、咽喉、内分泌等。

(五)留针与补泻手法

1.留针

是指毫针刺入耳穴后停留在耳廓上的这一过程。耳针的留针时间一般不少于半个小时,最好1小时左右。根据不同的疾病和需要,耳针可留针数小时,以至10余个小时,婴幼儿往往不留针,慢性病及疼痛疾病留针时间可延长。

2.补泻

耳针常以留针时间的长短和刺激的强度以达到补泻之目的。

治疗实热、疼痛之症,常以强刺激,即深刺加捻转,长时间留针而达到泻的目的。

治疗体弱、虚寒之症,常用弱刺激,即浅刺不捻转,短时间留针以达到补的目的。

耳针补泻主要取决于刺激强度。治疗某种疾病时为了获得较大的刺激量,可在留针期间,每隔一段时间,捻转一次,以增强刺激强度。刺激量＝刺激强度×刺激时间。

(六)出针法

是结束耳针治疗的一个最后动作。左手托住耳背,右手起针。

起针法有两种:

● 抽出法:用右手持针柄,不加捻转迅速抽出,该法痛感小,常用之。

● 捻转起针法:用右手持针柄,边捻边将针退出,这种起针法,在起针时又给病人一强刺激,有力于提高疗效。深刺时使用此法出针。起针后可用消毒干棉球压迫针孔,以免出血,并防止感染。如出血,可用干棉球压迫片刻,直至止血为止。

(七)疗程

7～10 次为一个疗程,疗程间歇 3～5 天。

(八)得气和气至病所与疗效的关系

1. 什么叫得气和气至病所

针刺耳穴后,患者在针刺部位出现酸、麻、胀、热、凉及触电等放射感觉,这种感觉有的呈线状或带状向远处传导,这种感觉叫针感,古人称之为"得气"或"气至"。此时医者则感针有下沉紧,如鱼吞饵那样的浮沉之感。针刺后针下空虚,像刺豆腐那样,表明没有得气。为了得气,可用催气法,行提插捻转或改变刺针方向,使针尖到病所反应至相应部位,加速出现针感。

2. 得气与疗效的关系

得气与疗效有很大的关系,得气快见效快,得气差或不得气见效慢或见效差,《灵枢·九针十二原篇》载:"刺之要,气至而有效,效之信,若风之吹云,明乎若见苍天。"说明针刺治病关键在于"得气",得气才有效果。明《针灸大成·标幽赋》载:"气速至而速效,气迟至而不治。"可见,得气与否直接关系到针刺治病的效果。临床实践证明,针刺胃穴时,胃部即感发热,针刺热穴时,下肢有一股暖流传向足趾。此时疼痛减轻或消失。针刺后无感传者,效果不明显,需继续治疗,待气血运行畅通后,方感到针刺传导感,因此治疗需要有一定疗程,以达到行气血、调阴阳,使机体脏腑功能恢复正常的目的。

(九)针刺注意事项及异常情况处理

1. 针刺注意事项

针刺前必须注意针具和耳廓消毒。

(1)病员在大饥、大饱、大醉、大累之后体质虚弱,精神极度紧张,严重贫血或大失血、大病后,均不宜用耳针治疗。

(2)孕妇妊娠 5 个月以前不宜进行耳针治疗,5～9 个月之孕妇,不宜针刺内生殖器、卵巢、内分泌、盆腔、腹、脑垂体等穴,以免针刺流产、早产。对有习惯性流产之孕妇,整个妊娠期都不宜用耳针治疗。

(3)对于老年患有动脉硬化、高血压者,针刺降压点等穴或放血时,针刺前应休息 20 分钟,不宜放血太多。针刺后注意观察,以防意外。

(4)耳廓冻伤或有炎症者应禁针,以免炎症扩散,如必须针刺,则应避免在炎症部位针刺。或可针刺外耳、肾上腺、枕、过敏区,待冻疮或炎症部位治愈后,再继续治疗有关病种。

2. 针刺异常情况的处理

晕针:耳针和体针一样,有时可出现晕针反应,体针晕针者,对耳针并不一定产生类似反应,个别对体针从未晕针者,对耳针也可发生晕针,这证明两者发生晕针的诱因不完全一致。晕针可发生在耳毫针刺激法,也可发生在耳穴贴压法中。

(1)晕针的原因:初诊病员精神紧张、惧痛、体质虚弱、过度疲劳、空腹、低血糖状态、针刺太深、刺激过强、取穴不当。

(2)晕针症状:晕针是在针刺过程中或留针期,突然发生的急性脑贫血的一系列症状,根据严重情况,可分以下三种:

①轻度者:针刺时患者自述头晕、目眩、胸闷不适,但呼吸脉搏仍正常。

②中度者:心慌难受、恶心欲吐、脸色苍白、汗出肢冷、脉搏变细。

③重度者:全身厥冷、大汗淋漓、血压下降、脉搏不易测及,呈昏厥症状。

耳穴的实践过程中,晕针轻、中度的占治疗病例的2%左右,重度晕针尚未发生。

(3)晕针处理:轻度晕针者,不必起针,先让患者平卧休息,喝些热茶或糖水,消除紧张心理,片刻即可恢复。

中度以上者,先起针,头低脚高位,解开衣领裤带(冬季注意保暖),针刺皮质下或肾上腺,必要时皮下注射呼吸兴奋剂可拉明或强心剂肾上腺素,同时给予氧气吸入。

(4)晕针的预防:对精神紧张的患者,预先作好必要的解释工作,消除顾虑。询问过去有无晕针史、晕针发生之诱因,有晕针史、体弱者可卧位针刺,针刺强度不宜过大,针刺穴位不宜过多,透穴不宜过深。心、肾上腺、交感、三焦、内分泌穴不宜深刺。

(5)其它异常情况的处理:针刺后少数病人出现耳部异常疼痛、头痛、张口困难、下肢发冷、半身麻木等异常感觉。多因针刺肾上腺、交感、内分泌、肾、三焦、心、内生殖器等穴过深所致,一般将针稍退出一些,以上症状即可减轻或消失。

(6)耳廓感染的防治方法:耳廓感染常因针具或耳廓皮肤消毒不严所致。由于耳廓血液循环较差,一旦感染易波及软骨,则较难治疗,严重者可导致耳廓肿胀,软骨坏死、萎缩,使耳廓畸变,故应特别注意,重在预防。如平时注意针具和耳廓的消毒,耳廓感染是不会发生的。

(7)耳廓皮肤感染及处理:如消毒不严,埋针时间过长,针眼处局部皮肤可有红肿,表面破损,周围皮肤充血伴有少量渗出液等。处理方法如下:耳针后局部有红肿、疼痛和发炎趋势,局部涂擦2.5%的碘酒,每日3次,同时配合耳尖放血、耳针针刺肾上腺、神门、肺、外耳等穴,每日1次。重时涂擦连翘膏、抗生素软膏。

①局部处理方法:可用紫外线、超短波或氦-氖激光,每日3~5分钟,激光有消炎止痛的作用,能增加吞噬细胞的功能,促使炎症吸收,采取上述措施后,1~3天炎症即可控制。

②软骨膜炎:皮肤感染未及时治疗,可波及软骨,导致浆液性软骨膜炎,反复抽液继发性感染而致,局部有红、肿、热、痛或伴有全身症状。

③处理方法:

● 磁疗:可用0.1~0.25特斯拉的磁片,用一层薄棉花或纱布包起,南北极对置病变部位,用在贴压耳廓腹背二侧,用胶布固定,压力不宜过大,避免引起耳廓血液循环障碍,疼痛加剧,产生软骨压迫性坏死。

● 抗生素治疗:根据炎症感染时间,病菌类型和药物的敏感试验,选用抗生素。常用抗生素如绿脓杆菌感染,最好用庆大霉素、春雷霉素、抗敌霉素三种联合使用,同时用0.1%~0.2%的庆大霉素冲洗溃疡处。

3. 艾灸疗法

将点燃的艾条直接烘烤炎症病灶,使患者能耐受为宜,每次 15～20 分钟,每日 2～3 次直至病灶液体吸收,炎症消退为止,如已化脓则需伤口扩创,将脓液全部排出后,再进行灸治。如积液多者适当穿刺抽液,如经以上方法治疗不愈,可进行外科处理。

二、耳穴贴压法

耳穴贴压法简称压丸法,是指用硬而光滑的药物种子或药丸、磁珠等物在耳穴表面贴压并用胶布固定治疗疾病的一种方法。

耳穴贴压法是近 30 余年来最盛行的耳穴刺激方法,是在耳毫针、埋针治疗疾病的基础上产生的一种简易疗法。耳毫针法、埋针法适应证、奏效迅速,但由于进针疼痛,部分患者不易接受。采用耳穴贴压法治疗各种病症,患者易于接受,经过临床验证,同样可以收到治疗效果。耳穴贴压法简便易行,能持续起到刺激作用且安全无副作用,适用于年老体弱、儿童怯痛和不能坚持每日就诊者。

(一) 物品准备

1. 贴压物

可因地制宜选用材料,可用植物种子,如油菜籽、王不留行籽、黄荆子、急性子、莱菔子;可用药丸,如人丹、六神丸、喉症丸、牛黄消炎丸、气痛丸,亦可用磁珠等。凡是表面光滑、质硬,适合贴压穴位面积大小,而无副作用的物质均可选用。

近 30 余年来经过临床实践,耳穴贴压法对贴压物的选择上王不留行籽优于其它贴压物,王不留行籽符合耳穴面积正常范围,表面光滑、质硬不易滑脱。若当人体患病时,与机体相关耳穴出现阳性反应,如变形、条片状隆起、片状隆起、线形隆起或凹陷及水肿时,可选用王不留行籽贴压,以达到加强刺激作用的目的。而且王不留行籽贴压法优于耳针及埋针法。可用于耳廓前,亦可用于与耳廓前相对应的耳背面,为对贴法,无副作用。适用于神经系统、运动系统疾患,如神经衰弱、头痛及肩背痛、颈椎病、坐骨神经痛、网球肘等。王不留行籽贴压法优于磁珠,磁珠体积小,无磁力作用,贴压耳穴后,在体内形成不了磁场,达不到磁疗作用,据中国科学院力学所研究结果表明,目前所用的磁珠或磁珠片、珠块要携带 0.15 特斯拉以上的磁力才能形成磁场。现在用于耳穴的磁珠同王不留行籽作用一样,只能达到刺激穴位的作用。磁珠由于小面光滑,稍加压力时易嵌入耳廓皮肤内。如不加压又易滑脱。王不留行籽无此副作用,且经济实用,是当前最好的贴压物。

2. 放血针头

选用一次性放血针头。检测血糖用的一次性针头。三棱针放血,对耳廓皮肤组织破坏性太大,放血后耳尖穴或其它放血后的耳穴常遗留有疼痛感。

3. 耳穴贴压板制作

选用 0.5 厘米厚的有机玻璃板加工成 14×28(平方厘米)大小,然后再划成 0.6×0.6(平方厘米)大小方格或 0.8×0.8(平方厘米)菱形小格,每一划线深约 0.5 毫米,每一小方格中央钻成 1 毫米深、直径 2 毫米之小球形凹陷,每一菱形小格钻成 2 个 1 毫米深、直径 2 毫米之小球形凹陷,将王不留行籽铺满各小凹陷中,再用与有机玻璃板同样大小的胶布,贴在有机玻璃板上面,铺平压紧,用切割刀按划线的大小切割开,治疗时,直接用蚊式弯血管钳夹取使用。

(二)操作方法

● 用耳穴探测仪在耳廓上进行探测,寻找阳性反应点,结合临床症状进行分析辨证,作出明确诊断,确定治疗方法及选穴配方。

● 消毒耳廓:用75%的酒精棉球消毒耳廓前面,注意消毒三角窝、耳甲艇、耳甲腔的三个凹陷处,以及耳屏、对耳屏内外侧,治疗神经系统、运动系统疾病时同时消毒耳背。通常耳廓消毒达1~2遍,以彻底去除油污,使贴压物易于敷贴且保持较长时间压迫刺激作用。

● 按摩耳廓:贴压前先按摩耳廓,使耳廓充血,经络气血循环旺盛,增强贴压物治疗效果;若需要放血者,按摩耳廓上部如耳尖穴及轮4~轮1。按摩耳廓时,需从耳廓下方轮4起、耳轮及对耳轮、对耳轮上脚、耳舟其走行方向从下向上,从内向外按摩,使耳廓血管扩张,循环旺盛通经活血,易于放血达到泻热祛瘀,消炎解毒、镇静止痛、清脑明目以及提高机体免疫机能。

● 贴压穴位:按取穴治疗配方选用耳穴。神经系统疾病、心血管系统疾病、内分泌系统疾病及泌尿生殖系统疾病、妇科病多用双耳取穴治疗以达到阴阳平衡的治疗目的。运动系统之骨胳肌肉病变,多选用耳背穴位,必要时耳廓前及耳廓后对穴治疗。若机体一侧患病,如肩、肘、腕、指或髋、膝、踝、趾、牙痛、颞颌关节痛、耳痛、耳鸣、耳聋、扁桃体炎等可选一侧耳廓穴位。

● 贴压方法:左手固定耳廓,右手用蚊氏血管钳,将有机玻璃上有王不留行籽胶布取下,对准耳穴贴压,按耳穴走行方向给予一定压力。

● 贴压手法:将贴压物贴至耳穴上后,要逐渐在贴压物上施加压力,根据患者体质和疾病虚实情况,选择刺激程度。

● 疗程:每贴压一次,可在耳穴上放置3~7天,初诊病人、痛症病人可放置3~4天后更换穴位;病情已好转或巩固疗效者,可在耳穴上放置5~7天更换一次,贴压期间,嘱患者每日自行按摩2~3次,每5次为一疗程,疗程间休息1~2天后进行下一疗程。

● 贴压方向:根据耳穴所在之耳廓解剖位置及耳穴分布规律特性选择贴按压部位方向。

1. 根据耳穴的解剖部位,选择贴压及按压方向

(1)垂直按压:位于耳甲腔、耳甲艇、三角窝中心穴位及耳垂平面的穴位,贴压后给予垂直按压,如:心、肺、三焦、宫颈、神经衰弱点、睡眠深沉穴、身心焦虑穴、快活穴等。

(2)45°方向斜行方向按压:对耳轮内侧面穴位,肝、胆、胰;耳屏及对耳屏内侧穴位,咽喉、内鼻、心血管皮质下、神经系统皮质下、三角窝的子宫、输卵管穴;对耳屏外侧面的穴位,枕、颞、额、顶均向对耳屏内侧面的脑穴方向压,耳屏侧面,肾上腺穴向耳颞经方向按压。

(3)平行面按压:即多穴贴压法,达到耳针、针灸的透刺、横刺穴位的目的。如:过敏区、面颊区、腹胀区、神经衰弱区、多梦区以及耳垂的上、下腭二穴。上、下颌,治疗牙周病、牙龈出血、颞颌关节紊乱等。在耳廓上的机体相对应,病变范围比较大的部位常用、多用平行面多穴贴压法。选择4个以上王不留行籽贴压。以加强治疗刺激穴位作用。

2. 根据耳穴分布特性选择贴压及按压方向

耳穴分布有三种特性:

(1)耳穴分布呈向轮性(彩图3):耳廓犹如母体子宫内倒置的胎儿,耳穴的形成与胚胎发

育有密切关系,耳穴分布与人体有一定对应规律。例如对耳轮相当于躯干。其中脊柱在对耳轮中线的隆起处,在耳背部中心洼陷为脊柱沟,耳舟相当于人体上肢,上肢穴位均在耳舟最凹陷的中间弧形线上,耳轮脚相当于人体膈肌,耳轮脚的耳中穴为迷走神经点,耳穴许多重要穴位都是沿神经分布的,耳轮脚周围相当于消化管、口、食道、贲门、胃、十二指肠、小肠、乙状结肠(阑尾)大肠等8穴恰恰围绕迷走神经点分布,治疗消化系统疾病贴压及按压方向应向耳轮脚迷走神经点处按压,以迷走神经重要分支为轴心,以达到调整消化功能的目的。对耳轮相当于躯干、脊柱,耳舟相当于上肢,而脊神经两个重要分支——枕小神经、耳大神经点恰恰支配人体的运动系统。耳大神经从对耳轮、耳舟起始部向上走行,治疗颈椎病、肩周炎等,耳穴贴压时其按压的方向应向上。枕小神经支在耳轮结节内侧发出,支配耳舟、对耳轮上脚,相当于四肢末端,因此,治疗四肢末端疾病时,贴压跟、足底部、指关节后应向耳舟、对耳轮上脚、耳轮缘内方向按压。刺激枕小神经点时应向耳轮结节内侧缘按压,耳屏前均为耳颞神经分布,取外耳及降率穴时,沿着耳颞神经分布方向按压。三角窝的神经支配非常丰富。有4对脑神经:迷走神经、耳颞神经、面神经、舌咽神经及2对脊神经:枕小神经、耳颞神经,均在此交叉,支配整个三角窝,而以枕小神经耳尖支为主要分布区,贴压子宫穴时应向三角窝底部按压。

　　耳穴分布与耳廓解剖部位有关,机体内脏器官沿主要神经走行分布,甚至重要穴位在神经分支上。如:三焦穴是迷走神经、舌咽神经、面神经混合支发出处。耳中穴为迷走神经点,有的穴位沿耳轮缘呈并行线形或斜行线形分布。

　　泌尿系统穴位以并行线形分布在耳甲艇上端与对耳轮下脚下缘的相交处,如:肾、输尿管、膀胱、前列腺,女性为内尿路,因此贴压时应紧靠耳甲艇上缘贴压。

　　肝、胆、胰穴位:分布在耳甲腔外上方近对耳轮内2/5内侧缘的斜坡上,因此贴压肝、胆、胰穴应贴在对耳轮上2/5内侧斜面上,以45°向外上方按压。

　　(2)耳穴分布呈低凹性:根据耳廓皮肤电阻值测定,耳穴低凹处,电阻值相对偏低,低凹处穴位相对敏感,而低凹处又分布着重要穴位,如心穴在耳甲腔的低凹处中心反光区,心区下为肺穴,三焦穴在耳甲腔与屏间切迹内低洼处,内分泌在屏间切迹内低洼处,三角窝中心凹陷处的宫颈穴,耳甲艇处的下焦、脐周、腹胀区,屏间切迹外侧下缘洼陷中点是升压点。在选择上述穴位治疗时,均予贴到最低凹处,电阻值最低部位给予垂直按压,使刺激感直至病所而达到治病的目的。

　　(3)耳穴分布呈耳前、后相一致性的特性:根据耳廓与人体的对应分布关系,耳廓前相当于人体的前面、五脏六腑、组织器官等;耳背相当于人体的背部骨骼肌肉运动系统和神经系统。根据耳廓低凹性分布特性,耳前隆起的部位如对耳轮相当于脊柱,与其相对应的耳背洼陷部为脊柱沟;对耳轮下脚隆起的中点是坐骨神经,与其相对应的耳背洼陷部为坐骨神经后沟;对耳轮上脚隆起处相当于下肢,与其相对应的耳背洼陷部为下肢后沟;对耳屏隆起处相当于头部,与其相对应的耳背洼陷部为脑后沟;耳轮脚周围相当于消化管,与其相对应的耳背洼陷部为胃肠沟。由于耳穴分布呈耳前、后相一致的特性,所以运动系统疾患及神经系统疾患如头痛、失眠、多梦可用耳背穴治疗,效果优于耳前而又不至于贴压在耳前隆起部位。

　　(三)注意事项

　　● 防止胶布潮湿,贴敷张力降低和皮肤感染。对氧化锌胶布过敏,局部出现粟粒样丘疹伴有痒感或红肿,皮肤破溃组织液渗出时,可立即取下胶布和贴压物。然后可耳尖放血,贴压肾上腺、过敏区,以消炎抗过敏。

● 夏季贴压时,因多汗贴压时间不宜过长。

● 耳廓有冻疮、炎症时不宜贴敷。

● 侧卧时,贴压处疼痛较甚时,可将胶布稍放松一下或将胶布取下或移动位置即可。

● 孕妇做耳穴贴压,宜用轻刺激手法,对习惯性流产史之孕妇则应慎用。

● 耳廓贴压穴不宜过多,耳廓前后部分均可选用穴位贴压。肩背部、腰腿部病变选用耳背穴位效果更佳。

● 贴压后,患者自行按摩时,以按压为主,切勿揉搓,以免搓破皮肤造成耳穴感染。

三、放血法

是用一次性放血针头在耳穴或静脉处穿破血管放血的一种方法,此法由古代"锋针"衍化而来,古代称谓"启脉"、"刺络",俗称刺血疗法,具有泻热、止痛、消肿、镇静等医疗作用,广泛流传于民间。

在人类医学史上,针刺放血算是最古老的一种方法,它的起源可追溯到史前文化时期。远在石器时代,我们的祖先在生活和生产劳动实践中,身体某一部位偶然被尖石或荆棘刺伤出血,发生痛苦;但是,身体另外一个部位的病痛却意外得到减轻或消除。这种现象经过多次的重复(偶然或有意识的),人们便产生这样一种认识:身体某些部位刺破或碰破出血,可以减轻或消除身体另外一部分的病痛。今内蒙古地区流传的猎人放血治病的神奇传说,可以说是针刺放血疗法起源的朴素解释。实践说明针刺放血可以治疗某些疾病,于是出现了医疗专用的石制工具——砭石,"砭,以石刺病也"。根据近代考古学的研究,砭石的应用早在二十万年前的石器时代就出现了。如在内蒙古锡盟多伦旗头道洼遗址发掘出来的新石器时代的砭针,在河北槁城台西村商代遗址第十四号墓葬中发现的一件石镰,就是当时的医疗器具——砭石的一种。当时这种器具广泛的用于切脓包和刺破身体浅表静脉血管放血等。

随着生产力的发展,铜、铁器的出现,医学也随之发展起来,秦汉时期出现了金属制造的针具。在《内经》中称为"九针"。古代的"九针",是九种不同形状和用途的医疗器具,其中用于针刺放血以治疗疖肿、热病、泄泻等疾病的"锋针",就是现代用于针刺放血治疗的三棱针。三棱针对皮肤组织破坏性较大,现代用一次性消毒针具。

在大量医疗实践的基础上,古代医家不断总结经验,产生了针刺放血疗法的理论,两千多年前在中医经典著作《内经》中有关针刺治疗,几乎半数以上均是采用针刺放血,在162篇中就有40多篇论述了针刺放血疗法的名称、针具、针法、取穴、主治范围、禁忌证和治病机理等内容,颇为详细。

放血疗法从《内经》起,历代医书均有记载,不少医家都掌握了针刺放血的专门技术。常用此术收到惊人的效果。据《史记》记载,春秋时期的扁鹊已经施用针砭法,如他在治疗虢太子尸蹶症中有"厉针、砥石,以取外三阳五会",在为蔡恒侯公治病时提到"病在血脉、针、石之所及也。"古代名医华佗也有很高明的放血技术,他曾刺络放血治愈过"红丝疔"。相传曹操患"头风症",经华佗在其头部针刺放血,当即止痛,收效神速。西晋皇甫谧编撰《甲乙经》,在"奇邪血络"中专门论述了奇邪留滞脉络的病变、刺血络为主的治法、刺血络的诊断标准、刺血络时引起的不同反应等内容。唐代侍医张文仲、秦鸣鹤针刺百会、脑户穴出血,治愈了唐高宗李治的头目眩晕急症。《新唐书·则天武后传》详细记载了治病经过。金元时期在临床上应用针刺放血祛邪治病,张子和根据《内经》的理论提出针刺放血疗法适应证和禁忌证,他的学术特点有"三多":一、用针多;二、针刺穴位多;三、出血量多,以攻邪治病。

金元四大家之一李东垣是"补土派"创始人,在其《脾胃论》篇中记载"三里、气街,以三棱针放血","于三里穴下三寸上廉穴出血"以治疗痿症,刺足少阴血络以治疗瘀血腰疼等。

元代医家王国瑞著,《扁鹊神应针灸玉龙经》针刺委中出血,治疗"浑身发黄,风毒瘾疹,遍身瘙痒,抓破成疮,青盲雀目,视物不清"。

元代著名针灸大师杨继洲在《针灸大成》中论述了针刺放血治疗中风。

清代温病大师叶天士针刺委中出血治疗咽喉痛。

刺络放血由治疗简单的跌打损伤,发展到可以治疗内、外、妇、儿、五官等各科疾病。其中不少疾病都取得了较好的治疗效果,如支气管哮喘、疟疾、毛囊炎、牛皮癣、红眼病、脑血管意外后遗症、血栓闭塞性脉管炎、急性阑尾炎、肩关节周围炎、坐骨神经痛、小儿麻痹后遗症、精神分裂症和其它一些疑难杂症。

有关刺络放血古代及近代报道很多,耳穴放血及耳背静脉放血报道不多。散在报道民间用于治疗牲畜疾患,当猪、牛、羊、鸡发生瘟疫时,常用碎碗片或刀具划破耳廓放血治疗,或剪耳尖穴。由于放血可以祛除瘟疫,逐渐用于机体,耳尖放血退热、治疗眼疾、咽喉肿痛及皮肤病;耳背放血治疗湿疹、牛皮癣、痤疮、神经性皮炎并用于解毒及疼痛疾患。

近30余年作者对耳穴放血法的作用、放血的部位、操作方法、及血量、原理进行研究,并对疗效进行观察。

(一)耳穴放血功能

1. 镇静止痛

耳穴放血疗法最突出的治疗作用是止痛,如神经性头痛、关节疼痛、坐骨神经痛、结石绞痛、脉管炎剧痛、阑尾炎腹痛等病症,针刺放血后疼痛均可减轻或消失。中医认为"痛则不通",如果气血运行失常,发生气滞血瘀,经络壅滞、闭塞不通,就会发生疼痛。针刺放血可以疏通经络中壅滞的气血,改变气滞血瘀的病理变化,"通则不痛",经络气血通畅了,疼痛则可消除。

放血可以镇静并有安神作用,通过理血调气通达经络,使脏腑气血调和,而恢复正常的生理功能。常用于治疗神经衰弱、自主神经功能紊乱、情绪不稳定、忧郁、焦虑、紧张、更年期综合征、多梦、多动、癫痫等症。

2. 降压

耳穴治疗高血压,过去用耳背降压沟放血。而降压沟不易操作,放血量不多,改用耳尖放血,耳尖靠近降压点,针刺放血时邻近降压点易出血。据临床病历观察,耳尖穴易放血。耳尖放血前与耳尖放血后2分钟、10分钟观察舒张压可平均降低10毫米汞柱,有效率达92.11%。患者自觉头晕、头痛、颈项紧张、视力模糊等症状明显减轻或消失。耳穴放血降压,放血量为10～20滴。

临床观察,一些急性高血压病人和中风病人血压暴增时放血治疗可使血压快速下降。耳尖放血确实是一种简便有效的治疗方法和急救方法。

3. 消炎

放血确实有解毒、消炎、化瘀、消肿的作用,一些感染性疾病如急性乳腺炎、急性胆囊炎、急性肠胃炎、中耳炎、扁桃体炎、多发性肌纤维炎、带状疱疹、痤疮、扁平疣、急性阑尾炎、丹毒、疖肿、红眼病等,针刺放血治疗可以促使炎症消散。丹毒、疖肿等局部感染,可在红肿处直接针刺出血,使毒邪随血排出。毒蛇咬伤者立即在伤处针刺出血,可使毒液排出,减轻中毒症状。

4. 化瘀消症

耳穴放血有活血化瘀、消症作用。积聚是腹内结块胀痛的一种病症,《金匮》曰:"积者脏病也,终不移,聚者腑病也,发作有时,辗转痛移为可治。"症瘕之症大抵属于积聚之类,《诸病源候论——症瘕候》曰:"症瘕者,寒温不调、饮食不化,与脏气相搏结所生也。其病不动者,直名为瘕。若病随有结瘕而可推移者,名为症瘕。症者假也,为虚假可动也。症瘕积聚的病理变化实质是气滞血瘀,经络壅塞所致,耳穴放血可以疏通经络、调畅气血,宛陈则除之,使气滞血瘀的病理变化减轻或消失,起到活血化瘀消症的作用。临床上对妇科病,泌尿生殖系统疾病的症瘕积聚有效,如子宫内膜炎、子宫内膜异位、输卵管狭窄、粘连性输卵管炎、附件炎、子宫肌瘤、盆腔炎、男性内生殖器、前列腺肿大等均可耳尖放血治疗。

5. 退烧

放血可以退烧,古医书有"泻热出血"的记载。引起发热的原因很多,一般来说,针刺放血治疗,对外感发热和阳盛发热效果比较好。针刺放血后可促使邪热外泻或减少血中邪热,使体内阴阳平衡而退热。《内经》中有"刺热篇"专章论述热病的治疗,如经云:"肺热病者,先渐然厥,起毫毛,恶风寒,舌上黄,身热。热争则喘咳,痛走胸膺背,不得太息,头痛不堪,汗出而寒。"耳尖穴及轮 4 放血,病人感到头痛消失,胸部舒适,咳喘消除。

放血治疗感冒发热及一些传染病有明显疗效。北京中医研究院针灸研究所赵医生针刺耳尖放血治疗小儿高烧退热,观察到针刺放血后,体温可降 0.5 ~ 2.5 ℃,收效迅速且显著。

6. 抗过敏

耳穴放血可以抗过敏,阻止组织细胞释放组胺,可增强抗过敏作用,增强抑制毛细血管的渗出,抑制黏膜、皮肤等组织及抗原抗体反应,抑制抗体的形成。301 医院针灸科对耳穴放血对免疫机制观察,分别在放血前、耳穴贴压后做 PHA 皮试,末梢淋巴细胞记数,淋巴细胞转化实验,免疫球蛋白及补体 C,测定多项免疫指针在放血治疗后较放血前明显提高。证实放血可以调动人体免疫机能,激发体内的防御机制。

临床多用于过敏性疾患、胶原组织疾病、急或慢性炎症、风湿性或类风湿性关节炎、免疫功能低下患者。作者对多发性肌纤维炎病例观察,多发性肌纤维炎病史长,病痛为多发部位,用药及其它疗法无法改善。对此病人多采用耳尖及轮 4 放血,边放血边按摩耳穴,常在放血后未做耳穴贴压之前,各疼痛部位缓解或消失。

7. 清脑明目

放血多用于头痛、头胀、头脑不清、眩晕、头晕、记忆力减退,甚至昏迷,并用于视力模糊,各种眼疾及眼底病,视神经炎,视神经萎缩等。放血可调和气血,舒肝散郁,醒脑开窍,明目。"陈宛则除之",久年老病必须放血祛除,病久则邪气盛,血脉不得通,乃宛陈瘀该处,平常血行尚能通过,则不觉痛楚,天阴作雨,脉道益狭,气血通过困难,放血实为必要,去血则痛止,此亦即古人所言:"治风亦治血,血行风自灭"。因为放血可祛瘀通络,即改善血管的舒缓功能。笔者所在的耳穴研究中心对放血及耳穴贴压前后脑血流图及甲皱微循环进行观察。对脑动脉供血不足,神经血管性头痛及视力障碍减退的观察结果表明,上述治疗对微血管的血色、流态、瘀点、流速具有明显改善作用,证明放血改善了微循环障碍,缓解了血管痉挛,促进了血液循环。通过对脑流图对比观察,治疗后脑血流图标波幅升高、主峰角减少、供血不足状态得以改善,说明耳穴放血有扩张血管、增加脑血流量和改善血管弹性作用,改善眼底血循环,提高视力的作用。

(二)放血适应证

凡属中医所讲的痛症、实症、热症均可刺血治疗。《素问·血气形志篇》曰:"凡治病必先去其血,乃去其所苦,伺之所欲,然后泻有余,补不足。"对于中医所讲的虚症,如在局部来看也属气血瘀阻之征象者,亦可刺血治疗。

● 邪热炽盛所致的高热、抽搐,急性病症引起的发热,慢性病引起的低热、无名热、潮热。

● 血瘀不散所致的各种痛症:骨骼、肌肉、肌腱外伤、扭伤、挫伤、血肿,慢性关节炎,风湿性关节炎,类风湿性关节炎,痛风,淋巴结炎;妇科病如附件炎、盆腔炎、子宫内膜炎、卵巢炎。

● 肝阳上亢所致的高血压、头痛、头晕、目眩、头昏、忧郁、焦虑、紧张、低音耳鸣、听力下降、耳痛。

● 肝肾阴虚所致的四肢麻木、针刺感、四肢运动障碍、视力模糊、视神经炎、视神经萎缩、高音耳鸣、听力下降。

● 肺与大肠实热所致的眼结膜肿痛、眼内外眦炎、口唇炎、口角炎、口腔炎、口腔溃疡、便秘;皮肤病:如湿疹、牛皮癣、神经性皮炎、痤疮、扁平疣、玫瑰痤疮、酒渣鼻、皮肤瘙痒、痔疮等。

上述均为实症,虚症如神经衰弱、乏力等需要镇静安神时亦可放血。放血法具有疏通经络、祛瘀生新、清热解毒、泻火凉血、镇静止痛等功效。

(三)禁忌证

● 体质虚弱、严重贫血及低血压禁忌放血。

● 孕妇、习惯性流产者禁忌放血。

● 耳廓皮肤感染、瘢痕、溃疡不宜放血。

● 危重烈性传染病者如爱滋病、乙型肝炎及心、肝、肾功能严重损害者禁忌放血。

● 血友病、血小板减少性紫癜等凝血机制障碍者禁忌放血。

(四)放血操作方法

● 按摩耳廓,疏通血脉,使耳廓充血发热。

● 消毒:75%的酒精棉球消毒耳廓。

● 选用一次性消毒针头,比较锋利。三棱针可用于体穴,若用于耳穴,粗针尖对耳廓皮肤组织产生破坏性,放血后患者在第2~3天放血处仍疼痛。

● 左手固定耳廓放血部位,右手持消毒针具,稳住针身,对准耳穴施术处迅速深刺。

● 双手边按摩放血部位,边用干棉球擦拭出血部位。按摩放血部位时从远到近,从耳根部位向耳梢放血部位使其出血量易于流出。通常放血量在5~10滴。痛症、实症、热症可放20~30滴,3~7天一次。

（五）注意事项

● 术前按摩耳廓,使毛细血管充盈扩张,易于放血。

● 若需用三棱针放血时,针刺不宜太深,太深皮肤损伤,可致放血部位疼痛。

● 放血不宜太多。若高血压、高热、头痛、头昏、耳尖放血 10～30 滴。

● 各种出血性疾病,如血友病、原发性血小板减少症、再生障碍性贫血、肝炎及妇女月经期不宜用此法。

● 要注意无菌操作,以免皮肤感染。

● 耳背静脉需多次放血者,应以静脉远心端开始。不宜首次在中央割划,术毕用棉球按压,不要揉擦,否则皮下容易瘀血。

● 耳尖放血宜选耳尖穴,即耳轮处中后 1/3 交界处、软骨后缘。用左拇指、食指将卷曲的耳轮展平、固定。即可便于进针,又可止痛。耳尖放血可代替降压沟放血。

（六）耳廓各穴位放血适应证

● 耳尖放血:具有消炎、镇静止痛、退热、降压、抗过敏及清脑明目作用,常用于高热、低热、炎症、痛症、高血压、头痛、头昏、头胀、头晕、失眠、多梦、眼疾、各种皮肤病,及免疫功能失调的各种疾病。耳尖放血是最常见的一种放血法。

● 肝阳放血:肝阳上亢所致头晕目眩、耳鸣等,并用于慢性肝炎引起的肝阳上亢的病症。

● 屏尖放血:退热、消炎、镇静止痛作用,常用于急慢性炎症,感冒发烧。

● 降压沟放血:用于治疗高血压病、头痛、头昏。

● 耳背放血:常用耳背第三支血管放血治疗皮肤病、咽喉炎症、急性结合膜炎、气管炎、支气管炎等。

● 轮1～轮6放血:具有消炎、退烧、镇静止痛作用。放血部位常用于与机体对应的耳穴与病变邻近耳轮的部位。有时可选取一个穴位。有时选取二个以上,以病变范围而定。

轮6放血:治疗咽炎、喉炎、扁桃体炎、眼疾。

轮5放血:治疗中耳炎、耳痛、耳堵塞感、耳鸣、听力下降。

轮4放血:治疗口腔疾患,上、下牙疼,牙周病、颞颌关节炎及功能紊乱,亦可用于颈椎病、肩周炎、多发性肌肉纤维炎、后头痛。

轮3放血:治疗颈椎病、肩背痛、肩关节周围炎。

轮2放血:治疗肩周炎、网球肘、高尔夫球肘。

轮1放血:治疗四肢末端疾患,如趾关节炎,腕管综合征,手指麻木、针刺感、皮肤病及四肢末梢循环障碍,如雷诺病。

轮4和耳尖放血:治疗全身疼痛,多发性肌纤维组织炎。

四、耳穴埋针法

是将皮内针埋于耳穴内治疗疾病的一种方法。这种方法对于一般慢性病、疼痛性疾病、患者体质虚弱或因其它原因不能每天接受治疗的患者较为适用。为使某些疾病在治疗后巩固疗效,亦可采用本法。此种方法是皮内针刺入皮内产生一种微弱而持久的刺激,刺激皮肤神经末梢感受器,传入中枢后,通过皮肤内脏的反射作用,从而调节中枢神经功能,抑制病理性兴奋灶,使疾病或某些症状得到缓解和痊愈。

皮内针有两种:蝌蚪及揿钉状。

选穴压痛点:用耳穴电测仪或压痛棒确定进针部位,确定后用探笔或压痛棒稍用力按压一下,留一痕迹。

耳廓进行严密消毒,左手固定耳廓,绷紧埋针处皮肤,右手用血管钳夹住消毒皮内针的针柄,快速刺入皮肤,刺入后再用胶布固定。

一般双耳取穴,每耳取 3~5 穴,视其情况,也可单耳取穴,埋针期间每日自行按压 2~3次,留针 3~5 天,5~7 次一疗程。

注意事项:

● 严密消毒耳廓,以免感染。

● 耳廓有炎症或冻疮时不宜埋针。

● 埋针后嘱患者每日自行按摩 2~3 次,以加强刺激,提高疗效。

● 埋针处疼痛而影响睡眠时,则适当调整针尖方向或深浅度,一般经过调整后可缓解。

● 耳廓埋针后胀痛等不适感加重时,需及时检查埋针处有无感染,如感染需及时处理。

● 埋针处不要被水淋湿、浸泡,夏季埋针时,留针时间不宜过长。

● 埋针处耳廓皮肤有炎症感染、红肿、脓点时,应立即采取措施。

立即将埋针取出,密切观察感染情况。

感染处以 2.5% 的碘酒涂擦,感染重时予以理疗,给予抗炎治疗。

可耳尖放血,针刺外耳、肾上腺、神门、枕。

五、耳穴电针法

耳穴电针法是将传统的毫针法与脉冲电流刺激相结合的一种方法。也是一种电流刺激的方法,是利用不同波形的脉冲刺激,强化针刺耳穴,从而达到增强疗效的目的。凡适合于耳针治疗的疾病均可采用。临床上常用于治疗一些神经系统疾病、内脏痉挛痛、哮喘及耳针麻醉。

1. 治疗方法

(1)先按毫针法,将毫针分别刺入所选定的耳穴。

(2)应用电针仪前,先启开电源开关,观察指示器(氖灯、扬声器)信号发生,然后将输出旋扭调到一定的程度,两手分别接触输出正负两极,应有轻微麻感,证明机器工作正常,方可使用。

(3)根据病情,选择所需波形和频率,将电针仪的电位拨至"0"位。然后将一对输出导线上正负极分别连接在两根毫针柄上,再拨动电位器开关,逐渐调整输出电流至所需的刺激量。

(4)通电时间,一般以 10~20 分钟为宜,电针仪输出的电流由电位器所控制,在加大刺激量时,电位器旋钮要慢,逐步调节至所需的刺激量,切忌突然增强刺激量而发生意外。

(5)治毕可先将电位器拨回至"0"位,然后再关闭电源,撤去导线,将毫针轻轻捻转几下起针。

(6)每日或隔几日 1 次,一般 7~10 次一个疗程。如需做第二个疗程,则可间隔 2~3 天。

2. 注意事项

（1）电针刺激量应根据病情决定。一般中度刺激，顽固性头痛刺激量适当加大，但应注意防止发生晕针，一旦发生晕针及时处理。

（2）一对导线的正负极应连接在同侧耳廓。针刺 2 枚以上时，应远距离相接配对。通电时 2 个毫针之间不能相触，注意分开以免短路。

（3）如单取一穴，一根导线夹在耳穴毫针处，另一根导线夹捏在患者手中。

（4）医者对初次接受电针治疗的患者，须讲明电针时，有温暖或困倦、沉重、麻木、烧灼、酸胀等感觉，并说明电针的性能与安全情况，以消除患者对电针的恐惧心理。

（5）通电过程中，人体通过几分钟电针刺激后，会产生从适应感觉变弱的转化情况。

（6）电针亦分补泻法，可根据病情选择应用。补法为弱电流、轻刺激、时间短、频率慢，具有兴奋性。泻法为强电流、刺激重、时间长、频率快，具有抑制性。

（7）使用电针应注意检查针体、针尖、针柄表面有否氧化，氧化可致导电不良，此时可用细砂纸磨净后，再将导线夹上或直接夹在针体上。

（8）如果针体、针尖已有腐蚀，针尖变钝，毫针颜色变黑，此时不能再用，否则将发生断针。

六、耳穴药物注射法

耳穴药物注射法又称为水针法，是由微量的药物注入耳穴，通过注射针对耳穴的刺激及注入药物的药理作用，协同调整机体，促进疾病恢复，达到防治疾病的目的，如注入的药物是奴夫卡因、利多卡因等麻醉剂时，又称为"耳穴封闭"。本法是中西医相结合的一种治疗方法，所选择的药物，既无腐蚀性，又易吸收。进行耳穴注射不但具有耳穴的治疗作用，又有药物的治疗作用。福建曾报道用该法治疗各种痛症 179 例，其中 150 例经一个疗程内（1～10 次）治疗后疼痛完全消失，显效率 83.7%。

注射药物种类

局部麻醉剂	奴夫卡因、利多卡因
维生素	维生素 B_1、维生素 B_{12}
镇静剂	苯巴比妥、冬眠灵
抗生素	庆大霉素
止痛药	杜冷丁、安依痛
止喘药	氨茶碱、肾上腺素
解痉药	阿托品
中枢兴奋药	洛贝林、可拉明、士的宁、硝酸一叶秋碱
激素类	去氢可的松、普通胰岛素
止血药	安络血，维生素 K
抗结核药	异烟胺
生物制品	胎盘组织液、脑组织液
中药制品	黄芪注射液、当归注射液、板蓝根注射液
其它	生理盐水、蒸馏水

1. 适应证

面瘫、神经衰弱、头痛、支气管哮喘、高血压、肺结核、牙痛、胃及十二指肠溃疡等。

治疗方法：

● 根据临床诊断拟定耳穴处方，选用适当药液。

● 耳廓按常规消毒。

● 用 1 毫升注射器抽好所需药液，注射时左手固定耳廓并把注射局部皮肤绷紧，右手将注射器仔细地将针头刺入耳穴的皮肤内或皮下与软骨之间，针头斜面向下缓慢地推注射液，按组织松弛情况酌量注入每穴 0.1～0.3 毫升。局部呈丘疹或黄豆大隆起，耳廓可产生胀痛、红热等反应。

● 注射完毕后，针眼处可能有渗血或药液外溢，应以消毒干棉球轻轻压迫，不宜重压或按摩，使药液任其自然吸收。

● 患侧或双侧耳廓注射，每隔日 1 次，7～10 次为一疗程。

注意事项：

● 耳穴注射药量以常规肌注或皮下注射量的 1/10～1/5。

● 注意严密消毒，无菌操作，防止感染，防止组织坏死。

● 凡能导致过敏反应的药物，如青霉素、奴夫卡因，须先作皮肤过敏试验，阴性者方可使用。

● 注射前，要了解所选药物药理作用及禁忌事项，副作用、刺激性较大的药物慎用。

● 首次治疗或老年体弱者，注射部位不宜过多，药量也应酌情减少。

● 每次注射应适当调整穴位。

七、割耳敷药法

是用手术刀片或瓷碗片在耳廓上划破皮肤敷药的一种方法。割耳敷药法是在"割耳疗法"基础上发展而成，亦称"耳穴割治"，系属于一种强刺激的治疗方法，药物对耳穴及周围的血管神经末梢有化学性刺激，作用于中枢，可反射性的调节各种生理机能的平衡，具有镇静、止痛、止痒、脱敏等作用。

适应证：如带状疱疹、痤疮、荨麻疹、扁平疣、神经性皮炎、气管炎、哮喘、支气管炎等。

据解放军 304 医院报道，曾用该法治疗神经性皮炎、牛皮癣、皮肤瘙痒症、过敏性皮炎、带状疱疹等 10 种皮肤病计 1094 例，近期疗效统计：治愈 830 例，占 75.88%；进步 231 例，占 21.11%；无效 33 例，占 3.01%。部分病例有反复，症状较治疗前为轻，继续采用该法仍有效。

山西医学院报道割治胃肠病 82 例，包括慢性胃炎、胃溃疡、十二指肠溃疡，平均割治 4 次后，主诉症状明显好转。

1. 材料准备

（1）割治工具：碎瓷片或手术刀、75% 的酒精棉球、胶布、血管钳。

（2）常用药物

①大蒜黑胡椒泥：去皮紫皮蒜 2 份、黑胡椒 1 份，将蒜放在研钵中捣成泥状，将胡椒研成细末，二者拌匀即成，装在消毒瓶中盖紧备用。

②胡姜泥剂：用鲜姜 4 份捣成泥状、胡椒 1 份研末，二者搅匀收藏于消毒瓶中备用。

2. 治疗方法

（1）按摩耳廓，使毛细血管充盈扩张。

（2）双耳背及一侧耳轮脚，用75％的酒精消毒。

（3）双耳背第三支静脉用三棱针刺破放血。

（4）在耳轮脚凹陷处用眼科手术刀或碎瓷片，浅浅地划破皮肤约2～3毫米，深度以渗血为度，双耳交替划割。

（5）选取上述配方制药泥，似米粒大小涂在创面，胶布固定。

（6）每4天割一次，5～10天为一个疗程，疗程间休息7～10天。

3. 注意事项

（1）划痕不宜太深，以划破表皮渗血为限。

（2）注意无菌操作，割敷期间避免洗头，以免感染。

（3）药泥以新配制为好。

（4）耳廓皮肤炎症感染者忌用此法。

（5）如无药泥贴敷，单割耳穴亦可。

八、耳穴贴膏法

这是一种用有刺激性的药膏贴在耳穴上的治疗方法。上海报道用香桂活血膏单纯贴敷治疗常见病、关节痛、夜尿症、胃痛、小儿哮喘症等，效果比较满意。

适应证：鼻炎、副鼻窦炎、咽喉炎、气管炎、胃痛、头痛、哮喘、冠心病、腰腿痛、四肢关节痛、高血压病等。

● 橡皮膏种类

消炎解毒膏：来源多，疗效好，对儿童较为适用。

香桂活血膏：芳香味强，利于疏通经络，适用于关节痛、腰腿痛。

活血镇痛膏：含有刺激性，黏性大，易贴耳廓，适用于关节炎。

伤湿止痛膏：刺激性强、渗透力强，脑血管病宜用。

高血压降压膏：适用于治疗高血压。

● 治疗方法

清洁耳廓，贴前用肥皂或酒精棉球将耳廓擦净使药性能更好地渗到皮下，达到刺激耳穴、疏通经络、调和气血的目的。

钳取已准备好的胶布贴敷在选用的耳穴上。

双耳贴敷或单耳贴敷均可。

九、耳灸法

该法是利用温热作用刺激耳穴，用以治疗疾病的一种方法。早在唐代《千金方》上有艾灸耳后阳维穴治风聋雷鸣的记载。浙江民间至今流传用油浸灯芯草耳穴治疗角膜炎和腮腺炎。历代文献中对灸法在治疗中的意义，有过充分的肯定。《灵枢·官能篇》云："针所不为，灸之所宜"。《备急千金要方》云："针而不灸、灸而不针，皆非良医"。李延《医学入门》云："凡药之不及,针之不到,必须灸之"。陈延立《小品方》云:"针须师乃行,其灸凡人便施"。提出灸法可辅助针刺之不足,耳灸具有温经散寒、疏通经络的作用,本法多用于虚症、寒症、痛症等。

1. 治疗方法

(1)艾条灸:有三种。

①艾条温和灸:右手持艾条将燃着的一端对准施灸耳穴,约距施灸耳穴皮肤2厘米处,固定不动以施灸处皮肤有温热感,并出现红润为度,每次灸1~3穴,每穴灸3~5分钟为宜。

②艾条雀啄法:右手持艾条,将燃着的一端对准施灸耳穴,距施灸耳穴皮肤2厘米左右,如小鸟啄食一样,一起一落地施灸,以灸处皮肤有温热和出现红润为度,每次灸1~3穴,每穴灸5~10分钟。此法适宜小儿及耳部感觉迟钝者。

③熨热灸:右手持艾条,将燃着的一端对准施灸耳穴,距施灸耳穴皮肤2厘米左右似熨布一样来回施灸,以灸穴处皮肤有温热感,并出现红润为度,每次灸5~10分钟,此法适宜耳部湿疹和耳软骨炎。

(2)苇管器灸:用成熟的苇管粗细两节套制成苇管器,粗段苇管长4厘米,管口直径为0.8~1厘米,切成下鸭嘴形,再在其上放薄铝片,以防艾火烧坏苇管;细段长3厘米,管口直径为0.6~0.8厘米,粗细两节苇管套接而成苇管器。接口处用胶布固定,插入耳孔端用胶布封闭。

操作方法:将花生米粒大小一撮细艾绒或药放入苇管器内,用线香点燃艾绒后,右手持苇管器插入耳孔内施灸,耳孔感温热为宜,灸患者耳孔,1次灸3~9壮,一日1~2次。

适应证:面瘫、耳廓痛。

注意事项:耳孔有破溃或湿疹者,禁用此法。

(3)灯芯草灸:明代已有灯心草灸的记载,至今仍有在应用。操作方法是右手拿一根灯心草,将一端约1厘米长浸蘸香油,用火柴点燃,对准耳穴迅速点灸,听到"叭"的一声为1壮,常灸3~9壮,每日或隔日灸1次。此法有爆量法之称。单侧有病点灸单侧,双侧有病点灸双侧耳穴。灯心草灸适用于腮腺炎、结膜炎、带状疱疹等。

(4)线香灸:是根据历代用桑枝灸的经验,近代应用线香灸,将线香点燃,对准选好的耳穴施灸,香火距离耳穴皮肤约1厘米,以局部有温热感为度,每次灸1~3穴,每穴灸3~5分钟,5~10次为一疗程。此法适用于腰痛、腿痛、落枕、肩凝症。

(5)小艾炷直接灸:明代已有麦粒大艾炷灸耳垂治疗口眼㖞斜的记载,是用大蒜涂在选好的耳穴皮肤上,然后将麦粒大小的艾炷放在蒜汁上粘住,用线香点燃施灸,皮肤感到灼热即换第二炷,1炷为1壮,1次灸1~3穴,每穴灸3~9壮。此法适用于面瘫、眼结膜炎、腰痛、腿痛、带状疱疹、腮腺炎。

2. 注意事项

(1)耳灸时常用玻璃片或薄瓷砖,与头发分开,以免不慎燃着头发。

(2)一般耳灸均以红斑量适中,即耳灸之皮肤充血发红,稍有灼痛,未起泡。若烧灼处起泡或皮肤呈黑色常以蛋黄油或獾油涂抹。注意不要烫伤皮肤,以免继发感染引起耳软骨膜炎。小水泡可任其自然吸收。

(3)复灸时应更换耳穴,精神紧张,严重心、肾病者及孕妇慎用之。

十、耳穴综合疗法

本法综合按摩、割耳、放血、针灸、经络注射五种治疗方法。根据耳穴割治放血的原理,在针灸和经络疗法的基础上发展而来,综合了按摩、放血、割治等各种刺激法,故称"耳穴综合疗法"。

据报道本法对神经性头痛效果佳,经过 271 例患者随访观察,有效率达 98.4%,治愈率为 68.5%。

此法因刺激性强,痛苦大,操作繁锁,目前少用。

1. 治疗方法

(1)准备已消毒好的 2 毫升、5 毫升、10 毫升注射器各一具,皮内针头、7 号针头,眼科手术刀、抗凝剂、无菌纱布、胶布以及常规消毒物品等。

(2)首先按摩双耳,使其充血,暴露血管,耳廓常规消毒,在选定耳背血管切口处,以 0.5% 奴夫卡因 0.05 ~ 0.1 毫升进行局麻注射。

(3)划破皮肤血管,用吸有抗凝剂的注射器,吸取所需量的自行流出之血液(血液与抗凝剂比例为 10: 1),然后用小纱布压迫包扎切口处。

(4)把抗凝血再分别注射于选定体穴内。

(5)另用手术刀在选定的耳穴处割长约 0.1 ~ 0.2 毫米,深达软骨膜,干棉球压迫止血和包扎。

2. 疗程

一般 6 次为一疗程,每隔 5 ~ 7 天 1 次,双耳交替进行。

3. 注意事项

同放血法。

十一、放射性同位素疗法

应用不同的放射性同位素,贴敷耳穴或进行耳穴注射治疗疾病的一种新的刺激方法。放射性同位素^{32}磷在衰变时释放的放射线具有一定的刺激性,可提高细胞的生理机能,射线作用于耳穴的经络、神经,有良好的治疗作用。

贵阳医学院附属医院用敷贴剂置耳道内治疗各种耳聋,收到了较好的疗效,用耳道球形敷贴剂治疗 282 例耳聋患者,其中神经性耳聋 156 例,传导性耳聋 50 例,混合性耳聋 56 例,有效率 76.3%,因噪音和中耳炎引起的耳聋有效率高。

南京医学院用含有^{32}磷之王不留行籽贴敷耳穴,治疗一批普通王不留行籽贴压治疗效果差的头昏、头痛、神经衰弱等病,取得了较好的疗效。

1. 材料准备

用王不留行籽 100 粒,放于玻璃试管内,饱和吸收^{32}磷溶液 0.05 毫升,含放射性强度 100 微居里,烤干备用,每粒含 1 微居里。

2. 治疗方法

将吸附^{32}磷之王不留行籽用镊子夹放在胶布中央,然后再贴敷在耳穴上,每次敷贴 2 ~ 4

粒,双耳交替应用,每 3 天更换 1 次,5 次为一个疗程。

3. 注意事项

(1)防止污染,敷贴物应定时定期收回,以专用器皿盛放。

(2)孕妇不宜行耳穴贴敷。

十二、磁疗法

耳穴磁疗法,是用磁场作用于耳穴治疗疾病的一种疗法,简称磁疗。早在明朝李时珍《本草刚目》中提及耳聋:"真磁石用新棉裹塞耳中,口含生铁觉耳如风雨声,即通"的记载,地球上的生物,其生存及成长过程中无不受磁场的影响,有人认为穴位是磁场的聚焦点,也是人体电磁的活动点,而经络则是电磁传导的信道。磁疗就是利用磁体产生的磁力线透入机体经穴后起作用,它具有良好的镇痛、止痒、催眠、止喘和调整自主神经功能等作用。

1. 治疗方法

(1)直接贴敷法:明确诊断取穴,将磁珠放在胶布中央,直接贴于耳穴上,贴敷磁珠磁片时要注意异名极在耳廓前后相对贴,这样使磁力线集中穿透穴位,更好地发挥作用,一般不超过4 粒。北京市第二人民医院用磁珠代替耳针,用于治疗皮肤病,如荨麻疹、扁平疣、神经性皮炎等 121 例疗效统计,治愈 36% ,显效 24% 。

(2)间接贴敷法:是用薄层脱脂棉将磁珠、磁片包裹起来,然后固定在耳穴上,这样可以减少磁珠及磁片直接作用于皮肤,产生副作用。临床上常用异名极贴敷治疗浆液性耳软骨膜炎,如不用棉花间接隔开,易发生因吸力过大而造成局部皮肤坏死。也可用薄层棉花包裹的磁珠塞在外耳道中,可治耳鸣、耳聋。

(3)埋针加磁法:先按埋针法把皮内针埋入耳穴内,然后在针柄上再敷一颗磁珠用胶布固定,使磁场通过针体导入患者体内,予以较长时间的刺激,每日 1 次。对皮肤病及痛症效果较好。

(4)磁电法:选用 0.1 特斯拉以上的磁珠或磁片,焊在电针导线的正负二极上。治疗时,用其固定在耳穴敏感点上,接上电脉冲治疗机,按电针法逐步调节输出电流的强度,直接加至最大耐受量,使脉冲电流通过磁体导入体内。每耳选用 1～2 对电极,每次通电 15～20 分钟,隔日 1 次。镇痛、镇静效果好。

(5)磁泥疗法:将中药磁石粉、莨菪碱、薄荷脑、长效磺胺、黄连素按一定比例配制好,研成粉末,加适量冬青油,均匀加些开水调成稀糊,取少量涂于耳穴上,白天涂上,晚上洗掉。

2. 注意事项

(1)磁疗中约有 5%～10% 出现头晕、恶心、乏力、嗜睡不良反应,局部灼热、痒感起水泡或瘀斑等,个别出现心悸、兴奋、失眠,有的几分钟就消失,也可持续数天,诸症均能自行消退,1% 左右患者症状可持续加重,取下后症状可消失。

(2)磁疗时,所采用之磁体开始不宜过大、过多。

(3)使用时,注意南北极相对贴压,若耳廓正面皮肤贴压为北极,耳背皮肤应为南极,使磁力线穿透该穴。

(4)治疗中有些慢性病症状虽已消失或改善,须继续治疗,停止过早,常易导致复发。

十三、光针法

光针即耳穴激光。是把古老的耳针和现代化的激光技术结合起来的一种新疗法。是用激光对人体组织的刺激作用和热作用,代替古典的针刺达到治病的目的。激光器是以小功率的气体激光为主,照射耳穴,此法无痛,使用简便,病人可自行操作,治疗时间短,每穴仅 1 ~ 2 分钟,适应证广泛,特别适用于年老体弱者,可消除儿童与病人怕痛、晕针之虑,是今后耳针治疗发展方向之一。

常用激光器为氦-氖激光器、氩离子激光器。氦-氖激光治疗器由激光光源和激光发射系统二部分组成。

1. 雷射针刺装置

常用激光针刺装置是 He-Ne 针刺装置。He 原子和 Ne 原子在高电场作用下,He 原子只能起能量转换作用,以气体放电的方式使一定的功能电子与 He 原子碰撞,He 原子能量转移到 Ne 原子,使 Ne 原子建立粒子数反转,受激而跃迁,连续输出波长为 6328 埃的红色激光,它比普通的红光纯,能量集中,对局部皮肤和黏膜同样具有光热作用,而且穿透力较强,一般可穿 10 ~ 15 毫米深度。对耳穴具有激发、兴奋作用,使组织代谢增强,起到疏通经脉通调气血的作用,它能使较深的组织血管扩张,血流加快,使人体吞噬细胞活力加强,并能抑制细菌生长,而使炎症吸收及消退,加速伤口、溃疡、烧伤及骨折的愈合,加速受损神经的再生,增强肾上腺代谢和蛋白活性等,能量大时,起抑制作用。

(1)适应证:高血压、哮喘、心律不齐、痛经、过敏性鼻炎、复发性口疮等。

(2)治疗方法

①使用激光机,应检查各种电源开关,并拨到断开位置,然后接通电源,调节电压,待红色激光束稳定输出,达到该机最佳工作范围时,即可顺序照射耳穴。

②每日 1 次或隔日 1 次,每穴照 2 ~ 3 分钟,根据病情可双耳同时或交替照射,10 次为一个疗程,疗程间歇 7 ~ 10 天。

③照射完毕,应先把调节旋扭降到“0”位,然后再关闭电源。

(3)注意事项

①激光管线要分清正负极,切勿接错。

②激光治疗室内必须尽量减少反射区,以免损伤眼睛,切忌眼睛直视任何种类的激光束,室内光线要充足,照明好,这样使瞳孔充分缩小,有必要时戴防护眼镜。

③激光照射部周围的正常组织和重要器官,最好用盐水纱布保护。

④为了保护激光管正常放电,不用时,要定期检查。每月要点燃激光管 2 次,每次通电 30 分钟,可延长其使用寿命。

十四、耳夹法

耳夹法的优点是病人自己操作,可巩固疗效。对扁桃体炎、结膜炎、头痛、肩臂痛、胃痛疗效较好。此法对于不适应针刺或年老体弱的患者比较适宜,也用于耳麻、拔牙。目前用耳夹法加上脉冲电流,对三叉神经痛、面肌痉挛及疼痛性疾病治疗效果尤佳。

（1）适应部位：耳垂、耳舟、对耳轮、耳甲腔靠外部位。

（2）耳夹时间：30～60 分钟，如加脉冲电源，时间为 10～20 分钟。

十五、耳穴梅花针

它由体穴梅花针法衍变而来。耳穴梅花针是用梅花针或耳毫针点刺耳穴治疗疾病的一种方法，具有疏通经洛、清热解毒、去瘀生新、调节脏腑功能的作用。

（1）适应证：面神经麻痹，股外侧皮神经炎，皮肤病如痤疮、玫瑰痤疮、酒渣鼻、扁平疣、脂溢性皮炎、黄褐斑、白癜风、神经性皮炎、皮肤瘙痒症，以及面部美容。

（2）针具准备：耳穴梅花针，是用 5 枚 0.5 寸 30 号毫针制成，亦可用耳毫针，41/2 号皮内针头。

（3）治疗方法

①患者双耳先自行按摩数分钟，使耳廓呈充血状态。

②消毒耳廓皮肤，施术者以左手固定，托住耳廓，右手持梅花针针具，在已选定的耳穴上进行快速的雀啄样点刺。刺激手法由轻到重，叩打后，耳部充血发热，并且见少量点状出血为宜。

③面部美容时，根据病变部位，选用耳垂相应部位，不仅限于面颊区。

十六、耳穴按摩法

耳穴按摩是一种防病治病的外治法。早在古代养生法提出"以手摩耳轮不拘遍数，此所谓修其城廓，补其肾气，以防聋聩，亦治不睡也"。耳廓相当于倒置的胎儿，按摩耳廓如同做全身按摩，可激发精气，通经活络，调理脏腑，健脾培中，补肾聪耳。按摩对耳屏、屏间切迹、耳屏、耳垂，不但健脑明目，而且可调整内分泌、改善睡眠、平衡情绪，调节精神、神经系统，抗衰老及美容。

耳廓按摩有两种方法：

耳廓按摩法和耳穴按摩法：有按、摩、揉、搓、捏、点、掐等手法。

1. 耳廓按摩法

是在耳廓上不同的部位，双手进行按摩，提捏的一种疗法。

（1）全耳腹背按摩法：双手掌心摩擦使劳宫穴发热，按摩耳廓腹背面。先将双手劳宫穴对准耳廓前（腹）面，做耳廓前面按摩；然后按摩耳廓后（背）面，将耳廓向前，按摩后面，来回反复按摩 6～8 次。亦可先做耳背部按摩 6～8 次。通常按摩前面及后面各 18～21 次为宜。此法治疗经络脏腑运动系统疾病。

（2）全耳前后按摩法：双手中指放在耳屏前，食指放在耳廓后做上下来回按摩，此法可疏通全耳前后经络，促进微循环，并刺激听神经、耳颞神经、迷走神经、舌咽神经的活动，耳前以刺激听神经、耳颞神经为主；耳背主要刺激面神经、舌咽神经及迷走神经，可助听止鸣、清脑明目、美容利五官。治疗听力下降时每天按摩 3～5 次，可提高听力。

（3）循环按摩法：即打开耳廓小周天及大周天法，使全身气血通畅。

循环按摩小周天法：打通任督二脉法。

按摩顺序：从心血管皮质下—脑垂体—脑干—甲状腺—对耳轮内侧缘颈—胸—肋缘下—腹—对耳轮下脚至交感—出走外交感—沿耳轮升部下降至外耳—耳屏前—目 1—升压点，为小周天经络循环系统(任脉相当于对耳轮前缘;督脉相当于耳屏前)。

循环按摩大周天法:打开大周天,即十二经脉法按摩顺序。从耳轮4颈项部开始:十二经脉、六条阳经、六条阴经均在颈项部汇合入脑络、入耳中—沿耳轮4—耳轮3、耳轮2、耳轮1—耳尖穴—上耳根至耳廓前、耳屏前缘—耳垂前缘—耳垂下缘向外上方与轮4汇合。主要按摩支配运动系统的耳大神经、枕小神经,耳大神经通肩背,枕小神经通肢末,交感活血通全身,外交感调整神经功能,耳屏为耳颞神经三叉神经支配区。按摩此循环通路不只对运动系统疾病有调整改善功能,而且对脑神经亦有平衡作用。

(5)手摩耳轮法:双手握空拳,以拇、食二指沿耳轮4向上——耳轮1,沿耳尖穴至肛门、外生殖器、尿道穴,反复按摩直至耳轮充血发热即可。此法可治疗阳痿、尿频、尿急、痔疮、脱肛、腹泻、腰腿疼、颈椎病、心慌胸闷、头晕、头疼等。经常按摩耳轮有健脑、聪耳、补肾、明目、强健身体作用。

(6)提拉耳垂法:亦称双凤展翅法:拇指放在屏间切迹内分泌及对耳屏内侧,神经系统皮质下等穴。食指放在与拇指相对应的耳背部。然后拇指向下至升压点、目1穴,食指触摸聪明穴—向下至神经衰弱点、睡眠深沉穴—身心穴、焦虑穴、快活穴—至耳垂下缘外侧面颊区、内耳—肿瘤痛特异区1—上、下颌—额、颞、枕、顶—晕区—神经衰弱区—脑干—至耳大神经点、轮4向外上方,提拉全耳垂而松开手指,像双凤展翅。此按摩法可反复3~5次,每早晚做一次。此法可治疗神经衰弱、头痛、头晕、头昏、耳鸣、目眩、牙痛、颈肩背痛,并有调节内分泌、调整情绪、美容、利五官、预防感冒等作用,当耳垂有炎症或严重冻疮时,暂不用此法。

(7)通耳明目法,即鸣天鼓法:此法用于感冒过敏、鼻塞耳堵、耳鸣、听力下降、头晕目眩等症。

其方法:

①双手掌对掌摩擦发热后,双手劳宫穴对准双耳孔,拇指放在枕部,食指放在天柱穴,中指放在风池穴,无名指放在完骨穴,小指放在医风穴。

②双手掌压紧耳廓,其余四指边按摩体穴,边上提枕部,松懈枕部,肌肉、肌腱、韧带、牵拉颈椎椎间隙,使其放松。

③边按摩枕部穴位,边向上牵引时,边感觉颈椎椎体的排列、肌腱韧带肌肉的紧张度。如发现异常,双手指予以矫正至放松。

④转颈放松法,如颈椎痛、听力下降、视力减退、后头痛、肩背肌肉紧张、四肢麻木时做转颈放松法。其方法:双手固定头部,先使颈头部向一侧顺时针旋转3~5次,逆时针旋转3~5次,使头颈部全部放松做通耳法。

⑤双手压紧耳廓使双手劳宫之气全部灌入耳内即刻松开双手,此时如果双耳有堵塞时可听到"啪"一声,耳膜已被恢复正常功能部位,此通耳法可连做3~5次,直到松开双手无压力感,无"啪"声时为止。

2. 耳廓穴位按摩法

亦称强化耳穴法,常见有三种方法:

(1)点按法:采用压痛棒或弹簧压力棒,点按与疾病有关的相应穴位或用指尖对准穴点按,每穴点压1~2分钟,压力由轻到重,以局部有胀热痛感为宜,如会气功者,可集中气功点穴。

此法用于治疗疼痛疾患,并有预防、保健、养生之效。

（2）掐按法:术者用右手拇指,对准耳前穴位点,食指对准耳后与耳前相应的穴位点进行掐按,由轻到重,体弱者可用轻手法,体壮者可用重手法,每次点掐按 1～3 穴。此法适用于疼痛疾病,如牙痛、头痛、胃脘痛、肝区痛,并可治疗感冒、鼻塞流涕。

（3）揉按法:在穴位区点处用压痛棒或食指尖对准穴位相应耳穴以顺时针方向揉按,压力由轻到重,以局部热胀感为宜。此法适用于婴幼儿、体质敏感者,治疗疼痛性疾病、消化不良等。

3. 耳穴分区按摩法

耳廓弯曲不平,有解剖分区,每个解剖部位有相对应之机体脏腑、组织器官病症。常见分区按摩法如下:

（1）耳屏按摩法:用两手食指指腹在耳屏外侧面及内侧面,以上下顺序揉按各 20 次,此法可防止感冒、鼻炎、咽喉炎、咳喘、心慌、头痛、头晕等症。

（2）对耳屏按摩法:用两手拇指、食指指腹提捏对耳屏,顺其走行方向由前下方向外上方来回按摩,当拇指指腹从对耳屏前下方向外上方按摩,食指从对耳屏内侧面,从外上方向前下方按摩,按摩 10～20 次,以治疗头痛、头晕、头胀、失眠、心慌、心绞痛等,以调节大脑皮层兴奋和抑制功能、脏腑功能及心血管收缩功能,起到健脑、强身作用。

（3）三角窝按摩法:用两手食指指尖,在三角窝按揉数次,可防止妇科疾病、肾虚阳痿、前列腺炎,并有降压、舒肝、镇静、止痛、利眠作用。

（4）耳甲艇按摩法:用两手食指尖或中指尖,在耳甲艇区从内向外,再由外向内按摩,此法可防治胃肠病、腹胀、便秘、腹泻、腹痛、脐周痛、肝胆区疼痛,并有利尿消肿、促进消化吸收功能的作用。

（5）耳甲腔按摩法:用两手食指尖,在耳甲腔点、按、揉,可防治胸痛、咳喘、心悸等。

第四节　耳穴治疗取穴原则

耳穴治疗原则,选穴配方与所得的效果有密切的关系,耳穴治疗原则从五个方面选择:

一、相应部位取穴

相应部位取穴,是根据人体患病时选取与机体疾病相对应的耳穴。当机体某个器官、脏腑、四肢患病时,在耳廓与机体相对应的穴位点,出现阳性反应,如低电阻、低痛阈、变色、变形、丘疹、脱屑、血管充盈以及组织化学变化。相应部位是反映疾病的部位,具体代表点,是诊断疾病部位特定点,相应部位可反映人一生全部既往史、现病史及家族遗传史,并预示将要发生的疾病。

相应部位在正常时只代表一个解剖位置点,无任何阳性反应,当人体患病时,相应部位随疾病的病变部位的病理形态改变而改变,由正常一个位置点呈区、线、沟、经等变化,甚至在相关的邻近组织的穴位发生阳性反应。相应部位是泛指的名称。在耳穴上可有此穴名,反应病变部位及症状。更多的与机体相关的耳穴无穴名,必须在正常穴位代表点及相应区域中推测其阳性反应点,若能准确的选择出与疾病相对应部位的耳穴阳性反应点,在治疗中取得满意效果。相应部位是治疗原则中首选的穴位。例如治疗胃部疾患一定要取胃穴。由于胃病的性质不同、部位不同,应在胃区的范围内选择阳性反应点,如胃小弯溃疡取耳轮脚消失处;幽门管溃疡,取十二指肠与胃穴之间;慢性浅表性胃炎,取耳轮脚消失处与平行的对耳轮内侧缘连线中点的内侧1/2区域。若不论什么性质什么部位胃病都取一点,效果是不会满意的。

肩关节周围炎的治疗,锁骨、肩关节、肩是治疗肩周炎的三要穴。俗称肩三点,由于病变部位不同、取穴的不同,肩关节痛在肩前部取耳前的肩关节穴,如果肩痛在肩关节的后部,应选择耳背的肩关节2,若肩周炎痛手臂不能外展、抬举可取耳前及耳后相对应的锁骨及肩穴,对贴并加耳穴按摩可使疼痛即刻缓解,增加活动范围。

膝关节痛应以疼痛部位膝关节及周围的区域选择与疾病部位相关的阳性反应点,若膝关节痛为半月板损伤、髌韧带损伤、十字韧带损伤取其膝关节穴正中阳性反应点;若膝关节内侧痛、股骨内侧髁、内侧副韧带损伤、应在膝关节穴与对耳轮上脚内侧缘连线中点取其阳性反应点;若膝关节外侧痛、股骨外侧髁、外侧副韧带损伤,应在膝关节穴与对耳轮上脚外侧缘连线中点取其阳性反应点;若膝关节后侧及深部痛可取□窝穴及与膝关节穴相对应的耳背部,可探测到明显阳性反应点。

相应部位取穴可取一个穴,亦可取多穴,应依阳性反应部位范围选择,准确的选取相应部位阳性反应,占其疗效的80%以上。

相应部位是止痛要穴,经过临床大量痛症病例观察,相应部位治疗组及神门穴治疗组对疼痛的治疗效果,相应部位治疗组优于神门穴治疗组。表明神门穴有镇静作用,无明显镇痛作用,神门不是止痛要穴。根据1958年北京平安医院许作霖老大夫提出的15个耳穴新刺激点,神门穴为神穴,“精、气、神”三穴,是许作霖老大夫的精华。

二、根据脏腑辨证和经络学说取穴

脏腑辨证取穴是根据中医脏象学说的理论,根据各脏腑的生理功能和病理表现进行辨证取穴。脏腑辨证是耳穴治疗的特点,是中医辨证施治的核心。如脱发,脏藏象学说认为,“肾其华在发”,故取肾穴来治疗;皮肤病,脏象学说认为“肺主皮毛”故取“肺”;现代生理学不承认肺与皮肤有关,从胚胎学来看皮肤与肺均从外胚胎层发展而来,肺与皮肤为同源组织,因此皮肤病要取肺穴治疗。痤疮:中医认为是肺胃郁热上熏于面部引起,患者多伴有阳明经热症,大便秘结。因此根据“肺主皮毛”肺与大肠相表里的经络学说为依据,治疗痤疮时肺、大肠为主穴。

神经衰弱的临床表现:失眠、多梦、心烦不安等。治疗取穴根据中医脏象学说理论“心主神明”,“神不守舍”可导致失眠、多梦,因此治疗神经衰弱时一定要取心穴,可达到宁心安神的作用。

从中医理论取穴除根据脏腑辨证学说取穴外,根据经络学说取穴,及循经取穴和经络病症取穴。

● 循经取穴:是根据经络循行部位取穴,如坐骨神经痛,其经络循行部位属足太阳膀胱经,故可取膀胱穴治疗;又如偏头疼,其部位属足少阳胆经循行部位,故取胰胆穴。

● 按经络病候取穴:是根据经络“是动则病所生病”的病候来穴。如齿痛,手阳明大肠经是动则病为齿痛,故齿痛取大肠穴;手少阴心经是主"心"所生病,如目黄、肋痛、臂内后廉痛,掌中热痛,因此如见上述症状可取"心"穴治疗。

三 按现代医学理论,发病原因,病理形态学变化取穴

耳廓定位的形成是以胚胎学、解剖学、遗传学等为基础,以病理形态学、生理学为反映的,以神经反射学说、神经体液学说、免疫学说为作用机理的一门多层次多方位的复杂学科新世纪医学。因此耳穴的诊断及治疗应以现代医学理论依据来取穴,从疾病的发生发展演变。组织器官与邻近的组织器官相关性等多种因素来考虑分析取穴,以现代医学理论为取穴原则,多用于机体神经、内脏、内分泌、泌尿系统等疾病的治疗。如消化道溃疡发病原因与皮层内脏相关学说有关,脑力劳动过度、精神紧张和忧虑,缺乏应有的休息和调节,可引起消化道溃疡的发生和加重。苏联学者认为高级神经活动,影响内脏功能的变化,不良的精神刺激能造成大脑皮层功能障碍,从而使皮肤下中枢系统对胃的分泌、消化、蠕动和胃壁营养等调节紊乱,最后形成局部溃疡。在对十二指肠病人进行耳穴探测时,皮质下、交感两穴出现阳性反应率在95%以上。因此对消化道溃疡患者治疗取穴时,除相应部位如胃、十二指肠的穴位,一定要取皮质下、交感两穴。尿崩症治疗,考虑其发病原因是脑下垂体后叶分泌抗利尿素减少,排尿量增多,根据丘脑－神经垂体机能减退的理论,在治疗时选取脑垂体、内分泌、丘脑穴,以调节内分泌功能。糖尿病的治疗取穴应根据糖尿病的发病原因选择穴位。糖尿病是由于胰腺中胰岛 β-细胞萎缩或减少,胰腺大多数有变性、水肿、和纤维化等病变,导致胰岛素严重分泌不足,中老年发病较多,胰岛 β-细胞,对进食后的高血糖刺激反应迟缓,胰岛素分泌较慢,不能适应血糖当时的需要,这是胰腺相对分泌不足,胰岛素是调节血糖浓度的主要激素之一,是唯一能降低血糖、促进葡萄糖的分解和合成的激素。在耳穴治疗中,应以胰腺为主要穴位。

脑垂体、内分泌:内分泌系统是调节生理机能的主要系统之一,内分泌腺体的调节是通过丘脑、垂体调节的。丘脑下部分泌释放激素,脑垂体的促进激素有促进内分泌靶腺分泌激素,而胰岛素的分泌中枢在丘脑下部。曾有报道针刺能调节胰岛素的分泌,即能使轻型糖尿病患者的血糖降低,又能使低血糖患者的血糖升高。而对封闭或切断迷走神经后,这些作用便消失或大为降低。因此针刺的调整作用可能是通过副交感神经实现的。耳穴治疗糖尿病,除用相应部位、胰腺、糖尿病特定穴外要选用脑垂体、丘脑、内分泌以促进胰岛素的分泌,降低血糖。

三焦、耳中穴:三焦是迷走神经、舌咽神经、面神经混合枝所在;耳中穴是迷走神经耳廓主要分支所在,耳中穴又称迷走神经点。取三焦、耳中穴可直接刺激迷走神经。

皮质下:是大脑皮层的高级中枢,调整机体各项功能在以往教科书当中,对耳屏内侧面为皮质下区,无具体定位,笔者用大量病例对不同系统疾病在大脑皮质下反应点分布规律进行观察,皮质下穴在对耳屏内侧下 1/2 处,此区分三区:神经系统皮质下、消化系统皮质下、及心血管皮质下。三个皮质下临床应用,不但可以用于定位诊断,而且可以用于调整大脑皮层对心血管舒缩功能、消化系统功能、神经的兴奋和抑制功能。

四、依穴位功能取穴

200 余个耳穴可分六大类型,每种类型耳穴都有其应用特点。需灵活掌握六大类型耳

特定诊断、治疗特点、不但可以提高耳穴临床诊断符合率,而且可以提高疗效。

相应部位穴位:是反应与机体相对应的解剖穴位,是机体患病时反应点,在诊断中阳性反应点,有定位意义,在治疗疾病中是首选的要穴,为止痛要穴。

五脏六腑穴位:本属机体相对的五脏六腑解剖上的组织器官。从中医脏象经络的生理功能和病理反应又归属中医脏腑经络系统,是以辨证施治为核心的中医理论体系。五脏六腑的穴位,在诊断上有一穴多病的反应,即一个穴位出现阳性反应点可反应多种疾病;要用中西医理论进行分析判断。在治疗中,五脏六腑穴位有一穴多治的功能,即一个穴位可治疗多种病。因此按脏腑经络辨证和现代医学的理论病因、病理和临床症状学综合分析后选用穴位。

神经系统穴位:是按神经功能及耳廓上脑神经、脊神经、交感神经支配的部位,所发生的病变部位取穴,神经系统穴位在诊断上无明显的定位及定性意义,在治疗上根据神经反射系统及功能取穴可有提高治疗效果的作用。

内分泌系统穴位:调整内分泌功能的三要穴是脑垂体、丘脑、内分泌。耳穴又有内分泌腺体的相应部位,在耳穴诊断中对各个内分泌腺体病变有诊断参考意义。在治疗中有调整平衡机体内分泌的功能。

特定穴:这是一组具有独穴诊断及独穴治疗功能的穴位,具有一穴一病的诊断特点,又有一穴一病的治疗功能。这些特定穴类型很多,有特定点、特定区、特定线、特定经、特定三角区、特定的轴。例如:

1. 特定点

降压点、升压点,是用诊断血压判断血压高低的点。其中降压点是用于治疗高血压的特效点,低压点用于治疗低血压的特效点。目前情绪变化紧张忧郁焦虑不安的人很多,而身心穴(焦虑穴)不仅能诊断出情绪的变化,而且选取身心穴及耳背快活穴可以改变人的情绪,使人精力旺盛心、胸开阔。

2. 特定沟

耳鸣沟,用于诊断治疗耳鸣及听力下降。脊柱沟,用于治疗脊后背痛,可用线形贴压治疗。

3. 特定区

过敏区,是诊断治疗过敏性疾病、过敏体质要穴。并有抗过敏、抗感染、抗风湿及提高机体免疫之功能。

4. 特定线

生殖线,是用于诊断治疗生殖系统疾病的特定线,在诊断上沿此线从盆腔穴向子宫穴线形滑动,可判断有无生殖系统、妇科疾患。治疗生殖系统疾病在三角窝中线——生殖线呈线形贴压。

5. 特定经

速听经,从速听点出走耳背沿耳轮缘上升至耳尖穴背面,向内至上耳根,出走耳前从外交感向下,沿耳屏前缘一至目1穴进入屏间切迹——三焦、耳颞神经上行出走屏上切迹,终止于外耳。沿此线取主要穴位点。如速听点—耳尖—外交感—目1。三焦、耳颞神经点、外耳穴,刺激或按摩此经可提高听力。

6. 特定三角区

耳背后上三角区（腰三角）治疗腰腿痛、坐骨神经痛，下三角区（颈三角区）治疗上背痛、颈椎痛、肩背痛及肩关节周围炎、多发性肌纤维组织炎。耳背两个特定三角。仅六个主要穴位便可治疗整个躯体背区的骨骼肌肉等运动系统疾病。耳前胸三角是治疗胸痛、胸闷、胸胁痛、心绞痛的要区。

7. 特定轴

自律神经轴、中枢神经轴、情绪轴、运动神经轴不但可以用于诊断，更可以用于治疗。自律神经轴可以调整自主神经功能紊乱；情绪轴平衡人体的情绪，用于诊断治疗忧郁、焦虑、紧张、烦躁不安、精力不集中、疲劳综合征；中枢神经轴调节大脑皮层各项功能，有健脑安神功能；运动轴之枕小神经、耳大神经是治疗运动系统，骨骼、肌肉病变的主轴。

在特定穴选穴治疗中除单一点、单一线、或单一区等有特定治疗意义作用，作者将同类作用功能的穴位组成特定组穴。特定组穴可加强治疗作用。如：

1. 三抗穴

具有抗过敏、抗感染、抗风湿作用。并且可以提高机体免疫功能。治疗时只选取一组穴配选相应部位即可。如：过敏区、肾上腺、内分泌、耳尖共同组成三抗一提升的穴位。过敏性疾病、感染性炎症病变、风湿性病变均可选"三抗一提升"的穴位治疗。

2. 四大止血穴

止血穴有脑垂体、肾上腺、脾、膈四穴配取相应部位，用于各种出血性疾病。如鼻血、功能性子宫出血、月经过多、咯血、便血、胃肠出血、过敏性紫癜等。

3. 四大升压穴

脑垂体、肾上腺、升压点、内分泌为四大升压穴，对低血压的治疗有明显升血压作用，此组穴耳穴贴压后舒张压、收缩压均上升10毫米汞柱。从中医辨证取穴可取心、肝两穴心主血。"肝脏血"可调整血量，促使血压的提高。

4. 五大活血穴

将有明显治疗作用的、推动血液循环。活血穴组以治疗心血管疾病、脑血管疾病，外周血管病、雷诺氏病、血栓闭塞性脉管炎等。五大活血穴不只用于血管病，并可用于治疗中医类属"痹证"，《素问·痹论》说："风、寒、湿三气杂至，合而为痹。"《医镜》则提出"邪郁病久，风变为火，寒变为热，湿变为痰"的痹症由寒化热机理，并提出通经活血，疏散邪滞，降火清热，豁痰等治疗大法。《医林改错》精辟提出瘀血致痹学说，主张活血化瘀，治痹必须活血，五大活血穴治疗机理：

> 交感、心皮、通全身，
> 耳大神经——通肩背，
> 枕小神经——通肢末，
> 热穴活血——通下肢。

其意义；交感、心皮即心血管系统皮质下，用于治全身血液循环障碍的疾病，是调整血管舒张功能，其中以扩张血管为主，促进机体血液循环。

耳大神经治疗颈、肩综合征、痹症及上肢血管病，从耳廓神经支配的区域上分析，耳大神经主要支配对耳轮、耳舟及耳垂。控制调整机体的运动系统，耳大神经从颈$_{2,3,4}$发出、刺激耳大神经可推动颈、肩、背的血液循环,即通经活络祛瘀止痛。

枕小神经通肢末,枕小神经支配耳舟和对耳轮上脚上部,相当于四肢及末端,四肢及末端血液循环不良,麻木、针刺感、疼痛取枕小神经可改善其症状。

热穴:主要推动下肢的血液循环,提高肢体温度,减缓麻木、怕冷、针刺及运动障碍。当血栓闭塞性脉管炎及糖尿病引起缺血、痹症及偏瘫等下肢运动障碍皆可选热穴治疗。

五、经验取穴

在临床实践中,有很多成功的有效病例,有的只一次治疗,症状缓解、疼痛消失。有的病例在治疗中效果不十分满意,而稍加变动穴位效果顿时大不同。临床经验的取得,可从成功的病例中取得,可从失败的病例中总结经验教训。精心的制定选穴配方、掌握各类耳穴特性及作用特点是十分必要的。

耳穴治疗的刺激效应是通过大脑皮层来调节机体内外环境活动状态及脏腑机能,起到"调神提气"。有的穴位是有双重作用的如五脏六腑的穴位,均为双重调整作用。因为五脏六腑既有解剖生理功能,又有脏象经络学说的理论。因此在治疗中常获得多种"额外收获"。当治疗支气管哮喘时取肺穴治疗,治疗结果不但哮喘发作好转而且患者颈部神经性皮炎明显消退,大便秘结改变了。这是由于"肺主皮毛""肺与大肠相表里"的中医脏象经络学说,治疗一种病时其余的病症也相应的得到治疗。

耳穴的功能是复杂的,有些穴位具有一穴一病的治疗特点。如:升压点只能治疗低血压;降率穴只能治疗心动过速、心房纤颤,心动过慢时禁用此穴。因此在选择穴位时需谨慎。

神门、枕二穴都具有镇静、镇痛、安眠作用,主要是抑制作用,在临床上称对穴、姐妹穴。因此,在治疗由于肝炎、肝炎后综合征,胃肠功能紊乱等疾病引起腹胀时,勿用神门、枕二穴,以免对胃肠功能蠕动起到抑制作用,后而加重腹胀。肋胁胀满等症,必须选择疏肝健脾、理气消胀的穴位,如:肝、腹胀区及脾、三焦、神经系统皮质下。当肝胃不和,又伴有失眠多梦时,应以舒肝和胃为主,中医认为:"胃不和则卧不安"。如果先治疗失眠多梦或两症兼治,均收不到预期的效果。

根据近代研究发现,交感穴有调节交感神经和副交感神经的作用,能调节血管的舒缩功能,交感穴以扩张血管为主,治疗血栓闭塞性脉管炎、静脉炎、大动脉炎、雷诺氏病时,交感作为主穴,其作用可以扩张血管,改善肢体的血液循环,提高皮肤温度。1975 年,作者与北京大学生物系协作,观察单刺交感穴,针后 2、10、30 分钟肢体血流图变化,30 例中 22 例血流波幅上升,2 例无变化,6 例下降,经统计学处理有一定意义,说明针刺交感穴对血管有较好的调节舒张作用,能改善血液循环的作用,因此,对出血性疾病,如功能性子宫出血忌取交感穴。交感穴有抑制腺体分泌的作用,浅表性胃炎、胃酸过多可取交感穴,以抑制胃酸的分泌。萎缩性胃炎时则禁用此穴。可选用胰胆穴、内分泌两穴,以促进胃酸的分泌。

肾和膀胱两穴虽然都主治泌尿系统疾病,但作用各异,"肾主水",临床治疗观察到肾的利尿作用强,因此,肾炎、腹水、浮肿即水湿停留的患者以肾、脾、三焦、肺、内分泌为主。膀胱贮尿作用强,临床上对夜尿症、漏尿、尿贫的治疗效果明显,可选用膀胱、脑垂体、尿道为主穴。

耳穴治疗中除需掌握穴位的共性,穴位的特异性,选穴治疗外,可灵活的运用。

耳穴放血:耳尖放血、轮 1～轮 6 选择与机体靠近部位放血及相应部位上扩张的血管放血,可以镇静止痛、消炎退烧、降压、抗过敏、清脑明目等功能。如治疗多发性肌纤维炎时,笔者只在耳尖及轮 4 放血各 10 滴以上,放血时给以按摩手法,12 年的全身肌肉疼痛消失了。病人激动不已,说患病 12 年从来没有像现在这样轻松。然后给予耳穴穴位贴压,仅治疗 3 次,多发性肌纤维炎得以治愈。肌纤维炎属中医瘅症,肌肉纤维肿胀变性,毒素及代谢产物刺激血液瘀阻,不通则痛。"诸病皆因血气壅滞不得宣通。《素问·调经论篇》说:"血气不和,百痛乃变化而生"。耳穴放血可以疏通经络中壅滞的气血,协调虚实,调整脏腑功能,使气滞血瘀的病理变化恢复正常,"通则不痛"经络气血畅通了,疼痛即可消除。"宛陈则除之"可见耳穴贴压治疗前放血是非常行之有效的。

耳穴取穴是非常重要的,选穴配穴得当在临床中可获得显著效果。取穴不当或配穴不好,疗效反之,在临床中注意观察总结经验,是提高疗效的关键。

第五节　耳穴治疗手法

耳穴治疗要获得好的疗效,在施术中不论是针刺或是耳穴贴压,患者应获得一种酸、麻、胀、热、凉或放射感,这种感觉是得气也称为针感、贴压感。针感可呈线状或带状向体内传导,并至病变部位或按经络感传。若在治疗中没有这种感觉要用手法改变针刺方向,贴压方向或按摩方向,诱导这种得气感觉出现以直趋病所。不同的病种治疗可用不同的手法,手法与疗效有密切关系,得气感觉快见效快,得气感觉差或不得气见效慢或效果差。

《灵枢·九针十二原篇》载:"刺之要,气至而有效,效之信,若风之吹云,明乎若见苍天。"说明针刺治病关键在于"得气",得气才有效果,其效果就像风吹散了乌云,见到了晴朗的天空一样。明《针灸大成·标幽赋》载:"气速至而效速,气迟至而不治。"可见,得气与否直接关系到治病效果。临床实践证明,刺激胃穴时,胃部即感发热,刺激热穴时,下肢有一股暖流传向足趾。此时疼痛减轻或消失。治疗后无感传者,效果不明显,需继续治疗,待气血运行畅通后,方感到传导感,因此治疗需要有一定疗程,并需施展适当手法,以达到行气血,调阴阳,使机体脏腑功能正常。

耳穴治疗取得满意效果有三要素:

1. 选取相应部位:相应部位是治疗中首选的穴位。

2. 放血疗法:祛瘀排毒,通经活络,镇静止痛。

3. 手法:指功发热,通经活络,气至病所的方法。

耳穴治疗手法,应根据如下理论选择应用:

一、根据钥匙和锁孔学说,施以手法

人体相当一把锁,耳穴相应部位相当于锁孔。相应部位是与疾病相对应的耳穴反应点,是疾病时的阳性反应点。如能准确找到锁孔即选取相应部位,施以手法可获满意疗效。根据德尔他反射通络学说:

当躯体某部、手足、膝等患病时,信息反映到低位中枢,上传至延脑—下丘脑—到高位中枢大脑皮层,大脑皮层接受信息后沿其传导路、传导至耳廓相对应的某部,发生各种阳性反应。而刺激耳穴后通过反射至高级中枢,使其躯体某部病症得以调节。

从德尔他反射通路看出:躯体内脏——中枢——耳廓间的通路是双向反射径路,这种反射径路,不仅是耳穴疗法的基本反射通路,也是其它刺激疗法、微刺系统的生理学基础,由于这一反射通路呈三角形,颇似尼罗河下游的德尔他三角洲,故称德尔他反射。

从德尔他反射实验中,躯体某部与其相应的耳穴间有犹如钥匙和锁孔一样的关系。人体有病时如一把锁同闭锁的黑箱,耳穴相当一个锁孔,如何用钥匙对准锁孔打开这一把锁,一个巨大的黑箱。这就似在耳穴治疗中如何用耳穴贴压物贴在耳穴中使机体痹症打开消失一样。生活的常识告诉我们"一个钥匙开一把锁"当钥匙对准锁孔,插入锁孔后,门能打开吗? 不能,仍需要转动这把钥匙,然后用手推这门,门才能打开! 转动这钥匙推门的动作就如同使用手法一样。耳穴治疗时一定要用手法,才能达到通经活络、祛瘀止痛的目的,可见手法是非常重要的,尤其在治疗痛症中,贴压耳穴后一定要加手法。手法的选用是有一定根据的,通常以耳廓与人体对应关系解剖部位方向、神经走行、低电阻点、病理形态以及毛发分布规律贴压、按压及按摩,并同时根据病变与疾病相关的耳穴面积大小选择刺激物。

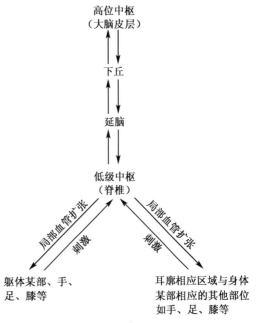

图 47　德尔他反射通路示意图

二、根据耳廓与人体控制关系

耳廓相当于母体子宫内倒置的胎儿。耳穴在形成时胚胎发生学上的耳穴不同层次,同躯体与内脏间有同源组织的关系,外胚层的衍生物,除神经组织及神经胶质外,汗腺、乳腺、毛发、指甲、晶状体、视网膜、结合膜、泪腺和泪道、鼻腔、副鼻窦、口腔(包括味蕾、涎腺等)、脑下垂体、肛门、男性尿道末端、羊膜、绒毛膜、虹膜来源于外胚层,与耳廓表皮同源。而平滑肌、心肌、心包、腹膜、肾、输尿管、膀胱上角、睾丸、附睾、精囊、输精管、卵巢、输卵管、子宫、阴道、淋巴管、关节、滑车、腱鞘等有中胚层发育而来,与耳廓的真皮和软骨同源。从胚胎发育看出人体各自构成解剖学上的系统联系,机体是一整体性,因此,当机体任何一个部位的变化都可发生全身的反应,耳廓"相关群"是属于整体反应的一部分。

根据临床研究发现耳廓与人体的控制关系:耳前控制人体的前面,五脏六腑,组织器官;耳背控制人体的后面,包括后头、神经系统、颈、肩、背、腰、髋、下肢及上肢后面的解剖部位;左耳控制人体的左半身;右耳控制人体的右侧。所以双耳穴位根据解剖部位部分,脏器分布不同,双耳穴位不同。主要不同的脏器,右耳为右肝叶、胆、胆道、阑尾;左耳为胰、脾、心、左肝叶、乙状结肠,在取穴治疗时应以患者脏器在耳穴反应部位取穴。各个脏器分布及位置亦不同,排列顺序方向不同,因此沿穴位走行方向贴压施以手法。

三、耳廓神经分布与人体脏腑、四肢的关系

五脏六腑及组织器官为脑神经支配,如迷走神经均分布在耳甲艇,耳甲腔。其中以耳中、三焦穴为主要分支,耳屏、咽、喉、内鼻为耳颞神经。耳大神经分布在对耳屏、耳垂、对耳轮、耳舟及对耳轮上脚。枕小神经分布在对耳轮上脚和耳舟上部。三角窝神经分布最丰富,几乎脑神经及脊神经均有分支达到,贴压物与针刺均以在神经主支走行方向贴压及按压。

耳大神经以对耳轮、耳舟下部起始部向上推压按摩。

枕小神经至耳轮结节起始部下方向耳轮结节内侧向上推压,以达四肢末端。

迷走神经在耳轮脚中点——耳中穴,消化道疾病均向耳中方向针刺或贴压,只有治疗便秘时,乙状结肠、大肠至耳轮脚上缘内向直肠方向推压,以促进肠蠕动来帮助排便。

三焦穴是迷走神经、面神经、舌咽神经。在治疗耳鸣、耳聋、面肌瘫痪、面肌痉挛、面部皮肤病、美容、五官、牙齿、口腔疾患等疾病时应垂直贴压。

耳颞神经来自三叉神经的下颌支,是治疗三叉神经的主要穴位,耳颞神经亦可治疗其它脑神经病变,贴压时从耳屏中点向上推压,可使信息感传至脑干网状结构,通过大脑皮层高级中枢起到调整作用。

四、根据毛发分布规律学说

耳廓犹如母体子宫内倒置的胎儿,头在下、脚在上,胸腹腔在中间。而作者提出的耳廓毛发的分布规律恰恰证实了这一胚胎倒置的学说。

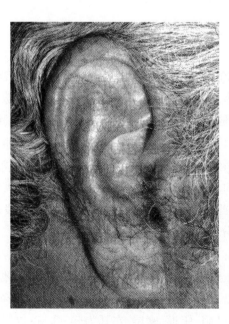
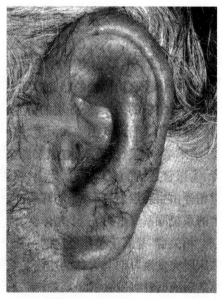

图48　毛发分布向上生长示意图

根据毛发分布向上生长的规律,提示:在耳穴贴压及耳穴针刺时,应朝上推压。如治疗颈椎病、肩背痛、肩周炎、脊椎病变,贴压方向应与对耳轮、耳舟分布行走一致,耳背脊柱沟以线形贴压。贴压施以手法,均从对耳轮起始部从下向上至毛发分布方向按摩贴压。

五、根据病理形态学与疾病相关的解剖部位形态

当人体健康时,耳穴只是一个解剖部位代表点;当人体患病时与机体相对应的耳穴出现各种病理形态学的变化,正常点可变成特定区、特定沟、特定线或特定的经。其中多以病理形态区的形式出现。因此治疗时应当根据区域范围,形态和方向施以不同的手法。

胆穴:正常位置在右耳肾与肝穴之间,胆囊底邻近肾穴,胆囊体在中间,胆囊颈、胆总管在胆与十二指肠之间,当胆囊发炎时,胆穴呈片状隆起,几乎看到胆囊的形态。因此用王不留行籽治疗时:应从胆囊底部——体部——颈部条片形贴压 2~4 个王不留行子。贴压后施以 45 度方向,向胆区按压,使激发出来的经气直趋病所,促使胆囊的炎症吸收,胆囊收缩功能加强,胆汁分泌以助消化。若胆囊炎患者疼痛向右肩背放射时,可在耳背、胆囊结节区及右耳肩背部、耳大神经点贴压,其按摩方向:从对耳轮起时部、颈肩部向耳前、背推压。

治疗肺部疾患、皮肤病、大肠疾患。如便秘,取肺穴,应从心区的下缘肺尖、肺门、肺底呈半月弧形线贴压,为 90°垂直方向按压,以加强肺气的宣发和肃降。

机体患病时,与机体相关的耳穴可呈现“沟”的变化,如耳鸣沟的出现。提示耳鸣、耳聋、耳鸣沟不仅可以用于诊断,而且更用于治疗,多用于与耳鸣沟相对应的耳背部线形贴压;耳前用内耳穴,贴压后对压,以减轻耳内压力,提高听力、减少耳鸣,治疗耳聋,听力下降亦可用耳廓前后手指上下按摩法,促使耳内微循环的改善,经络气血顺畅。对耳堵塞感、闷胀感、听力下降做鸣天鼓法:双手按摩耳穴后,双手掌心发热,劳宫穴对准外耳孔,使气从三个方向入脑内、百会、双外耳道,双手掌用力按压耳道口,迅速松开双手,此时若听到“啪”一声第二次无声音为内陷的鼓膜打开。中耳腔压力减缓,内耳松开。若劳宫穴灌气,当双手松开一次两次,耳内仍有“啪”声响,或声音已经减弱,需重复 2~3 次至声音消失为止。

机体患病时,与疾病相关部位的耳穴可呈现血管扩张充血,急性期可呈现鲜红色,恢复期呈现暗紫色,暗红色,血管走行有一定方向性。如十二指肠溃疡、十二指肠的球炎可呈 45 度方向,十二指肠向胰胆方向走行。急性膝关节疼痛时,红色的扩张的血管可呈水平样横行穿过膝关节穴,亦可呈树枝状从内膝向外膝走向。支气管扩张时充盈时的毛细血管可横贯肺区。因此贴压及施展手法时应按病变部位的血管走行方向贴压予以手法。

耳穴按摩治疗手法:指功发热以通经活血,气至病所,是提高治疗疗效的关键。不同病种用不同的手法。

第六节　耳穴治疗中常见的反应

耳廓是经络、神经汇集之所,是一个局部反应整体全部信息的中心,相当计算机窗口。刺激耳廓可导致全身或局部各种不同反应的出现,这些反应的产生与患者神经系统、体液系统、免疫系统、机体的反应性、病理状态、病情的严重性及经络脏腑的敏感性有密切关系。常见

的反应有：

一、耳廓反应

耳穴贴压、按摩或放血后，耳廓本身即刻出现反应：

▲ 充血红润：这是由于刺激交感神经，使血管舒张的功能得以调整，外周血管扩张，血液循环明显改善，病人感到耳廓发热，似有"冒火"之感。

▲ 刺痛感：针刺耳廓或贴压耳穴后，多数耳针穴有刺痛感，少数有酸、麻、胀、凉、放射传导等感觉。这些反应属于耳穴的"得气"反应，亦称针感。刺激耳穴出现上述反应，说明准确地刺激到与疾病相关的穴位，手法运用的适中，治疗中会得到较好的疗效。

二、患部反应

当耳针刺激耳穴的相应部位后，机体的患病部位或内脏可出现热流和舒适的感觉，有时患部肌肉出现不自主的运动。如面神经麻痹时，耳针治疗后，可看到面部的肌肉、眼轮匝肌和额肌的颤动或跳动，血栓闭塞性脉管炎针刺耳穴的相应部位后，患者可感到有一股暖流向下肢放散。如胃肠患病者，在接受针刺后，会感到肠胃蠕动的活跃。天津、上海耳针协作组观察了耳针对肠胃蠕动的影响，对 104 例无消化道病史的正常人，耳针胃区前后做上消化道钡餐检查比较，耳针后，幽门开放时间从 68 秒提前 14 秒为 54 秒，胃蠕动深度也增加；对 15 例蠕动声观察，针后 2 分钟肠鸣音频率最高，以后逐渐减退，平均持续时间为 5 分钟。

耳穴治疗多以痛症为主，如头痛、颈、肩痛、腰痛、坐骨神经痛、膝、踝、跟、肘、腕、指、多发性肌纤维炎、及内脏等部位疼痛。多数病人治疗后，患部疼痛即刻缓解或消失。如一位中年妇女患多发性肌纤维炎 12 年，全身肌肉酸痛、胀痛，经耳穴按摩、耳尖和轮 4 放血后，疼痛即刻消失，病人高兴的哭了，她说："12 年的全身疼痛从来没有像现在这样舒服，已经不痛了。"如一位男性头痛病人，耳尖放血后头部即刻轻松，头脑清醒，病人说："现在头部好像不是自己的了，已经进入了另一个世外桃园。"

耳尖放血可明目，视力模糊于放血后感到视物清晰。2001 年笔者治疗一位 16 岁男孩脑瘤患者，左眼失明，右眼视物不清，只有光感，生活不能自理 2 月余。当经耳尖放血、耳穴贴压、耳穴气功按摩治疗 10 分钟后，右眼即可视物识字。治疗前笔者问患者，可否认识这本书名是什么？患者只觉得一片模糊，认不清书名，10 分钟治疗后，可认出书名《耳穴诊断学》，经过 3 年间断治疗，临床观察，双眼视力得以恢复，并到达拉斯大学攻读计算机专业。此案例于 2004 年 5 月 19 日经由美国 CBS 电视台专访该患者及笔者有关耳穴治疗之效果。

一位缩窄性指关节患者，等待手术前，经一次耳穴治疗，手指关节疼痛消失，手指屈伸活动正常，避免手术，说明耳穴治疗有立竿见影效果。

三、经络反应

刺激耳穴后，部分病例呈现与体表十二经络相同的放射循行路线，沿着经络方向有酸、麻、蚁行感等，甚至有的患者可出现电击样反应。实践中体会到足太阳膀胱经、足阳明胃经、足少阳胆经循行感传的阳性率高。临床常见针刺坐骨神经点时，针感传到患侧下肢，治疗多发性口腔溃疡刺激心穴时,针感可传到舌部,舌尖溃疡面疼痛立即减轻或消失。经络反应的出现常与手法的强弱有密切关系,强刺激手法的阳性出现率显著高于弱刺激手法。耳穴埋针法,耳穴贴压法均有经络感传的反应。这说明耳针与体针的相应关系,以及耳针与机体整体性的关系。凡出现经络放射反应的患者,治疗时,会收到较迅速、较满意的疗效。

四、全身反应

经过耳穴治疗后的患者,均反应精力旺盛、抗病能力增加、而且不易感冒。从现代医学分析,患者机体免疫功能得到提高,这是由于耳廓周围有丰富的淋巴组织,刺激、按摩耳廓,促进机体淋巴液循环,增加免疫细胞吞噬细菌能力。从中医理论分析,治疗后达到"扶正祛邪,提神调气",刺激耳穴出现全身反应,表现是多方面的:胃肠蠕动增加,不思饮食的患者可出现饥饿感,腹胀患者即刻感到腹部轻松感。皮肤病:湿疹、神经性皮炎、接触性皮炎、皮肤搔痒症,即刻感到一股凉飕飕之意,痒感得以控制。荨麻疹患者可观察到红斑色泽变淡,红斑中心肿胀减轻,或变为凹陷。多数接受耳穴治疗的患者,感到睡眠深沉,尤其神经衰弱,效果显著,笔者治疗神经衰弱436例,观察有效率达94.2%。

五、闪电反应

刺激耳穴时,机体内部或内脏感到似有按电钮,接通电路似的感觉。这种感觉是针刺或贴压到准确阳性反应点,即与疾病相对应的耳穴时出现的反应。有人说,刺激穴位后,闪电传导感象连着心痛一样,不是单纯针刺或贴压时压痛的那种钝痛感。在针刺疼痛疾患时获得这种感觉的患者,其症状可立即缓解,甚至消失。否则说明取穴不准确,方向不对,必需移动穴位点,改换方向。闪电感多出现在疼痛性疾病,如牙痛、头痛、内脏痉挛痛及其它疼痛性疾患。

六、连锁反应(又称额外收获)

用耳穴治疗某一种病症时,往往使全身其它一些病症同时获得好转或痊愈,这种反应,说明耳廓是一全息反应。耳廓局部与整体的相关性,从现代医学理论分析,耳廓代表一个人整体,反应人体所有的信息。刺激耳廓,将信息传递大脑,进行整体综合分析,平衡人体的各项功能:如神经系统、内分泌、免疫系统等各项功能。从神经系统反射学说、近脑学说,耳廓靠近脑、脑干,耳廓神经非常丰富,十二对脑神经中,四对神经分布于耳廓:迷走神经、面神经、舌咽神经、耳颞神经,另有两对脊神经:枕小神经、耳大神经,控制人体的运动系统。围绕着血管壁,又有丰富的交感神经,调整人体的自主神经,血管舒缩功能,内脏功能。因此刺激耳穴是通过中枢神经、自主神经,调整人体各项功能状态,使其功能得以平衡。耳廓虽小,而通过神经、体液、内分泌各种系统反射来完成。

从中医脏象、经络系统,分别刺激五脏六腑穴位,通过辨证施治,调整五脏六腑生理功能,治疗一脏或一腑病变时,其它相应脏腑病症均得以改善,或同时获得痊愈。

如在治疗一例"老年喘息性支气管炎"时,随着喘咳症状的改善,同时使20余年不愈的双下肢皮肤淀粉样变有了显著的好转。治疗神经衰弱时,可使神经性皮炎、心率紊乱等同时取得疗效。这是因为在治疗疾病耳穴配方时,内脏系统疾病按脏腑辨证、经络学说取穴,五脏六腑的穴位是一穴可治多病。由于耳穴有一穴多治的特点，如肺主皮毛，治疗支气管哮喘取肺，而使皮肤病得到兼治。心律不整时，取心，心主神明，《病机十九条》中说："诸痛疮疡，皆属于心"。因此，神经衰弱、皮肤病均可得到治疗，症状缓解。

七、延缓反应

针刺后或疗程结束时，临床疗效不佳或无效是因有些患者机体反应机能差，经络瘀阻，病情严重或是由于刺激量不够，针刺感觉差，经多次治疗，经络疏通，脏腑机能得以改善或停针期后症状渐渐好转或显著改善。因此给延缓反应的患者治疗时，不要因无效而失去信心或停止治疗，必需持续 2～3 个疗程或改善治疗方案或加大刺激量。

八、适应反应

亦称"耐针性"。部分患者长期接受耳穴治疗，开始效果较好，继之因逐渐对针刺等各种刺激产生了适应性，疗效停止不前，此时需继续坚持治疗，达到一定刺激量时，疾病才有好转。对"耐针性"患者，治疗时，要有疗程安排，疗程间暂停治疗，使耳廓穴位敏感度恢复，以便进行下一个疗程，提高疗效，使病情得以改善；在耳廓穴位选用上，要注意交替使用耳廓前、后面穴位，以便使耳穴保持一定的敏感性。

九、迟钝反应

少数病人耳廓电阻值高，耳廓的病理性敏感点匮乏或无反应，针刺耳穴无得气感应。用耳穴电测仪，检查双耳部毫无反应，针刺感应迟钝或缺失。这类病人治疗效果差，不宜用耳针或耳穴贴压治疗，垂危病人易出现这种现象。

十、反效应

在治疗中偶可呈现一种反作用，原有症状如头痛、心悸、失眠、血压高等非但无改善，反而有所加剧，这类情况常因病人的精神紧张，治疗中取穴过多，刺激强度过大或手法不当等因素而诱发，这种反效应均属一时性反射性变化，稍加调整和适应后即可消失，大部分患者仍可继续治疗，这种反效应若持续出现，则应停止治疗或更换其它刺激方法。

下篇 治疗各论

第八章 耳穴治疗各论

第一节 内科疾病

一、消化系统疾病

(一)胃炎

胃炎是胃黏膜的炎症,临床表现为上腹痛或胀闷不适伴有消化功能紊乱,可分为急性胃炎、慢性胃炎和慢性胃炎急性发作。

急性胃炎:可分急性单纯性胃炎、急性腐蚀性胃炎、急性糜烂性胃炎、急性化脓性胃炎。其中以急性单纯性胃炎多见。由于饮酒过多,或摄取其它刺激性或腐蚀性物质所致,临床表现为上腹不适、疼痛、恶心、呕吐等。急性细菌性感染所致的胃肠炎,可有腹痛、腹泻,严重者有发热脱水等。

慢性胃炎:与吸烟和慢性酒精中毒有关,并可能有胆汁从十二指肠反流到胃内引起,无特异性症状,但易发展为胃溃疡。慢性胃炎中有浅表性胃炎、肥厚性胃炎、萎缩性胃炎,临床症状表现为上腹胀满、隐隐作痛,可伴有反酸、嗳气、恶心、呕吐、食欲不振等症。当萎缩性胃炎的胃黏膜萎缩,主要症状有恶心、呕吐、食欲不佳,上腹不适等,萎缩性胃炎可能是一种特发自体免疫性疾病。

慢性胃炎急性发作:主要伴有急性胃炎、慢性胃炎症状。中医认为胃炎多由情志和饮食所伤,属"胃脘痛"范畴。

〔取穴〕

主穴:胃、脾、消化系统皮质下。

配穴:

浅表性胃炎:取交感。

萎缩性胃炎:取胰、胆、内分泌。

肝胃不和型:取肝、胆、三焦。

〔取穴依据〕

脾、胃:健脾和胃、降逆止痛。

皮质下:调节胃肠功能。

交感:调节自主神经功能,抑制胃酸分泌,并可解痉止痛。交感是内脏止痛、止酸要穴。

胰、内分泌:促进消化液、消化酶分泌,提高胃黏膜吸收功能。

肝、胆、三焦:理气消胀、运化输精作用。

(二)胃、十二指肠溃疡

胃、十二指肠溃疡是全身性疾病。发病原因多与长期饮食不节、精神过度紧张、自主神经功能紊乱而致使胃壁细胞运动、分泌、营养改变而发生溃疡。

上腹部反复发作性、规律性疼痛为本病主要症状。

胃溃疡疼痛多在食后半小时至1小时左右发生疼痛,持续1~2小时才逐渐缓解,疼痛多位于剑突下正中或稍偏左处。

十二指肠溃疡的疼痛多在进食后2~4小时左右发生疼痛,呈空腹痛或饥饿样疼痛,进食后则疼痛缓解。疼痛多位于上腹偏右。

胃、十二指肠溃疡多伴有反酸、嗳气、恶心甚至呕吐等消化道症状。常因气候骤变、精神刺激、过度疲劳、饮食不当,或感染而诱发。胃、十二指肠溃疡活动期偶有少量出血、粪便潜血试验呈阳性,并可并发幽门梗阻,食后很快出现剧烈的上腹部疼痛,可以引起呕吐,常有腐臭宿食。亦可溃疡穿孔,很快出现上腹部剧痛,呈现腹膜炎的症状和体征。少数病人可并发大量出血,大便呈柏油状。

中医认为本病是属于"胃脘痛"的范围,并把胃脘痛辨证分为脾胃虚寒型和肝胃不和型及胃阴不足型。

〔取穴〕

主穴:胃、十二指肠、消化系统皮质下、贲门、脾。

配穴:交感、神门。

肝胃不和型:取肝、三焦。

胃阴不足性:取胰、内分泌。

〔取穴依据〕

消化系统皮质下:溃疡病形成是由于大脑皮层受到内外环境不良刺激造成中枢神经功能紊乱,迷走神经功能亢进,胃酸分泌增加,胃消化、运动、胃壁细胞营养障碍而形成,取消化系统皮质下,可调节大脑皮层功能和自主神经功能。

交感:可缓解内脏平滑肌,是内脏止痛要穴。当溃疡病活动期,疼痛敏感时,取交感可达止痛目的。由于交感可调节血管舒缩功能,并以扩张血管为主,当溃疡病活动期伴有出血时,禁用此穴,可用脑垂体、肾上腺止血。

胃、十二指肠:由于溃疡病灶的刺激,使胃、十二指肠处于痉挛状态,故取相应部位以促进局部血液循环,改善病灶长期缺血、缺氧的状况,促进溃疡的愈合。

脾:根据脏腑学说,胃脾表里关系,胃属表,脾属里;胃属阳,脾属阴;胃主受纳,脾主运化;脾气主升,胃气主降。脾胃一表一里,一阴一阳,一升一降,一运一纳,同司消化吸收。当脾虚不运、胃气不降时,伤及胃络可引起出血,因此,取脾可提高脾胃机能。促进溃疡面的愈合。

贲门:是止酸、止吐、止呕要穴。反酸恶心、呕吐时必选此穴。

神门:镇静止痛。

胰、内分泌:可促进胃液的分泌,有助于胃细胞吸收消化功能。

患者刘某,男,40 岁,1965 年因工作紧张,出现上腹部隐痛,不向其他部位放散,经常腹胀、反酸、嗳气。每年冬、春季加重,由于未加注意,1967 年胃脘部疼痛加剧,疼有规律,食后半小时至 1 小时可缓。食欲差,身体消瘦,大便正常,无黑便及脓血便。经胃肠造影及胃镜检查,确诊为胃小弯溃疡、胃窦炎、胃下垂(胃下极在髂棘连线下 9 厘米),用药物治疗无明显效果,仍反复发作。1970 年 7 月前来治疗,检查一般情况好,皮肤巩膜无黄染,心、肺无异常发现,剑突下腹肌略紧张,偏左有压痛,未能触及肿块,肝脾未触及,肠鸣音正常,脊柱四肢活动良好。

取穴:交感、神门、胃、脾、消化系统皮质下。

经耳穴治疗 21 次时腹胀、胃痛减轻;经治疗 30 次后,疼痛消失,食欲较前好转,食量增至每天 0.5 公斤;40 次治疗后,胃肠造影检查,溃疡面已愈合,胃窦部黏膜粗糙,胃下极在髂棘连线下 4.5 厘米。又经 20 余次治疗,自觉症状完全消失,经随诊 2 年,病情未见发作。

(三)十二指肠球炎

十二指肠球炎是十二指肠球部弥漫性炎症,炎症的发生与长期饮食不规律、精神过度紧张、自主神经功能紊乱有关,使得十二指肠球壁细胞的运动、分泌、营养发生改变。十二指肠球炎发生的原因,有感染如结核;霉菌及寄生虫,如钩虫、梨形鞭毛虫;阻塞性充血,如门脉高压、充血性心力衰竭;从邻近器官的病变蔓延,如胆囊炎、胆结石、胆道感染、慢性胰腺炎、慢性胃炎等。临床表现与慢性胃炎、十二指肠溃疡相似。常见症状呈空腹痛、饥饿痛、绞痛,多在进食后疼痛缓解,如饥饿时间长会引起低血糖,疼痛部位在上腹偏右,如不注意治疗及饮食规律,可能导致十二指肠溃疡。

〔取穴〕

主穴:十二指肠、胃、贲门、脾、消化系统皮质下。

配穴:交感、胆、胰。

〔取穴依据〕

消化系统皮质下:十二指肠球炎多由于大脑皮层受到内外环境不良刺激造成中枢神经功能紊乱,迷走神经亢进,胃酸分泌增加,十二指肠、胃壁黏膜营养不良或感染。取消化系统皮质下,可以调节大脑皮层功能和自主神经功能。

十二指肠、胃:为相应部位取穴。十二指肠球炎,严重时十二指肠处于痉挛状态,刺激相应部位,可改善局部血液循环和缺氧状况,促进炎症愈合。

贲门:是止酸、止吐、止呕要穴。十二指肠炎常伴有反酸症状,取贲门可改善胃酸的分泌。

脾:根据脏象学说,胃脾表里关系,胃属表,脾属里;胃属阳,脾属阴;胃主受纳,脾主运化;

脾气主升,胃气主降。脾胃一表一里,一阴一阳,一升一降,一运一纳,同司消化吸收。当脾虚不运、胃气不降时,伤及胃、十二指肠功能,发生炎症或溃疡,取脾可提高消化系统功能,促进十二指肠炎症的愈合。

交感:可缓解内脏平滑肌的痉挛,并可抑制腺体分泌。十二指肠球炎多伴有反酸及痉挛,取交感可止酸及解痉止痛。

胰、胆、十二指肠:取胰、胆两穴既可治疗胆道系统感染,慢性胰腺炎等症,又可改善十二指肠消化、吸收功能。

(四)急性胃肠炎

急性胃肠炎是由暴饮暴食或吃带有细菌的食物引起,以腹痛、腹泻、呕吐为主要症状。发病急骤,腹泻可日达10余次或更多,大便稀或呈水样。呕吐严重时,可引起水和电解质紊乱,继之可出现血压下降或肌肉痉挛等症状。

中医认为本病发生为食入生冷不洁食物或寒、湿、暑之邪客于肠胃,而致气机不和,肠胃的运化与传导功能失常。

〔取穴〕

主穴:耳尖放血、胃、大肠、小肠、直肠、下焦、脾、交感。

配穴:贲门。

〔取穴依据〕

胃、大肠、小肠、直肠:为相应部位取穴,可调节胃肠运化功能,并可止泻。

脾:脾主运化,能助胃消化水谷精微,并吸收、输布精微至全身,故取脾,以健脾胃助运化。

下焦:相当于少腹,急性胃肠炎时,以下腹坠痛、腹泻等为主要症状,下焦是缓解下腹痛的主要穴位。

交感:急性胃肠炎时,腹痛多为痉挛性腹痛,交感穴可缓解胃、肠平滑肌痉挛。

贲门:是止酸、止呕、止吐要穴,急性胃肠炎多为恶心、呕吐、腹痛、腹泻为主,贲门可缓解恶心、呕吐症状。

神门、枕:是对穴,两穴一起用可加强镇静、消炎、止痛的目的。

(五)胰腺炎

胰腺炎可分急性胰腺炎和慢性胰腺炎。

急性胰腺炎:由各种原因如暴饮暴食、总胆管阻塞或胰管梗阻等引起的胰液从胰管外溢,胰酶激活后消化胰腺自身组织,而产生急性炎症。胰腺呈水肿、出血或坏死三种主要症状。症状有上腹和左腰背部剧烈疼痛、发热,严重时发生休克,发作数小时后血清淀粉酶浓度明显升高。

慢性胰腺炎:急性胰腺炎经及时治疗,多数病人在数天或数周内迅速恢复,若反复发作或持续发炎可能形成慢性胰腺炎。慢性胰腺炎有慢性复发性胰腺炎和慢性胰腺炎两种类型,前者是在已有损伤的胰腺基础上反复急性发作,后者则为慢性胰腺炎的持续过程。胰腺体的广泛纤维化,可引起腺泡和胰岛细胞萎缩或消失,常有钙化或假性囊肿形成,炎症反复发作而成慢性,最终导致慢性胰腺炎。在西方国家中,酒精中毒,可造成此病。

临床症状表现为腹痛、脂肪泻或只有脂肪泻而无腹痛,可伴有消瘦、黄疸或糖尿病。本病常起于中年,多见于男性。

中医学认为本病属于"胃脘痛"、"肿瘤"等范畴。

〔取穴〕

主穴:胰、胆、脾、十二指肠、内分泌、消化系统皮质下。

配穴:肝。

〔取穴依据〕

胰:为相应部位取穴,使经络感传直趋病所,产生一系列反馈调节,促使胰腺慢性病理改变得到恢复。

肝、胆、脾:肝穴有舒肝利胆作用,肝主疏泄,脾司运化,肝与脾之间主要是疏泄与运化的关系,若肝的功能正常,疏泄调畅,则脾胃升降适度,故有"脾之升从乎肝"、"胃之降从乎胆",肝脾不和,脾气虚,升清无力,运化失职,则腹痛久泄。近来实验证明针刺脾、肝、胆等穴可以调整和提高机体的免疫状况,增加T细胞功能,促进肝细胞的新生。

十二指肠:胰腺炎可以累及十二指肠,因此取十二指肠穴。

消化系统皮质下:可以调节消化系统之功能。

内分泌:有抗炎作用,能抗御外来毒素的侵害,增加机体抗毒功能,并降低血管通透性,使炎症渗出减少,提高机体免疫功能。

〔体会〕

● 耳穴治疗慢性胰腺炎,以刺激左耳胰穴为主。胰、胆穴,在左耳为胰腺、右耳为胆囊。因此在治疗取穴时,必须用耳穴诊断仪,准确探测其阳性反应点后,方可治疗。

● 慢性胰腺炎由于反复发作,治疗时间长,一般需要 1～3 个疗程,症状得到缓解。

(六) 便秘

是大便干燥、坚硬、排便困难,数日 1 次。除腹部膨满感外,可能伴有头痛、眩晕、纳呆、易倦、恶心、心悸不寐等。

中医认为便秘为多种原因引起,如肠胃燥热、津液耗伤、七情不和、气机郁滞、久病内伤、年老体衰、气血不足等,导致大肠的传导功能失常引起便秘。本症在《伤寒论》中有"阳结"、"脾结"等名称,便秘有虚症、实症之分。

虚症:多见孕妇、体虚年迈者,因气血不足、肾虚阴精耗竭所致。

实症:多见饮食失节,过食辛辣或因热病引起津液枯竭所致。

〔取穴〕

主穴:大肠、三焦、脾、腹、消化系统皮质下。

配穴:肺、乙状结肠。

〔取穴依据〕

大肠、腹、乙状结肠:为相应部位取穴,刺激大肠、乙状结肠、腹三穴,可增加肠蠕动、疏通脏腑、顺气导滞。

脾、三焦:脾主运化,三焦有化气输精的作用,五脏六腑皆属三焦,取脾、三焦两穴可化气输精,促进运化之功能。

消化系统皮质下:调节胃肠功能。

肺：肺与大肠相表里，肺主肃降，取肺穴可增加大肠疏导糟粕功能。

(七) 腹泻

临床上，腹泻可分为急性腹泻和慢性腹泻。

1. 急性腹泻

包括细菌性痢疾、急性肠炎、急性中毒及过敏因素所致的排便次数增多，不同程度稀便及肠痉挛所致的腹痛，病程在 2 个月以内。中医认为因饮食不节，导致脾气虚弱，另感受外邪，致使湿热内侵、湿热困脾、运化失常、清浊不分、混杂而下，注入大肠而致腹泻。

2. 慢性腹泻

临床上如腹泻持续或反复发作超过 2 个月以上，为慢性腹泻。可能由慢性消化系统疾病及消化道以外的慢性病，或其它原因引起。中医认为腹泻主要是因为脾胃与大小肠感受外邪所致，可能因进食生冷不洁之食物，七情不和，损伤脾胃而影响其运动。辨证时分寒、热、虚、实。中医认为慢性腹泻多是脾肾阳虚。

中医学属"泄泻"范畴。《内经》称"泄"、"濡泄"、"洞泄"、"食泄"、"注泄"等。

〔取穴〕

主穴：直肠、大肠、神门、枕、脾、交感、耳穴放血。

配穴：

脾肾阳虚型：肾。

肠胃不和型：小肠、胃。

过敏性结肠炎：加过敏区、内分泌。

〔取穴依据〕

大肠、直肠：相应部位取穴，可调理肠道运化功能。

脾、肾：慢性腹泻，脾肾阳虚型，取脾、肾以补肾健脾，有温煦脾阳、升提中气的作用。

过敏区、内分泌：过敏体质者，对食物过敏引起的腹泻。用过敏区、内分泌，以抗过敏，提高机体免疫力。

耳穴放血、神门、枕：急性肠炎、细菌性痢疾，取之有消炎镇静作用。

交感：可抗过敏及解毒，并可缓解急性腹泻所引起的腹痛。

(八) 反酸、恶心

是一种临床症状，多因消化系统疾病，如慢性胆囊炎、胆道感染、十二指肠溃疡及慢性胃炎等引起，也见于中枢神经系统疾病，如神经性呕吐、头痛和妊娠而并发症状。

中医认为本病是因感受寒热诸邪、饮食不节、情志不和、脾胃虚热、胃失和降、胃气上逆所引起。

〔取穴〕

主穴：胃、肝、交感、脾、贲门、枕、神经系统皮质下。

〔取穴依据〕

胃、肝：肝主疏泄，当肝气不畅、郁结犯胃，则胃失和降气逆作呕，取肝、胃，可理气和胃降逆。

脾：脾主运化，脾喜燥恶湿，取脾可健脾助运，消湿去积而止恶心、呕吐。

交感:调节自主神经功能,缓解因迷走神经末梢刺激产生的恶心、呕吐。

神经系统皮质下:调节高级神经中枢,缓解来自高级神经中枢反射作用所致的恶心、呕吐。
贲门、枕:镇静、止呕。

(九)膈肌痉挛(呃逆)

是膈肌不自主地间歇性收缩,使得吸气急骤,导致声门关闭而突然停止吸气。膈肌痉挛与延髓呃逆中枢受刺激有关。祖国医学称"呃逆"、"打呃"、"哕症",是胃气上逆所致,亦分虚症和实症。

西医认为本病发病有以下几种原因:

(1)中枢性呃逆:主要因颅内疾患,直接或间接地影响呼吸中枢而造成。如脑血栓形成、脑出血、颅脑损伤以及脑肿瘤等。若上述病人呃逆不止,常常提示预后不良。

(2)反射性呃逆:主要因膈神经受刺激而引起,如胃肠、肝胆或胸膜疾患,由于刺激膈神经,引起呃逆不止。常见腹部脏器手术后或肿瘤晚期,肿瘤晚期由于胃气衰败,呃逆不止几分钟、几小时,可昼夜不停,数日,甚至数月,发生呃逆时可妨碍谈话、咀嚼、呼吸、睡眠等。

(3)神经性呃逆:是功能性的癔病。此类呃逆常见,胸腹透视观察膈肌无逆蠕动。

〔取穴〕

主穴:膈、胃、贲门、神门、交感、神经系统皮质下、肝。

配穴:耳迷根。

〔取穴依据〕

膈:可解除膈肌之痉挛。

肝、贲门、胃:以降气止逆。

神门:镇静、止逆。

交感:缓解平滑肌痉挛。

神经系统皮质下:清除大脑皮层病理兴奋灶,调节胃肠功能。

国外报道一例偏瘫患者,持续呃逆 2 年半,偶有缓解 1 ~ 1.5 小时,为顽固性呃逆,经内科用药物、理疗均未见效。后在耳穴的神门、膈穴注射维生素 B_1,每穴 0.05 毫升,配合体针的足三里、鸠尾、内关、膈俞,连续 6 次治疗痊愈。

(十)食管炎

食管炎在临床上有反流性食管炎、腐蚀性食管炎和感染性食管炎之分。

反流性食管炎:早期食管黏膜充血、水肿和痉挛,进一步可形成溃疡,晚期可发生瘢痕性狭窄。主要症状是吞咽困难、胸骨后或心窝部灼痛、嗳气反酸、呕吐等。频繁的胃酸和消化液的逆流性食管炎,常见于食管裂孔疝。

腐蚀性食管炎:是食管烧伤引起不同程度的狭窄,主要症状为吞咽困难。

感染性食管炎:常见于真菌感染的虚弱患者,尤其多见于用抗生素、皮质类固醇和免疫抑制性药物治疗时,偶尔可见有病毒(巨大细胞病毒或疱疹病毒)引起者。

中医归属"噎膈"病症。

〔取穴〕

主穴:食道、贲门、消化系统皮质下、交感。

配穴：神门、枕、小肠。

〔取穴依据〕

食道、贲门：为相应部位取穴，使病变部位得以营养和调理。

消化系统皮质下：调节消化系统功能。

交感：缓解内脏平滑肌痉挛，以达到解痉止痛之目的。

神门、枕：镇静止痛。

（十一）胃肠功能紊乱

胃肠功能紊乱是由胃肠道神经功能紊乱所引起，以胃肠运动及分泌功能紊乱为主，是属自主神经功能紊乱中一组临床症状。自主神经系统——交感神经和副交感神经控制正常心脏搏动、肠运动、排汗、唾液分泌等活动，当自主神经功能紊乱时，会出现一系列症状，主要表现在胃部和肠道，以胃部症状为主者常有反酸、嗳气、厌食、呃逆、恶心、呕吐、食后腹胀、上腹部不适或疼痛等症状。以肠道为主要症状，有肠功能紊乱、腹胀或腹痛、肠鸣、腹泻和便秘、消化功能不良等。部分患者伴有头昏头痛、失眠焦虑、精力不集中、神经过敏等其他功能性症状。

属中医学的"郁症"、"梅核气"等病症的范围。

〔取穴〕

主穴：胃、小肠、乙状结肠、消化系统皮质下、交感、脾。

配穴：

反酸、嗳气、恶心：取贲门。

食后腹胀：肝、胆、腹胀区。

头痛、头昏、失眠：耳尖放血。

焦虑不安：身心穴。

〔取穴依据〕

胃、小肠、乙状结肠：为相应部位取穴，病变部位取穴。

脾：脾主运化和传输，与胃相辅相成，维持动力的平衡，共同维持食物的消化，吸收和运送营养和津液，与胃穴同用可以提高胃肠功能。

交感：可控制和调整内脏自主神经，有较强的内脏镇痛和解痉作用，并调整内分泌功能。

（十二）消化不良

是小儿常见的疾病，常因饮食过度或吃不易消化的食物而影响胃肠消化功能，细菌或病毒感染也常为本病的因素，可分为单纯性消化不良和中毒性消化不良。临床症状有腹泻、食欲不振、消瘦等。

单纯性消化不良：腹泻、蛋花水样大便或带黄绿色，混有少量黏液，一般无剧烈腹痛、腹胀、便血及里急后重等症状，常有呕吐、贫血、食欲不振、消瘦等。

中毒性消化不良：常表现为水样喷溅，每日泄泻十余次以上，呕吐、高热，由于大量失水，口、眼、皮肤干燥，眼眶凹陷，尿量减少，开始烦躁不安，严重时可出现意识朦胧，甚至惊厥、手足逆冷等症状。

中医证属"婴儿泄泻"，可分为湿热积滞与脾虚寒湿两个方面。

〔取穴〕

主穴:胃、贲门、小肠、大肠、直肠、脾、消化系统皮质下。

配穴:神门、枕、耳尖放血。

〔取穴依据〕

胃、脾:胃主受纳和消化食物,胃气上逆则恶心、呕吐。脾主运化和传输,互为表里、相辅相成,维持食物消化吸收。同时选用两穴可加强胃肠功能。中医病机十九条"诸湿肿满,皆属于脾",用脾穴可健脾利湿,并升阳举陷,补中益气。

小肠:促进营养物质吸收。

大肠、直肠:促进相应段的肠动力,改善其功能。

消化系统皮质下:可调整机体消化功能,使之趋于正常。

神门、枕、耳尖放血:消炎、镇静、止泻。

(十三)慢性肝炎

慢性肝炎一般可以分为两种类型:慢性持续性肝炎和慢性活动性肝炎。肝炎有病毒性和药物性之分。病毒性肝炎是肝炎病毒引起的全身性传染病,由于感染的病毒不同,可分为甲型、乙型、非典型乙型三种。其临床表现为食欲不振、恶心、呕吐、疲乏无力。发病时可有短期发热,部分有黄疸,上腹部饱胀,肝区疼痛,肝脏肿大和压痛,及肝功能检查异常,病程约 2～4 个月。多数病人可恢复,少数病人迁延不愈,转为慢性。

慢性持续性肝炎:病程时间较长,病情轻,肝功能试验轻微改变,预后良好。

慢性活动性肝炎:症状较重,肝功能试验显著异常,病情不断发展,终至演变为肝硬化。经 HAA 检查,不少慢性肝炎患者长期带有 HAA。由于病毒长期存在,使肝细胞受损,长期不能恢复,由乙型肝炎发展成为慢性活动性肝炎。常见症状有:食欲减退、恶心、上腹部不适、腹胀、大便稀薄和乏力、易倦,或有持续低热、关节疼痛、皮炎、红斑、慢性进行性黄疸,女性患者可有闭经。多数病人有肝、脾肿大,肝区疼痛和触痛,或伴脾功能亢进;少数病人可有门脉高压、腹水,可能出现坏死性肝硬化,有的出现蜘蛛痣、肝掌、皮疹或痤疮等,实验室检查有关肝功能等均不正常。

中医认为本症属于"肝郁气滞"、"肝脾不和",应以"舒肝理气,健脾和胃"为治疗原则。

〔取穴〕

主穴:肝、脾、三焦、内分泌、消化系统皮质下、肾上腺。

配穴:肋缘下、耳中、耳肝点、腹胀区。

〔取穴依据〕

肝、脾:刺激肝、脾两穴,可以调整和提高机体免疫状况,增强 T 细胞功能,促进肝细胞的新生。

肾上腺、内分泌:可激发肾上腺皮质与髓质的分泌,可减轻症状,改善疲劳和衰弱,增强食欲,减轻黄疸,控制关节痛和退热。常使血清胆红质和 SGPT 明显下降。激素在肝病治疗中主要作用是增加肝糖原、促进肝脏蛋白合成,有抗炎作用,可增强毛细血管壁的致密度,降低通透性,使炎性渗出减少,抑制免疫反应。

三焦、腹胀区:可以化气输精,通调水道,减轻腹胀。

消化系统皮质下:调整机体消化功能。

肋缘下、耳肝点：可缓解肝区痛。

耳中：可治疗黄疸。

（十四）肝炎后综合征

急性肝炎和慢性肝炎治疗后，患者长期不安、失眠、乏力、恶心、厌油、食欲不振、上腹不适、脂肪餐后有轻度消化不良及肝区痛等症候群。有时可能有自主神经功能紊乱等症状，特别是在疲劳后症状加重。体检和化验均正常，甚至肝活检也无任何病变残存，临床上称之为"肝炎后综合征"。

中医认为本症属于"肝郁气滞"、"肝脾不和"的范畴，因此治疗时，应以"舒肝理气"、"健脾和胃"为主。

〔取穴〕

主穴：肝、胆、腹胀区、三焦、耳中、消化系统皮质下。

配穴：耳肝点、内分泌、肋缘下。

〔取穴依据〕

肝、胆：相应部位取穴，以舒肝利胆、解郁理气。

腹胀区：理气消胀。

三焦：化气输精。

耳中：调整脏腑功能，解痉止痛。

消化系统皮质下：调整自主神经和消化功能。

耳肝点、内分泌：肝功能不正常时取之，改善机体内分泌功能，促使肝功能恢复。

肋缘下：肝区疼痛时取之。

二、呼吸系统疾病

（一）支气管炎

是因受细菌、病毒的感染或物理化学因素的刺激及过敏等发生的炎症。常以咳嗽、咳痰或喘促为主要症状，临床上有急、慢性支气管炎之分。

急性支气管炎起病较急，有上呼吸感染症状，如发热、畏寒、身痛、咳嗽。开始为干咳、喉痒、胸骨后有闷痛感，1～2天后咳出少量黏痰或稀薄痰，以后咳出脓性痰，偶可伴血丝，发热3～5天消退，咳嗽症状可延至一周。

慢性支气管炎以长期反复发作的咳嗽、咳痰或伴有喘息为主要症状，每次发作时间都要2个月以上，有连续2年以上的病史。轻者仅在晨起或入睡前明显，咳痰多为白色黏液性或稀薄泡沫状，如未及时治疗，咳痰或喘息时间逐渐加剧，每因受凉、感冒等炎症加重，引起急性发作。咳脓性黄痰或带有少许血丝，并可伴有胃寒、发热、头痛等全身症状。

中医认为类属"咳嗽"、"痰症"、"饮症"、"喘症"范畴，多由于风寒热邪侵袭机体，当人体正气不足，脾、肺、肾三脏功能失调，肺气不足，卫外功能失去调节作用时，外邪从口鼻侵犯肺部，肺气宣降功能失常，脾肾阳气亏损导致本病久延不愈，痰饮扰肺，出现本虚标实之证。

〔取穴〕

主穴：耳尖放血、气管、支气管、平喘、神门、肺。

配穴:枕、内分泌、脾、大肠。

〔取穴依据〕

肺、气管、支气管:相应部位取穴,理肺止咳。

平喘:止咳定喘。

神门、枕:镇静消炎。

脾:痰多时,取脾穴。中医认为:"脾为生痰之源"、"肺为贮痰之器",脾湿不运,痰浊于肺,故取脾,以祛湿消炎。

大肠:肺与大肠相表里。咳嗽若为风热内侵入肺,致使肺失肃降,治疗应清肺热,取大肠解阳明经之热,以免肺阴受灼,利肺气宣降。

(二)支气管哮喘

支气管哮喘是一种发作的肺、支气管的变态反应性疾病。

在支气管哮喘病人中,约半数有肯定的家族变态反应史(鼻炎、哮喘、湿疹、荨麻疹)。若父母二人都有变态反应,他们的子女中75%将有变态反应。本病多数是吸入过敏原所引起的——主要是花粉、动物皮屑和屋内灰尘。此外,可变因素(精神性应激、感染、内分泌紊乱),通过扰乱病人和其变态原环境之间的平衡而促使症状出现,以后发生抗原及抗体反应,并导致迅速出现可逆的组织变化,如毛细血管通透性增加,黏液分泌增多,平滑肌痉挛,以及组织中、分泌物中、外周血液中的嗜酸细胞增多。其临床特征是反复发作,可发生于任何年龄,但以12岁前开始发病者居多,大多数好发于秋、冬季。发病时,由于支气管平滑肌痉挛,黏膜充血、水肿和分泌物增加而导致缺氧喘息,并伴有胸闷、气急、咳嗽、多痰、哮喘、呼吸困难、张口呼吸。被迫采取坐位,面色呈现青紫,严重时呈持续发作状态。实验室检查:血液免疫球蛋白IgE升高。

祖国医学认为是由脾肺阳虚,气不化津,内伏痰湿,外感风寒,饮食不节,过度疲劳而诱发。此病属祖国医学中"哮证"、"喘证"范畴。

〔取穴〕

主穴:肺、支气管、交感、肾上腺、平喘、过敏区、内分泌。

配穴:神门、枕、肾、前列腺、胸、心血管系统皮质下、耳尖放血。

〔取穴依据〕

肺、支气管:为相应部位取穴,以调理肺之功能。

肾上腺、内分泌、过敏区:支气管哮喘是过敏性疾病,肾上腺、内分泌、过敏区有消炎、消肿、抗过敏、抗感染作用,能抑制黏膜的抗原抗体反应,抑制嗜酸细胞的转化或形成,并能抑制副交感神经产生乙酰胆碱,促进交感神经的兴奋过程。肾上腺素能使支气管平滑肌迅速扩张,肺通气量增加,从而缓解支气管平滑肌痉挛等。支气管哮喘亦可取前列腺(或子宫),刺激前列腺或子宫穴,可以产生前列腺素,对支气管有强烈的扩张作用,认为前列腺素为支气管平滑肌弛张剂。

神门、枕:镇静、止喘、消炎。

平喘:定喘止咳。

肾、肺:肾气虚所致虚喘时取肾,中医认为"肺为气之主","肾为气之根",肺、肾同司气体之出纳,肺气虚不能主气,肾气虚不能纳气,则气逆上发为喘,故取肾以补肾纳气。

交感、胸、心血管系统皮质下：三穴在耳廓上构成三角形，此三角形称为胸三角，是开胸顺气之要穴，治疗胸闷、气短最有效之穴位。交感穴和肾上腺均有明显的缓解支气管平滑肌痉挛的作用，两穴是治疗支气管哮喘之要穴。

耳尖放血：有抗过敏、抗感染、镇静的作用，哮喘发作时应在耳尖放血 5～10 滴。

（三）胸痛

是临床上常见症状之一，可由胸壁或胸腔内疾患所致。常见有胸部外伤、肋间神经痛、大叶性肺炎、肺结核、肺脓肿、胸膜炎、心绞痛、心包炎、食道癌、带状疱疹、肋软骨炎等。其发病原因繁多，不同疾病有不同的发病特点，但胸痛这一共同症状，按中医学认为主要因为气滞、血瘀、痰浊等瘀阻胸间而致经气不和。

〔取穴〕　相应部位。

在耳穴对耳轮内侧缘中点、上部、下部用耳穴探测器探测其阳性反应点，然后用王不留行籽贴压，贴压后用指功法，使气直至病所，胸痛即刻缓解或消失。

若伴有胸闷气短时，因交感、心血管皮质下与胸穴构成三角，贴压后，即可宽胸利膈，气机通畅。

（四）感冒

感冒是由病毒细菌感染所致，由于机体正气不足，风寒或风热乘虚而入，或因四时之气，感受暴寒所引起。以头痛、鼻塞、流涕、喷嚏、恶寒发热等为主要表现的外感病，分普遍感冒和流行性感冒。

（1）普通性感冒中医又称伤风，以局部症状重，全身症状轻为其临床特点。主要表现为鼻咽部充血水肿，分泌增多，患者感咽部干燥、发痒、灼热或疼痛，鼻内痒感，喷嚏鼻塞，流清涕，并有干咳，咳吐黏痰，全身症状轻微，一般无发热，有头痛无力等症，病程多在 7 天左右。

（2）流行性感冒中医称：时行感冒是由流感病毒引起的急性呼吸道传染病，每因病毒变异，人群抵抗力低下而发生流行。病初有恶寒发热，腰背四肢酸痛，全身无力，头痛，食欲不振等。大多数患者有上呼吸道症状，如喷嚏、流涕、鼻塞、咽痛、干咳、颜面潮热、结膜充血等。上述症状一般 1～2 天达到高峰，3～5 天逐渐缓解。如高热不退，头痛较剧，甚则谵妄、惊厥、昏迷者，则多为中毒型流感，病情严重。此外，亦有头痛发热等症状，并见恶心、呕吐、腹痛、腹泻等胃肠道症状，为胃肠型流感，较为少见。婴幼儿偶可见肺炎型流感，应当引起重视。

〔取穴〕

主穴：耳尖放血、肺、内鼻、咽、喉。

配穴：

发热时：取耳尖、屏尖、肾上腺点刺放血。

头痛：感冒多为前头痛，取额。

偏头痛：取外交感、颞。

后头痛，伴有头昏、头晕：取枕、晕区。

头顶痛：取肝、顶。

全身肌肉酸痛、乏力：取疲劳快活点（相当于口穴）、脾、肝、三焦。

咳嗽、咳痰：取气管、支气管、平喘。

胸闷、胸痛：取胸三角、交感、胸、心血管系统皮质下。

胃纳不佳、腹胀、便秘：取胃、大肠、腹胀区。

〔取穴依据〕

耳尖放血：放血有开窍泻热、凉血消肿、止痛解毒、去瘀生新作用。《灵枢·九针十二原篇》说"宛陈则除之"，感冒是由细菌或病毒感染引起的一系列症状，必须放血而达到治病之目的。

肺、内鼻、咽、喉：按病变部位选穴，贴压穴位，使刺激感到达病所，而达到"气至病除"的功效。

三、循环系统疾病

(一) 高血压

高血压是一种以动脉血压升高为主要表现的病患，为常见的慢性病，多见于中、老年。凡舒张压超过 90 毫米汞柱，或按年龄计算，在 40 岁以前，收缩压超过 140 毫米汞柱。随年龄每增加 10 岁，收缩压也增加 10 毫米汞柱，至 60 岁以上为止。而舒张压的正常标准不随年龄而变异。高血压一般以舒张压衡量，舒张压在 90～110 毫米汞柱为轻、中度高血压，舒张压升高，收缩压也升高。舒张压在 110 毫米汞柱以上为重度高血压，有些疾病由于心输出量增加或主动脉壁弹性降低，收缩压升高，舒张压正常或反而降低。

根据发病机制，可将高血压分为原发性高血压——高血压病，继发性高血压——症状性高血压。原发性高血压多因精神刺激，情绪波动，使高级神经功能活动紊乱，皮层下部的血管舒张收缩中枢形成固定兴奋灶，全身小动脉持久痉挛，各器官缺血，尤其是肾脏缺血，引起一系列体液变化，以及小动脉硬化等因素，使血压恒定性增高。原发性高血压较为常见。病者早期可无自觉症状，常于体检时发现。临床症状可表现为搏动性头痛、头昏、心悸、耳鸣、眼花、失眠、手指麻木等。随着病情进展，常可影响血管、心脏、脑和肾等主要器官的生理功能，甚至发生脑血管意外。该病病因至今尚无明确结论，而高级神经活动紊乱学说在其发病机制中占主导地位，另外缺乏体力活动、肥胖、吸烟、食盐过多和遗传因素也有一定影响。

继发性高血压多由泌尿系统疾患、颅内疾患及内分泌疾患等所引起。

高血压按血管病理改变分为三期：

Ⅰ期：早期为血管痉挛期。

Ⅱ期：动脉硬化，并影响到心、脑、肾三个主要器官之一所表现的生理或病理性异常。

Ⅲ期：动脉硬化，影响到心、脑、肾其中两个重要器官，甚至发生脑血管病变。

高血压类属中医学中"头痛"、"眩晕"、"肝阳"等范畴，与"心悸"、"胸痹"、"中风"有一定关系。中医认为本病的早期多为肝阳偏盛，肝阳上亢；中期多为肝肾阴虚；晚期多为阴阳两虚。

〔取穴〕

主穴：耳尖放血、降压点、心、额、心血管皮质下、神经系统皮质下、肝、交感。

配穴：

阴阳两虚型、肝肾阴虚型：肾。

头晕：枕、晕区。

〔取穴依据〕

耳尖放血:清脑明目、镇静降压。

降压点:降压镇静。

交感、心血管皮质下:调节血管的舒缩功能,缓解血管痉挛状态。

额:清脑镇静。

肝、心:心主血脉、肝藏血,心血充盛,血行通畅,则肝得所养,肝阴充足,才能制约肝阳。若心血虚可导致肝血虚,肝血虚必导致肝阳上亢、血压高、头昏、目眩等症。《素问·至真要大论》篇曰:"诸风掉眩,皆属于肝",取心、肝二穴以调节血量,宁心安神,平肝潜阳。

肾:全身各个脏腑都要靠肾阴的滋养,所以为"元阴"。肾阴不足可致肝风内动,取肾可以滋阴潜阳。

体会:

● 放血要适当增多,治疗高血压以耳尖放血为主,放血前按摩耳穴,待充血发热后,将放血针头从耳轮处中后1/3交界处进针。进针深度达0.3厘米,放血量10~20滴。此时即感头脑轻松,视物明亮。

● 手法要强,一般认为磁珠贴敷法效果明显,毫针法、贴压法、埋针法均可收效。

● Ⅰ、Ⅱ期高血压治疗疗效明显,Ⅲ期高血压治疗后,可改善症状,但仍需配合药物治疗。

● 治疗后患者自觉症状改善明显,测血压不一定有明显下降,有的反而上升,在行针、贴压期间还会逐渐下降,治疗时间需长。

● 对应用肾上腺穴治疗高血压的看法,肾上腺穴有调血压的作用,但以升压为主,如血压高为肾性高血压可用肾上腺。

● 耳针治疗高血压的机制,中医认为:"耳为气血汇集之处"。耳与脏腑经络有密切关系,与心、肾二脏关系密切。刺激耳穴降压点,高血压患者可出现明显的血管舒缩波形改变,而针刺非特异区点,其反应不同,病愈后反复实验,则不再出现血管容积的变化。

● 治疗前后观察心电图,亦有改善趋势,治疗前呈低波形,治疗后波形升高,耳穴治疗高血压可使心功能得以恢复。

(二)低血压

收缩压在90毫米汞柱以下,舒张压在40~50毫米汞柱以下或更低时称为低血压。低血压可分急性低血压与慢性低血压两大类。

急性低血压:血压由正常或较高水平突然明显下降,其主要表现为昏厥与休克两大临床综合征。多发于大量失水后,如腹泻、烧伤与呕吐,或发生严重失血,或其他原因,如心肌梗死、脑栓死、严重感染、变态反应、心律失常、急性胰腺炎、阿狄森病用药不当。

慢性低血压:有体质性低血压、体位性低血压、内分泌功能紊乱所致的低血压、慢性消耗性疾病及营养不良所致的低血压、心血管疾病所致的低血压等。如严重病例中发生周围循环衰竭和心源性休克。

中医辨证多属气血双亏。

〔取穴〕

肾上腺、升压点、脑垂体、内分泌、肝、肾、心。

〔取穴依据〕

肾上腺:调节血管舒缩功能,有收缩血管功能,提升血压作用明显。

脑垂体:增强血管的收缩功能。

升压点:提高血压。广州中医学院 69 年级班报告,用耳穴"升压点"解决硬膜外药物麻醉出现的低血压现象,取得较好的效果。当收缩压下降到 60 ～ 70 毫米汞柱,针耳穴升压点,15 例病人收缩压均在 10 ～ 15 分钟内升至 90 ～ 110 毫米汞柱,并稳定在这个水平上。

心、肾:取心穴以增强心肌功能,改善循环状态。近代生理学和化学的研究证明,肾不仅是泌尿器官,也是一个内分泌器官,故取肾穴。据目前所知,肾脏分泌具有生理活性的体液性物质,其中肾素可引起血管收缩,使血压上升。肾素与血中某种 α 球蛋白联系起来,称肾素-血管紧张素系统,因血管紧张素可以刺激肾上腺皮质分泌醛固酮,也就有了肾素-血管紧张素-醛固酮系统之称。醛固酮是一种保留水分的激素,当它分泌增多时,可引起钠水潴留,促使血容量增加,血管壁反应增高,从而使血压上升。

肝:肝藏血,可调节血量。

内分泌:可分泌激素,提高机体应激反应能力。

(三)冠心病

冠状动脉粥样硬化性心脏病是指冠状动脉因发生粥样硬化而产生了管腔狭窄或闭塞,导致心肌缺血、缺氧而引起的心脏病。

临床表现:①隐性冠心病:无临床症状,但心电图有心肌缺血的表现。②心绞痛:其特征为阵发性前胸压榨样疼痛感觉,可向心前区与左上肢放射,或伴有濒死感,往往迫使病人立即停止活动,疼痛多持续 1 ～ 5 分钟,含硝酸甘油多能缓解。常因受寒、饱食、情绪激动、过食而诱发。临床可分为稳定型、初发型、不稳定型、卧位型、变异型等多种类型。③心肌梗死:疼痛剧烈,含硝酸甘油不能缓解,常伴有发热、休克等,心电图可以确诊。

中医认为本病的发生与年老体衰、肾气不足、高粱厚味、损伤脾胃;七情内伤,气滞血瘀;思虑劳倦、伤及心脾等因素有关。因此在本病发病过程中,心、脾、肾是病之本,气滞、血瘀、痰浊、阴寒是病之标。临床上虚实互见,表现为本虚标实。中医学属"胸痹"、"真心痛"、"厥心痛"、"心痛"等范畴。

〔取穴〕

主穴:心、小肠、心血管系统皮质下、交感。

配穴:胸、肝。

〔取穴依据〕

心:心主血脉,刺激心区以改善心肌缺血、缺氧状态,提高心肌功能。

小肠:心和小肠相表里,有助于改善心血管循环。

交感、神经系统皮质下:调节血管的舒缩功能,以扩张血管为主。

胸:相应部位取穴,胸痛、胸闷、心绞痛时取之。

肝:肝藏血,以调节血量。

体会:耳穴治疗冠心病在改善症状上有帮助,在心电图改变上不明显,治疗时间要长,一般 3 个月以上。晚期心肌病变,难以奏效。

（四）心律失常

心律失常是心脏之正常节律窦性心律发生变化。位于右心房壁之天然心脏起搏点——窦房结在自主神经系统影响下，控制整个心脏搏动的速度和节律。由此处发出电冲动通过传导系统，传播至心房和心室，使其产生正常的收缩。心律失常是由各种原因使心律的起源部位，心搏频率与节律及冲动传导的任何一个过程发生失常，可能是间歇的或持续的。心律失常包括异位搏动、期外收缩、异位搏动过速，纤维性颤动和心搏迟缓的心传导阻滞。

心律失常发病原因，可发生心脏器质性病变，也可发生于自主神经功能紊乱，大多数因各种心脏病引起，部分心律失常无明显原因。

心律失常临床表现：有心悸、胸闷或胸痛、呼吸困难，严重时可能出现阿斯综合征或心搏停止。

中医认为有气血不足、阴虚火旺、水饮内停，使心阳不振或痰热上扰等。本病中医学类属"心悸"、"怔忡"等范畴。

1. 心动过速

（1）窦性心动过速　心跳频率每分钟超过 100 次一般在 100～150 之间，少数病人达 150 次以上，压迫颈动脉窦都后可使心率逐渐减慢。

（2）短阵性室性心动过速　是由一连串室性期前收缩所构成，常出现 3 个或 3 个以上的 QRS 波群，QRS 时间超过 0.12 秒而其前面没有 P 波。

（3）阵发性结性心动过速　是由连续 3 次以上的结性早搏所组成，心率每分钟 160～220 次，本病常发生于器质性心脏病患者或血钾过低，或情绪波动，饮食过饱后突然发作，少数由体位转变而诱发。

（4）心房纤颤　常出现冠心病、高心病、风心病、肺心病等。由于心排出血量减少引起心悸、眩晕、血压降低、心绞痛或心力衰竭。

〔取穴〕

主穴：心、小肠、胸、心血管系统皮质下、降率穴。

配穴：神门、枕、小肠。

〔取穴依据〕

心：五脏六腑之大主，主血脉，主神明，心血不足，心神失养而致心神不安，出现心慌、心悸、失眠、头昏、头晕等症。取心穴可宁心安神、改善心功能。

小肠：心和小肠相表里，从小肠在耳穴的位置分析，位于耳中穴上方即迷走神经分布区，左侧可以控制房室结，右侧可以控制窦房结，应用双侧耳穴、小肠穴可以控制心率和节律。

心血管皮质下：调节心血管舒缩功能，调整心率和心律。

胸：相应部位取穴，胸痛、胸闷、心绞痛时取之。

降率穴：只限于心动过速，心房纤颤时用于此穴，以降心率。

神门、枕：以镇静作用、避免精神过度紧张不安。

2. 心动过缓

心跳频率每分钟少于 50 次以内，窦性心动过缓，在健康人尤其运动员中常见，但亦见于甲状腺功能低下、黄疸、体温过低或血管迷走神经性紧张的病人。心动过缓也可有完全性传导阻滞引起,严重心动过缓常导致意识丧失。

〔取穴〕

主穴:心、交感、肾上腺、胸、心血管系统皮质下。

配穴:肝。

〔取穴依据〕

心:按相应部位取穴,心肌收缩力增强,心排血量增加,血液循环加速,从而得以缓解本病的临床症状。

交感、肾上腺:以增加心率,使心跳加快加强。肾上腺穴能调节肾上腺髓质分泌肾上腺素和去甲肾上腺素,促进交感神经兴奋,使心跳加速。肾上腺穴又能激发肾上腺皮质的分泌,能促进心肌细胞营养,提高窦房结机能状态。

胸:胸痛、胸闷时取之。

心血管系统皮质下:调整心血管的舒缩功能,增强血液循环,改善心肌营养。

3. 心律不齐

心跳节律失常是心动秩序的改变,称心律不齐(期前收缩)。

(1)室性期前收缩　是自心室的任何一个部位发生,心电图上发现期前出现的 QRS 波,其前面有 P 波,QRS 时间多在 0.12 秒以上,期前收缩后往往有一个完全性的代偿性间歇。

(2)多源性室性期前收缩　室性期前收缩可能自心室的任何一个部位发生,心电图中可以看出异位节奏点是位于左心室或右心室。自左心室发出的期前搏动,先使左心室除极,然后激动经心室间隔传入右侧,使右心室除极。因此在心前导联 V_1 呈现迟晚的 R 波,Vs 中有深而宽的 S 波。若室性期前收缩的节奏点在右心室中,则依据同理可以看到 V_1 中有深而宽的 S 波,Vs 中出现迟而高的 R 波。T 波的方向一般都与 QRS 主波方向相反。倘若室性早搏起源于两个以上的异位兴奋灶,则称为多源性室性早搏。

(3)房性期前收缩　在心电图上,房性期前收缩表现为一个期前发生的 P 波,其 P-R 间期在 0.12 秒以上,而该 P 波形状与窦性 P 波有一定差别。若房性期前激动传抵心室时,心室的传导组织尚部分地处于相对或绝对反拗期,则激动在心室内的传布方式必然受到干扰,从而产生了心室内差异性传导。如 P 波在房室结或心室的绝对不应期时出现(往往在 T 波顶峰以前出现),早期波动的 P 波之后便不产生 QRS 波群,称为未下传的房性过早搏动。房性早搏也可以是不插入的,发生在两个窦性心动之间。房性早搏可以发生在几个不同的心房地区,称为多源性房性过早搏动。

〔取穴〕

主穴:心、小肠、胸、心血管系统皮质下。

〔取穴依据〕

心、小肠:心与小肠相表里,两穴同用有协同作用,是治疗心律不齐的重要穴位。

心血管系统皮质下:可以调整心率和心律,及心血管的舒缩功能,改善心肌缺血缺氧。

胸:心律不齐多伴有胸闷、心悸,胸穴可开胸顺气,稳定心律。

(五)心血管神经官能症

心血管神经官能症,又称神经血循环衰弱症,是最常见的心血管功能失调症之一,约占心血管症状患者的 10% 以上。本病在女性略较多见,年龄多在 20～40 岁。

临床表现有呼吸困难、心悸、疲倦、心前区隐痛,多在劳动或精神紧张后发生或加重,主要是自主神经平衡失调所引起心血管功能紊乱的结果。

中医认为本病气血虚弱,突然惊恐,心失所主,或由于忧思过度、气血亏损,气不足则心不能自安;血不足则心失所养,其他如阴虚火旺、心阴不振、痰热上扰等均可发生。

〔取穴〕

主穴:心、胸、神经系统皮质下、心血管系统皮质下。

配穴:肺、神门、枕、小肠。

〔取穴依据〕

心:心主神志、心藏神。《灵枢·卫气》篇说:"神生于五脏,舍于五脏,主导于心。"如心神旺盛,则五脏安和;心神失常,则五志发生紊乱。《灵枢·口问》篇说:"心者,五脏六腑之大主也……心动则五脏六腑皆摇。"《灵枢·大惑篇》说:"故神劳则魂魄散,意志乱。"因此,心主神明的功能正常,则精神饱满、神志清晰、思考敏捷、反应灵敏;如果心主神明的功能异常,可出现失眠多梦、心悸、脏腑功能紊乱等。因此,取心以宁心安神。

胸:可宽胸理气,祛瘀止痛。

心血管皮质下:取心血管系统皮质下,以调节大脑皮层对心、血管的舒张及收缩功能,调整心率。

神经系统皮质下:以调节大脑皮层的兴奋与抑制功能。

小肠:心与小肠相表里,小肠与心穴有相同治疗作用。

肺:心悸、胸闷伴气短时取之。因"肺主气,肺朝百脉",肺能调节和辅助全身和脏腑功能,尤其和心血管运动更为相关,血随气行,节律井然,心肺协调才能保证机体一切活动正常,所以《素问·灵兰秘典论篇》说:"肺者,相传之官,治节出焉。"

神门、枕:镇静安神作用。

(六)脑血管意外

脑血管意外包括脑溢血、脑血栓形成、脑栓塞、蛛网膜下腔出血和脑血管痉挛等病。这些疾患的致病因素各有不同。脑溢血多由高血压及动脉硬化引起;脑血栓形成由血管腔狭窄,血液成分改变以及血流缓慢等所致;脑栓塞是因血液中的固体、液体或气体栓子流入脑血管而引起阻塞;蛛网膜下腔出血可由动静脉畸形、先天性动脉瘤破裂以及高血压、动脉硬化、血液病等引起;脑血管痉挛是由脑的小动脉挛缩以致脑组织缺血及水肿所引起。

上述各病,在中医学中统称"中风",并有"卒中"、"类中"、"大厥"、"暗痱"等称。其发病认为多由阴阳平衡失调,阴虚而肝阳上亢,火盛化风,气血上逆,痰阻窍络而成,亦可因形盛气衰等导致。《内经》中早有"血之与气,并走于上,则为大厥"之说。后世医家并有"心火暴盛,肾水虚乏,不能制之,则阴虚阳实而热气怫郁,心神昏冒,筋骨失用而卒倒无知"(刘河间),"痰生热,热生风"(朱丹溪),"内风自扰,逼血上菀"(张寿颐),以及"形盛气衰"(李东垣)等论述。

临床表现 ①脑溢血:多发生于老年。常有动脉硬化、高血压史。起病急骤,常突然仆倒,昏迷,偏瘫,严重者四肢瘫痪,瞳孔不对称或缩小,脑膜刺激征不明显,脑脊液呈血样,压力高。②脑血栓形成:多发生于中年。常有糖尿病,红细胞增多症、动脉硬化史。起病较缓慢。多在睡眠醒时发现偏瘫,神志大多清醒,可有失语,无脑膜刺激征,脑脊液压力正常、清晰。③脑栓塞:多发生于青年。常有心脏病史或因长骨骨折等其他因素的各种栓子引起。起病急骤,神志清醒或昏迷(昏迷程度轻重不一)。偏瘫,可出现惊厥,无脑膜刺激征,脑脊液检查多属正常。若因心脏病引起,可有心脏体征。若因细菌性心内膜炎引起,可有发热、出血点、脾肿大,血培养可检到致病菌。④蛛网膜下腔出血:多发生于青、中年。常发于有颅内血管病或有动脉硬化史的患者。起病急骤,有剧烈头痛、呕吐、继而转入昏迷。少数有偏瘫,脑膜刺激征明显,脑脊液呈血性,压力增高。⑤脑血管痉挛:起病急骤,有眩晕、头痛、呕恶等先兆症状,同时血压显著增高,立刻出现偏瘫、失明、失语或昏迷、抽搐等症。病程较短,往往1~2小时内自愈,一般不超过数日,且无后遗症,但在短时期容易反复发作。并可引起脑血栓形成。

根据上述各病的症状表现,中医学中概括为中风重症(旧称中脏腑)与中风轻症(旧称中经络)二类症候群。

〔取穴〕

主穴:脑、脑干、心血管皮质下、神经系统皮质下、心、耳大神经点、枕小神经点、相应部位。

配穴:三焦、脾、肝。

〔取穴依据〕

心、脑:心脑关系密切,心有强心活血,醒脑开窍,缓解脑血管痉挛,调整脑血管功能。

心血管及神经系统皮质下:调节血管的舒缩功能和兴奋抑制功能,扩张脑血管,纠正脑组织血流量的供应。

耳大神经点、枕小神经点:来自颈$_2$、颈$_3$脊神经控制机体的骨骼肌肉四肢的运动,帮助肢体恢复。

三焦:是气穴、能量穴,三焦穴位含有三对脑神经,即迷走神经、面神经、舌咽神经,刺激三焦,可以改善增加脑神经的活动,若语言不利亦取三焦。

肝、脾:肝主筋,脾主肌,脾主四肢,取肝、脾两穴,促进经络感传达全身肌肉,改善肢体运动。

相应部位:依脑血管意外损伤的部位取穴。

(七)无脉症

即多发性大动脉炎,为主动脉及其分支的慢性、进行性、闭塞性炎症,当累及头臂动脉时表现为上肢脉搏减弱或消失,称上肢无脉症,病变累及腹主动脉、髂动脉引起下肢无脉症,也可引起肾动脉狭窄性高血压无脉症,亦称狭窄性大动脉炎,属于胶原性疾病的范畴。

中医认为"肺朝百脉"、"心主血脉",若脉管被风、寒、痰、湿之邪侵袭,则脉气不足,血行瘀阻,导致寸口脉不起,形成无脉症。

〔取穴〕

主穴:心、肺、交感、肝、心血管系统皮质下、肾上腺、相应部位。

配穴:内分泌、肾。

〔取穴依据〕

心、肺:"心主血脉"、"肺朝百脉"、"心脉通肺,肺脉贯心,心主血,肺主气"、"气为血帅、血为气母",气行血亦行,气滞血亦滞,心阳不足,肺气不宣,则血流不畅。因此,取心、肺以补气活血复脉。

交感、心血管系统皮质下:调节血管舒缩功能,以扩张血管为主。

肾上腺:刺激肾上腺所产生的糖皮质激素可抑制组织的炎症反应,降低毛细血管通透性,减少局部的渗出现象,使病灶渗出液减少、肿胀减轻和消退,其次能抑制纤维母细胞的活性,使胶原纤维生成大为减少,改善动脉狭窄程度。

内分泌:消炎,提高机体免疫力。

肾:心在上焦,肾在下焦。心主血脉,属火,属阳;肾主水,属阴。心与肾,阴阳上下之间相互制约,互相依存,这种关系为"心肾相交",治疗无脉症,取心、肾两穴可水火相济,以助心脉。

南京部队某医院王忠医生,治疗无脉症86例,均住院采用耳针治疗。86例中,治愈32例,占37.2%;显效43例,占50%;进步7例,占8.1%;无效4例,占4.7%,在治疗过程中,一般经过3次治疗,即可摸到脉搏者53例,占61.6%,8~12次可摸到脉搏者5例,占5.8%,2个疗程以上可摸到脉搏者8例,占3%。

笔者采用耳针治疗无脉症22例,痊愈3例,显效15例,有效4例,单纯颈动脉狭窄引起无脉症效果较满意,多发性、进行性闭塞性血管炎症效果不满意。

(八) 心肌炎

心肌炎是指致病的病原体直接侵犯,或其产生的毒素作用,造成心肌中局限性或弥漫性的急性、亚急性或慢性病变。临床上可见到心脏扩大、心搏增快、心音减弱、心律不齐、心脏杂音等症状,并伴有心电图的异常。

心肌炎症病变按其原因分三种:①传染病所致。②过敏或变态反应所致。③化学物理因素:三价锑、放射线等所致。

中医认为本症由于外感风湿、热邪,或因风寒湿邪化热,致邪由表入里,羁于经络而耗气伤阴,阴阳失调、心失所养而成病。

〔取穴〕

主穴:心、胸、小肠、心血管皮质下、内分泌。

配穴:降率穴。

〔取穴依据〕

心、小肠:心和小肠相表里,两穴同用有相辅相成的作用,是治疗心脏病的主要穴位。

心血管系统皮质下:是调整血管舒缩和心功能的主要穴位。

胸:心肌炎常表现心悸胸闷,胸穴治疗一切胸部症状主穴。

内分泌:可促进炎症吸收,提高机体免疫力。

(九) 风湿性心脏病

本病是心脏疾病中常见的疾病之一,多由化脓性扁桃体炎及猩红热等既往史,或风湿性疾患的反复发作史,引起心脏瓣膜受损,使瓣膜狭窄和关闭不全,在代偿期中,除有心脏杂音外,可无自觉症状。但在剧烈活动可有心慌、气急等症状出现。若在风湿活动时,可有发热、心慌、胸闷、气喘、无力等症状出现。

本病伴有心衰时,多用洋地黄类制剂,或毒毛旋花素等治疗。耳穴对本病有一定的治疗作用。

中医认为本病由于外感风湿热邪或因风寒湿邪化热,致邪由表入里羁于经络而耗气伤阴,阴阳失调心失所养而成病。依病程长短分为虚实两种:虚则久病入络,心病及血,气血瘀滞使心肌受损而生心悸、气短、胸闷胸痛,以及舌紫,唇暗脉细出现结代等症候。实则发热恶寒,头痛心悸自汗,关节肿痛,舌质红,黄腻苔,脉细滑等症候。

〔取穴〕

主穴:心、肺、小肠、胸、心血管系统皮质下。

配穴:脾、三焦。

〔取穴依据〕

心、小肠:心和小肠互为表里关系,两穴同用可协同作用。

肺:"肺朝百脉"、肺主一身之气,主持调节全身诸气的作用,而宗气又贯通于心脉,行血气而散布于全身,温煦五脏六腑。取肺穴助心血运行,可以改善心功能。

胸:宽胸利膈,理气降逆,风湿性心脏病多伴有胸闷气短。胸有缓解胸闷气短,增加心肌血氧饱和度的作用。

心血管皮质下:调整心血管舒缩功能,促进全身气血循环,有助于改善心肌缺血、缺氧状态。

脾:为后天之本,有运化水湿的作用。脾为免疫器官,刺激脾穴可以提高机体免疫功能。

三焦:为气穴,有通调水道化气输精的作用,可行气化瘀,有助于疲劳乏力的缓解。

四、神经、精神系统疾病

(一)神经衰弱

神经衰弱是神经官能症中最常见的一种,多发于青壮年,起病缓慢。本病常因长期的思想矛盾或精神负担过重,脑力劳动者劳逸结合处理不当等引起大脑皮层兴奋和抑制功能失调导致的一系列症状,如失眠、难以入睡或睡眠不深沉,睡眠时间短、易醒、醒后不能再入睡,甚至彻夜不眠,失眠常伴有多梦、心慌、多汗、易怒、乏力、记忆力减退等。

中医认为:"不寐",多属情志内伤,思虑伤脾或大病、久病之后,体质亏虚,以致脏腑功能失调,或由于阴虚火旺,心肾不交或脾胃不和、停食停饮,或情志抑郁,肝胆火旺、神志不宁等引起。中医分为心脾不足型、肝郁气滞型、心虚胆怯型、心肾不交型、胃失和降型。

〔取穴〕

主穴:耳尖放血、神门、心、神经系统皮质下、枕、神经衰弱区、神经衰弱点。

配穴:

心脾不足型:脾;肝郁气滞型:肝;心虚胆怯型:胆;心肾不交型:肾;胃失和降型:胃。多梦:用耳背多梦区。

早醒:睡眠浅、易醒,醒后不易入睡,睡眠时间短,用神经衰弱点,亦称"早醒点",与早醒点相对应的耳背穴,为睡眠深沉穴,通常神经衰弱点和睡眠深沉穴对贴,以加强睡眠深度、延长睡眠时间。

〔取穴依据〕

神门、枕、神经系统皮质下:由于失眠使大脑皮层兴奋和抑制过程平衡失调,高级神经活动的正常规律遭到破坏。耳穴神经系统皮质下穴具有调节大脑皮层兴奋和抑制功能。神门、枕具有镇静、安神、利眠作用。

心：心主神明、为五脏六腑之主。当心阳不足，则神经衰弱、失眠、健忘、身软无力；心阴不足表现为交感神经兴奋为主的神经衰弱，如心悸、多汗等，取心穴可宁心安神。

耳尖：常用于放血，具有镇静清脑明目的作用。

神经衰弱区、神经衰弱点：为利眠两要穴。神经衰弱区可使入睡快，并治疗多梦；神经衰弱点可使睡眠深沉，延长睡眠时间，提高睡眠效果。

脾：健脾益气，以养心安神。

肝：肝郁气滞型取肝穴，肝主疏泄，肝的性能与人的精神活动和情绪变化有关。肝气郁滞或肝阳上亢时，可出现情绪抑郁、易怒、失眠等。取肝穴以解郁舒肝。

胆：肝胆为表里关系。心虚胆怯、恶梦易惊、神经衰弱取胆，以镇惊安神。

肾：中医认为"肾主骨、生髓、脑为髓之海"，肾气盛则精力充沛，大脑灵活。肾气虚，腰酸腿软，肢体无力，失眠健忘，头昏耳鸣，取肾可补脑益心神，以交通心肾，阴阳上下互为制约，脏腑功能得以平衡。

胃：中医认为"胃不和则卧不安"，取胃可和胃安眠。

作者 1982 年用耳穴贴压法治疗神经衰弱 166 例，治愈 60 例，占 36.1%；显效 39 例，占 23.5%；有效 43 例，占 25.9%；无效 24 例，占 14.5%；总有效率 85.5%，经统计学处理，$P < 0.05$。

体会：

● 耳穴贴压法：是在耳针基础上，替代针刺治疗的一种有效的方法。由于贴压法痛苦小，易被神经衰弱患者接受，特别适合年大体弱、精神紧张的患者。

● 本病多因劳累过度或精神紧张引起，从中医分析，本病发生原因多与心、肝、脾、肾、胃等脏腑功能失调有关，因此，治疗时要注意中医辨证分型，根据脏腑虚实来调补阴阳气血。

● 治疗中选穴要准，手法要适中，贴压后使患者感到酸、麻、胀、热等为宜，嘱患者经常按摩耳穴，起到持续治疗作用。如嘱患者有目的地按摩治疗神经衰弱一组穴位，更能起到安心神、养肝血、补诸虚、滋肾水的作用，达到治疗神经衰弱的目的。

● 治疗中以心脾不足型、心肾不交型效果为好，心虚胆怯型、肝郁气滞型多属暴受精神创伤引起，治疗时间要长。

治疗神经衰弱方法很多，可用毫针法、电针法、耳穴贴压法、埋针法、磁疗法，亦可用耳穴注射法。

病例：

张某，男，39 岁，某部队研究所干部。

患者失眠、多梦 10 余年。因长期工作紧张，思虑过度，夜难入眠，每夜只能睡 2~4 小时左右，多梦、易醒、醒后不易入睡，伴头晕、耳鸣、心悸、健忘，平时少气懒言，倦怠无力。近半年加重，有时彻夜不眠，服用多种安眠药也难以入睡。神经系统检查：未见阳性体征。舌诊：色淡，苔薄白，边有齿痕，脉象细弱无力。

证属：心脾不足、气血两亏。

治则：健脾养血、益气安神。

取穴：

主穴：耳尖放血5～10滴。

左耳：神门、肾、心、神经系统皮质下、枕、神经衰弱点、神经衰弱区、耳背多梦区（即与神经衰弱区相对的耳背部）。

右耳：神门、肾、肝、神经系统皮质下、枕、神经衰弱点、神经衰弱区、耳背多梦区。

随症加用穴：脾。

经耳穴贴压治疗后，当天夜晚睡眠改善，入睡快，能睡5小时，经6次治疗，每晚不服安眠药，可入睡6～7小时，中午能休息30分钟至1小时，自觉头晕、耳鸣、心悸症状消失，随诊1余年，睡眠一直很好，未再服用安眠药。

（二）多梦

睡眠是大脑皮层与皮层下部的广泛抑制状态。当人睡眠时，大脑皮层的部分细胞仍继续工作。因此在大脑内，抑制转变成兴奋或兴奋转变成抑制的那些区域内就发生梦。梦是睡眠中出现的一种生理现象，是生活中的反应，是未被抑制的皮层细胞活动的结果。

一般认为睡眠时如大脑皮层某些部位有一定的兴奋活动，外界或体内刺激到达中枢与这些部位发生联系时就可能产生梦。梦的内容与清醒时意识中保留的印象有关。但在做梦时，这种现象是模糊不清的，故梦的内容大多是混乱和虚构的。

梦可有多种：连续梦、重复梦、恶梦，梦多可影响脑细胞的充分休息和调整。多梦时或恶梦会影响人的精力及情绪，头脑的清醒。

单纯多梦与梦行症不同，梦行症是睡眠中突然起床进行无目的、简单的刻板动作的病症。发作持续数分钟至10余分钟，遇强烈刺激时可能惊醒。发作后自行上床入睡不能回忆。多见于癫痫、神经质儿童及癔病。

中医属"不寐"，多因肾阴耗伤，水火不济，心阳独亢，而神明失主所致；或因思虑太过伤及心脾，则心血耗伤，化源不足，血虚则无以养心；亦有情志所伤，肝失条达，气机不舒，郁而化火，心火上炎，扰动心神，神不得安所致。

〔取穴〕

主穴：耳尖放血、心、神经系统皮质下、神经衰弱区、神经衰弱点、多梦区。

配穴：心肾不交，取肾；心脾两虚，取脾；肝郁气滞，取肝、胆。

〔取穴依据〕

耳尖：常用于放血以镇静安眠。

心：心主神志，心藏神，神不守舍便多梦，取心以宁心安神。

神经系统皮质下：多梦是由于大脑皮层兴奋和抑制功能失调，皮质下中枢细胞活动未被抑制而过度兴奋，取神经系统皮质下以调节大脑皮层的兴奋和抑制功能。

多梦区、神经衰弱区、神经衰弱点：是反映失眠多梦的特定穴，多梦时，神经衰弱点电测阳性反应，耳背多梦区软组织隆起，严重多梦时，用拇指、食指可将凸起的软组织捏起。取神经衰弱区及多梦区可使大脑皮层抑制过程加强，入睡加快，睡眠深沉。

肾、脾、肝、胆：依症状辨证取穴。

多梦时耳穴贴压治疗效果明显,对多梦的控制在耳穴治疗中有一个变化过程,治疗前患者经常做可怕、惊恐的恶梦,休息一夜后感觉精神不适、疲劳,经治疗后恶梦减少以至消失;治疗前患者每天可重新回忆夜间所作的梦,治疗后回忆不出来,以至不感觉做梦,白天精神状态良好。因此多梦的治疗需要有一段时间调节大脑皮层神经功能的兴奋和抑制的过程,耳穴贴压治疗需 3～5 次。

(三)头痛

头痛是常见症状之一,引起头痛的原因很多,可分为机能性与器质性二大类。机能性头痛的发病机制不太明确,如神经衰弱、头痛、月经期头痛;器质性头痛一般由于炎症刺激或牵拉、压迫等因素,作用于头颅疼痛敏感的组织,如脑膜、脑血管、脑神经及高级神经等而发生。常见有以下各部位头痛。

前头痛:多由眼、鼻、咽、喉等疾病引起,亦可见于部分贫血症患者。

一侧痛:多见于耳病及偏头痛。

枕痛:多属于高血压、脑部肿瘤、脑震荡后遗症、颈椎增生、枕大神经痛。

全头痛:多见于脑动脉硬化,感染中毒等疾病。

头顶痛:多属于神经机能性原因。

根据头痛进展情况分为:

慢性进行性:见于颅内压增高及某些毒血症,早晨常剧痛,伴恶心呕吐,以后逐渐减轻。

呈反复发作型:多见偏头痛、脑挫伤、脑动脉疾患、高血压、颈椎病等。

急性发作:多见急性感染、头部外伤、蛛网膜下腔出血、腰穿后头痛。

中医学认为内伤七情,外感六淫,上抚清窍,精神刺激,肝阳上亢或气血阴精不足,不能上荣于脑,或跌打损伤、瘀血停滞等均可引起。中医认为头痛根据病患所在的经络可分阳明经头痛、少阳经头痛、太阳经头痛和厥阴经头痛。

〔取穴〕

主穴:耳尖放血、相应部位、神经系统皮质下。

配穴:

前头痛、偏头痛、头项痛、全头痛:取外交感。

后头痛:枕小神经点。

〔取穴依据〕

耳尖放血:镇静、降压、退烧、消炎、抗过敏,耳尖放血有清脑明目的作用。头痛放血时可 5～10 滴。实证头痛,可放血 10～20 滴,头痛立即缓解或消失。

神经系统皮质下:头痛多因紧张引起,神经系统皮质下可调节大脑皮层的兴奋和抑制功能,缓解大脑皮质紧张状态。

外交感:是临床经验用穴,用于前头痛、偏头痛、头项痛,用王不留行籽贴压法,贴压后按经络循行部位,推压至头痛病所。

枕小神经点:用于后头痛。后头痛多系枕小神经痛、枕大神经痛,并多因颈$_1$、颈$_2$、颈$_3$、颈$_4$骨质增生引起。枕小神经分布于枕后,来自颈$_2$、颈$_3$,刺激枕小神经恰似刺激了枕、颈后部,使后头痛缓解。

中医辨证认为阳明经头痛取胃,少阳胆经头痛取太阳(颞);足太阳经头痛取膀胱;厥阴经头痛取肝。这种取穴方法适合于针灸治疗,耳穴治疗以取相应部位为主,相应部位是耳穴止痛要穴。

头痛取穴表

类别 ＼ 部位	前头痛	偏头痛	头项痛	后头痛	全头痛
相应部位 穴位功能	额 耳尖放血	颞 耳尖放血	项 耳尖放血	枕 耳尖放血	额、颞、项、枕 耳尖放血
现代医学理论	神经系统 皮质下	神经系统 皮质下	神经系统 皮质下	神经系统 皮质下	神经系统 皮质下
经验取穴	外交感	外交感、交感	外交感	枕小神经	外交感、枕小神经

(四)头晕

头晕是一种主观感觉上的异常,如头昏眼花、眼前发黑、头重脚轻等,但无周围景物旋转感,应与眩晕相鉴别。头晕常见于高血压、低血压、贫血、体质虚弱、失眠、神经衰弱、自主神经功能紊乱等症。

中医证属"眩晕"范围。

〔取穴〕

主穴:耳尖放血、晕区、肝、枕、外交感。

配穴:

内耳眩晕症:内耳、贲门、脾。

贫血引起的头晕:脾、三焦。

自主神经功能紊乱引起的头晕:交感、神经系统皮质下。

脑动脉供血不足引起的头晕:脑、心血管系统皮质下。

〔取穴依据〕

耳尖放血:有清眩头目的作用。

枕、晕区:止晕要穴。

肝:中医病机十九条"诸风掉眩,皆属于肝",肝阳上亢,可引起头晕目眩。

外交感:是治疗头晕、前头痛、头昏、头胀、偏头痛、头项痛的经验要穴。

(五)脑震荡后遗症

是指头部受外伤以后,发生短暂的意识丧失,清醒后可有逆行性健忘、头痛、头晕、头部麻木、恶心呕吐、嗜睡等。

脑震荡患者在恢复期或伤后3个月,头部仍有胀痛、搏动性头痛,头部有紧箍感,脑力劳动后加重,伴有头昏、晕眩、耳鸣、记忆力减退、失眠及自主神经功能紊乱等症状,为脑震荡后遗症。

中医认为头为诸阳之会,五脏精华之血,六腑清阳之气,均上注于头。若受外伤则阻滞气血之运行,脑失其养或清阳遇阻,可出现上述症状。

〔取穴〕

主穴：耳尖放血、肾、脑、脑干、神经系统皮质下、相应部位、心。

配穴：枕小神经点、神门。

〔取穴依据〕

耳尖放血：镇静、清脑明目作用。

枕小神经点：经验用穴，后头痛、偏头痛、头部及四肢麻木时取之，以镇静止痛通经活络。

脑干、神门：镇静、镇惊。

脑、肾：肾主骨、生髓、通于脑。《灵枢·海论》篇记载："髓海有余，则轻劲有力；自过其度，髓海不足，则脑转耳鸣，目无所见。"脑髓是肾精所化，脑髓的正常与肾藏精气的虚实有关。"肾充则髓实"，因此，取脑、肾穴以补肾健脑。

胃：恶心呕吐时取之。

神经系统皮质下：调节大脑皮层的兴奋与抑制功能。

（六）三叉神经痛

是指在面部三叉神经分布区内出现短暂性、阵发性疼痛，多发生在中年女性。临床上三叉神经第一支眼支疼痛较少，第二支上颌支和第三支下颌支多见。

现代医学将本病分为原发性和继发性两种。

继发性三叉神经痛与肿瘤压迫、炎症及血管病变等有关，多因眼、鼻、牙齿等处肿痛压迫三叉神经，引起三叉神经痛。其疼痛呈持续性，有面部皮肤感觉障碍及角膜下颌反射消失，颞肌、嚼肌瘫痪萎缩等现象。

原发性三叉神经痛发病原因有：①病灶学说　认为牙齿炎症或副鼻窦的感染，刺激了三叉神经的周围支引起疼痛发作。②缺血学说　因三叉神经痛多见于老年患有动脉硬化的人，所以认为三叉神经半月节的细胞出现发作性缺血而致病。③变态反应学说　认为是由于神经的生理与化学机能紊乱，使三叉神经半月节过敏、水肿而致病。④机械压迫学说　认为是由于三叉神经根受到机械性压迫而致病。⑤中枢学说　认为三叉神经痛是由于中枢神经机能障碍引起。

原发性者，疼痛呈阵发性的烧灼痛或刺痛，每次发作数秒钟或 1～2 分钟，一天可发作数次，有的可延长至数月。在眶上孔、眶下孔、颏孔以及鼻翼旁、口角、鼻唇沟等处可发现压痛点，触及时可引起疼痛发作，如病人在洗脸刷牙、说话吃饭，甚至走路时均可引起疼痛，并常伴见局部抽搐、皮肤潮红、流泪、流涎等症。间歇期可无症状，无三叉神经主管肌群的运动障碍。

中医学中认为本病由于风寒、风热外袭或肝胃实热上冲，或阴虚阳亢、虚火上炎导致面部经络气血阻滞不通而致。最早称为"头风"。明代医学家王肯堂在《证治准绳》一书中称为《面痛》。

〔取穴〕

主穴：耳颞神经刺激点、三焦、神经系统皮质下、脑干、神门、枕、相应部位。

配穴：外鼻、外耳、大肠。

〔取穴依据〕

耳颞神经刺激点：耳颞神经是来自三叉神经下颌支的分支。因此，三叉神经痛时，此穴疼痛敏感,刺激耳颞神经点,可将冲动通过三叉神经与脑干的网状结构发生联系,使皮层对疼痛抑制功能增强,提高痛阈值,减轻疼痛。

脑干、神经系统皮质下、神门、枕:镇静止痛。

三焦:从三焦穴的神经分布看,有舌咽神经、面神经、迷走神经三对脑神经混合分支通过此穴,这些脑神经均可将良性刺激冲动传递到脑干网状结构,对皮层起抑制作用,达到止痛的目的。

大肠、外鼻、外耳:三穴均分布于三叉神经下颌支的分支——耳颞神经,刺激此部位穴位,均有止痛镇静作用。

相应部位:为头面部疼痛敏感点取穴。三叉神经痛时,耳垂处相应部位均有疼痛敏感点,导电量增强。如三叉神经上颌支疼痛,可在上颌、上腭、颞穴导电量增高;三叉神经下颌支可在下颌、下腭穴导电量增高。

因此临床取穴治疗时,根据病变部位,经耳穴电测选取良导点。治疗三叉神经可用耳穴贴压法,选用重刺激手法,亦可用耳夹脉冲电流治疗,疗效为佳。治疗方法均取患侧病变部位耳穴。用一对耳夹夹耳颞神经刺激点与外鼻穴;另一对耳夹夹在耳垂前后的疼痛敏感点处,通电20分钟,5~10次为一个疗程,疼痛即可缓解。

(七)面肌痉挛

面肌痉挛又称面肌抽搐或面肌阵挛,为阵发性不规则的半侧面部肌肉的不自主抽搐。发病原因不明,少数为面神经炎后遗症。起病时,多为眼轮匝肌间歇性抽搐,逐渐缓慢地扩散至一侧面部的其他面肌,口角肌抽搐多不被人注意,入睡后抽搐即停止。本病为缓慢进展的疾患,一般均不会自然好转,如不给予治疗,部分病例于病程晚期以患侧麻痹而终结,而此抽搐亦告停止。

中医学认为本病多因风寒湿邪侵入阳明与少阳经脉,以致经气阻滞,经筋失养,致血虚生风,也可由体虚、情志内伤、肝肾阴虚所致。口眼㖞斜,久治不愈,兼有面肌抽动,归属“吊线风”范畴。

〔取穴〕

主穴:三焦、口、神经系统皮质下、脑干、肝、脾、相应部位。

配穴:大肠、神门、枕。

〔取穴依据〕

三焦:从耳廓神经分布三焦穴处是颅神经、舌咽神经、面神经、迷走神经混合支通过之场所,刺激此部位可直接将良性刺激传递至脑干网状结构,使大脑皮层抑制作用加强,从而镇静解痉。

脑干、神经系统皮质下、神门、枕:镇静、镇惊,使神经状态放松,避免肌肉趋于紧张收缩状态。

口、大肠穴:均为舌咽神经、面神经、迷走神经混合支所分布。阳明大肠经经面部,面瘫及面肌抽搐均为大肠经、胃经经络受阻。《灵枢》记载“经络所过,主治所在”,取大肠穴可活血通络。

肝、脾:肝和筋的活动有一定关系,《素问·阴阳应象大论》记载:“肝主筋”《素问·五脏生成论》记载："肝之合筋也"、"肝者罢极之本……其充在筋"。"肝藏血"，肝血虚时，可筋挛拘急。《素问·痿论》记载"脾主身之肌肉"，脾虚不运，肌肉消瘦，精神疲乏，取肝、脾两穴以养肝血、健脾气、舒筋活络。

用针灸、电针刺激面部穴位，肌肉易于紧张痉挛，反而使抽搐加剧。用耳穴贴压治疗，避免局部刺激致精神紧张及肌细胞过于兴奋。由于耳廓神经分布丰富，第七对颅神经直接分支至耳廓，因此刺激面神经刺激点易于调节控制大脑皮层功能，使肌肉处于稳定松弛状态。从耳廓的神经分布取穴，从调节大脑皮层的兴奋和抑制功能入手，治疗面肌痉挛，疗效显著。

(八)面神经麻痹

面神经麻痹又称"面瘫"，本病有中枢性和周围性两种。中枢性面神经麻痹又称面神经核上瘫，主要有脑肿瘤或脑血管疾病引起的面下部表情肌瘫痪。周围性面神经麻痹，又称面神经核下瘫，主要由于感受风寒或病毒感染而致面部营养神经的血管发生痉挛，导致该神经组织缺氧、水肿、受压迫，或因风湿、面神经炎、茎乳突孔内的骨膜炎引起的面神经肿胀、受压，血液循环障碍而引起的一侧面部表情肌瘫痪。可发生于任何年龄，多数患者20~40岁，男性多于女性。

本病呈急性起病，一侧面部表情肌突然瘫痪，于几小时内达到顶峰。部分病人在起病前几天有同侧耳后、耳内、乳突区或面部的轻度疼痛，数日即消失，压迫面神经产生不适感觉，多数病人往往于清晨洗脸嗽口时突然发现面颊动作不灵或口角喎斜，患侧面部表情肌瘫痪，前额皱纹消失，眼裂扩张，鼻唇沟平坦，口角下垂，面部被牵向健侧。闭目时，因眼球转向上方，瘫痪侧露出角膜下缘的角膜。鼓腮和吹口哨时，患侧口唇不能闭合而漏气，泪点随下睑而外翻，使泪液不能按正常引流而外溢。严重时可出现患侧舌前2/3味觉减退或消失。

中医认为本病多因风寒之邪，侵入阳明与少阳经脉，以致经气阻滞、经筋失常、肌肉纵缓不收而发病。

中枢性面瘫与周围性面瘫鉴别表

项目 ＼ 病种	中枢性面瘫	周围性面瘫
目闭不同	不明显	明显
口角歪斜	笑时口角正,示齿时歪	笑或示齿时口角均歪
合并偏瘫	有	无
眶上神经	有闭目反应	无闭目反应
电诊检查	无变性反应	有变性反应

〔取穴〕

主穴：三焦、相应部位、脑干、神经系统皮质下、内分泌、肾上腺。

配穴：脾、肝。

〔取穴依据〕

三焦：为面神经、舌咽神经、迷走神经混合支刺激点，是治疗面神经麻痹的主要穴位。

相应部位：依面神经麻痹的部位取穴，疏通面部之经络，调和面部之气血，濡养经筋。

脑干:为相应的脑干系统的部位,有调节神经功能的作用。

神经系统皮质下:可取神经系统皮质下及心血管系统皮质下,一方面增加大脑皮层对神经功能的调节,一方面调节血管的舒缩功能,加强血液循环、改善病变部位的血液营养,促进病变的康复。

内分泌、肾上腺:为抗感染、抗风湿、抗过敏的三抗穴,促进炎症、水肿的消退。

脾:主肌肉,人体的肌肉依靠脾所运化的水谷精微来营养。口为脾之外窍,脾其荣在唇。取脾以助脾气健旺、气血充足。

肝:"肝主疏泄"为"风木之脏",取肝有畅达气机、养肝熄风和调节精神情志的作用。

体会:

● 周围性面神经麻痹早期治疗可单独用耳穴贴压或耳穴电针治疗。

● 三焦、相应部位:为治疗面神经麻痹的主穴,治疗时刺激量宜大,其余配穴可用中等刺激法。

● 耳穴治疗周围性面神经麻痹,可避免不良的局部强刺激导致的面肌痉挛。

(九)幻肢痛

是当患者肢体被截去后,仍然感到已失去的肢体有疼痛者,称为幻肢痛。其疼痛程度较为剧烈,或如烧灼,或如撕裂,或如锥穿,或如挤压等情况不一。多数患者用止痛药物及强烈镇痛剂如度冷丁、吗啡等仍难以止痛。本病成人多见,儿童患者紧抱残肢,呻吟呼叫,坐卧不安,彻夜不能入眠,痛苦不堪。

〔取穴〕

主穴:相应部位、神经系统皮质下、神门、枕小神经点、耳大神经点。

配穴:烧灼性神经痛不能入睡者,取神经衰弱区、神经衰弱点、耳尖放血。

〔取穴依据〕

相应部位:根据幻肢痛部位反应点取穴,疼痛可在肢体被截去的部位残端处,亦可感整个肢体疼痛,同时能感到肢体具体的某部位如手指端或足趾痛,所以取穴一定依病变部位在耳廓上的反应点取穴。

神门:镇静要穴。

神经系统皮质下:机体受到某种伤害性刺激时,产生痛觉,这种痛觉的产生,可能是特异的感受器游离的神经末梢将神经冲动通过 Aδ 和 C 纤维传入脊髓,通过脊髓侧索到达丘脑,投射到皮层的一定部位,引起痛觉,大脑皮质是高级感觉分析中枢,因此,取大脑皮层以加强对传入的信息抑制能力而提高痛阈值。

耳大神经点、枕小神经点:是从耳廓的神经分布取穴,耳大神经和枕小神经都来自脊神经,耳大神经分布在对耳轮、耳舟、对耳轮下脚等部位,枕小神经分布在耳舟及对耳轮上脚、三角窝等部位。耳大神经及枕小神经,主要支配躯体及上肢、下肢的神经营养供给。因此,幻肢痛除取相应部位外,还可取耳大神经点、枕小神经点,使传入信息经过传导通路传至中枢,对患病部位的损害性刺激的传入信息产生抑制,进而止痛。

体会:

● 幻肢痛可能是截肢或截指(趾)后,神经纤维损伤引起变性和再生,近端神经轴生长杂乱,与附近增生的结缔组织相互盘绕成团,而形成神经纤维瘤。神经纤维瘤与周围瘢痕粘连,引起疼痛。笔者接诊 6 例幻肢痛,其中 3 例截肢后均有神经瘤形成而疼痛,经耳针、耳穴电脉冲治疗,耳穴贴压而幻肢疼痛缓解、消失。

● 幻肢痛在耳廓上可有明确的反应点,阳性反应除在截肢(指、趾)部位,亦在脊神经分布区,因此在治疗中以神经点和相应部位耳穴为主。

● 治疗时以强刺激手法,针刺或贴压后对相应的患肢耳廓穴位,予以手法捻转或按压,若用耳穴电夹脉冲法治疗,以正电极夹在截肢的相应耳廓部位,负电极夹在神门或神经系统皮质下,每次电脉冲 20～30 分钟,每日 1 次,一般一个疗程可使疼痛缓解,入睡好。

病例:

李某,男,42 岁,怀柔机械厂工人。1983 年 1 月在工作中被和面机绞伤右上肢,做截肢术后伤口愈合良好,但感到右上肢残端持续性疼痛,一直服用止痛药及镇痛剂。经检查,右上肢残端出现两个核桃大神经瘤,1986 年 9 月手术切除,1987 年 6 月神经瘤复发,一个为核桃大小,一个为拇指大小。残端肿胀疼痛,无法戴假肢,并感手指痛,用止痛药、镇静剂无效,疼痛难忍,彻夜不眠,身体消瘦。

1989 年 9 月用耳穴电夹脉冲和耳穴贴压治疗,取穴相应部位、神门、神经系统皮质下、神经衰弱区、神经衰弱点、耳尖放血,一次治疗后,疼痛即感减轻,夜间仍感疼痛,影响睡眠,一个疗程治疗后,疼痛明显缓解,夜间痛消失。经连续 3 个月治疗,疼痛基本消失,神经瘤体缩小1/2,残端肿胀消失,可戴假肢,体重增加 15 公斤。

刘某,男,60 岁。

双下肢血栓闭塞性脉管炎。于 1970 年冬感两足趾凉、麻木、静止痛伴间歇性跛行,逐渐感夜间疼痛,以左下肢痛甚,左足暗紫,下垂时尤甚,小腿肌肉萎缩。1971 年春由于左足趾变成紫黑色点状溃疡并呈浸润性蔓延,波及足背破溃,于小腿上 1/3 处截肢,截肢后伤口愈合,仍感小腿、足趾烧灼样痛,不能入睡,服止痛药、镇静剂无效,注射度冷丁 50 毫克仅维持 30 分钟,过后依然疼痛难忍,抱膝呻吟,彻夜不眠。用耳穴针刺治疗 5 次后疼痛停止,患肢无不适感。

(十)癫痫

癫痫,俗称羊癫痫。是一种突然发作的暂时性大脑功能紊乱的疾病,常反复发作。癫痫分原发性和继发性两种,原发性癫痫可能与遗传有关;继发性癫痫,可能由脑炎、脑膜炎、脑肿瘤、脑外伤、脑寄生虫或先天性脑缺陷等原因引起。

癫痫发作前可有头晕、胸闷等预兆,随即跌倒,不省人事,面色苍白,牙关紧闭,双目上视,手足抽搐,口吐白沫。严重者可咬破舌头,大小便失禁。发作后头痛、头昏、神疲肢软。

癫痫发作有四种类型:

大发作:多数有先兆,发作前常突然尖叫一声,意识丧失,全身肌肉抽搐,头转向一侧或反伸,两手握拳,牙关紧闭,面色发绀,口吐白沫,两眼上翻,重时咬破舌头,大小便失禁,几分钟后抽搐停止,进入昏睡状态,约半小时至数小时后逐渐清醒。

小发作:一时性的意识障碍,无全身抽搐,多见于儿童。说话中断,两眼发直,停步,手持物落地等,多数几秒钟后意识即恢复。

精神运动性发作:以精神症状为突出表现,无意识地咀嚼、脱衣、挪动东西、徘徊、奔走等,可持续数分钟,发作后自己完全不知。

局限性发作:表现为一侧肢体抽搐,或感觉异常,无意识障碍。

此外,还有混合性发作,以及特殊型的癫痫,约有80%~85%的癫痫病人脑电图有改变。

中医认为本病多因肝肾不足,本元亏损,以致肝风内动,痰浊上逆,蒙蔽清窍所致。有因情志郁结或其他疾病,使心、肝、脾、肾等脏器失调,阳升风动,痰阻清窍,以致突然发作。中医称为"痫证"。

〔取穴〕

主穴:癫痫点、脑干、神经系统皮质下、脑、神门、枕、肝、肾。

配穴:枕小神经点、耳颞神经点。

〔取穴依据〕

癫痫点:为诊断和治疗癫痫的经验用穴。

脑干:为镇惊要穴。

神经系统皮质下、脑:可调节大脑皮层的兴奋和抑制功能,有醒脑宁神作用。

神门、枕:镇静、安神。

肝、肾:本病为肝肾不足、风动痰涌、阴阳逆乱、痰阻清窍所致,取肝肾以滋水涵木,清泻风阻,开窍苏厥。

枕小神经点、耳颞神经刺激点:通经活络醒脑开窍的作用。

体会:

● 耳穴治疗癫痫小发作效果明显,癫痫发作可延迟发作时间,发作时症状减轻。

● 耳穴治疗中,癫痫发作频繁时,可配合药物治疗,待经耳穴治疗后,较用药时间发作明显减少,或延迟发作时间,方可减少用药。

● 经耳穴治疗后,癫痫发作停止,仍需继续治疗2~3个疗程,以观察治疗效果,巩固疗效。

(十一)癔症

癔症,又名歇斯底里,女性多见。首次发病常有强烈精神创伤。症状复杂,常有反复,临床上主要表现可有精神、运动或感觉的障碍,亦有内脏和自主神经功能障碍。常见症状为情感失调,喜、怒、哭、笑无常或木僵状态,或喉间似有梗阻,不能吞咽,突然昏厥或瘫痪,或者失语、失音,甚至黑蒙,突然失明,或有痉挛性发作。

中医认为本病的发生与机体虚弱有关,而多忧愁思虑,积久伤心,劳倦伤脾,心脾受伤,则气血化源不足,或因病后伤阴,产后失血,致使精气内亏,五脏失于濡养,五志之火内动上扰心神以致脏躁。《金匮要略》:"妇人脏躁,喜悲伤欲哭,像如神灵所作,数欠伸……"中医学归属"脏躁症"、"梅核气",并列入"厥症""郁症"等范畴。

〔取穴〕

主穴:心、神经系统皮质下、神门、额、肝、脑干、身心穴、快活穴。

配穴:咽喉、口。

〔取穴依据〕

神门、神经系统皮质下、脑干:镇静、安神,调节大脑皮层功能。

肝、心：可解郁舒肝,宁心安神。

身心穴、快活穴：可调整人的情绪,解除忧虑、烦躁和焦虑。

癔症是心因性疾病,治疗前应解除病员的思想顾虑,树立治愈信心。对癔症性瘫痪、癔症性失语,癔症治疗中予以强刺激。

（十二）精神分裂症

是由于精神创伤或其他原因而造成的严重的大脑皮层功能紊乱。精神失常的疾病以知觉、思维、言语、情志及行动等为主要表现。精神病包括精神分裂症、躁狂型精神病、反应性精神病、抑郁型精神病、强迫观念、木僵等。

发病年龄以青、壮年较多。导致本病的原因,一般认为与遗传、特殊的分裂素质或分裂人格、变态心理及内分泌失调等有关,而精神创伤,如遭受过度刺激,是发生本病的主要原因。此外感染因素(如某些急性传染病),也有可能引起本病。

中医虽无精神病之命名,而从精神症状的描写,属于"癫"、"狂"等范畴,偏于动者为狂,属阳；抑郁不语,偏于静者为"癫",属阴,故有"重阴者癫"、"重阳者狂"之称；对于各种幻觉、妄想等症状者《金匮》中称其为"百合病"。"癫"为心脾痰气郁结。"狂"为心肝痰火上亢。

〔取穴〕

主穴：耳尖放血、额、肝、心、脑干、神经系统皮质下、身心穴、快活穴。

配穴：躁狂型　神门、枕；抑郁型　脾。

〔取穴依据〕

身心穴、快活穴：是控制人的大脑的边缘系统,稳定情绪,缓解焦虑和不安,有助于大脑皮层的抑制功能。

心：心是人体生命活动的主宰,《灵枢》载："心者,五脏六腑之大主也,精神之所舍也。","心藏神",心为"君主之官",人的一切精神意识思维都由心脏主宰,心功能正常,则神明通达,心功能不正常,神明无以自主,各脏腑活动发生紊乱。取心以开窍安神。

脑干、神经系统皮质下：镇静安神,调节大脑皮层功能。

额：开窍醒脑。

耳尖、神门、枕：镇静安神。

肝、脾：舒肝郁,运脾气。

耳穴对某些精神病或精神症状如幻听、幻视、抑郁症有一定疗效。对躁狂症可用复方冬眠灵0.1～0.2毫升注射双耳神门穴。国外有人报道,用耳电针对治疗严重抑郁症有改善症状的作用。

（十三）忧郁、焦虑、神经紧张

是一种以情绪改变,伴有自主神经功能障碍为特征的神经官能症。女性多于男性。忧郁、焦虑、神经紧张也可表现动作缓慢、迟钝、行为悲观或绝望的信念所支配,遇事总往坏的方面去想,睡眠、食欲和注意力集中发生障碍,多与生活中不顺利和下丘脑的功能紊乱有关。边缘系统的功能对内脏、躯体和内分泌等方面有调节作用,并可影响情绪。

中医学属"郁症"范畴。

〔取穴〕

主穴:身心穴(焦虑穴)、快活穴、神经系统皮质下、神门、枕。

配穴:神经衰弱区、神经衰弱点、肝、心。

〔取穴依据〕

身心穴:又称焦虑穴,相当于大脑皮层的边缘系统,可判断人体情绪的好坏,当正常人此穴电测呈阴性反应,随着人体情绪改变,紧张-焦虑-忧郁,电测反应逐渐由弱阳性→阳性→强阳性,因此身心穴不但可以诊断情绪变化的程度,而且刺激此穴可使情绪稳定。

快活穴:身心穴的耳背面是快活穴。通常身心穴用于诊断,快活穴用于治疗。严重忧郁、焦虑不安、精神紧张时,耳廓前后对贴可提高疗效。

神经系统皮质下:可调整大脑皮层的兴奋与抑制功能,平衡人体的情绪。

神门、枕:姐妹穴,同时取穴可起到协同镇静作用

肝、心:解郁开窍,宁心安神。

(十四)疲劳综合征

疲劳综合征是一种临床症状,有许多疾病伴随疲乏无力,尤其在过度或紧张的活动之后,精神和体力上感到疲乏。肌疲劳是由于肌肉中代谢废物的积累比静脉血液清除它们的速度快引起,饮食不当或不足或生病,体力虚弱容易使人感到疲劳。神经衰弱,自主神经功能紊乱引起精力不足,夜间睡不好,白天乏力。继发于其他病变,如甲状腺功能亢进、甲状腺功能低下、糖尿病、免疫力低下、妇科疾病等均可伴发疲劳综合征。

中医属此症"虚症"。

〔取穴〕

主穴:脾、口、三焦、内分泌、肝、肾。

配穴:相应部位、耳尖放血、身心穴、快活穴。

〔取穴依据〕

脾、口:根据临床观察,当脾虚乏力时,出现阳性反应点,是诊断虚弱的重要穴位。口为疲劳恢复点,脾是强壮穴。故脾、口两穴是治疗疲劳综合征的要穴。

三焦:三焦是气穴、能量点,五脏六腑皆属于三焦。刺激三焦穴,如同刺激、迷走神经、面神经、舌咽神经,加强神经的营养、神经功能的协调、强壮机体各项功能以恢复疲劳。

肝、肾、内分泌:强壮机体的内分泌功能,提高机体兴奋性。

耳穴放血:有三抗作用,抗过敏、抗感染、抗风湿,并且提升机体免疫功能。耳穴放血并可清眩头目,改善人的精神状态。

相应部位:依耳穴电测仪探测引起疲劳综合征的主要部位,选其相应部位,直趋病所,改善其功能。

身心穴、快活穴:当疲劳综合征患者伴有精神紧张、焦虑不安、忧郁时选穴,以平衡情绪,给人以活力。

(十五)自主神经功能紊乱

自主神经功能失调是临床常见的一种症候群。正常情况下人体对内外界环境的刺激必须作出适当的反应,作出相应的调节,以适应内外环境的变化,这些功能必须有自主神经的参与。如果不能进行相应的调节,即将出现一系列的自主神经障碍的症状。由于自主神经的功能复

杂,多以主观症状为主,客观症状有时不明显。常见的全身症状,如全身疲劳、倦怠、发热、发冷、多汗、情绪不稳、焦躁不安、健忘,胸部不适感、腹胀;神经症状有失眠、头昏、头痛、耳鸣、四肢无力、感觉过敏或迟钝;心血管症状有心悸、胸部压迫感、心律失常、血压不稳、心电图偶有改变、四肢厥冷、四肢远程循环不良,呈现紫绀;呼吸症状有呼吸紧迫、困难、气喘、喉头异物感;消化症状有食欲不振、恶心、呕吐、腹胀、神经性呕吐或腹泻;皮肤症状如排汗增多或减少,阵发性皮肤潮红,皮肤瘙痒;泌尿生殖系统可见尿频、多尿、夜尿、月经失调、性功能障碍等。

中医证属:"郁症"、"脏躁"、"百合病"等范畴,多因思虑过度、气机不畅、上蒙清窍,以致"神明"失常,导致一系列病症。

〔取穴〕

主穴:心、交感、脑垂体、神经系统皮质下、额、枕、肾、相应部位。

配穴:依症状配方。

〔取穴依据〕

心:《灵枢·邪客篇》记载:"心者,五脏六腑之大主也"。《素问·痿论》记载:"心主身之血脉"。心阳不足则相当于大脑皮层调节功能衰弱,心阴不足,则有自主神经功能紊乱症状,故取心穴。

肾:自主神经功能紊乱,症状复杂,多为肾阴虚,肾阴是肾精作用的体现,全身各个脏腑都要靠肾阴的滋养。

脑垂体:可以调节垂体前叶——肾上腺及皮质系统功能,使功能亢进或减退者恢复常态。

交感、神经系统皮质下、脑干:可以调节和控制中枢神经系统的各个节段并支配肢体和内脏的神经纤维的活动,调节自主神经功能,取神经系统皮质下穴,还可使皮层的内抑制作用加强,自主神经功能活动稳定。

五、内分泌系统疾病

(一) 糖尿病

糖尿病为胰岛素分泌不足所致,糖代谢紊乱,使血糖过高而出现糖尿,进一步导致脂肪和蛋白质等代谢紊乱,是一种常见的有遗传倾向的代谢性内分泌疾病。典型患者有"三多一少"症状,即多食、多饮、多尿,体重减少等。但中年轻型者常因多食而见肥胖。患者可伴有皮肤瘙痒、反复发作型疖肿、多发性神经炎、四肢麻木、性功能减退,甚至阳痿、月经不调、不育等,还可并发高血压、动脉硬化、冠心病、眼底出血、白内障与视网膜血管退行性变而导致视力减弱或失明,严重者可发生酮症酸中毒、昏迷。

中医学认为本病为"消渴"症,根据发病因素及临床表现不同,而有"消瘅"、"膈消"、"肺消"、"中消"等名称。又根据本症"三多"症状分为上消、中消、下消三类。多因饮食不节,脾胃运化失职,积热内蕴,化燥伤津;情志失调,气机郁结,进而化火,消烁肺胃津液;或素体阴虚,劳欲过度,损耗阴津而发本症。

〔取穴〕

主穴:糖尿病点、胰、胆、耳中、内分泌、丘脑、脑垂体、三焦、消化系统皮质下。

配穴:口渴:加取渴点、口;易饿:加取饥点;多尿:加取膀胱、尿道;皮肤瘙痒:加取过敏区、相应部位点刺放血;四肢麻木:加取枕小神经点、耳大神经点、相应部位。

〔取穴依据〕

糖尿病点:是诊断和治疗糖尿病的特定点。

胰腺:糖尿病是由于胰腺中胰岛 β 细胞萎缩或减少,胰腺大多数有变性、水肿和纤维化等病变,致使胰岛素分泌相对不足,中老年发病较多,胰岛 β 细胞对进食后的高血糖刺激反应迟缓,胰岛素分泌较慢,不能适应当时血糖的代谢需要。而胰岛素是调节血糖浓度的主要激素之一,是唯一能降低血糖、促进葡萄糖的分解和合成的激素。因此,在耳穴治疗中,应以胰腺为主要穴位。

脑垂体、丘脑、内分泌:内分泌系统是调节生理机能的主要系统之一,内分泌腺体的调节是通过丘脑、垂体调节的。丘脑下部分泌释放激素,促进垂体分泌促激素,脑垂体的促激素又促进内分泌靶腺分泌激素,而胰岛素的分泌中枢在丘脑下部。中医已有报道针刺能调整胰岛素分泌,既能使轻型糖尿病患者的血糖降低,又能使低血糖患者的血糖升高。而封闭或切断迷走神经后,这些作用便消失或大为降低。因此,针刺的调整作用可能是通过副交感神经实现的。耳穴治疗糖尿病,除用相应部位、胰腺、糖尿病点外,还要以刺激脑垂体、丘脑、内分泌,以促进胰岛素分泌,降低血糖。

三焦:是迷走神经、舌咽神经、面神经混合支所在,取三焦可直接刺激迷走神经,促使胰岛素的分泌。

耳中:称迷走神经点,迷走神经可促进胰岛素分泌。

消化系统皮质下:调节机体消化、内分泌代谢等功能。

体会:

● 耳穴治疗对糖尿病的易饥多食、烦渴、疲乏无力、头晕等自觉症状效果显著,尤其对并发症肢体麻木、皮肤瘙痒等收效极快,经过 1 个疗程治疗,血糖可下降,尿糖减少或转阴。

● 耳针对机体血糖的影响,甘肃中医学院针灸系报道 25 例临床观察,对耳针治疗前后,空腹及饭后 2 小时血糖自身对比,经统计学处理,治疗后与治疗前比较有显著的差异 $P < 0.001$。人体内脏在耳廓的相应点上,大部分由迷走神经的分布,当针刺糖尿病患者的耳穴胰穴、中耳根,可通过迷走神经,刺激 β 细胞分泌胰岛素或使无分泌功能的胰岛细胞激活,从而释放部分胰岛素。

● 糖尿病治疗:取穴要严谨,治疗及诊断均以左耳为主,刺激点以三点为要穴:糖尿病点(左耳胰与十二指肠之间)、耳中(迷走神经点)、三焦。三焦为迷走神经主要分支走行部位,迷走神经可使胰岛素分泌;禁忌刺激交感神经,交感可抑制胰岛素分泌,对糖尿病无利。

● 在治疗糖尿病过程中,需控制饮食,辅助少量降糖药物,若依赖胰岛素治疗的患者,需待治疗病程中自觉症状缓解、控制血糖下降或近正常者,方可适当减少剂量。

(二)尿崩症

是由于抗利尿剂素(也称血管加压素)缺乏,肾小管重吸收水的功能障碍,从而引起多尿、烦渴、多饮与低比重尿为主要表现的一种病症。本病是由下丘脑神经垂体各个部位的病变所致,故也称中枢性尿崩症。但部分病例可无明显病因,尿崩症可发生于任何年龄,而以青年多见。

尿崩症可分为特发性和继发性两种:

特发性:无明显病因,少数尿崩症有家族史,可能与遗传有关,检查时发现下丘脑视上核与脑室旁核神经细胞明显减少或几乎消失。

继发性:由下丘脑神经垂体部位的病变所引起,可分为完全性尿崩症(重症)和部分性尿崩症(轻症)。

中医学认为,尿崩症类属"消渴"范畴,《医学心悟》说:"多饮为上消,消食善饥为中消,口渴小便如膏者为下消",消渴的病因主要是身体素虚,五脏柔弱,阴虚燥热,情志失调,过于疲劳等情况发病。

〔取穴〕

主穴:脑垂体、丘脑、内分泌、渴点、口。

配穴:膀胱、尿道、枕、肾。

〔取穴依据〕

丘脑、脑垂体、内分泌:尿崩症是因为抗利尿激素分泌较少,每天尿量可多至15升,由于低渗性多尿,血浆渗透压常轻度升高,因而兴奋口渴中枢,患者因烦渴而大量饮水,由于抗利尿激素主要是在下丘脑视上核分泌,其次为脑室旁核神经细胞中合成,然后沿神经轴突向垂体叶移动,运送至垂体后叶而储存在该处,需要时释放至血液,因此耳穴治疗以丘脑、脑垂体、内分泌三穴为主,促成抗利尿激素的合成与释放,使症状得到控制与稳定。

渴点、口:有止渴生津的功能。

膀胱:可增强储尿作用,但长期多尿,可导致膀胱容量增加,排尿次数相应减少。

肾:有些尿崩症的患者,虽然加压素很丰富,但若肾单位对其作用不敏感,也可引起尿崩症,这种类型患者治疗时可取肾。

病例:

李某,男,42岁,干部。多饮多尿5年,每天饮8～10暖瓶水(约18 000～20 000毫升),每晚小便10余次,尿比重常在1.001～1.005,尿色淡如清水,内分泌科诊断为尿崩症,用药治疗症状缓解不明显。经耳穴贴压治疗1个疗程5次后,多饮烦渴症状减轻,每日6～8暖瓶水(15 000～18 000毫升),小便每晚减少2～3次,经2个疗程治疗,饮水量每日减少至2～3暖瓶,每晚小便2～3次,症状明显减轻。

(三)甲状腺功能亢进

是甲状腺激素分泌过多而致的一种疾病,病因多种,其病理改变是弥漫性、结节性或混合性,甲状腺和多种脏器组织由甲亢引起的病变,包括由甲状腺激素过多作用于全身各脏器所发生的一系列病理变化,临床上呈高代谢症候群、神经心血管系统兴奋性亢进、甲状腺肿大等,临床症状包括精神激动、震颤、食欲亢进、消瘦、心动过速、怕热突眼等。本病多见于女性,以20～40岁为多。实验室检查:基础代谢率增高,血中蛋白结合碘增高,放射碘摄取超过45%,血中T_3和T_4增加,尤以T_3为显著。

中医学所称"瘿"病,为情志郁结,痰气郁结化火,火热内炎,则出现心肝火旺,而三者壅结于颈前肿大成瘿。隋巢元方认为,瘿者,由忧思气结所生,亦曰饮沙水,沙随气入于脉,搏颈下而成之。可见中国古代医学家早已认识到精神刺激与甲状腺疾患者有关。

〔取穴〕

主穴:甲状腺、内分泌、丘脑、脑垂体、神经系统皮质下。

配穴:心、饥点、降率穴、耳尖、神门、枕、枕小神经点、脾、口、子宫、睾丸、卵巢、交感、相应部位。

〔取穴依据〕

甲状腺、内分泌、丘脑、脑垂体、神经系统皮质下:甲状腺功能亢进主要病因是由于高级神经活动紊乱,表现为神经状态不稳定,易于过度兴奋、激动,多发于女性患者,常在青春期、月经期、妊娠期、绝经期,影响甲状腺的大小和活动,发生甲状腺功能亢进。甲亢亦可发生于急性感染或器质性疾病。甲状腺功能调节机制非常敏感,内外环境的变化,甲状腺激素增加或分泌不足,血液中甲状腺激素浓度低落均可诱发甲亢。取穴治疗时,以甲状腺、脑垂体、丘脑、内分泌、神经系统皮质下五穴为主,调节甲状腺功能。

心、降率穴:心动过速、心律失常等心血管功能亢进时取之。

耳尖、枕小神经点、神、枕:病人神经过敏、易于激动、烦燥多虑、失眠紧张等,取以上穴位以镇静安神除躁。

饥点:患者食欲亢进时取之,以增强饱感。

脾、口:当甲状腺激素过多,作用于肌肉,引起蛋白质代谢呈负氮平衡,肌酸、磷酸分解并在尿中排泄增多,引起肌肉萎缩。四肢乏力时取口、脾。脾主肌、主四肢。人体的肌肉,依靠脾所运化的水谷精微来营养,营养充足,则肌肉丰满健状。若脾气健运,精微四布,营养充足,则四肢强劲有力;脾失健运,精微不布,四肢营养不足,则倦怠无力甚或萎弱不用,口为疲劳恢复点,有强壮作用。

内生殖器(子宫)、睾丸、卵巢:女病人由于青春期月经不调,绝经期可引起甲亢,可取内生殖器(子宫)、卵巢、内分泌;若男性伴阳痿、乳房发育,可取睾丸。

交感:病人怕热多汗,可取交感,以调节自主神经功能。

相应部位:依病变部位取穴。如弥漫性甲状腺功能亢进,引起不同程度的突眼,可取眼。

病例:

李某,女,34 岁,干部。

患者因颈部粗大,不能扣衣领,并有情绪激动、动则出汗、心悸、头晕、目眩等症状。检查基础代谢率20% ,T_3、T_4 高于正常,诊断为甲状腺功能亢进,检查眼裂增宽、眼球突出,双侧甲状腺呈弥漫性肿大,局部触及震颤,心率120 次/分,律齐,舌质红,脉细数,经耳穴治疗一个疗程后,心悸、头晕且胀痛症状减轻,经过 3 个疗程治疗,自觉症状明显好转,基础代谢、T_3、T_4 检查正常。

(四) 甲状腺功能减退

甲状腺功能减退又称甲低。甲状腺的活动低于正常,甲状腺合成和分泌甲状腺激素不足而出现症状,因发病年龄不同,对身体的影响各异,临床分三型:

呆小型和克汀病,发病在胎儿或新生儿期。如儿童期不治疗为克汀病。

幼年期黏液性水肿。

成年期黏液性水肿。

主要症状:可出现精神和身体活动迟缓,对寒冷过敏,脉搏缓慢,体重增加和皮肤粗糙,黏液性水肿,妇女会引起月经失调甚至闭经、性冷淡等。

中医认为由情志郁结、气机不力、水湿不运所致。

〔取穴〕

主穴:甲状腺、丘脑、脑垂体、内分泌、三焦、脾、肾、神经系统皮质下。

配穴:相应部位,女性多取卵巢、促性腺激素点、肾上腺。

〔取穴依据〕

甲状腺:相应部位取穴,刺激甲状腺素分泌,改善局部营养和功能。

脑垂体、内分泌、丘脑:三穴是调节生理功能的主要穴位之一,内分泌腺体的调整是通过丘脑、垂体调节的。丘脑下部分泌释放激素促进垂体分泌促激素,脑垂体的促激素又促进内分泌靶腺分泌激素,甲状腺素的分泌受脑垂体、丘脑调节来共同维持甲状腺功能正常。

肾、脾:调解水液代谢,维持体液的平衡,减少黏液性水肿。

三焦:是气穴、能量点,有重要的脑神经——迷走神经、面神经、舌咽神经的混合支通过,刺激三焦穴直接反射到脑干网状结构,平衡和调整神经功能。三焦是五脏六腑的重要脏器之一,可化气输精、通调水道。

促性腺激素点:甲状腺功能低下时机体内分泌各项功能均低,促性腺激素点可提高性激素水平,有助平衡甲状腺功能。

神经系统皮质下:调整人体的神经功能趋于正常。

(五)肾上腺功能低下

肾上腺功能低下称阿狄森病,是由于肾上腺皮质功能减退而出现的病症。主要是因肾上腺皮质类激素不足所致的一种综合征。有时与结核感染有关。临床上分为慢性机能减退——阿狄森病和急性肾上腺功能减退——肾上腺危象。

急性皮质功能减退——肾上腺危象:多为并发感染、创伤或因手术分娩或饮食失调而发生腹泻、失水,中断皮质激素治疗等可诱发危象。患者可有高烧、腹泻、恶心、呕吐、烦躁不安等最终循环衰竭、血压下降、心率快、精神失常,继而昏迷。

慢性皮质功能减退——阿狄森氏病:临床表现虚弱、乏力、低血压、皮肤上有黑色素沉着。

中医认为命门火衰、精气亏损、心肾两虚、肾气功能失调,并认为与肝经有关。

〔取穴〕

主穴:肾上腺、肾、内分泌、脑垂体、丘脑。

配穴:促性腺激素点、肝、脾。

〔取穴依据〕

肾、肾上腺:肾上腺穴能调解肾上腺髓质分泌肾上腺素和去甲肾上腺素,促进交感神经的兴奋过程,使心跳加速。肾上腺穴又可以激发肾上腺皮质的分泌,改善心肌细胞的营养,使心肌收缩力加强,心排血量增加,加速血液循环。

脑垂体、内分泌、丘脑:三个穴位是调解人体生理机能、内分泌系统的重要穴。内分泌腺体的调节是通过丘脑－脑垂体－肾上腺系统调节的。丘脑一方面通过交感和副交感神经影响机体的平衡和营养状况,另一方面通过丘脑－垂体系统影响体液中的激素的动态平衡,激发体内非特异性防御反应,动员体内各种免疫因素而达到治病的目的。

促性腺激素点:可平衡人体的激素水平,激发人体应激能力。

肝、肾:肝、肾在中医学被认为与内分泌功能的调节有关,肾上腺皮质功能减低多为肝、肾阴虚,因此取肝、肾两穴以滋补阴阳。

临床治疗内分泌系统疾病有功能亢进,也有功能低下的,根据大量病例观察治疗内分泌功能低下的病要比腺体功能亢进的治疗效果明显,比如甲状腺功能低下、肾上腺皮质功能低下、性功能低下、性冷淡。说明耳穴对内分泌各腺体不但有平衡和调整作用,而且可提高内分泌腺体功能。

(六)库欣综合征

是一种内分泌病。病因为脑垂体前叶嗜碱细胞性肿瘤,肾上腺皮质增生或肿瘤,丘脑下部病变等,也可由肾上腺外的肿瘤引起,如肺癌等。其结果都是肾上腺皮质功能亢进,使体内皮质醇类激素过多引起的疾病,或是长期使用大剂量的皮质醇类药物。

临床表现:躯体呈向心性肥胖、脸圆红润、多粉刺、多油腻、体毛及胡须过多、下腹部紫纹。女子闭经不孕,男子阳痿,血压升高、脊柱等处骨胳发生骨质稀疏而引起背痛、驼背,有时发生尿糖。

中医认为:本病归属肝肾阴虚,导致肝阳上亢、痰浊阻络等。

〔取穴〕

主穴:肾、脑垂体、肾上腺、内分泌、丘脑。

配穴:耳尖放血、三焦、脾、肺。

〔取穴依据〕

肾、脑垂体、肾上腺、内分泌、丘脑:可以调整垂体－肾上腺皮质系统功能,使功能亢进或减退者恢复正常状态。

耳尖放血:可以降压利湿、清热解毒。

三焦:可以输通五脏六腑功能,化气输精、通调水道。

脾、肺:库欣病多表现面红、多油、多毛发、多粉刺,脾、肺湿热上熏于面部、皮肤,"肺主皮毛,肺主腠理"、"诸湿肿满,皆属于脾",取脾、肺两穴可清利湿热。

六、泌尿系统疾病

(一)肾小球肾炎

是与机体免疫功能紊乱有关的一种肾病,病理变化以膜性增殖性为主,临床上可见浮肿、蛋白尿或血尿、管型尿、高血压、贫血,晚期有眼底变化,肾功能障碍及氮质血症,轻重不等。

临床上可分为急性肾炎和慢性肾炎两种。急性肾炎在小儿及青年中发病较多,慢性肾炎则在中青年较多,男性发病率高于女性。急性肾炎病程以数日至一年以上不等,慢性肾炎病程可长至数十年。不同病人表现和病程明显不同。

现代医学认为急性肾炎的发病原因,多数与溶血性链球菌 A 型感染有关,是由感染后的免疫反应引起。另一部分急性肾炎则是由链球菌以外的细菌、病毒等生物病原体所引起。慢性肾炎的发病原因,一部分由急性肾炎发展而来,多数病因不明,然而通过一系列实验证明,其发病仍系变态反应所致。

1. 急性肾炎

发病前 1～3 周常有呼吸道炎症,如咽峡炎、扁桃体炎,或皮肤感染,如丹毒、脓疱疮等链球菌感染史,然后突然发病。多数以浮肿、血尿为主症,但不尽然,有的直到出现头痛、恶心呕吐、抽搐、气急、心悸等症状时被发现,一部分患者尿中有少量蛋白及红细胞。有 3%～5% 的患者病情严重,表现为尿闭,甚至发展为急性肾衰。急性肾炎的主要症状如下:

(1)浮肿 轻症又有轻微眼睑浮肿,严重者可出现全身浮肿、腹水、胸水和心包积液。

(2)高血压 70%～90% 的患者有程度不一的血压升高,成人患者一般为 20～24/12～13.3 千帕。并伴有头疼、心悸、鼻衄等症状。少数严重病例,因高血压、脑水肿而发生剧烈疼痛、惊厥、轻瘫乃至昏迷。

(3)其他症状 儿童常有畏寒发热,成人常感腰酸腰痛,少数病例可出现尿频尿急,并出现恶心呕吐,厌食疲乏等症。

(4)尿液变化 血尿几乎都有,但轻重不等,肉眼血尿持续几天后转为镜下血尿。蛋白尿阳性率高达 95%,轻、中度为多见,病后 2～3 个月多消失,持续性蛋白尿由轻变成慢性趋向的表现。尿沉渣除有多量红细胞外,白细胞、上皮细胞及各种管型亦常见。除此以外,浮肿时尿量明显减少,少数病人每日尿量小于 300 毫升,甚至血尿,恢复期病人尿量每日可达到 2 000 毫升以上。

(5)肾功能变化:表现为内生肌酐值轻度降低,多数为暂时性的。

2. 慢性肾炎

慢性肾炎少数由急性转变而来,一般认为急性肾炎一年以上仍未愈者,就称慢性肾炎。但多数没有急性肾炎病史。按临床主要表现分型如下。

(1)普通型 以浮肿、血尿、高血压为特征。呈进行性贫血,进行性恶化,几年后发展成为尿毒症。病程中尿蛋白大多在 3.5 克/24 小时(＋～＋＋)以下。小便常有红细胞和管型。

(2)肾病型 以全身浮肿、大量蛋白尿、血浆蛋白低下、白蛋白与球蛋白比例倒置、血胆固醇与粪脂质浓度增高等为特征。可以持续数月至数十年,少数病例可以痊愈,多数由于反复感染而趋于恶化,逐渐变为肾功能衰竭,高血压也在晚期出现。

(3)高血压型 急性肾炎或慢性肾炎急性发作后遗留的高血压为其主要特征,临床很像高血压或恶性高血压,浮肿、尿变化并不明显,常出现头痛、眩晕、视力障碍,可伴贫血、肾功能损害,甚至尿毒症。在病程中上述三型可以互相转变。

中医学以为肾炎的主要病变在肺、脾、肾三脏,其中以肾为根本。

〔取穴〕

肾、肝、脾、肺、三焦、过敏区、肾上腺、肾炎点、内分泌、耳尖放血。

〔取穴依据〕

肾、脾、肺、三焦:是体液代谢的重要器官,"肾主水","肺通调水道","脾运化水湿",三焦是气穴,五脏六腑皆属于三焦,三焦有通调水道、化气输精的作用,所以肾气内亏、脾虚湿困、肺气失宣、三焦化气不利造成水肿,取其四穴避免水之潴留,影响肾的功能。

过敏区、肾上腺、内分泌、耳尖放血:四穴均为三抗穴,抗过敏、抗感染、抗风湿,并可提高机体免疫功能。四穴合用有协同作用,有助于肾病的改善,肾功能的提高。

肾炎点：是诊断肾小球肾炎的特定点。

（二）肾盂肾炎

肾盂肾炎是一侧或两侧肾盂和肾实实受非特异性细菌直接侵袭而引起的最常见的泌尿系统疾病，一般常伴有输尿管、膀胱及尿道炎症。临床以发热、腰痛、排尿异常为其特征，可分急性或慢性两期。急性期若不及时医治或治疗不彻底，极易转成慢性，且不易控制，可发展成肾功能衰竭。

现代医学认为肾盂肾炎的致病菌中以大肠杆菌为多见，其次为变形杆菌、产气杆菌、链球菌、葡萄球菌、产碱杆菌及绿脓杆菌等。细菌侵入泌尿道以上行感染为最多见。此外，尚有淋巴系统感染、血行感染和直接感染等，机体抵抗力减弱，尿路梗阻和泌尿系统畸形，是本病的诱发原因。

临床表现由于病程有长短，邪正盛衰有不同，脏腑受累的轻重不一，在临床上可分为急性和慢性两期。

1. 急性肾盂肾炎

全身中毒症状可见突然寒战高热，体温可高达 40 ℃，热势呈弛张型、间接型或稽留型，伴有头痛，全身酸痛。泌尿系症状可见腰痛，尿频、尿急、尿痛、排尿困难、溺时灼热感，小便黄赤。胃肠道症状有食欲不振，恶心呕吐，亦可见肠鸣腹泻。这些症状一般数天或数周后，可自行消失。

2. 慢性肾盂肾炎

急性肾盂肾炎治疗不够彻底，症状持续半年以上虽好转又反复发作，即可转变为慢性肾盂肾炎。一般症状较急性肾炎为轻，甚至可为无症状性菌尿。多数病人有疲乏感，不规则低烧，腰酸腰痛，食欲不振。泌尿系统症状仅有夜间轻度尿频及尿后小腹不适，或见小便混浊等。亦有反复急性发作，出现明显尿路刺激症状者，可继发高血压，后期肾功能损害，出现尿频、夜尿、尿比重低，严重者可发生尿毒症等。

本病属于中医学的"淋症"、"腰痛"、"癃闭"等范畴。

中医认为本病是由于湿热之邪，注于下焦，疾病初起，正邪相搏，表现为湿热现象，属于本病的急性阶段，湿热久积，则耗伤津液，损伤正气，致使临床表现为肾阳不足，肾、脾两虚的证候，此时正虚邪恶，则属于本病的慢性阶段。

〔取穴〕

主穴：肾、尿道、三焦、内分泌、脾、耳尖。

配穴：肝、膀胱。

〔取穴依据〕

肾、尿道、膀胱：肾盂肾炎为尿道逆行感染所致的炎性疾病，取肾、膀胱、尿道为相应部位，以清热利湿。

三焦、脾：取三焦以通调下焦之气机而利尿；本病为脾经湿热之邪所致，取脾以健脾利湿。《病机十九条》："诸湿肿满，皆属于脾"，"取脾以健脾、利湿"。

肝：本病为肾阳亏损，不能蒸化水湿，取肝以泻肝火、益肾水。

内分泌、耳尖：消炎、利尿、镇静止痛的作用。

体会:耳穴治疗急性肾盂肾炎,经过 1～3 次治疗,症状即可缓解;慢性肾盂肾炎,治疗时间需 1～3 个疗程,以提高肾功能和免疫功能。

第二节　外科疾病

一、软组织损伤

软组织损伤是指四肢关节或躯体部的软组织,包括肌肉、肌腱、韧带、血管等无骨折、脱臼、皮肉破损症候,临床表现为受伤部位肿胀、疼痛,关节活动障碍。损伤部位发生于肩、肘、腕、腰、髋、膝、踝等。包括急性软组织损伤和慢性软组织损伤。软组织损伤有分扭伤和挫伤。

扭伤:是指关节内外的软组织受到损伤,关节活动突然超过其正常范围,常见急性腰扭伤、膝关节扭伤、踝关节扭伤。

挫伤:是指躯干、四肢等受顿性打击后而发生皮下组织出血及软组织损伤。常见有胸壁挫伤等。

中医认为:扭、挫伤是由于"跌扑闪挫",损伤经脉而致气滞血瘀。辨证可分气滞型与血瘀型。

气滞型:外观无明显肿胀,压痛部位不明显。

血瘀型:外观损伤部位肿胀,压痛部位明显,痛点固定。

1. 膝部软组织损伤

膝部软组织损伤系指膝部周围的肌腱、韧带、脂肪垫、软骨等组织而言,俗称"伤筋"。多因膝关节过度运动或外伤、劳累等原因引起。膝关节是全身最大的关节,内外侧副韧带是固定膝关节稳性之主要韧带。常见的有两侧副韧带损伤、十字韧带损伤、髌骨下脂肪垫损伤等。

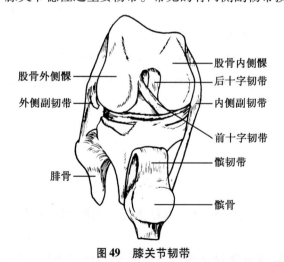

图 49　膝关节韧带

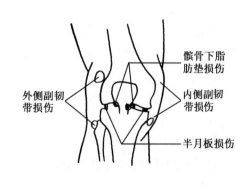

图 50　膝关节软组织损伤压痛部位

临床表现:损伤后,一般出现局部肿胀、疼痛、活动障碍、有压痛,若两侧副韧带损伤,疼痛及压痛在股骨内、外踝。检查时,内翻或外翻患膝可出现牵伸痛。若被动运动超过正常内、外翻的范围,则应考虑韧带断裂;若十字韧带损伤,局部有肿胀,但可因部位较深而无压痛;若髌骨下脂肪垫劳损,则起病多缓慢,压痛多在髌骨下股四肌肌腱(韧带侧)的两侧,一般有慢性酸痛而无明显肿胀。

2. 踝部软组织损伤

踝部软组织损伤系指踝周围韧带扭伤或断裂而言,常因过度地使足踝向内或向外翻转所致,其中以外踝部韧带关节扭伤较为多见。

临床表现:扭伤后局部肿胀、疼痛,活动时更剧,步行困难,损伤部位可出现压痛,如系外踝部韧带损伤,则足内翻动作时疼痛明显。若是内踝部韧带损伤,则足外翻动作时疼痛明显。如果是韧带断裂则可有内、外翻畸形,检查时踝关节内、外翻超过正常范围,并常有明显血肿。

腕周围扭伤:腕部扭伤后多出现腕背正中或尺侧肿胀、疼痛,并伴有明显的活动障碍。

3. 尾骨挫伤

常由于跌倒时臀部着地而致,多发生于冬季雪后,冰路地滑不小心臀部着地伤及尾骨,患者端坐、站立或步行均可使疼痛加剧,排便时因牵动附着于尾骨的肌肉,可触发疼痛,按压局部可有明显压痛。

〔取穴〕

主穴:相应部位、耳尖放血,依病变部位选穴轮1、轮2、轮3、轮4放血。

配穴:

腰扭伤、尾骨挫伤:取相对应的耳背部阳性反应点。

腕关节损伤:取轮1放血、枕小神经点。

踝关节、膝关节损伤:耳尖放血。

胸部挫伤:轮4放血、耳大神经点。

〔取穴依据〕

相应部位:促使相应的受伤部位通经活络,以达止痛目的。中医认为通则不痛,痛则不通,以痛为俞。受伤的部位气血瘀阻、肿胀,故取相应部位。

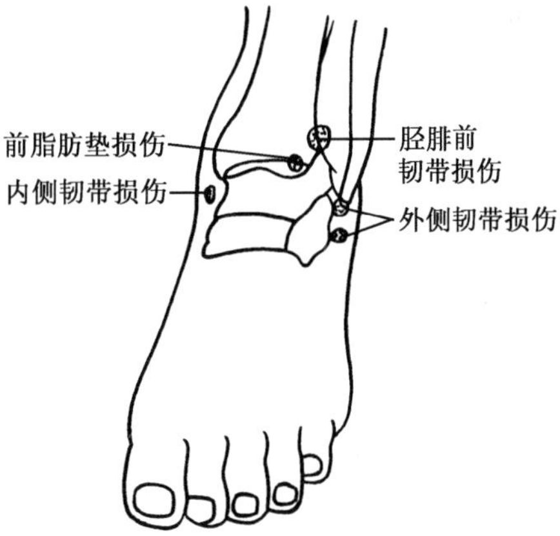

例如:

(1)膝关节损伤　一定用耳穴探测仪探测病变反应点。

半月板损伤、髌韧带损伤、十字韧带损伤:取膝关节正中点。

股骨内侧踝、内侧副韧带损伤:取膝关节穴内侧缘阳性反应点。

股骨外侧踝、外侧副韧带损伤:取膝关节穴外侧缘阳性反应点。

图51　踝部软组织损伤压痛部位

(2)踝关节损伤

前脂肪垫损伤、内侧韧带损伤、在踝关节穴取阳性反应点。

外侧韧带损伤、胫腓前韧带损伤:在近足背穴、踝关节穴外侧选其阳性反应点。

(3)胸部挫伤

胸前挫伤:在胸穴探测阳性反应点。

肋胁部挫伤:在胸穴外侧缘肋胁部选阳性反应点。

(4)腰肌劳损 腰肌穴与相对应的耳背部取阳性反应点。

放血:耳尖放血、轮1、轮4放血:可活血祛瘀、消炎止痛。

枕小神经点:枕小神经支配耳舟和对耳轮上脚,相当于四肢末端,刺激枕小神经可以缓解肌肉、肌腱、软组织的疼痛。

耳大神经点:支配耳垂、对耳屏、对耳轮、耳舟。相当于躯体部分颈、肩 背、肋胁、腰肌和上肢。刺激耳大神经点可缓解以上这些部位疼痛。

体会:

● 治疗前要明确诊断,排除骨折。

● 选穴一定要准,用耳穴探测仪,探测阳性反应点或区,损伤面积大时不止在一个穴位上贴压王不留行籽,可成区域贴压多个王不留行籽,不要遗漏相应部位的任何阳性反应点。

● 选用指功发热、通经活络、气至病所的方法:用丹田之气导引至拇指和食指上,然后双手指对准贴压的阳性反应点逐渐在穴位上施加压力,从轻到重,直到穴位处发热或放散感为宜,如贴压后穴位无发热、放散等得气感,需在贴压时边按边移动贴压部,调整贴压方向直至得气,使这种贴压物为一种"应气源",使垂体、肾上腺活动增强,使得机体内环境平衡,提高镇痛作用,使疼痛减轻和消失。

● 根据耳廓与人体的对应关系,耳背控制人体的背面——运动系统,耳穴分布又有低凹性的特点,低凹处导电量高、疼痛反应明显,人体背面软组织损伤取耳背病变阳性反应点。

● 范围增大,甚至在贴压期间活动幅度恢复正常。

● 扭、挫伤应早期治疗,除耳穴外可综合治疗,如针灸、艾灸和与远红外线治疗。

● 治疗后嘱患者定期按压贴压部位,每日2~3次,若疼痛时可即刻按压,使疼痛缓解。

二、落枕

落枕又称"失枕",是一侧颈背部肌肉扭伤、挫伤,或肌肉风湿痛,或因睡眠时体位不适等引起的肌肉疼痛,活动受限。在早晨起床后发病,一侧颈背牵拉酸痛,甚至向同侧背部及上臂扩散,颈项俯仰转侧活动均可受到限制,可有明显的压痛点,肌肉痉挛,但无红肿发热。

中医认为本病属于"痹症",风寒湿侵袭颈背,血瘀气滞客于筋脉,经络不通致气血运行受阻。病变涉及督脉、膀胱、大肠、小肠、三焦、胆等诸经。

〔取穴〕

主穴:相应部位、轮4放血。

配穴:耳大神经点。

〔取穴依据〕

相应部位:以疏散颈项背部之风寒湿,达到通经活血的目的。

轮4:邻近颈肩部位、轮4放血可祛瘀活血止痛。

耳大神经点:在耳廓部位支配颈、肩、锁骨、枕,取耳大神经点可以缓解肌肉紧张痉挛,达到止痛目的。

体会:根据经络循行部位取穴。在治疗落枕时,由于其疼痛及活动受限的部位在颈项部。耳穴检查时,可在耳穴颈椎外侧及耳背的对应处测到阳性反应点。因此,治疗取穴时常选用耳廓前后的颈项部位的阳性反应点,强刺激治疗,一次可缓解症状。

手法:同扭、挫伤。

三、肩关节周围炎

肩关节炎是发生于关节和关节周围的滑囊、肌腱、韧带等软组织的一种退行性炎症病变,又称"漏肩风"、"肩凝症",患者多发于 50 岁以上,女性较多。初起呈单侧、双侧肩部酸痛,甚则可向颈部或上肢放散,日轻夜重,四肢畏寒,病情严重者,洗脸、梳头、穿衣等生活自理困难,慢性肩关节周围炎时,肩关节呈现不同程度僵直,肩部上部组织粘连,肌肉萎缩,故肩关节疼痛早期以疼痛为主,晚期以功能障碍为主。

临床上根据肩周围软组织的炎症范围不同,可出现不同症状:

冈上肌炎者,上肢外展上举活动在 60°～120°时发生疼痛,肱骨大结节附近有压痛点。

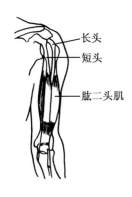

图 52　肱二头肌肌腱图

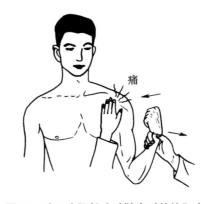

图 53　肱二头肌长头腱鞘炎时的抗阻力试验

肩峰下滑囊炎者,肩外侧疼痛,上臂旋转和外展时产生疼痛,并且活动受限,急性期时,滑囊可膨胀,三角肌前呈球形突出。

肱二头肌长头腱鞘炎者,在肱二头肌腱长头腱鞘处,有明显压痛及肿胀,作屈肘活动时疼痛加剧,局部可摸及细碎摩擦感觉。

现代医学认为,其发病与慢性劳损有关,患者多有外伤史,一般以为此病主要病理是慢性退行性变化,多继发于肱二头肌腱腱鞘炎、冈上肌腱炎、冈上肌腱破裂,或肩峰下滑囊炎,某些患者与感染性病灶或分泌功能紊乱有关。

中医认为风、寒、湿三气合入人体肩臂,使经络之气闭阻所致。中医称"痹症"、"肩背疼"、"漏肩风"、"肩凝症"等范畴。

〔取穴〕

主穴:肩三点、锁骨、肩节、肩、轮 4 或轮 3 放血。

配穴:耳大神经点。

〔取穴依据〕

依病变部位在耳穴肩三点处选阳性反应点,刺激肩三点以疏通经络、温经散寒、去瘀止痛。根据疼痛部位和功能障碍的情况选穴。

肩不能外展、上举:取锁骨、肩、耳大神经点、轮4放血。

肩臂不能旋后、外展:取锁骨、耳前肩关节、轮4放血。

肩臂不能旋前、肩后痛:取耳背肩三点2即颈后三角区,此区是治疗颈肩痛有效的特区。

体会:

● 选穴要准:用耳穴探测仪探测阳性反应点,根据阳性反应点面积大小选择刺激量。

● 刺激手法:根据病变症状和活动的程度不同选穴。肩前痛多取耳前肩三点,肩后痛取耳背的肩三点,必要时前后对贴。贴压时双手指从锁骨向肩按压数秒钟,然后沿对耳轮外侧起始部、耳舟向上按压,使耳廓充血发热,以使气至病所疏通经脉。

● 贴压按摩后,嘱病人适当活动患肢,但不宜过度,否则会造成肌肉韧带拉伤,导致肩痛加剧,治疗期间患者不宜提取重物。

● 根据疗效观察,以急性肩周炎效果快且好,对慢性酸痛和关节周围组织增生粘连等效果不好,疗程适当延长。

四、关节炎

急性期局部可有红、肿、热、痛,严重时关节发生运动障碍,甚至畸形。慢性关节炎患者可有粘连、畸形、活动受限、肌肉萎缩,病因有多种,可能造成关节炎的疾病有80种以上。

过敏反应:风湿性关节炎、类风湿性关节炎。

细菌感染:化脓性关节炎、结核性关节炎。

代谢紊乱:痛风。

损伤或原因不明:银屑病等。

增殖性或退行形性关节炎:骨性关节炎病变可在一个关节也可在多个关节受损。一处关节炎称单发性关节炎,同时会先后陆续发生多处关节炎称多数性关节炎。任何损害液膜或使软骨变性的疾病都可造成关节炎。

(一)风湿性关节炎

风湿热侵犯关节引起的炎症称为风湿性关节炎,一般认为是与链球菌感染有关的变态反应性疾病,是一种反复发作的全身胶原组织病变。病前常有呼吸道感染。

临床表现为多发性、游走性大关节炎,主要累及髋、膝、肩、肘、腕等,有对称性,局部有红、肿、热、痛和关节腔积液、关节炎。急性期消退后受病关节不遗留病理损害。部分患者可影响心脏。实验室检查白细胞增多、血沉增高、抗链"O"增高。

中医认为本病由卫气不固、腠理失密或劳累之后,汗出当风,涉水冒寒,久卧湿地等,使风、寒、湿邪乘虚而入,经络闭阻所致。临床分风寒痹及风热痹二种症型。

〔取穴〕

主穴:相应部位、内分泌、肾上腺、过敏区、耳尖。

配穴:肾、肝、脾、三焦。

〔取穴依据〕

相应部位:根据罹患关节的部位,选用相应耳穴,使刺激达到病所。

内分泌、过敏区、肾上腺、耳尖四穴:是抗风湿、抗感染、抗过敏三抗要穴。根据近年来研究证明,针刺穴位有复杂的调节作用,可使神经末梢释放不同的介质。在耳廓的动静脉管壁上,有致密的、丰富的交感神经纤维,刺激耳穴,交感神经节后纤维可释放各种介质,如去甲肾上腺素和少量的肾上腺素,这些介质有增强针刺镇痛的作用。刺激内分泌,可分泌更多刺激素活性物质,这些激素类物质如肾上腺皮质激素有抗炎和抗渗出作用,可以减少组织破坏,减少渗出,防止粘连,减少过敏状态,改善全身情况。

肾、肝、脾、三焦:风湿性关节炎红、肿、热痛,根据中医学脏象篇说:"肾主骨","肝主筋","脾主四肢"。因此,取肾可培补肾气,用以振奋阳气,取肝驱寒邪而舒筋,脾乃为治湿之本,三焦可通调水道,通利关节,消肿止痛,恢复功能。

轮4放血:祛瘀、解毒、通筋活络对于关节有立即缓解疼痛的作用,风湿性关节炎多以大关节游走性疼痛,轮4放血多用于大关节炎症和多发性肌纤维炎。

体会:

● 风湿性关节炎是多发性关节痛症,取相应部位穴位时,一定要用耳穴电测仪探测准确部位后,予以治疗。

● "三抗"要穴可同时使用,耳尖穴用以针刺放血5~10滴,肾上腺、内分泌、过敏区用来贴压。

风湿性关节炎通常用皮质激素治疗。经常用激素治疗,对垂体有不同的抑制作用,可导致肾上腺萎缩,并对此产生依赖性,用中药或针刺、耳穴治疗时,由于不能调动内源性皮质激素功能,效果不佳。故患者接受耳穴治疗时,最好逐渐减少或停用激素,以调动内源性肾上腺皮质激素的应激能力,改善内环境的平衡,而消炎止痛,恢复关节功能。

(二)类风湿性关节炎

类风湿性关节炎又称"风湿样关节炎",一般认为是感染或内分泌功能紊乱、免疫功能失调所致,也有人认为是机体间叶组织对链球菌感染特异敏感反应之故。类风湿性关节炎,关节损害为对称性,多侵犯四肢小关节,指、趾和脊柱关节,骶髂关节先受累。早期有局部肿胀和关节僵硬,晚期变为强直而畸形,指间关节呈梭形改变,故又称"畸形性关节炎"。X线检查关节面有破坏,心脏不受累。

类风湿性关节炎多发于青、中年,起病缓慢,少数病例也有急性发作。急性发作时,可能有发热、关节红肿,可呈现游走性,易与风湿性关节炎混淆。实验室检查白细胞轻度增加、血沉加快,抗链"O"可正常,可有肌萎缩和指挛缩等症状。

〔取穴〕

主穴:相应部位、耳尖放血、肾上腺、内分泌、枕小神经点、心血管系统皮质下。

配穴:肾、肝、脾、三焦。

〔取穴依据〕

相应部位、耳尖放血、肾上腺、内分泌、过敏区,同风湿性关节炎;治疗类风湿性关节炎,重点刺激枕小神经点、心血管系统皮质下。

配穴:肾、肝、脾、三焦,同风湿性关节炎。

枕小神经点：是从脊神经发出在耳廓上，主要支配耳舟、肘、腕、指及对耳轮上脚、膝关节、踝、足底。类风湿性关节炎，侵犯的是四肢小关节、指、趾、脊椎关节和骶髂关节。刺激枕小神经点，可改善肢体末梢血液循环，有利于病变的缓解，功能的恢复。

心血管系统皮质下：调节血管缩舒中枢，以扩张血管为主，是活血要穴，是治疗痹症要穴。

体会：耳穴治疗类风湿性关节，有明显效果。由于是慢性关节病变，需按疗程治疗，坚持治疗，以控制病变的发展，改善小关节的功能活动。

（三）骨性关节炎

以关节软骨退行性变和继发性骨质增生为特点的非炎性慢性关节病。多发于膝关节、髋关节，手指、腰椎和颈椎等，骨关节炎又称"肥大性关节炎"、"退行性关节炎"、"增殖性或是退行性关节炎"。其病因说法不一，如外伤、姿势不正、内分泌紊乱及遗传等因素，对本病形成有一定关系。

多发于 40 岁以上的成人，损害部位多为负重和着力关节，起病一般缓慢，逐渐出现关节酸痛和活动不便，可偶尔听到骨摩擦音，无发热，关节周围无肿痛、强硬、畸形及肌肉萎缩，白细胞及血沉正常。

〔取穴〕

主穴：相应部位、内分泌、肾上腺。

配穴：肾、肝、脾。

〔取穴依据〕

相应部位：以调节信息，直趋病所，通过一系列反馈作用，促使病情得以控制，改善其症状及功能状况。

肾上腺、内分泌：可以激发肾上腺皮质激素的分泌，改善局部血管的通透性、减少炎症的渗出，促进渗出液吸收，减少关节的酸痛及改善功能状况。

五、痛风

是一种家族性尿酸代谢失调症，在血液及关节内有过多尿酸和尿酸盐蓄积，由于长期高尿酸血症引起大量尿酸结晶沉积于趾（指）关节，以及皮肤、软骨，特别是耳的软骨内尿酸盐——痛风结石。过多的尿酸盐亦使肾脏受损，导致痛风性关节炎、痛风性肾病、肾结石，血中尿酸增高（高于 7 毫克%）。X 线片检查：受累关节邻近的骨质，可有圆形或不整齐的穿凿透量缺损，系由尿酸盐侵蚀骨质所致，为痛风的 X 片特征，早期可无异常发现。

痛风的发生与饮食结构有关，海鲜、鱼虾、肉类及饮酒过多引起嘌呤代谢紊乱，产生尿酸及尿酸盐蓄积，使双足及双手指关节疼痛，严重时尿酸蓄积过多，痛风石沉积可使足、指关节变形，活动障碍。当饮食控制得当，也可防止痛风的发作。

〔取穴〕

主穴：相应部位、肾、肝、脾、三焦、内分泌、耳尖放血。

相应部位：病变部位取穴，使"气至病所"而达"气至病除"的目的，促进相应部位尿酸的代谢。

肾、肝、脾、三焦：调节尿酸的代谢。肾主骨、肝主筋、脾主运化，刺激肾可增加肾血流量和肾脏滤过率,促进尿酸排泄,避免过多的尿酸蓄积,引起肾结石。肝主疏泄,是个解毒器官,可调整尿酸的代谢,排泄有毒物质。脾为后天之本,运化水谷精微,与机体消化功能有关;脾的运化功能增强,有利尿酸代谢,通利四肢。三焦是气穴,可化气输精,通利关节。

六、腰椎骨质增生

是因腰椎退行性病变、腰椎肥大性病变破坏了腰椎的内在平衡,发生了一系列病理变化,椎间变形、椎间孔变小、椎体后缘唇边骨质增生、腰椎生理曲线改变、关节囊松弛、周围软组织劳损引起神经根、椎动脉受压,导致腰部疼痛、肌肉痉挛、坐骨神经痛等。

〔取穴〕

主穴:相应部位、肾、内分泌、膀胱、肾上腺。

相应部位:按病变部位取穴,使气至病所。一般认为机能不是细胞和器官的总和,而是一个复杂统一的整体,各组织器官之间,除有神经体液联系外,还有经络的调节系统。经络是一个很复杂的信号系统,是一种很强的生命信息,针刺相关部位,可以调整经络感传,直趋病所,以发挥其作用。

肾:《素问·宣明五气篇》说:“肾主骨”,《素问·六节脏象论》说:“肾者……其充在骨”,说明肾对骨能起补给充养的作用。近代科学实验证明,肾参与维生素 D 的活化,如维生素 D_3,在体内首先经过肝内25-羟化酶的作用,促进小肠对钙磷的吸引(主要是钙),提高血钙血磷的浓度,有利于钙磷沉着,促进骨组织钙化,当肾功能不全时,酸性代谢产生排泄障碍,当血磷增高时,血钙则降低,钙成骨过程受阻或发生溶骨作用,造成骨质脱钙,即所谓的骨性骨质病,因此腰椎骨质增生时,一定取肾。

膀胱:肾与膀胱相表里,腰痛多属足太阳膀胱经,取膀胱可疏通经络。

肾上腺、内分泌:可调节机体内环境的平衡,使钙磷代谢趋于正常,防止骨质疏松及增生。

七、肾虚腰痛

肾虚腰痛是由于肾虚,又因受风、寒、湿的侵袭引起腰部酸胀,遍及腰背部,无明显压痛点,晨起和久坐后站立时加重,活动片刻可以减轻。X 线检查腰椎排列正常,无退行性病变。

临床表现腰部经常酸痛,时轻时重,有时可以扩散到整个腰背部或臀部,疼痛常在受寒、阴雨时或晨起明显,活动后又可减轻。在耳穴腰区,特别在对耳轮上三分一部位提拉耳廓,中指从腰背区顶起时,见白色片状肿胀,耳穴探测仪探笔探压后,可见明显压痕反应,压痕恢复时间慢的特点。

〔取穴〕

主穴:肾、肝、脾、膀胱、相应部位。

〔取穴依据〕

相应部位:按疼痛敏感点取穴,腰痛可取耳背阳性敏感点,耳背控制人体的背面,耳背脊柱沟低凹且敏感,贴压时效果明显。

肾:中医认为“腰为肾之府”,肾虚腰痛一定要补肾。

膀胱:膀胱经和肾经是表里经,足太阳膀胱之脉循行经过腰背部,其经筋挟腰而上脊,所以肾虚和足太阳膀胱经失调,腰背部经筋受损,或风湿等外邪的侵袭,都会导致气血不和而产生腰部酸痛。

肝、脾:肝主筋,脾主肌,共同协同调整筋肉的营养及代谢功能,以强腰肌,缓解腰部的酸痛。

八、腰棘间韧带、椎旁韧带劳损

腰痛常发生在腰部中间部位。X线检查腰椎正常。耳穴诊断时可探测其腰痛点。此痛点应与腰椎间盘突出、腰椎骨质增生相鉴别。

腰部因棘间韧带或椎旁韧带劳损所致的疼痛非常明确,耳穴检查时,在腰椎之间或椎旁只有一个阳性反应点,触之有压痕。若在腰椎之间,在阳性反应点而触之条索,多为腰椎的病变引起的腰痛。

〔取穴〕

相应部位及相对应的耳背腰椎区的阳性反应点。

〔取穴依据〕

按病变部位取穴,使气至病所,以疏经活络。

〔治疗手法〕

①耳穴探测仪探其阳性反应时,先做一压痕,在压痕部位上贴压王不留行籽。②后按压其穴位,其手法:先垂直按压,食指放在耳背,拇指放在耳前疼痛对应点上,使丹田之气诱导至拇、食指上,然后用气至病所,按压数秒钟。③然后拇、食二指提捏腰痛部位,用开合法:即先将耳廓向外轻轻拉开,似弹簧的感觉,后沿对耳轮及对耳轮下脚方向将气输入督脉、膀胱经至病所。④嘱病人活动腰部,痛点明显减轻或消失。⑤若只按压耳背腰痛点,并做手法后,大部分已缓解,仍有疼痛,可用耳穴探测仪探测耳前腰区,找其腰痛敏感点给予贴压,再做手法,可见明显效果。

九、骶髂关节炎

骶髂关节炎或骶髂关节劳损引起的腰痛,为局限的固定部位疼痛,不伴放射性疼痛,多为一侧骶髂关节部位疼痛,也可多见两侧骶髂关节痛,耳穴上的相应部位对应点在对耳轮上五分之一腰区段,即在腰骶椎与髋关节的连线中点。

〔取穴〕

取相应部位。

〔取穴依据〕

相应部位按病变部位取穴,以气至病所。

〔治疗手法〕

同腰棘间韧带、椎旁韧带劳损。

十、坐骨神经痛

本症是常见的腰腿痛的一种,沿坐骨神经走行到腰、臀、腿后侧、小腿后外侧直至足背、小趾出现放射性疼痛,如刀割样,烧灼疼痛,每于行走、弯腰、咳嗽等加重,重者不能翻身,小腿与足背可有麻木感或感觉减退,股四头肌或小腿肌可有萎缩。

本病从发病原因上可分为原发性、继发性及反射性三种类型。

原发性:坐骨神经本身病变,与感染、受风寒有关。

继发性:由坐骨神经通路中受附近组织病变的影响所致,如椎间盘突出症、腰椎骨质增生、腰骶部肿瘤、骶髂关节炎等部位病变产生机械性压迫所致。

反射性:坐骨神经痛是由于背部的某些组织遭受外伤或炎症的刺激冲动,传入中枢,反射性的引起坐骨神经痛。

按经络病症,坐骨神经痛可分为三型:

(1)足太阳膀胱经型:一侧臀部、大腿后侧疼痛或针刺样疼痛,动则疼痛加重,或阵发性及持续性痛,弯腰及行走困难,秩边、委中穴处压痛。

(2)足少阳胆经型:一侧臀部、大腿及小腿外侧痛,有阵发性及持续性疼痛,有烧灼感或针刺样疼痛,在环跳、阳陵泉穴处有压痛。

(3)足太阳膀胱和足少阳胆经混合型。

中医认为属"痹症"范畴,系风邪客于经络,经气阻塞而发病,或因气滞血凝和外伤导致血瘀,或因肾虚,也有因久病体虚所致。

〔取穴〕

主穴:坐骨神经三角区(由耳背腰骶椎、腘窝及耳背坐骨神经构成)。

配穴:

耳前相应部位。

腓肠肌痛:取腓肠肌。

腘窝痛:取腘窝。

臀部痛:取臀、髋关节。

足底痛或麻木:取足底一条线:跟、足心、趾。

〔取穴依据〕

坐骨神经三角区:是治疗坐骨神经痛特定区,坐骨神经痛是沿着坐骨神经走行的,腰骶、臀、大腿后侧、腘窝、小腿后外侧、足背、足趾等呈扩散性,烧灼样或刀割样疼。根据耳廓与人体解剖部位关系,耳前控制人体的前面,包括五官内脏,左耳控制人体左半身,右耳控制人体右半身;耳背控制人体背部,坐骨神经痛恰恰是腰背、臀及下肢后侧痛,因此应取耳背穴治疗。腰骶椎:坐骨神经大部分由通路中邻近组织病变引起,腰椎间盘突出、腰椎骨质增生、腰骶肿瘤、骶髂关节炎等部位病变产生组织性压迫,腰骶椎是主穴。耳背坐骨神经是相应部位。腘窝相当于委中穴,是坐骨神经痛的主要放散点。三穴构成三角区,取此三角区贴压治疗加按摩手法,疼痛很快缓解。

相应部位:沿坐骨神经痛走行的痛点取穴,常取耳前穴,以疏通活络行气止痛。

耳尖放血:下肢疼痛,足底疼痛麻木,放血尤为有效,以疏通经脉行气止痛。

体会:

● 无论是原发性或继发性坐骨神经痛,耳穴治疗有一定的疗效。一般认为原发性坐骨神经痛,只要注意选穴,可以达到治疗目的;继发性坐骨神经痛,则应治疗原发病,否则效果不满意。

● 坐骨神经痛治疗前,应按摩耳廓,按摩手法以从对耳轮上脚走行方向向上按摩,待耳廓局部充血,再予以耳尖放血及耳背坐骨神经三角区贴压治疗。

● 坐骨神经痛阳性反应常在耳廓背部、对耳轮下脚沟及对耳轮后沟明显,坐骨神经三角区是治疗坐骨神经痛的主要穴位。

● 手法:贴压治疗后,用指功发热,通经活络、气至病所的方法,先将丹田之气诱导在食指及拇指上,食指放在腰骶椎、食指向上,拇指放在耳前腰骶椎、拇指尖向下。

①双手食指及拇指按在腰骶椎,以激发感传至腰及下肢。

②双手食指及拇指指尖朝上,将对耳轮向外缓缓牵拉,松解腰骶椎减缓压力。

③沿对耳轮上脚,使气至下肢及足底。

④沿对耳轮下脚,使气至臀及坐骨神经。

⑤作手法时,医者及患者以站立式为佳,以便激发经气至病所。

⑥嘱患者适当活动。

十一、臀部肌纤维炎

本病的特点是臀部疼痛点可反射地引起坐骨神经痛,而治疗后臀部疼痛和腿痛均减轻或消失,表示臀肌膜炎为原发病。若治疗后臀部疼痛减轻或消失而腿痛无明显改变时则表示腿部疼痛是神经根病变引起的放射痛,常为腰椎间盘突出症。临床上应与腰椎间盘突出症鉴别。

〔取穴〕

坐骨神经三角区、臀、髋关节及相对应的耳背部。

〔取穴依据〕

臀、髋关节:是按病变取穴,臀肌膜炎以臀痛为特点,解剖部位在人体背部,故应取与臀及髋关节相对应的耳背部穴位,以疏通经络,行气止痛,效果优于耳前穴。

坐骨神经三角区:同坐骨神经痛。坐骨神经三角区亦称腰三角,是治疗一切腰、臀、腿痛的主要穴位。

十二、腓肠肌痉挛

腓肠肌痉挛为夜间睡眠时突然伸腿变换体位时所发生的一种症状。腓肠肌夜间发生痉挛后,白天感到腓肠肌酸胀或酸痛不适感。其发生痉挛与多种因素有关,妇女怀孕期间、呼吸系统疾病、糖尿病患者及血液循环不良,因受风、寒、湿侵袭,或由过度劳累等引起,多由钙、镁等微量元素代谢及缺乏所致。

中医认为,气血瘀滞或气血两虚,血不养筋,或是脾失运化,则湿浊流入肢体而使经络运行气血的功能失调,从而引发本病。

〔取穴〕

腓肠肌点、肝、脾、交感、心血管系统皮质下。

〔取穴依据〕

腓肠肌点:为相应部位取穴,以调节经络信息直趋病所,通过反馈调节,促使病理现象得以纠正。

交感、心血管皮质下:腓肠肌痉挛多为缺血、缺氧及缺乏微量元素,使得血液循环功能不良。取交感、心血管皮质下,以扩张血管,促进血液循环,供给营养物质及增加代谢产物的排泄,以达解痉止痛的目的。

肝、脾:肝主筋、主疏泄,肝能调节血量、养血脉、荣筋骨,可排泄代谢产物毒素的堆积。脾主肌肉、主四肢,肌肉的痉挛和营养运化不良有关,水谷精微不能营养四肢,故引起肌肉酸胀及抽搐,四肢乏力。

十三、跟痛、跟骨骨质增生

跟痛是一种常见症状。引起跟痛原因很多,常见的有如下几种:

(1)跟痛有肾虚跟痛,妇人产后受风引起酸痛。

(2)跟骨脂肪垫损伤及退行性病变。

(3)跟骨骨质增生或是足骨错位,骶骨不正多为刺痛。

(4)跟骨下滑囊炎、跟腱腱周炎、跟骨骨膜炎、跖腱膜炎等引起跟下痛或跟心痛。

(5)平足或女性穿高跟鞋步行过多,体质肥胖或久站、外伤、跑跳用力不当,损伤局部肌群腱膜等软组织引起跟部不适。

临床症状:跟骨刺痛多有压痛点,在跟下外侧可有高突感,跟骨脂肪垫损伤和滑囊炎,大多有明显外伤史,跟部呈肿胀状态,发病后大多数跟部不敢着地,行动困难,局部有尖锐疼痛感。

〔取穴〕

主穴:跟、肾、肝。

配穴:膀胱。

〔取穴依据〕

跟:为相应部位取穴,使治疗信息直趋病所,镇静止痛。

肾:若为肾虚跟痛、跟骨骨质增生,取肾,《素问·阴阳应象大论篇》说:"肾主骨生髓"。《黄帝内经素问集注》说:"肾藏精髓而注于骨,故所主在骨"。肾精充足则骨髓化生有源,骨质得养,则发育旺盛,强劲有力,能耐久立而强劳作,肾精亏虚,骨骼失其所养,可见骨质疏松,易于骨折,腰膝酸软无力、跟痛等,因此取肾,以补肾气。

肝:肝在体合筋,《素问·痿论篇》说:"肝主身之筋膜"。《素问·经脉别论篇》说:"肝气衰、阴血不足、筋膜失养"。因此,若为跟脂肪垫损伤和滑膜炎、肾虚跟痛,取肝可疏筋通络。

膀胱:肾经和膀胱经相表里,两穴合用可补肾气壮骨。

病例:

游某,女,46 岁,工程师。

左足跟痛 3 年余,3 年前由于跟部挫伤后感跟部疼痛,经医院 X 射线拍片,未见骨质增生,诊断跟部脂肪垫损伤。予以理疗,治疗效果不明显。近一个月来,跟部疼痛明显,不敢着地,行走困难,经耳穴贴压治疗一次后,当时疼痛明显减轻,行走时稍感不适,第三次治疗,疼痛消失,行走时无任何不适。

十四、足底痛

足底痛包括跖痛及足心部痛、足掌痛,常由足横弓劳损引起,病人行走或站立过长或不舒适鞋引起急性滑囊炎、跖腱膜炎、平跖足等均可致足底痛。临床跖骨头下灼痛,跖骨头的背、跖两侧压痛或是足底心痛、足底紧张感、走路或牵扯跖腱膜时可加重。

〔取穴〕

相应部位、耳尖放血、枕小神经点。

〔取穴依据〕

相应部位:是按病部位取穴,通常为线行贴压四个或六个王不留行籽,从足跟→足心→足掌→足趾,贴压时靠耳轮缘。

耳尖放血:足底在耳尖穴位的耳轮内下面,耳尖在足底穴区耳轮线上方,耳尖放血最先可缓解足底的疼痛,放血时再用边放血、边按摩的手法,足底症状明显减轻。

枕小神经点:枕小神经支配的主要区域耳舟上方及对耳轮上脚的上方恰是四肢末端,刺激枕小神经点可缓解所支配区域的相应部位疼痛。

十五、颈椎病

又称颈椎综合征。本病因外伤、劳损、炎症等形成,颈椎肥大性改变,颈椎间盘退变破坏了颈椎的内在平衡,从而使颈椎发生一系列解剖病理变化,可出现椎间变窄、椎间孔变小、椎体后缘唇边及骨质增生、颈椎生理曲线改变、关节囊松弛、周围软组织劳损等引起,颈椎脊髓神经根、颈椎动脉受压迫,从而出现颈、肩胛、上臂、手及胸前区疼痛,手臂麻木,头晕,呕吐等脊神经压迫症状。

临床表现:颈椎病发病缓慢,开始常以神经根症状为主要表现,逐渐出现椎动脉及交感神经功能或结构上的损害,并引起相应的临床表现,可分为下列五型:

神经根型:即麻木型,以颈神经根受累为主要临床表现。疼痛部位都在受累神经根分布区内,颈部僵直,活动受限,疼痛常可放射至肩、背、手指及前胸,疼痛可因头颈、上肢活动而加剧,冈上肌、冈下肌、三角肌及肱二头肌长头等处有不同程度的压痛。

脊髓型:即萎缩型,以颈脊髓受损为主要表现。颈肩痛伴有四肢麻木、沉重、肌张力增高、肌力减退,出现病理反射,严重者可出现不完全性痉挛性瘫痪,有痛觉、触觉减退的感觉障碍。

交感型:即虚弱型,以头、颈、上肢的交感神经异常为主要表现。多数病人有轻微的肩、颈痛等神经根刺激征,以及头痛、枕部痛、头晕胀、视物模糊、彩视、眼发涩或流泪,双侧瞳孔或睑裂大小不等,一侧面部无汗或多汗,手麻、肿、发凉,甚则有心律不齐、心动过速或过缓等交感神经功能紊乱的表现。

椎动脉型:即眩晕型,以椎动脉受累为主要表现,可表现为头晕、恶心、呕吐、四肢麻木、肌力弱,甚则猝倒,但意识无障碍。症状常与头颈转动有关。

颈型:即痹痛型,症状以疼痛为主,呈持续性,可发生颈后、双肩、肩胛、上臂、全上肢、胸等,有时出现感觉减退。

中医认为本病为肝肾虚亏、寒凝气滞、血脉不通、经脉失常所致,属痹症范畴。

〔取穴〕

主穴:颈三角(由耳背颈$_6$、颈$_7$、颈$_3$、颈$_4$,耳大神经点组成)、肩三角(由颈椎、锁骨、耳大神经点组成)。

配穴:

椎动脉型:眩晕型,取晕区、枕。

神经根型:手指麻木,取耳前肩三角、指、肩等相应部位。

交感型:取交感、神经系统皮质下。

脊髓型:耳前肩三角、心血管系统皮质下、枕小神经点。

颈型:轮4、耳尖放血,肩三角。

肝、肾、内分泌。

〔取穴依据〕

颈三角:是由三个穴位组成,此三角治疗颈椎主要发病处,颈$_3$、颈$_4$,颈$_6$、颈$_7$;耳大神经点从颈$_2$、颈$_3$、颈$_4$出发,支配后头、颈、肩背。三个穴治疗各种类型颈椎病。

肩三角:是治疗颈肩综合征的主要穴位,可以治疗枕部头痛、头晕、颈痛、肩痛及肩背肩、臂痛。

颈三角和肩三角是治疗颈椎病不可缺少的穴位。

轮4放血:颈椎痛为痹症,通则不痛,痛则不通。放血可使气血通畅,轮4是颈椎及关节、锁骨邻近部位,此部位是耳大神经支配区,轮4放血可减轻颈椎病压力,疏通经脉,祛瘀活血止痛。

耳尖放血:耳尖邻近四肢末端,耳尖放血可使四肢气血通畅,祛瘀止痛,改善麻木、针刺、无力感等症状。

心血管系统皮质下:可调节血管舒缩功能,以扩张血管为主,取心血管系统皮质下,可改善颈椎的血液循环。

肾、内分泌:《素问·宣明五气篇》说:"肾主骨",《素问·六节脏象论》说:"肾者其充在骨",说明肾对骨能起补充营养的作用。近代医学家实验证明,肾参与维生素D的活化,如维生素D$_3$,在体内首先经过肝脏25-羟化酶的作用,即促进小肠对钙、磷的吸收,提高血磷、血钙的浓度,有利于钙磷沉着,促进骨组织钙化。当内分泌功能紊乱、肾功能不全时,钙磷代谢障碍,内环境失去平衡,血磷增高时,血钙降低,钙化过程受阻或发生溶骨作用,造成骨质脱钙,即所谓的退行性变。因此治疗颈椎病时取肾、内分泌两穴。

肝:肝主筋,肾主骨,肝藏血,肾藏精,精血互生,肝肾同源,取肾以壮骨,取肝以舒筋。

枕小神经点:从耳廓神经分布,枕小神经点主要支配对耳轮上脚、对耳轮、耳舟,即躯体及四肢部位。枕小神经发自颈$_3$神经根,分布在颈项、肩及后头部位,因此,取枕小神经点可疏通颈项肩背及后头部经络,有活血通脉、温经止痛的作用。

体会:

● 颈椎病是多发、常见病,引起颈椎病的原因可有外伤或退行性病变或因工作姿势不正确,长期计算机工作时间久后引起颈椎病。故治疗时以耳背颈椎三角区为主,若耳背颈三角区治疗后仍有不适症状时,可取耳前肩三角区及根据症状部位取相应穴位,耳穴治疗颈椎病是有效的。

● 治疗前取颈三角或肩三角时,应根据耳穴电测仪电测阳性反应点,并以触及增生、变形以及低电阻点为准。取耳前肩三角穴时,颈$_3$、颈$_4$增生,多取对耳轮起始部下缘近枕穴及脑干穴。颈$_6$、颈$_7$增生,多取颈椎上段近胸椎的外侧缘。

● 轮4及耳尖放血,应在耳穴贴压前。先按摩耳穴,从颈椎、轮4起向上至耳舟,向耳尖部位按摩以活血,使耳廓充血发热后,放血时容易出血,以达到祛瘀疏筋止痛的目的,放血后颈项部即刻有轻松感。

● 治疗颈椎病一定要选用指功发热,通经活络气至病所的方法。其手法:

①拇指放在耳前颈椎穴,食指放在颈三角区。

②将丹田之气运至食指及拇指,双手按压颈三角区数秒钟,使耳廓充血发热,以达气至病所。

③用开合法,双手食指及拇指将耳廓颈椎三角区向外轻轻拉开,即向外拉开松弛颈椎。此时食指向上推压,拇指向下压,像推拿手法,使颈椎椎间隙松解,减轻对神经根的压迫;然后拇指再向上,食指向下,继续松开椎间隙。拇食指从颈椎穴开始,沿对耳轮弧度半圆形至交感穴,气从交感穴进入枕部颈椎病变处,即合法,而使气入病所。

④按摩全耳廓:打开小周天及大周天。

小周天:从心血管皮质下→脑干→颈椎内侧缘对耳轮及对耳轮下脚内侧缘→外生殖器→向下运行在耳屏前缘→肾上腺穴→目1→屏间切迹内分泌与心血管系统皮质下相交,即打开任督二脉。

大周天:从耳轮尾沿轮4→轮3→轮2→轮1→枕小神经→耳尖→外交感→耳屏前→耳垂内→耳垂外缘→轮4。其目的是促进十二经脉循环,以疏通经脉,活血止痛。

● 颈椎病神经根型:颈肩背疼痛伴手臂麻木时,亦可用耳夹法,电极放在颈三角区及耳前肩三角区,输通脉冲电流,刺激气血及经络感传,症状即刻见效。

● 颈动脉型伴有眩晕恶心时,可耳尖放血,取晕区、枕、心血管皮质下、贲门,可获得疗效。

十六、多发性肌纤维炎

是一种纤维连结组织的炎症,症候是身体肌肉和关节部位的僵硬疼痛,疼痛和疲倦可能是持续性或间歇性,较常发生于女性,活动可以改善僵硬感,但无助于消除疼痛,早晨起床僵硬感最明显,检验却找不出失常或肌肉伤害,此症不会导致关节或肌肉的损伤,临床上找不到肌肉发炎或损害现象(有些医生拒绝承认这是一种病症),应检查是否有其他病症;造成原因可能与情绪、精神压力、免疫功能或个性有关,均衡的饮食与适当的运动可能有助于防止这种病症,平时保持良好的身躯姿势,耳穴放血和耳穴贴压法治疗这种病有良好的疗效。

〔取穴〕

主穴:相应部位、耳尖放血、脑垂体、肾上腺、轮4放血。

配穴:肝、脾。

〔取穴依据〕

相应部位:按病变部位取穴,多发性肌纤维炎为身体各部肌肉或关节多发处疼痛,因此以病变疼痛部位为主。

耳尖放血、轮 4 放血:可以抗炎症、抗过敏、抗风湿、提高机体免疫功能。

耳尖放血:对四肢的疼痛有效,可活血化瘀、解毒、调气止痛。

轮 4 放血:对颈肩臂背痛效果明显,放血按摩可松解全身各部位疼痛。

脑垂体、肾上腺:垂体前叶和肾上腺构成垂体－肾上腺皮质轴心,可以加强镇痛作用。垂体是内啡肽的储存库,内啡肽的释放可以镇痛,提高痛阈值。同时取肾上腺穴,可以产生肾上腺素,还可以产生肾上腺糖皮质激素,糖皮质激素可使局部炎症反应减轻,症状消退,抑制纤维创面的纤维化,增强病人的抵抗力。

肝、脾:肝主筋,脾主肌;取肝脾两穴,可疏筋活络,改善肌肉关节的僵硬和疼痛,现已证明脾与免疫功能有关,补脾可以使免疫功能得到改善;球形的白髓中有生发中心,是 B 细胞的集中区,而骨髓周围是 T 细胞的集中区。在红髓充满着 B 细胞,不依赖胸腺区。因此,脾在特异性上起重要作用。骨髓中的多能干细胞可分化成不同功能的淋巴细胞,其中一类进入胸腺,在胸腺素的作用下繁殖分化成 T 淋巴细胞;另一类不通过胸腺,直接进入周围淋巴组织,称 B 淋巴细胞。前者产生各种淋巴因子,并能辅助 B 细胞产生抗体;后者在抗原刺激下,有浆细胞,产生各种类型的免疫球蛋白抗体,所以取肾、肝、脾穴。

十七、肩背肌纤维炎

是一种肌肉的纤维连结的组织发炎造成肩、背、关节肌肉的僵硬,肌纤维水肿、变性引起疼痛。疼痛常发生在一侧肩背或两侧肩胛骨内侧缘处,疼痛部位与颈椎病、肩关节周围炎不同,耳穴检查时也不同,常在耳穴肩背部出现片状、条片状或不规则白色隆起,耳穴治疗症状明显改变。

中医属督脉和足太阳经循行的范畴,其病机不外体虚、感受外邪,或动作失度,而使气血运行不畅,经络受阻。中年以上肝、肾精血不充,导致筋骨失养,引起肩、颈、背的酸痛。活动时有时放射性痛,本病属"肩颈痛"范畴。

〔取穴〕

主穴:相应部位(肩背穴)、轮 4 放血、耳大神经点。

配穴:肝、脾。

〔取穴依据〕

相应部位:根据病变取穴,以促进局部血液循环,疏通经络,改善肌肉的僵硬疼痛程度。

耳大神经点、轮 4 放血:肩背穴邻近轮 4,放血按摩可祛瘀邪、通经络,行气止痛,轮 4 及肩背区均属耳大神经点支配区,刺激耳大神经可以改善局部的纤维组织营养,调整肩背肌肉活动范围。

肝、脾:根据中医脏象学说"肝主筋"、"脾主肌",取肝穴驱逐寒邪以疏筋;脾为治湿之本,取脾可消肿利湿,使僵硬的肌纤维组织得以恢复正常。

十八、肱骨外上踝炎、肱骨内上踝炎(网球肘)

网球肘为肱骨外上踝炎,又为桡肱骨黏液囊炎。肘部外缘肌腱疼痛性炎症,是由于前臂肌肉应用过度,致使前臂伸腕肌的起点处——肱骨外上踝扭伤而引起。如肱骨内上踝炎引起肘部内缘肌腱疼痛,为高尔夫球肘。

本病与职业有关,木工、水电工、网球运动员和高尔夫运动员经常作旋转前臂和伸屈肘关节引起,故本病也称为网球肘,患者肱骨外上踝疼痛,握物无力,用力握拳或拧毛巾、洗衣服等动作时剧痛,可放射至前臂与肩背部,屈肘90°时,在肱骨外上踝外有一小范围压痛点,局部无肿胀,肘关节活动正常。高尔夫运动员多为作旋转前臂和伸屈肘关节活动,易患肱骨内上踝炎引起肘部内缘肌腱疼痛。

中医学统称"肘痛",认为是劳伤气血,筋脉不和所致。

〔取穴〕

肘、耳背网球肘点、轮1或轮2放血。

〔取穴依据〕

肘:为病变反应点,刺激此穴,可直趋病所。

网球肘点:是治疗网球肘、高尔夫球肘的特定穴。网球肘及高尔夫球肘从解剖学分析为肘后部内或外侧疼痛,耳穴探测时除耳前肘穴出现反应点,急性发作时组织肿胀、低电阻、疼痛敏感,耳背探测时亦有阳性反应点,慢性炎症时并可触及条索,取耳背网球肘点治疗效果优于耳前。通常耳前肘穴、耳背网球肘穴以王不留行子对贴,予以手法按压数秒钟效果更佳,多数病例一次疼痛消失。

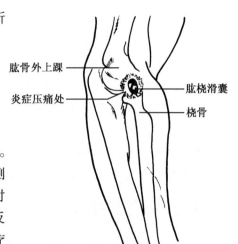

图54　肱骨外上踝炎症压痛部位

轮1或轮2放血:在贴压肘及耳背网球肘点前,近肘穴外轮1或轮2按摩放血,效果更佳,放血可消肿化瘀活血止痛。

十九、腕管综合征

是指正中神经在进入掌部的筋络上受到压迫,产生的症状。多因屈指肌腱鞘发炎、肿胀、增厚所致,食指与中指疼痛、麻木,拇指外展肌无力。

中医学中列入"麻木"、"痹症"范畴。认为发生本病的主因是寒湿淫筋、风邪袭肌或不慎跌挫、血瘀经络,以致气血流通受阻而病。

临床表现:手指麻木、刺痛,夜间加剧,甚至于睡眠中痛醒,晚期可出现掌部鱼际肌萎缩,肌力减退和拇、食、中、无名指的桡侧一半感觉消失。

〔取穴〕

相应部位、枕小神经点、轮1放血。

〔取穴依据〕

相应部位:按病变部位取穴,以疏通经脉,松解其因屈指肌腱鞘发炎、肿胀、压迫之症状。

枕小神经点:其支配在耳舟上部及对耳轮上脚,枕小神经主要刺激点靠近腕,刺激枕小神经直接缓解正中神经的压迫症状,调节其功能。

轮 1 放血：轮 1 穴近腕穴，放血可消炎止痛，改善压迫症状，放血前可按摩腕穴、轮 1 穴，至充血发热后易于出血，通常 5 ~ 10 滴可缓解减压，使其轻松。

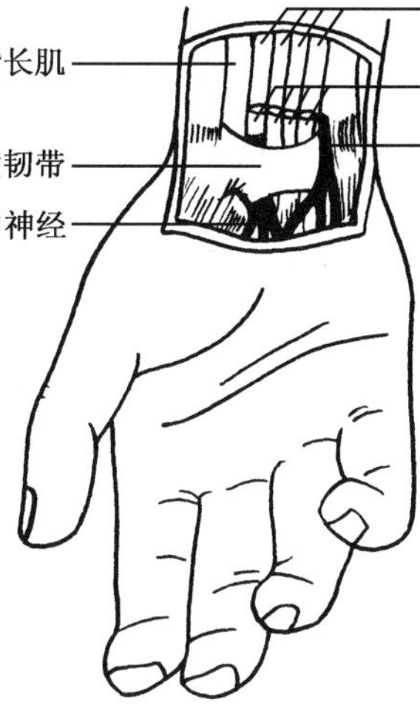

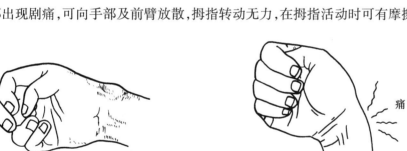

图 55　腕管解剖图

二十、狭窄性腱鞘炎

腱鞘是一种保护肌腱的滑囊，由脏层和壁层构成滑膜腔，能分泌腱鞘液，起着保护肌腱避免受到摩擦或压迫的作用。狭窄性腱鞘炎是由外伤或劳损后腱鞘发生纤维性病变，使肌腱在腱鞘内活动受碍而引起疾病。

中医学统称为"筋痹"，认为多由劳伤损及经筋，气血运行不畅所致。常见的有桡骨茎突部狭窄性腱鞘炎和屈指肌腱腱鞘炎。

1. 桡骨茎突部狭窄性腱鞘炎

临床表现：桡骨茎突部有外展拇长肌和伸拇短肌的总腱鞘通过，若因损伤性炎症引起腱鞘增厚而发病，表现为腕部疼痛逐渐加重，握拳外展时桡骨茎突部出现剧痛，可向手部及前臂放散，拇指转动无力，在拇指活动时可有摩擦感或弹响。

图 56　桡骨茎突部狭窄性腱鞘炎图　　　图 57　桡骨茎突部狭窄性腱鞘炎时握拳牵伸试验图

2. 屈指肌腱腱鞘炎，也称扳机状指

临床表现：多发生于拇指、中指、无名指，以拇指为多见。常伴有局限性肌腱增厚或其腱鞘狭窄而引起伸指能力的损害。局部疼痛，有时向腕部放射，患肢伸屈转动受限制，在松开拳头时痛指常是第三或第四，先从保持弯曲状开始，随后克服阻碍突然伸直或需用另一手帮助扳动，才能伸屈，当手指伸屈时，常发出弹响声，故又称"弹响指"。检查时，在掌指关节掌侧有局限性压痛，常可摸得米粒大小的结节。

〔取穴〕

相应部位（指、腕）、相对应的耳背部阳性反应点、耳尖放血、枕小神经点。

〔取穴依据〕

相应部位及与耳背相对应部位：为按病变部位取穴，狭窄性腱鞘炎由于指腕伸屈运动障碍，取耳背相对应的反应点。耳背控制人体背面的解剖部位，刺激耳背的阳性反应点、病变部位，更有利松解肌腱的压迫，活血、疏筋、止痛，改善其伸指功能。

耳尖放血：除对全身症状有镇静消炎作用，耳尖放血更可以疏通四肢末端的经络气血，消炎镇痛。

　　枕小神经点:支配耳舟上部,近手指,刺激枕小神经点可调整肌腱、神经的活动功能。

二十一、腱鞘囊肿

　　腱鞘囊肿,多发生于关节或肌腱附近。发生原因一般认为与局部损伤有关。囊肿局部隆起,有时可伴有酸痛、乏力,多见于腕关节背面、足背、膝的内外侧,腘窝内亦可发生。如囊肿在腕关节背面,将腕关节向掌侧屈时,腕背肿块更见突出。触诊呈饱胀感,可有波动。

　　〔取穴〕

　　相应部位、耳尖放血或轮1放血。

　　按病变部位取穴:手法予以强刺激,指功发热、通经活络、气至病所。

　　轮1或耳尖放血:祛瘀、消炎、止痛。

　　腱鞘囊肿,亦可用针刺治疗:

　　(1)围刺:同时做艾灸治疗

　　(2)用粗针20～24号从囊肿最高点刺破肿块,并加以挤压,有时可见胶状黏液从针孔处挤出,然后加压包扎2～3天。

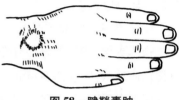

图58　腱鞘囊肿

二十二、雷诺病

　　是一种血管和循环失常的症状,由于气候寒冷或其他原因,末梢动脉变得敏感,促使通往手指或脚指的小动脉血管突然发生收缩,减低手指血流的供应,症状是手指发白、变冷、麻木或疼痛,也可能影响及脚指、耳朵和鼻尖,病例以年轻女性较多,诊断通常是根据病史,患者应保持身体手脚的温暖;除了寒冷外,当症状原因不明时,称为"雷诺症",当症状是由已知的疾病或失常所导致时,则称"雷诺现象"。

　　雷诺现象是小血管动脉痉挛所造成皮肤颜色的改变,特别是在寒冷温度时,一种影响及手指脚指的血液循环失常,原理和症状相同于"雷诺症",但已知造成症状的原因,可能包括有动脉疾病、连结组织疾病、药物作用等,电钻电锯等震动机械的操作员也容易患此症,有时亦发生于打字员、钢琴家等手部操作过度的人。

　　中医认为由气滞血瘀、经脉瘀阻引起。

　　〔取穴〕

　　交感、心、肺、心血管皮质下、肝、脾、相应部位、热穴。

　　〔取穴依据〕

　　热穴:增强肢体外周血液循环,提高患肢温度,是临床经验用穴,曾用此穴治疗113例血栓闭塞性脉管炎,总有效率达89.4%。

　　交感、心血管皮质下:调节血管的舒缩功能,以扩张血管为主。

　　肝、脾:肝主筋、肝藏血,脾主肌、主运化、主四肢,取肝、脾两穴,以疏筋活络、充养四肢。

　　心、肺:心主血,肺主气,气为血帅,血为气母,气行血亦行,气滞血亦滞,活血在于调气,故取心、肺两穴,可推动和加速血液运行,改善肢体末梢血液供养,增加肢体血流量。

　　相应部位:依病变部位取穴。

体会：

● 用耳穴贴压法治疗雷诺病有明显疗效,可调节自主神经功能,缓解小动脉的痉挛,改善末梢血液循环。治疗 25 例,无效 1 例,有效 8 例,显效 8 例,临床治愈 8 例。临床治愈者经多年的随访未见复发。

● 耳穴治疗效果不明显时,可辅以利血平 0.25 毫克,1 日 2 次。利血平的药理作用可对抗去甲肾上腺素,耗竭去甲肾上腺素,解除末梢血管痉挛。

病例：

黄某,女,23 岁,石家庄市工人。

双手指阵发性皮色改变 3 年余。患者 1968 年秋天,右手中指呈阵发性皮色苍白、紫绀、潮红改变,发作时麻木、僵硬、酸胀感,每受凉、受风、遇冷水后加重,经药物治疗效果不明显,每年入秋后发作频繁,1970 年秋天,双手指遇冷后皮色改变加重。

检查双手指皮温低、双手指略肿胀、色泽正常,冷水试验阳性,双上肢桡动脉、尺动脉搏动正常。

耳穴治疗 6 个疗程,双手指麻木感消失,遇冷水等刺激,皮色未见明显改变,无不适应感,随诊 2 年未见发作。

二十三、血栓闭塞性脉管炎

血栓闭塞性脉管炎是指动静脉的非化脓性炎症,多见于男性和青壮年,常在一侧下肢出现周期性中、小动脉痉挛,局部缺血、麻木发凉、怕冷、疼痛及间歇性跛行。部分病人可伴下肢浅静脉组游走性静脉炎而使皮肤发红、疼痛、出现条索等。随着病情的缓慢发展进而引起血管壁营养障碍,内膜增厚形成血栓,闭塞血管,而使患肢疼痛持续加剧,小腿肌肉萎缩,患肢温度低于健侧,高举患肢时远程皮肤苍白,放低时则呈紫红色,足背动脉和胫后动脉减弱或消失。晚期因严重缺血,趾端可坏死以致脱落。

本病确切的病因尚不清楚,但与嗜烟、寒冷潮湿、情绪激动等关系密切,一般认为这些因素的长期刺激可导致中枢神经系统障碍,自主神经功能失调,内分泌紊乱而发生小血管持续性痉挛及血管营养障碍等。

无脉症、雷诺病亦为类似的肢体缺血性疾病,均好发于青年女性。无脉症为主动脉弓和臂部分支的慢性进行性闭塞性动脉炎,其特点为桡动脉、臂动脉、颈动脉或颞动脉的搏动消失伴头部或上肢缺血性症状;雷诺病亦多侵及上肢,但病变为对称性,常表现为手指苍白、青紫、发麻、疼痛,但坏死者较少。

中医认为这类病是因寒冷潮湿或情志内伤、肝肾不足、寒湿、气血凝滞、络脉瘀阻、肌肤失养、不通则痛。后期因患肢长期脉络阻塞不通,失于气血滋养,或因长期吸烟或外伤,可形成脱疽。《灵枢・痈疽篇》曰:"发于足趾,名脱疽,其状亦黑……"

临床上分寒湿型、血瘀型、肾虚型、气血两虚型、热毒型五种。

〔取穴〕

相应部位、交感、脾、内分泌、心、肺、心血管系统皮质下、热穴。

〔取穴依据〕

热穴:增强肢体外周血液循环,提高患肢温度。

交感、心血管系统皮质下:调节血管的舒缩功能,以扩张血管为主。增加侧肢循环,消除间歇性跛行,使患肢温度逐渐上升,血液供应逐渐增加。1973年对耳针交感一穴血流图观察,分别于针刺前、针刺后2分钟、10分钟做肢体血流量观察,30例中,22例血流图上升弹性波出现,6例血流图上升波下降,2例无变化,说明交感穴有改善肢体血流量的作用。

肝、脾:肝主筋、肝藏血,脾主肌、主运化、主四肢,取肝、脾两穴,以疏筋活络、充养四肢。

心、肺:"心主血,肺主气,气为血帅,血为气母,气行血亦行,气滞血亦滞",活血在于调气,故取心、肺两穴,可推动和加速血液运行,改善肢体血液供养,增加肢体血流量。

相应部位:依病变部位在耳部相应部位选痛点。若为胫前动脉狭窄或闭塞,常取膝、踝、趾;若胫后动脉狭窄或闭塞可取腘窝、腓肠肌点、踝、跟;若为足底内侧、外侧动脉血运受阻可取踝、跟、足心、趾。

体会:

● 耳穴贴压法为宜。采用指功发热、通经活络、气至病所的手法,热穴、心血管皮质下两穴,进针30~60秒,使耳廓发热,以热感放射到患肢为宜。

● 治疗时以先热穴,后心血管系统皮质下,贴压后用指腹外侧按压,逐渐施加压力,按压数秒钟,待全耳廓及患肢至肩背出现热感,如无发热感,需微微移动贴压物,使其有"得气感",即先胀后继之发热感为宜。

● 耳穴治疗脉管炎有较好的止痛作用,而血管、病变部位的改善,肢体血液循环的改善需要一定的时间,一般需治疗3~6个月。

● 治疗过程中,嘱病人戒烟,注意患肢保温,坚持跛行距离锻炼,以促进侧肢循环形成。

● 用耳穴疗法治疗血栓性脉管炎113例,无效12例,有效30例,显效47例,临床治愈24例,总有效率89.4%。

病例:

邢某,男,25岁,北京某工厂工人。

右足拇趾怕冷、麻木、疼痛5年余,左小腿怕冷,运动后间歇性跛行3年余。

缘于5年前因受冻后右足拇趾怕冷、麻木,冬季加重,夏天微感怕冷,疼痛不明显,未介意。3年前自觉双下肢怕冷,运动后间歇性跛行;近2年右足拇趾抽痛,色暗紫,拇趾内侧0.5厘米×1厘米大小之溃疡面,行走时痛甚。检查右足皮温低,拇趾色泽暗紫、肿胀、触之疼痛,内侧可见0.5厘米×1厘米大小之溃疡面,有少量脓液。右足背动脉不能触及搏动,左足背动脉良好,双胫后动脉搏动微弱,压迫试验、肢体抬高位置试验呈阳性体征,静脉充盈时间延长至20秒。血流图不正常,双侧波形,呈低平波,双侧波幅不对称,弹性波消失。双踝趾血流波幅:左足为0.025~0.029欧姆,右足为0.013~0.019欧姆,两侧波幅差34%~42%。脉象沉、细、涩,舌质暗,边有少量瘀斑。

症属:气血瘀滞型。

治则:温经通络、活血化瘀。

取穴:热穴、心、肝、肾、交感、心血管系统皮质下、相应部位。

经过耳穴治疗1月余,疼痛明显减轻,拇趾色泽好转,溃疡愈合,经过治疗3个月后双下肢怕冷、麻木、静止痛消失,运动后跛行减轻,又经过 3 个月间断治疗,可自行 6 公里以上。检查双足皮温对称,右拇趾色泽正常、左足背动脉搏动正常,右足背动脉搏动微弱,双胫后动脉可触及搏动,稍弱。压迫试验、肢体抬高位置试验、静脉充盈时间正常,双下肢血流明显改善。双踝趾血流图:左足为 0.100 欧姆,右足为 0.080 欧姆,两侧波幅差 20%。

二十四、血栓性静脉炎

血栓闭静脉炎是浅静脉血栓形成,临床上可分为粘连性浅静脉血栓形成和游走性浅静脉血栓形成两类。

粘连性浅静脉血栓形成:可因肢体遭受压力或受伤后引起血管壁改变,静脉输液或输药对血管壁所引起的化学性刺激,以及在静脉曲张中由于静脉壅滞,血管内膜缺氧发生变性。多发生于大隐静脉或小隐静脉,上肢、胸壁静脉,临床表现为疼痛、肿胀、具有压痛的索状物,急性炎症经过 7~8 天后,随着炎症的消退和渗出液的吸收,往往遗留无痛性条索,局部有色素沉着。慢性炎症时血栓浅静脉炎发生纤维性变化,受累的血管及其周围可以长期压痛,周围的组织发生轻度的蜂窝织炎。皮肤上形成硬结和色素沉着。

游走性浅静脉血栓形成:多因感染、过敏、血液凝固过高、代谢性紊乱等。静脉血栓形成,具有间歇和游走的特点,周而复始的反复发作以及消退遗留的色素沉着和条索状物,甚至可以布满全身。病变可累及内脏静脉,许多学者认为,游走性静脉血栓形成,往往是潜在性内脏癌的早期表现,临床少见,尚无有效的治疗办法。

〔取穴〕

相应部位、耳尖、交感、内分泌、肾上腺、心、肺、肝、心血管系统皮质下、神门。

〔取穴依据〕

相应部位:根据受累的静脉血管在耳廓的相应部位取穴,以消炎止痛。

交感、心血管系统皮质下:浅静脉炎是血管内皮细胞的肿胀、变性、管腔狭窄,血液运行不畅,取交感和心血管系统皮质下两穴以增加外周血管的血液运行、活血化瘀、去瘀生新。

心、肺:《素问·灵兰秘典论》说:"心者君主之官……肺者相传之官也,治节出焉"。《经脉别论》又说"肺朝百脉",说明肺能辅助心脏,主宰人体血液循行,有治理调节作用。心主血,肺主气,气为血帅,血为气母,气行血亦行,气至血亦至。治疗心血管疾病,不但要治心、治血,而且要补气、行气。因此取心、肺两穴。

肝:肝藏血,肝有贮藏血液与调节血量的功能,肝主筋。《素问·六节脏象论》说"肝者罢极之本……其充在筋"。故取肝以疏经活络。

内分泌、肾上腺:抗过敏、抗感染、抗风湿。内分泌及肾上腺两穴分泌和激活激素,参与机体的"警戒反应",抵御外来毒素的侵害,抑制炎症的渗出;拮抗透明质酸酶,使炎症局限化,可使原浅静脉血栓形成处机化和再管化,局部可重新建立血液循环。

体会:

● 耳针穴贴压法对浅静脉血栓形成的治疗,以粘连性浅静脉血栓形成效果好,因为病变为阶段性,炎症范围小,比较局限,耳穴治疗易于控制炎症的发展。而游走性浅静脉血栓形成,由于病程反复发作具有游走性,治疗时间长,见效慢。

● 笔者用耳穴疗法治疗血栓性静脉炎 34 例,粘连性浅静脉血栓形成 32 例,游走性浅静脉血栓形成 2 例,病变部位在下肢者 24 例,上肢者 4 例,胸壁者 6 例,临床治愈 27 例占 79.41%,显效 5 例,占 14.71%;有效 1 例,占 2.94%;无效 1 例,占 2.94%。

病例:

田某,男,42 岁,干部。

右小腿内侧红肿,胀痛 3 月余。

1970 年 3 月无明显诱因,右小腿内踝上沿浅静脉上行处 20 厘米范围内红肿,胀痛明显,运动后加重,经理疗,内服中药后红肿减轻,在内踝浅静脉处仍有硬索状物,胀痛,影响走路。检查右小腿沿大隐静脉有一长约 10 厘米的条索状物,局部红肿,周围有色素沉着,触及疼痛。经耳穴治疗 10 次(1 个疗程),静脉炎症明显减退,胀痛减轻。经 4 个疗程治疗,条索状物炎症消退,触之质软,自觉症状消失,局部皮肤色泽基本正常。

二十五、胆结石、胆道系统感染

胆道系统感染包括急性胆囊炎、慢性胆囊炎、胆管炎、胆囊结石、胆总管结石、肝内胆管结石和急性梗阻性、化脓性胆管炎等多种疾病。临床以胆囊炎、胆石症和胆管炎为常见病。

1. 胆石症

胆囊炎常诱发胆石症,胆石症又常促使胆囊发炎。两者多同时并存,互为因果。胆石症一般认为与胆汁瘀积、胆囊感染及胆固醇代谢失调或蛔虫碎片等形成胆石核心等为主要原因。胆石症好发于肥胖的中年妇女,胆石可在胆囊内,也可存于肝内胆管、肝管、胆囊颈部、胆管、胆总管及乏特壶腹部,胆石呈块状或泥沙状。胆石症和胆囊炎、胆管炎等胆道系统感染主要临床症状:上腹部或剑突下疼痛,压痛且向右肩放射,可伴有厌油、反酸、恶心、晨起口苦、食欲差、腹胀等。疼痛时为阵发性绞痛。

2. 急性胆囊炎

发病原因主要是由胆囊出口梗阻和细菌感染所致。引起感染的细菌可来自肠道,经胆管蔓延至胆囊,所以常伴发胆石症或胆道蛔虫症,也可以从血液或淋巴管中播散到胆囊内而致病。急性胆囊炎或慢性胆囊炎发作时可有发热及黄疸。

3. 慢性胆囊炎

多因感染引起,为急性胆囊炎的后遗症。轻者胆囊壁增厚或纤维组织增生,重者胆囊萎缩。囊壁显著增厚,囊腔减小,机能丧失。主要临床症状为右上腹部隐痛和消化不良,反酸、嗳气、口苦、腹胀等。

4. 胆道蛔虫症

是肠道蛔虫症引起的并发症之一,是因蛔虫钻进胆管而导致的急腹症,多发于青少年和儿童,每由腹泻、便秘、发热、妊娠及不合理的使用驱虫药物和寒冷刺激等因素引起。

临床表现:以不规则阵发性剧烈的剑突下方或偏右腹钻顶痛、绞痛为主,并可放射至右肩背,伴冷汗淋漓,手足发凉,面色苍白,转辗不安,疼得打滚或报膝乱跳,常伴恶心、呕吐,甚至可吐出蛔虫,当继发感染时,可出现畏寒发热,以及梗阻性黄疸。

5. 胆管炎

通常由于胆道梗阻,特别是胆石梗阻时引起胆道炎症,多由细菌感染或化学性刺激所致,亦可继发于胆管结石,胆道梗阻或胆汁郁滞,由病毒引起的是肝内胆小管炎。有时发生于胆道手术后,症状有反复的发热,常伴有寒颤与间歇性黄疸及上腹部疼痛等。

部分病人由于胆石症、慢性胆囊炎反复发作,胆囊手术切除后,胆管残端周围仍有炎症,症状同慢性胆囊炎。

6. 阻塞性胆管炎

是由于胆道系统梗阻,胆汁排泄障碍,引起胆管炎症。主要症状为黄疸。可分为肝内和肝外梗阻,其程度有完全性和不完全性。由于胆石症、胆管炎、胆管癌、胆道寄生虫及胰头癌等,引起阻塞性胆管炎。

胆道疾患属中医的"胁痛"、"腹痛"、"黄疸"范畴,多由肝气郁结,脾失健运,湿热蕴于肝胆所致。

〔取穴〕

主穴:胆、胆道、十二指肠、肝、三焦、内分泌、消化系统皮质下。

配穴:胰、交感、耳中、腹胀区、贲门、耳尖穴放血。

〔取穴依据〕

胆、胆道、肝、十二指肠:按病变部位取穴,使经络感传直趋病所,产生一系列反馈调节,促使病理改变得以纠正。肝和胆是表里关系,肝穴有舒肝利胆作用。胆和胆道、十二指肠为相邻近器官,胆囊炎症会影响胆道,胆道炎症又影响胆和十二指肠,此种为"相关群"点系统取穴。

三焦:化气输精作用,加强胆道系统的传输。

消化系统皮质下:调节机体的消化功能。

交感:胆石症、胆道蛔虫症、胆绞痛时取交感可缓解胆道系统平滑肌的痉挛,达到排石、排蛔虫、解痉止痛的目的。

耳尖放血、内分泌:急性胆道系统炎症,取之,可消炎镇静及退烧。

贲门:胆道疾患,多伴有反酸、口苦,贲门可控制胃酸反流。

腹胀区:胆道疾患,多伴有腹胀,腹胀区有理气消胀的作用。

耳中:是迷走神经刺激点,唐代孙思邈《备急千金药方》载"耳中穴……治马黄、黄疸、寒暑疫毒等。"当胆道疾患、阻塞性胆囊炎引起之黄疸耳中是必取之穴。

腹:肝胆疾患,常引起两胁串痛,胰管和胆总管共入十二指肠乏特式壶腹,胆道疾患,若引起腹胀炎症时,必取此穴。

二十六、红斑肢痛症

本症与雷诺病同属自主神经功能紊乱,迷走神经兴奋所致末梢血管病。

其特点:多于夜间,行走或局部遇热时,肢端出现阵发性血管扩张,表现皮肤发红皮温升高,剧烈灼痛、刺痛或胀痛,严重时影响工作与睡眠。本病好发于冬季,女性多于男性,多数侵犯两足,少数累及双手,发作期间肢端仍可遗留轻度麻木、疼痛,不伴营养障碍或坏疽。

本症中医类属"血痹",因寒凝经络、经脉运行不畅、寒极生热,故皮肤发红,肢端发痛。

〔取穴〕

交感、神门、神经系统皮质下、相应部位。

〔取穴依据〕

交感、神经系统皮质下：调节自主神经功能，使周围末梢的血管收缩和舒张功能处于稳定状态。

相应部位：以疏通经脉，调节气血。

体会：

● 治治疗期间忌服酸、辣、酒等刺激性食物，避免受凉及过劳，勿用血管扩张剂及活血化瘀药。

● 治疗期间嘱患者坚持治疗，直至症状基本控制为宜。

● 效果不明显时，可用维生素 B_1 100 毫克，维生素 B_{12} 200 微克，做经络穴位注射。

● 用耳穴和经络穴位注射法治疗 12 例，均经 3～5 次治疗，疼痛、怕热感明显减轻，症状基本消失。

二十七、泌尿系统结石

是泌尿系统常见病之一。其发病率的高低，似有一定的地区性。结石是由于人体代谢失常，尿路梗阻或感染等原因，使尿中盐类沉积而成。按结合存在的部位，可分为肾结石、膀胱结石和尿道结石。结石的数目、大小、形状、颜色和化学成分各不相同。主要症状根据结石部位不同、大小不同，症状不同。

1. 肾结石

以肾盂、肾盏内有结石，多因尿液结晶成分排泄异常，尿酸碱度改变，尿路反复感染或梗阻，以及长期饮硬水等。临床取决于肾石的大小、形状及存在部位。结石小而光滑，无症状；反之结石大或发生移动除引起肾绞痛外，疼痛还可自肾区及膀胱区、外阴部、大腿内侧放射，并伴有脸色苍白、汗冷脉数，甚至恶心呕吐，绞痛发作后，尿中可见红细胞，并可发生急性尿闭。并发感染时可有畏寒、发热、肾区胀痛。

2. 输尿管结石

多继发于肾结石，结石嵌于输尿管下端狭窄处，可使输尿管痉挛。可引起绞痛、血尿和肾积水。若双侧输尿管结石，可引起无尿及尿毒症。结石大于 1 厘米者，需要手术治疗。

3. 膀胱结石

膀胱内出现结石，可能因为梗阻、尿潴留、感染。结石可能在膀胱内形成原发性结石，也可能在肾内形成然后排入膀胱。继发性结石多见于男孩，可并发下尿路梗阻。主要表现膀胱刺激症状：疼痛、血尿及排尿困难。可发生"尿中断"现象。

4. 尿道结石

膀胱或肾结石进入尿道而未排出，形成尿道结石。常为单个，如有尿道憩室则可有多个，多见于后尿道球部及舟状窝内。表现为疼痛、排尿困难及血尿。结石嵌钝可出现急迫尿潴留。沿尿道可摸及前尿道结石，后尿道结石需经直肠指检触及，必要时拍 X 线平片。

本症中医属"石淋"、"砂淋"、"血淋"范畴。

〔取穴〕

主穴:相应部位、交感、神门、下焦。

配穴:肝、神经系统皮质下。肾结石取腹外穴。

〔取穴依据〕

相应部位:视结石部位,用耳穴电测仪探测其阳性反应点,选取相应部位以解痉止痛。

交感:缓解内脏平滑肌痉挛,交感穴是治疗结石之要穴,使内脏解痉止痛。

神门:有镇静作用。

下焦:腹部疼、胀、串痛等疾病均在下焦区出现反应点,取下焦穴解痉止痛。

神经系统皮质下:调节大脑皮层功能,可解除因绞痛所致神经紧张状态、泌尿系结石引起的痉挛,当痉挛缓解后,结石即可排出。

肝:肝经行于少腹、绕阴器,取肝穴可疏通经脉,调和气血、冲任二脉及脏腑功能。

体会:

● 治疗前用耳穴探测仪探测耳穴痛点部位选准穴位,肾结石,常在肾及腰肌区腹穴外侧出现明显疼痛敏感点;输尿管结石,常在输尿管、腹、下焦区处出现疼痛敏感点。

● 手法要强。在留针或贴压时,予以捻转法或按压法,以达到解痉止痛目的。

● 耳穴治疗肾、输尿管结石疗效的判断,应视结石大小及形状,如结石过大,直径超过0.7厘米,结石形状为多角形,治疗效果不理想。

二十八、膀胱炎

膀胱炎为膀胱襞的急、慢性炎症改变,临床表现为脓尿、血尿及频尿、尿急、尿痛等膀胱刺激症状。由于致病因素不同,可分为特异性膀胱炎和非特异性膀胱炎二种。常见化脓性细菌引起的是非特异性膀胱炎,致病菌中80%为大肠杆菌,其次为变形杆菌、绿脓杆菌、葡萄杆菌。

〔取穴〕

主穴:膀胱、尿道、内分泌、三焦、耳尖。

配穴:肾上腺、肾。

〔取穴依据〕

膀胱、尿道:为相应部位取穴,消炎利湿止痛。

耳尖、内分泌:消炎止痛。

三焦:清利下焦湿热。

肾:急性膀胱炎患者多为肾虚;慢性膀胱炎多为湿邪损及肾阴反复发作。取肾以补肾培元、益肾水、利湿热。

肾上腺:急性炎症时,取肾上腺以抗感染,肾上腺皮质激素能抵御外来毒素的侵害,增强机体的抗毒能力,抑制炎性渗出,使炎症局限化至炎症消退。

体会:耳穴治疗泌尿系感染、膀胱炎、尿道炎,能很快控制炎症进展,促进炎症吸收,使症状解缓,疗效显著。

二十九、前列腺炎

前列腺炎常因细菌侵犯后尿道,经过前列腺管而进入腺体引起发炎。临床上有急、慢性之分。

临床表现:急性前列腺炎为可伴高热寒战频尿、尿急、尿痛及终末血尿,腰骶部及会阴区、大腿内侧有不适感觉。慢性前列腺炎症状颇不一致,有的可无任何自觉症状,典型的有尿后滴沥,尿道口有分泌物渗出,腰酸、精索、睾丸、会阴区不适,轻度尿频,尿道灼痛,尿不尽,常伴有性欲减低及遗精等。前列腺液检查,有白细胞。

中医认为本病为"淋症",相当于"气淋",本病多因肾阴亏损,命门火衰,不能蒸化水湿,水湿流注下焦,而出现茎中涩痛,淋漓不尽等症。古代文献记载为"尿浊"。

〔取穴〕

主穴:前列腺、尿道、肾、肝、内分泌、三焦、耳尖。

配穴:

伴有性机能减退:取内生殖器;伴有少腹、会阴部坠痛:取下焦、盆腔;伴有睾丸抽痛:取睾丸;伴有腰痛:取腰骶椎;伴有神经衰弱:取神门、神经衰弱区、神经衰弱点。

〔取穴依据〕

前列腺:为相应部位取穴,使刺激直至病所,以促进病变部位抗病能力,激发机体免疫机能,调整其失调的功能。

肾、肝、三焦:以益肾水,清肝火,清利下焦湿热。

耳尖、内分泌:以消炎止痛,并调节内分泌功能和性机能。

体会:

● 由于抗生素不易透过前列腺包膜,进入前列腺的抗生素浓度远达不到有效的治疗浓度,因而药物治疗疗效较差。

● 前列腺炎在耳穴上有具体的相应病变反应点,可根据病变部位及临床表现,刺激这些反应部位,可使炎症消退、症状缓解、机能改善,耳穴治疗疗效可靠。

三十、睾丸、附睾丸炎

本病并发于菌血症或流行性腮腺炎,亦可因尿道、膀胱、前列腺等附近器官感染,经输尿管蔓延所致,常见症状为睾丸处坠痛、压痛、串痛,并可伴大腿内侧及少腹痛。触诊时可摸及一侧睾丸、附睾肿大、质硬、有压痛,并可伴精索、输精管变粗、压痛,甚至可出现阴囊皮肤潮红,同侧腹股沟淋巴结肿大,急性睾丸及附睾丸炎时伴有全身畏寒、高热等。

中医认为,本病为"子痈",系肝、肾两经湿热下注引起。

〔取穴〕

主穴:睾丸、盆腔、内、外生殖器、肝、下焦、耳尖放血、内分泌、肾上腺。

配穴:腹。

〔取穴依据〕

睾丸、内、外生殖器、腹、盆腔:为相应部位取穴。

下焦:睾丸炎、附睾丸炎多为少腹坠痛,故取下焦。

耳尖放血、肾上腺、内分泌:有抗感染、抗风湿、抗过敏及调节免疫功能之三抗一调作用。

肝:肝经走行少腹、绕阴器,取肝穴可舒经通脉,调理冲任。

体会:睾丸、附睾丸炎用药物治疗效果不理想,因此处药物不易达到治疗浓度,而耳穴有具体的睾丸、附睾丸穴位。睾丸及附睾丸炎时,在相应穴位有阳性或强阳性反应点,刺激相应部位穴位后,有明显感觉,一般3～5次炎症消退,症状缓解。

三十一、尿道炎

尿道的炎症多为大肠杆菌侵犯尿道引起尿道炎,亦可由淋病、特异性尿道炎或非特异性的性病感染、非特异性尿道炎或尿道中放置导管引起。主要临床症状为排尿疼痛和排尿困难、频尿等,通常尿道炎女性发病率较高。

细菌侵入途径,若上行性感染以及血源性感染与淋巴管感染,临床上可引起膀胱炎与肾盂肾炎。膀胱炎多伴少腹痛,膀胱刺激症。若伴有寒战、高热、腰痛、肾区有扣击痛者为急性肾盂肾炎。尿检有大量脓细胞,大量红细胞,甚至血尿,尿培养可找到致病菌。血液中白细胞计数增高,慢性肾盂肾炎时有少量蛋白尿,后期可出现管型。

医学将本病归属于"淋病"范围。认为肾虚湿热蕴于下焦,膀胱气化失常,为主要原因。

〔取穴〕

主穴:尿道、内尿道(男前列腺穴)、耳尖放血、枕。

配穴:内分泌、肾上腺、脑垂体。

〔取穴依据〕

尿道、内尿道:为相应部位取穴。

耳尖放血、内分泌、肾上腺:有抗感染、抗过敏、提高机体免疫的功能。

脑垂体和肾上腺同用:调节机体内在环境,改善血管的通透性,减少炎症渗出,促进渗出液吸收,有消炎镇痛的作用,促使病情缓解。

三十二、遗尿症

是指睡眠中不自觉的排尿,轻者数夜一次,重者一夜数次,并伴有精神不振,食欲减退,以及身体消瘦、面色萎黄等症。遗尿是一种症状,可能是器质性,亦可能是功能性。器质性多系隐性脊椎裂、脊髓损伤引起。功能性多系学龄期儿童或个别成人间歇性夜间睡眠时,不自主的排尿。3岁以内的小儿,由于智力未发育完善,尚未形成排尿习惯,如有遗尿,可视为生理性的,不属病态;若3岁以上小儿遗尿,应视为病态。

中医认为本病是肾气不足,下焦不固所致,亦由肝胆火旺引起。

〔取穴〕

主穴:膀胱、尿道、支点、兴奋点、脑垂体。

配穴:肝、额。

〔取穴依据〕

膀胱、尿道:为相应部位取穴,增加膀胱贮尿作用,可使膀胱束筋气化得力。

脑垂体:有抗利尿作用。

额、支点、兴奋点:可增强信息通路,提高大脑皮层对来自膀胱的条件反射的兴奋性。尤以肾气不足的患儿沉睡时不易叫醒,尿量多,取兴奋点,并可增加觉醒中枢的兴奋性。

肝:肝胆火旺者,性情急躁,夜间惊叫不安或磨牙梦语、睡梦中遗尿者可取肝穴,以清泻肝火。

体会:

●有蛲虫者易产生排尿反射亢进,睡眠时因大脑皮层膀胱控制减弱而产生遗尿,因此可配合驱虫药物治疗。

●耳穴对遗尿症治疗效果好,对因大脑发育不全,及脊髓损伤、隐性脊椎裂引起的遗尿效果差。若用耳穴治疗时可重用额及腰骶椎两穴。

●遗尿症多系大脑皮质发育不完善,对初级排尿中枢抑制能力弱,患儿的激醒阈值高,因此在治疗时,以提高大脑皮质兴奋性、降低激醒阈值、增强膀胱的贮尿及信息信道反射作用为主,避免用镇静穴。

●遗尿症一般要治疗1~2个疗程,在治疗过程中可见小儿激醒阈值逐渐下降,夜尿次数逐渐减少,并可见小儿夜间刚有排尿便会觉醒,主动排尿,以至自己完全能控制排尿。

●治疗时间要长,治愈后需巩固疗效。

三十三、尿频

是泌尿系统疾病最常见的症状之一,无论是器质性疾病、功能性疾病、炎症性疾病均可发生。

中医认为,与肾气虚弱或湿热下注有关,临床上前列腺炎、前列腺肿大、慢性肾炎、肾盂肾炎、膀胱炎、神经衰弱者均可见此症。

〔取穴〕

主穴:尿道、膀胱、枕、脑垂体、神经系统皮质下。

配穴:肾、内分泌、耳尖放血。

〔取穴依据〕

尿道、膀胱:为相应部位取穴。

肾:肾气虚、下元不固,可取肾以补肾培元,使膀胱束筋气化得力,老年人肾虚尿频取肾。

枕:经验用穴,有贮尿作用。

脑垂体:有抗利尿功能。

内分泌、耳尖放血:炎症引起频尿,可以消炎镇静,炎症疾患可取该两穴。

神经系统皮质下:神经衰弱,神经性尿频可取神经系统皮质下。

体会:

● 耳穴对各种原因引起之尿频均有一定疗效。肾气虚型、年老体弱者治疗时间稍长,需坚持治疗,待疗效巩固后停诊。

● 刺激手法要强,可用耳毫针法、埋针法、耳穴贴压法,如用耳穴贴压法治疗,嘱患者每天自行加压按摩2~3次。

三十四、遗精

遗精是指在睡眠时有精液泄出而言。遗精可分为梦遗和滑精。凡有梦而遗精者为"梦遗";无梦而有精液自滑出者,为"滑精"。一般成年未婚男子,一星期左右遗精一次,属生理现象,不能作为病态而言。

一般认为遗精,可由膀胱或直肠的充涨或睡眠时下腹部受压及精神因素而引起,所以遗精多属于功能性的。

中医认为梦遗多为肾阴亏耗,相火炽盛或下焦湿热,扰动精室而引起;滑精多由气不摄精,精关不固所致,主要为心肾虚弱,精气亏损。

〔取穴〕

主穴:肾、心、皮质下、肝、神门、枕及耳尖。

配穴:神经衰弱区、神经衰弱点、睡眠深沉点。

〔取穴依据〕

心、肾:遗精多为心火上炎,元气亏损,心肾不交,取心、肾以振奋肾气,固摄精关,降心火,交通心肾。

肝:《灵枢·本神篇》说:"肝藏血,血舍魂","随神往来谓之魂。"即指伴随心神活动的称为魂,古人认为"昼则魂游于目而为视","夜则魂归于肝而为梦",魂乃神之变,是神所派生的,魂为精神活动的一部分。肝的藏血功能正常,则魂有所舍。若肝有病而失其藏血之职,会出现多梦、易惊、梦游、梦遗等,即所谓"魂不守舍"之症。所以,遗精,特别是梦遗时,取心、肝两穴,心主血藏神,肝藏血故藏魂。

皮质下:取神经系统皮质下区。遗精多为大脑皮质功能紊乱,引起性功能障碍,取皮质下,以调节脑皮层的兴奋和抑制功能。

神门、枕、耳尖:镇静、安神。神门及枕两穴是对穴、姐妹穴,两穴合用加强镇静安眠作用。

神经衰弱区、神经衰弱点、睡眠深沉点:梦遗时,取神经衰弱区、神经衰弱点、睡眠深沉点,以加快入睡速度,加强睡眠深度,延长睡眠时间,并可治疗多梦。

病例:

陈某,男,59 岁,四川人,干部。

遗精 15 年,多在睡眠时发生遗精,每周遗精 1~2 次,严重时 1 日 1 次,自觉头昏、心悸、精神不振、腰酸、体倦乏力、小便黄、舌质红、脉细数。经耳穴贴压治疗 5 次,只出现一次遗精。治疗两个疗程,临床治愈,睡眠正常,头昏、心悸症状消失,体力恢复正常。

三十五、阳痿

是指男子未老先衰,出现阴茎不能勃起或勃起不坚,其发病原因除生殖器官之器质性病变、生殖器官畸形、神经损害、海绵体肌损害等之外,多数是由于大脑皮层对勃起之抑制加强或脊髓中枢机能紊乱所致。

中医学又称"阳痿",阳器不举多由纵欲或少年常犯手淫而伤肾气以至命门火衰,精气匮乏或思虑忧郁、损伤心脾或恐惧不安,因而伤肾,湿热下注,宗筋自纵而痿。

〔取穴〕

外生殖器、睾丸、内生殖器、兴奋点、脑垂体、动情穴、促性腺激素点、肝。

〔取穴依据〕

睾丸、内生殖器、外生殖器：为相应部位。

脑垂体：调节内分泌功能。

兴奋点、额：改善大脑皮层的抑制状态，激发兴奋勃起。

肝：肝主宗筋，取肝穴可调节冲、任二脉，使其松弛状态改善。

动情穴、促性腺激素点：促进激素的分泌，增强兴奋机能，减少大脑皮层对勃起的抑制作用。

体会：

● 此症多因大脑皮层抑制功能加强、精神紧张、思想恐惧，致使脊髓中枢功能紊乱，患者对本病治疗往往信心不足，因此，要解除病人的思想顾虑，建立治疗信心。

● 此症多系功能性疾病，临床治疗效果明显。

三十六、尿潴留

是尿液充胀膀胱，而不能排出为主症的疾病，多因中枢神经系统疾病、神经损伤、尿道、前列腺、肛门周围疼痛、癔病、尿道狭窄、结石、前列腺肥大、尿道周围脓肿引起的神经性、反射性、机械性的尿潴留。临床上老年男性多见于良性前列腺肥大，中年或青年多见于尿道狭窄（淋病或外伤后）或尿道结石引起。由于发病轻重，病程长短不同，分为急、慢性尿潴留。

急性尿潴留可由腰椎麻醉或分娩，膀胱镜检查及外伤等引起，患者有强烈的尿意，但排不出，膀胱区胀痛难忍，如为结石引起，可有血尿，同时有明显疼痛，辗转不安。

慢性尿潴留多由各种神经系统功能障碍所致，膀胱虽胀，而病人比较安静。

中医学认为本病属于"癃闭"范畴。小便不利，点滴而下者，谓之"癃"；小便不通，欲溲不下者，谓之"闭"。"癃闭"，其部位在膀胱，乃因气化不利，小便不得通调所致。本证主要由于肾阳不足，膀胱气化无权，而至尿不能排出；或因湿热移注膀胱，致使膀胱气化不利，小便不通；或由于外伤及术后，使经络受损而致。

〔取穴〕

主穴：膀胱、肾、三焦。

配穴：神经系统皮质下、肺、腹、腰骶椎、脾。

〔取穴依据〕

膀胱：为相应部位取穴，刺激膀胱，可使松弛性膀胱或尿潴留者膀胱内压力不同程度升高，膀胱收缩，出现排尿。

肾：膀胱经络上通于肾，与肾相表里，肾有司气化、利尿的作用。

三焦：有疏通水道的作用，《素问·灵兰秘典论篇》说："三焦者，决渎之官，水道出焉"，三焦疏通水道的功能，来源于三焦主持诸气的功能。三焦有通行之气，总司全身气机和气化的功能，三焦气化失职，水道不能通顺，水气留滞则为胀，水液溢蓄则为水肿，因此取三焦以通调三焦之机，通尿闭之功。

脾、肺：肺主肃降,通调水道,脾主运化水湿,若为脾经湿热之邪下注可配脾、肺两穴,疏通脾、肺经气,而利湿热。

腰骶椎：相当于低位排尿中枢,取腰骶椎,以加强对膀胱神经的支配作用,利于排尿。

腹：可增加腹压,有助于膀胱的收缩。

神经系统皮质下：可解除精神紧张因素,调节膀胱机能。

体会:

● 各种原因所造成的膀胱收缩、排尿无力,取膀胱为主穴。对此穴应用强刺法,如系耳毫针法可施用捻转手法;如系用耳穴贴压法,可在膀胱穴按压数秒钟。

● 本病虽然由于排尿困难、胀痛难忍,但取穴避免用过多的镇静穴,如神门、枕。特别不能取枕穴,因枕穴有贮尿作用,不利排尿。

三十七、尿失禁

尿失禁是指膀胱扩约肌失去作用,不随意的排尿或不能控制尿滴沥,为神经系统或泌尿系统病变所致。如妇产后、术后及外伤等。尿失禁的临床主要症状:尿液淋沥,病人不能控制排尿。

中医认为肾气不固,膀胱气虚或脾气下降而病,多为虚症。

〔取穴〕

膀胱、尿道、脑垂体、神经系统皮质下、枕、肝。

〔取穴依据〕

膀胱：为相应部位取穴,膀胱有贮尿作用。

尿道：为相应部位取穴,刺激尿道,增加尿道扩约肌的兴奋性及对排尿的反射抑制力,有利于尿失禁的改善。

脑垂体：可以控制尿量,垂体后叶调整、控制抗利尿激素的分泌,使尿生成减少。

神经系统皮质下：可增加对膀胱和尿道的反射控制能力,调节排尿功能。

肝：肝主筋,可调节冲任二脉,肝经绕阴器,抵少腹,刺激肝穴,有利于控制尿道扩约肌。

枕：镇静止遗,为经验用穴。

三十八、直肠脱垂

直肠脱垂,亦称脱肛。是指肛管、直肠、乙状结肠下段的黏膜层或全层肠壁脱出于肛门外的病症,好发于老人、妇女与小儿。主要是直肠黏膜下层组织和肛门扩约肌松弛,或直肠的发育缺陷和支持组织松弛无力,加上用力大便等促使腹腔内压增高等诱因而致病。

中医学认为本病多由禀赋不足,久泄久痢,或老人长期便秘,慢性咳嗽,妇女分娩过多或产程用力等原因,以致气虚下陷,不能收摄,现成肛门松弛,升举无力所致。

临床表现:大便时肠壁自肛门口脱出,轻症仅觉肛门坠胀、脱出后能自行回纳;重者必须用手推回,甚至在咳嗽、喷嚏、行路、劳动时都可以脱出。并常有便意而排便不多,或兼下腹胀痛,腰骶部钝痛,小便次数增多等症状。

如属直肠黏膜脱垂,在病人蹲位用力时,可见黏膜皱襞呈放射状,长度一般不超过5厘米;

如为直肠全层脱出,则见黏膜皱襞呈环状,长度可超过 5 厘米。

〔取穴〕

主穴:直肠、肛门、大肠、阑尾、脾、肺、乙状结肠。

配穴:三焦、消化系统皮质下乙状结肠。

〔取穴依据〕

直肠、肛门、大肠、乙状结肠:为相应部位取穴,取此四穴可使耳压刺激直趋病所。增强肛门扩约肌及直肠、乙状结肠收缩及约束收摄升举能力。

脾:脾主升清,脾为气血升化之源,脾气升发,即能使气血充盛,人体生机益然,机体内脏不致下垂,而脱肛多为脾气虚弱,中气下陷,患者伴有面黄神疲肢软等症,因此取脾,使脾之阳气旺盛,提升下降之中气。

肺:肺主一身之气,主持调节全身诸气的作用。宗气贯通心脉,行血气而布散全身,以温煦四肢百骸及脏腑组织,从而维持正常的生理活动,并对全身之气的升降出入运动起着重要的调节作用。肺和大肠相表里,因此,取肺又可调节大肠运动的排泄功能。

三焦:通行元气。元气是人体最根本之气,由先天肾中之精气所化生,赖后天水谷精微以充养而不断滋生,为生命活动的动力源泉,人体脏腑阴阳之根本。元气以三焦为通道,布达全身,以激发和推动各个脏腑组织的功能活动。《难经·三十八难》称"三焦有元气别焉,主持诸气",《难经·六十难》说"三焦者,元气之别使也,主通行三气,经历五脏六腑",从中强调三焦为气机升降出入的信道,气化活动的场所,促成了"温煦"、"腐熟"、"决渎"等一系列"气化"的生理过程,所以《中藏经》称三焦"总领五脏六腑,营卫经络,内外左右上下之气也"。取三焦,有调节脏腑气机的作用。

消化系统皮质下:取消化系统皮质下,调节胃肠消化吸收排泄功能。

体会:

● 治疗脱肛用穴以左耳肛门、直肠、大肠、乙状结肠为主。

● 以强刺激手法为主,肛门及直肠穴均可在耳轮内侧面及外侧面对压,以加强肠道收缩及约束能力。

● 小儿脱肛用耳穴贴压法,治疗效果尤佳,通常 1～2 次可明显回缩,一个疗程可获得临床治愈。

三十九、痔疮

是因痔静脉回流障碍,直肠末端黏膜下和肛管皮下的静脉发生扩张、曲张,形成单个或多个静脉团,由于其存在部位不同,可分为内痔、外痔及混合痔。临床表现:内痔主要有排便出血,痔核有炎症时,可有肿胀、脱垂等症,严重者嵌顿、糜烂、坏死及至失血性贫血合并症;外痔一般无症状,血栓形成时,则有疼痛。

中医称本病为"隐疮",认为多因脏腑本虚、外伤、风湿、内蕴热毒,热结肠燥,久之气血不畅,瘀滞不散,结而为痔。

〔取穴〕

主穴:肛门、直肠、乙状结肠、脾、肾上腺、脑垂体、膈及耳尖放血。

配穴:消化系统皮质下。

〔取穴依据〕

肛门穴:为相应部位取穴,刺激肛门穴可使曲张的静脉团收缩,炎症消退。

直肠、乙状结肠:取此二穴使排便通畅,避免或减少对肛门直肠静脉的压力,以促进相应肠段的动力,增强肠蠕动。

脾:《素问·至真要大论篇》说:"诸湿肿满,皆属于脾",脾气主升,中气下陷可致痔疮、脱肛、内脏下垂。因此取脾以提补中气、利湿、消肿,有利于痔疮康复。

脑垂体、肾上腺、膈:可减轻痔静脉的曲张,使曲张的血管收缩。

耳尖:血栓外痔痛甚时,可用耳尖放血。

体会:

● 耳穴贴压时,取肛门穴,可在耳轮内、外缘肛门穴处对应贴压,内外共贴4个王不留行籽,使曲张的痔静脉团很快收缩,消炎止痛。

● 耳穴治疗外痔、内痔、混合痔、脱肛,以相应部位穴位为主,加以收缩血管、止血和提补中气的穴位。

四十、急性阑尾炎

急性阑尾炎俗称"盲肠炎",是阑尾管腔内阻塞和多种细菌混合感染引起的一种急性腹部疾病。其发病多由细小的阑尾管腔被粪石梗阻,特别是肠寄生虫病患者,阑尾管腔往往变形狭窄,更易引起阻塞。阻塞后,阑尾供血不良,管腔内的细菌乘机繁殖而侵入管壁引起炎症。

中医学中本病属于"肠痈"。其病因认为多由饮食不节,或饭后急暴奔跃,或寒温失调,致影响胃肠运化,引起湿热积滞,肠腑壅热,气血瘀阻而成。

临床表现:起病时,常在上腹正中或脐周持续性疼痛,阵发性加剧,数小时后腹痛下移,局限于右下腹,伴有恶心、呕吐、腹泻或便秘(小儿病者常由腹泻开始),体温一般不高。

检查时,在右下腹脐与右髂前上棘连线的外1/3内2/3交界处(麦氏点)有明显压痛,当阑尾脓肿坏死时,压痛范围扩大并可出现腹肌紧张,反跳痛。当阑尾炎波及腰大肌时,"腰大肌试验"阳性。肛门指检:在右上方可有触痛,脓肿形成时可触及痛性肿块,腹膜炎时触痛更明显。在下肢阑尾穴处常可出现压痛点。

实验室检查:血液中白细胞计数升高,在化脓坏死性阑尾炎,白细胞总数及中性多形核白细胞百分比均显著增高。如果不及时治疗,阑尾穿孔后可引起局限性腹膜炎并可发展为弥漫性腹膜炎。当继发腹膜炎后,腹痛自右下腹扩散至全腹,出现全腹压痛、反跳痛,腹肌紧张,体温显著升高,腹胀,脉细数等全身感染、中毒和脱水的严重病象。白细胞总数可高达20 000以上。

四十一、慢性阑尾炎

右下腹轻度间歇性疼痛和不适,多发生在剧烈运动、过久行走、饮食不慎之后。在右下腹有局限性压痛点。部分阑尾炎患者,手术切除后,右下腹部仍有隐隐作痛,多为术后局部瘢痕组织发生粘连所致。

〔取穴〕

急性阑尾炎:阑尾穴、耳尖放血、内分泌、肾上腺、腹、交感、下焦。

慢性阑尾炎:阑尾穴、下焦、交感。

〔取穴依据〕

阑尾:为相应部位取穴。

耳尖放血、内分泌、肾上腺:有抗炎、抗渗出作用。减少渗出,拮抗透明质酸酶,使炎症局限化,可增加机体的抵抗能力。此外,肾上腺素有镇痛效应,可以明显提高痛阈。

腹、下焦:是阑尾炎疼痛时的病变反映部位,取病变阳性反应点,可缓解症状。

交感:是内脏止痛要穴,可以缓解内脏平滑肌的痉挛,一切内脏痉挛性疼痛均以交感为止痛要穴。

四十二、肋软骨炎

肋软骨炎又称肋软骨增殖症。病因不明,轻壮年多见,临床上为一根或多根肋软骨肿大,伴有疼痛和压痛,疼痛多能忍受,时好时坏,疼痛固定,表层皮肤无明显炎症体征。以 2 ~ 4 肋软骨发病为多见,其他肋软骨亦可发生。上肢运动时,由于胸肌牵拉可产生疼痛,影响抬肩、举臂等,有的发病前有上呼吸道感染病史。此病并不少见,临床上由于缺少可靠的治疗方法,不少人胸痛几年不愈。

〔取穴〕

相应部位、肾上腺。

〔取穴依据〕

相应部位:取肋软骨病变部位相应的耳穴,《灵枢·九针十二原篇》说:"为刺之要,气至而有效"。《千金药方·针灸篇》说:"经络所行来往处,引气运入轴病"。目前公认,当针感沿经络路线传向病变,疗效就好,按病变部位选穴,能使针感直趋病所,而使气至病除,气入病所,可以改善病变部位的血液循环,促进反馈调节,从而使病理现象趋向好转。

肾上腺:是抗过敏、抗感染、抗风湿要穴。因此,取肾上腺可达消炎止痛的目的。

体会:

● 肋软骨炎引起的胸痛范围有固定性压痛、疼痛,依肋软骨炎发生部位而定,若病变在第Ⅱ肋软骨,可在对耳轮内侧缘胸穴区近颈穴范围探测到压痛点;若第Ⅳ肋软骨炎,可在对耳轮内侧缘胸穴区中点探测到压痛点。由于肋软骨炎有小而固定性,因此,在耳穴治疗时取穴要精确。

● 针刺手法要强,可用耳穴贴压法,贴压后按摩,直至有热胀得气感为宜。

● 治疗35例,有效率97.15%,1次治疗疼痛消失者14例,2次治疗疼痛消失者12例,3次治疗疼痛消失者6例,3次以上治疗疼痛消失者2例,无效者1例。

病例:

郭某,男,52岁。

3年前因搬重物时引起左侧胸痛,经胸外科、心内科检查,心、肺未见异常,诊断为"肋软骨炎",经理疗、口服四环素3周,未见好转。近1年左胸痛逐渐加重,左手抬举重物时疼痛尤甚,于1989年3月采用耳穴治疗。

检查左侧第Ⅳ胸肋关节处隆起,皮肤表面无红肿,压痛Ⅱ°。

诊断:肋软骨炎(左Ⅳ肋)。

耳穴贴压胸、肾上腺。1次治疗后疼痛减轻,2次治疗后疼痛明显减轻,左手提物疼痛不明显,一个疗程(5次)治疗后疼痛完全消失,1年随访,疼痛未见复发。

四十三、肋间神经痛

是最常见的肋痛原因之一,临床表现为一个或多个肋间部位的经常性疼痛,疼痛可呈束带状,发病多由于胸膜炎、肺炎、肋软骨炎、带状疱疹或因附近组织的病变及外伤等引起肋间神经炎。表现为肋间神经分布区呈针刺样或闪电样经常性疼痛,可因咳嗽、深吸气等加重,剧烈时可向病侧腰背放散,相应皮肤感觉过敏,肋间边缘可有压痛。

中医学所称"胁痛"范畴。多因正气亏虚,肝气郁结,如恼怒气逆而胁部疼痛,胸闷不舒或络脉停瘀;或由于闪挫跌扑所致,肋间如刺,疼处不移;或因肝脉失养,寒邪侵袭,痰热壅肺等所致。

〔取穴〕

主穴:相应部位、神经系统皮质下、神门、枕。

配穴:肝、胆、肺。

〔取穴依据〕

相应部位:依病变部位取穴,直接刺激病所,疏通经络,镇静止痛。

神门、枕:均为镇静止痛要穴。

肝、胆:胁肋为足少阴经、足厥阴经走行的部位。按照"经气所过,主治所及"的原则,故取肝、胆二穴,以疏通患处经气。

肺:肋间神经痛,若为肺炎、胸膜炎、带状疱疹等病变引起取肺穴,以调节肺经之气机。

神经系统皮质下:调节大脑皮层兴奋与抑制功能,特别是疼痛剧烈伴有相应区感觉过敏时,取神经系统皮质下穴,以镇静止痛。

体会:

● 肋间神经痛疼痛处不移,但又随呼吸及咳嗽等动作加重,因此在取穴时,须用耳穴诊断仪探测其准确反应部位,肋间神经痛,多在耳穴胸及肋胁区有反应点。

● 相应部位行强刺激手法。

● 肋间神经痛若耳前面治疗后,疼痛不减或减轻不明显时可在相应的对耳轮后沟处的相应的胸及胁肋部找其阳性反应点,进行耳穴贴压治疗,临床上常见肋间神经痛,偏向腋下肋胁或是向病侧腰部放射性疼痛,故取耳背穴,效果显著。

四十四、乳腺小叶增生

为青春期和更年期妇女之常见病,与内分泌紊乱有关。中医称本病:"乳癖"。多系肝气郁结、肝胃不和,以致肝郁痰凝或冲任不调,结聚于乳房、胃络所致。

〔取穴〕

主穴:乳腺、内分泌、胸。

配穴:肝、内生殖器、卵巢、脑垂体、子宫。

〔取穴依据〕

乳腺、胸：为相应部位取穴。

内分泌、脑垂体：调节内分泌功能。

肝：调节冲任二脉、解郁理气、化痰消坚。

子宫、卵巢：乳腺小叶增生常与月经不调有关，表现为经前乳房胀痛，取此耳穴可调理内分泌功能，缓解经前及经期疼痛。

体会：

● 本病须与乳腺癌鉴别，明确诊断，予以治疗。

● 耳穴对内分泌功能紊乱、肝气郁结引起的乳腺小叶增生、乳腺导管增生、乳腺腺瘤、经期乳胀等有明显疗效。

● 乳腺穴：经临床大量病例观察，病变的阳性反应点多在外侧乳腺穴位，而内侧乳腺无反应，因此，乳腺只有一穴，外侧乳腺相应同侧乳腺，故诊断治疗都用与胸穴同水平的对耳轮外侧缘的乳腺穴。

四十五、乳腺炎

是乳腺组织急性化脓性炎症，由细菌（主要是金黄色葡萄球菌）侵入乳腺和乳腺管组织而引起的乳房感染。多发生于产后哺育期，由哺乳期间乳头破裂或乳汁排出不畅而引起。

本症以乳房红肿疼痛为主症，初起乳房肿块，触痛，排乳困难，全身可有发热、发冷不适，患侧腋下淋巴结肿大。

中医学称本病为"乳痈"，多因胃经蕴热、湿热互结或肝气郁结、气滞血凝，以致乳络不通，结肿成痈，或因喂奶时乳头被婴儿吮破，细菌趁机而入，加之排乳不畅，形成乳汁瘀滞，细菌大量繁殖而发病。

〔取穴〕

主穴：乳腺、内分泌、肾上腺。

配穴：肝、耳尖放血。

〔取穴依据〕

乳腺：为相应部位取穴，以致"气至病所"，从而达到"气至病除"。

肾上腺、内分泌：抗炎及抗渗出作用，改善周身情况。

肝：足厥阴肝经，经乳房分布胁肋部，根据经络功能，"经络所过，主治所在"，因此取肝穴使治疗信息作用于肝经，转输于经气，通过经络运行，调节全身机能，扶正祛邪，协调阴阳，从而达到治疗的目的。

耳尖：用于放血5～6滴，达到镇静消炎、泻热凉血的目的。

四十六、急性淋巴结炎

急性淋巴结炎往往并发于其他化脓性感染，主要的病菌是金黄色葡萄球菌，为自发感染病灶经淋巴管侵入淋巴结而引起。由于淋巴液是分区汇集于特定的淋巴结内，所以一定部位的原发感染必然引起一定部位的淋巴结炎。手术感染导致腋窝淋巴结炎，足部感染导致腹股沟淋巴结炎，口腔炎则引起颈淋巴结炎等。

中医认为该病由脏腑积热,热毒由内而发或肌肤不洁,邪毒外侵或气血郁结于经脉所致,俗称"红线疗"。感染后呈一条或多条"红线",自病灶引向所属淋巴结,摸之较硬有压痛,严重者可伴有发冷发热等全身症状。

〔取穴〕

主穴:相应部位、耳尖放血、肾上腺、内分泌。

配穴:神门、枕。

〔取穴依据〕

取原发部位及相应继发性淋巴结炎相对应的部位的耳穴,可使"气至病所"。

耳尖:放血5~10滴,按照"宛陈者则除之"的原则,以泻热出血,可消炎退热、镇静止痛。

肾上腺、内分泌:可调节肾上腺和肾上腺皮质激素的功能,具有消炎、消肿的功能。

神门、枕:镇静止痛。

说明:必要时可给予磺胺药或抗生素。

四十七、慢性淋巴结炎

非特异性慢性淋巴结炎的淋巴节肿大,坚实而有轻压痛或无压痛。颌下淋巴节的慢性炎症性肿大,常见于过去曾有鼻或口腔感染的病人。腹股沟淋巴结的非特异性慢性肿大,最常见于下肢及生殖器官急性炎症所遗留的淋巴结炎。

〔取穴〕

主穴:相应部位、肾上腺、内分泌、过敏区、耳尖。

配穴:肝、脾。

〔取穴依据〕

相应部位:可使良性刺激直趋病所,抗炎消肿。

肾上腺、内分泌:消炎止痛。

过敏区:提高机体免疫力、增强病人对感染的抗病能力。

耳尖:消炎止痛。

病例:

张某,女,17岁,学生。

患下颌淋巴结肿2年,患者每次感冒,扁桃体炎发作。下颌淋巴结肿大加重,检查咽部充血,扁桃体Ⅱ°肿大,下颌两侧和中间可触及4~5个0.8~1厘米的淋巴结,可移动,轻压痛。诊断为慢性颌下淋巴结炎,经耳穴下颌、颈、咽、喉、肾上腺、内分泌、过敏区等贴压,耳尖放血5次,下颌淋巴结消失。

四十八、丹毒

是链球菌引起的皮内毛细淋巴管的急性炎症,好发于下肢,其次为面部。发病急,局部红、肿、热、痛、稍隆起,边缘清楚,中心部色泽较暗,病变附近之淋巴结可肿,大发病时可伴有寒战、发热、头痛等全身症状。

中医学认为,本病多因脾胃湿热蕴积,下注于腿足,或风邪热毒外袭,以致血分生热,郁于皮肤,阻于经络,气血雍遏而成,发生在头面部多属风热,发生在下肢部多属湿热。

〔取穴〕

主穴:相应部位、耳尖或轮1~轮6放血、脾、内分泌、肾上腺。

配穴:神门、枕。

〔取穴依据〕

相应部位:视丹毒病变部位取耳穴相应部位,使治疗信息直趋病所,消炎止痛。

耳尖:耳尖穴可泻血热、镇静止痛,并有抗过敏、抗御病邪之功。

内分泌、肾上腺:能抵御外来毒素的侵害,实验研究针刺肾上腺穴,所产生的肾上腺皮质激素,可达到治疗前1.5~2倍,特别是糖皮质激素,在受细菌感染的病人身上所产生效应是显著的,它一方面可使局部炎症反应减轻,红、肿、热、痛症状减轻,另一方面又能使全身中毒症状大为改善,增强机体抗病能力。

脾:有健脾利湿,并有清血分热之功。

体会:

● 本病为火邪热毒郁于皮肤、阻于经络、气血雍遏而成,因此,放血泻热很重要,可耳尖放血。实热症时,可针刺后放血10~20滴,亦可在轮1~4穴,任选2~3穴放血,每穴5~10滴,同时可在耳穴相应部位上以雀啄样点刺出血,均有清热毒、泻血分之热作用。如若相应部位点刺放血后,可在耳部相应部位行耳穴贴压,以加强刺激手法。

● 耳穴治疗本病中,如全身中毒症状严重时,应加用抗生素。

四十九、单纯性甲状腺肿

是由于缺碘,致甲状腺物质或甲状腺激素合成障碍等原因所致的代偿性甲状腺增大,一般不伴有甲状腺功能失常,本病可分为地方性和散发性两种,多见于高原和山区。

甲状腺肿多始于青春期,起病缓慢,患者常无自觉症状,起初时甲状腺呈弥漫性肿大质软,无压痛,无血管杂音和颤震。久病后腺体肿大,可引起局部压迫症状,如刺激性干咳、声音嘶哑、呼吸及吞咽困难,若位于胸骨后的甲状腺肿可引起上腔静脉压迫综合征。

中医称本病为"瘿气",随巢元方为此病的病源与水土有关,巢氏引证养生方说:"诸山水黑土中,出泉流者,不可久居,常会令人做瘿倒",此病并可由郁怒忧思等精神刺激导致气、血、痰三者雍结于颈前,以逐渐肿大为"瘿"。

〔取穴〕

主穴:甲状腺、内分泌、脑垂体。

配穴:三焦、肾、肝、丘脑。

〔取穴依据〕

甲状腺:为相应部位取穴,因为甲状腺机能的调节,既受丘脑下部-脑垂体系统调节,同时又具有自身调节机能,它可适应食物中碘含量变化以调节腺泡摄取和浓缩的能力,取甲状腺可使甲状腺组织对碘的适应和调节能力增强,促使甲状腺激素的合成。

内分泌、脑垂体:脑垂体可分泌促甲状腺激素(TSH),当合成甲状腺激素的酶系,如有先天性缺陷或在各个不同环节阻碍甲状腺激素的合成和分泌,导致TSH分泌过多,作用甲状腺,引起组织的代偿增生,因此取脑垂体、内分泌以调节甲状腺的分泌,合成甲状腺素的功能。

丘脑:丘脑下部可分泌促甲状腺激素释放激素(TRH)这对于维持 TSH 的正常分泌是非常重要的,单纯性的甲状腺肿,由于食物缺碘或其它原因甲状腺摄取的碘不足,使甲状腺合成和分泌的激素减少以致对脑垂体的负反馈减弱,因而丘脑中所分泌 TRH 能充分发挥作用,使 TSH 分泌增多,使甲状腺增生,取丘脑以调节抑制 TRH 释放,抑制甲状腺的增生。

肾、肝:肾主生长发育,肝主疏泄,肾藏精、肝藏血,精血互生,肝肾同源,同时甲状腺激素的清除和重吸收均经肾肝循环,因此治疗单纯性甲状腺肿取肾、肝。

三焦:甲状腺属迷走神经、舌咽神经支配,而三焦又为迷走神经、面神经、舌咽神经混合支刺激点,因此取三焦以调节甲状腺素的合成和分泌功能。

体会:

● 单纯性甲状腺肿的治疗、甲状腺的取穴多在对耳轮的内侧缘处,在轮屏切迹起始部与颈穴之间,单纯性甲状腺肿或甲亢均会出现阳性反应或触及条索或肿胀隆起,为加强刺激量,可在对耳轮起始部外侧与甲状腺相对应处取穴治疗。

● 若单纯性甲状腺肿位于胸骨后压迫症状明显,甲状腺结节,囊肿内如有出血、腺体急剧增大,伴有疼痛和压痛,或成人在久病的多结节腺肿的基础上伴有甲状功能亢进或疑有癌变者,可手术行甲状腺切除。

● 预防单纯性甲状腺肿发生,中医学早有记述,晋代葛洪《肘后方》记载海藻酒治瘿方;金代张从正提出用海藻预防甲状腺肿。

第三节　五官科疾病

一、内耳眩晕症

内耳眩晕症又称美尼尔病或发作性迷路性眩晕,多系由变态反应引起神经失调所致迷路动脉痉挛,内耳毛细血管的渗透压增加,使内淋巴管压力增高,以致内耳迷路水肿,进而导致内耳末梢器(科蒂氏器)缺氧、变性等病理变化,前庭神经功能障碍。此外,内耳疾病炎症、动脉硬化等影响前庭神经,皆可发生眩晕症候群。临床多数于中年起病,男性略多,典型症状为阵发性眩晕,严重时伴恶心呕吐、面色苍白、出汗及迷走神经刺激症状,发作持续时间数分钟至数小时甚至数天不等。多数患者伴耳鸣及听力下降等症状。

中医称本病为眩晕,认为多由肝阳上亢或痰湿瘀阻以及气血不足所致。

〔取穴〕

主穴:耳尖放血、内耳、外耳、枕、三焦、肾、肝、胆、晕点、颞。

配穴:贲门、神经系统皮质下、交感、心血管系统皮质下。

〔取穴依据〕

内耳、外耳:相应部位取穴,本病内耳淋巴积水伴有明显的耳蜗导水管扩张和内耳末梢器官缺氧、变性,故取内耳、外耳。

耳尖放血:镇静、清脑泻火。

颞、枕、晕点:枕、晕点止晕;颞相当于听觉中枢。

肾:《素问·阴阳应象大论》说:"肾主耳",《灵枢·脉度篇》说:"肾气通于耳。"《灵枢·五阅五使篇》说:"耳者肾之官也",因此取肾以滋阴潜阳,壮命门之火,抑虚阳上浮。

肝:肝主风,《素问·至真要大论篇》说:"诸风掉眩,皆属于肝。"肝郁化火,热盛生风,风痰上窜,扰及清窍,出现眩晕,取肝穴以平肝熄风。

胆、三焦:为经络学说取穴。

交感:由于本病多因血管运动中枢失调引起迷路动脉痉挛故取交感穴以扩张血管。

神经系统皮质下:由于本病多因血管运动功能失调引起迷路痉挛,故取神经系统皮质下,以调整自主神经功能。

心血管系统皮质下:以调节血管的舒缩功能。

贲门:止呕、止吐。

体会:

● 耳穴对内耳眩晕症,有明显止晕作用,针后即可减轻。

● 反复发作者要坚持治疗,即使治疗中断偶有发作,但症状减轻。

● 对链霉素中毒引起的眩晕,治疗效果差,治疗时间稍长。

二、耳鸣

耳鸣是自觉耳内有声响。耳鸣有高音耳鸣和低音耳鸣。高音耳鸣似蝉鸣,常为听觉器质性病变所致,当听神经受到一定的刺激时,耳蜗神经单位直到颞上回任何一个部位都可产生高音耳鸣;低音耳鸣是听觉紊乱的现象,它不仅是耳部的症状,全身疾病也可发生为"轰"、"嗡"的声音,往往属传导器有病变。

耳鸣常伴有听力下降、耳部病患、外耳道异物、中耳炎、耳硬化症、耳蜗病变及某些全身性疾病,如脑膜炎、高热、药物中毒等均可发生耳鸣、听力下降。引起耳鸣的原因可见:

(1)神经性耳鸣:耳蜗及其听觉传入径路受到刺激引起。

(2)内脏性耳鸣:和脉搏同步或肌性微音,于安静环境中当外界噪音很小时可听及,一般属生理性。

(3)耳部疾病:外耳道异物、中耳炎、耳硬化及耳蜗病变可引起耳鸣。

(4)全身性疾病:脑膜炎、高热、药物中毒等。

(5)外伤:可发生耳鸣、听力下降。

中医认为耳鸣与耳聋是同一病症的不同发展阶段,鸣者聋之渐也,多与肝、胆、肾有关,皆有虚实之分。

虚症:多因肾阴亏损,或心肾不交所致,声如蜂鸣。

实症:多因肝胆火旺,或痰火蒙窍所致,鸣声如潮。

〔取穴〕

耳尖放血、内耳、颞、三焦、肾、肝、胆。

〔取穴依据〕

内耳:为相应部位取穴,刺激相应部位可以调节机体内耳的内在环境,改善内耳微循环,缓解局部炎症,促使病情好转。

肾、肝、胆:为辨证取穴。

肾:肾开窍于耳,取肾能补肾聪耳。

肝:肝胆火盛者低音耳鸣时,可取肝以泻肝胆湿热。

胆、三焦:胆及三焦均属于少阳经,该经入耳中,主治耳疾,取之可活络通窍利耳。

颞:耳鸣及听力减退是因病症多发生在内耳各神经结构,听觉中枢位于颞上回故取颞,以调节听神经功能。

耳尖放血:镇静、清脑明目的功能。

体会:

治疗耳鸣时,相应部位只取内耳穴,禁忌取外耳穴,外耳穴可使耳鸣加重,治疗听力下降、耳聋时,可取内耳、外耳穴。

三、听力下降、耳聋

为重听或听力丧失。听觉系统传导感因功能性障碍所致的听力减退,轻者谓之重听。声音从外耳向内耳传导障碍所致的耳聋称为传导性耳聋,分为外耳、中耳空气导音性聋,内耳液体导音性聋。常见的原因为感染波及中耳听小骨,也可以是内耳病变影响声音的传导。由内耳的耳蜗、听神经或脑内的听中枢的损害所致的耳聋称为感音性耳聋。

感音性耳聋可以与生俱来,如母亲在妊娠期患过风疹。成人发生的原因为损伤、美尼尔病等或长时间受强烈噪声影响,进行性感音性耳聋常发生于老年期。不能检查出有任何器质性病变,引起听力下降,均属功能性耳聋。

目前约有5%~14%的人患有听力缺损,其程度严重者可以妨碍他们的正常生活功能,产生不同程度的残废。对此至今尚无有效的药物治疗。耳穴治疗有明显疗效,耳穴治疗适应证要有残余听力,对于先天性耳聋,任何治疗也难以奏效。

中医认为可能由于先天缺陷或外感内伤诸因所致。暴聋多实,久聋多虚。

实症:多因外感风寒、风热、肝炎等,如有棉塞伴有耳鸣或内耳胀痛、鼻塞、头痛、口苦等。

虚症:多因中气不足或肝肾亏损,症状为耳聋无胀痛,伴有耳鸣、头晕、目眩、腰酸乏力。

〔取穴〕

主穴:内耳、外耳、三焦、颞、耳尖放血、速听点(肘)。

配穴:肾、胆、交感、目1。

〔取穴依据〕

内耳、外耳:为病变部位取穴,调节耳内神经的传导功能,改善局部的微循环,以营养听觉神经及迷路的平衡,缓解局部炎症,提高对声音的分析能力和代偿能力。

颞:相当于颞上回、听觉中枢,故取颞穴。

三焦:三焦经直接入耳,三焦穴有重要的脑神经通过,包括迷走神经、面神经、舌咽神经。刺激三焦穴相当于刺激脑神经,很快传导到脑干网状系统至高级中枢,以调整听觉中枢的功能。

速听点:是经过研究发现刺激耳穴肘区可以提高耳内听力,并从此点发出沿着耳背的耳轮上升至耳尖穴到上耳根,出走在耳屏前缘,从屏间切迹进入三焦,然后从耳颞神经上至屏上切迹,终止于外耳穴。从速听点沿其传导线刺激或按摩均可提高听力,此传导线又称速听经。

耳尖放血:可清眩头目,提高听力。

目1:为速听经上治疗耳聋和听力下降的主要穴位。

交感:可调整血管运动中枢,并打开耳内的微循环,改善耳内迷路营养,提高听力。

肾、胆:《素问·阴阳应象大论》说:"肾主耳",《灵枢·脉度篇》说:"肾气通于耳。"《灵枢·五阅五使篇》说:"耳者肾之官也",治耳需先取肾,胆经循行入耳,刺激胆经可疏通经脉,开窍聪耳。

体会:

● 耳穴对有残余听力下降、耳聋患者确有疗效,有的经 1～3 次治疗,听力明显改善,有的治疗时间长,而持续治疗仍有疗效。

● 耳穴有提高听力的功能。据近年来国内对动物及人体的病理学研究,以及电生理学一些实验和临床观察,认为与下列因素有关:

①针刺可提高大脑皮层听觉中枢的兴奋性,增强皮层对声音信息的感受和分析能力,使残余听力得到充分利用。

②针刺可使内耳毛细血管壁渗透性增强,有改善内耳微循环的功能,有利于内耳一些可逆性病理过程好转,并阻止某些处于可逆阶段的细胞坏死。

③机械性刺激或反射性调节中耳腔压力,使内陷或外凸的鼓膜恢复正常的振动功能。对传导性耳聋效果好。

四、中耳炎

中耳的炎症病变。有急性、慢性两种。

急性中耳炎常由上呼吸道炎所引起,亦可并发于麻疹、猩红热等急性传染病,有发热、耳痛、听力减退等症状,常有鼓膜穿孔和流脓,如不及时治疗可蔓延形成急性乳突炎或转为慢性化脓性中耳炎。

中耳炎多次发作没有及时治疗或治疗不当,致使咽鼓管膜增厚或粘连,是形成慢性中耳炎的主要的原因。其临床主要症状为耳鸣、耳内阻塞感、间歇性耳流脓、听力减退。

慢性中耳炎按病理可分三型:

单纯型:此型最常见,病变主要在中耳鼓室黏膜,多为紧张部中央性穿孔,分泌物一般为黏液脓性,无特殊臭味。听力障碍较轻,表现为传导性耳聋。

骨疡型:组织破坏较深,波及骨质,鼓室内常有肉芽增生,又称肉芽型。鼓膜穿孔可位于松弛部或紧张部,脓性分泌物较少,听力损失较重。

胆脂瘤型:在鼓膜松弛部和后侧边缘部穿孔,有腐臭分泌物及胆脂瘤形成。

〔取穴〕

主穴:内耳、外耳、肾上腺。

配穴:目2、耳尖、颞、心血管系统皮质下。

〔取穴依据〕

内耳、外耳：为相应部位，以调理局部气血，促使炎症病变消退，并可提高听力。

肾上腺：刺激肾上腺穴，可以激发肾上腺皮质激素，以抑制炎症的渗出，使炎症局限化，增强病人对感染的抵抗力。

颞：在耳穴中颞穴相当于人体的听觉中枢，刺激颞穴可提高大脑皮层听觉中枢的兴奋性，增加皮层听觉中枢对声音信息的感受和分析能力，使残余听力得到充分的利用。

心血管系统皮质下：取心血管系统皮质下区，调节血管的舒缩功能，使耳部的毛细血管壁渗透性增强，改善耳内的微循环功能，有利于耳内一些可逆性的病理过程好转，阻止某些处于可逆阶段的细胞坏死。

耳尖：耳尖放血，可消炎、镇静、止痛。

目2：为经验用穴，目2不只对眼部炎症疾患有抗炎作用，而且对中耳炎的炎症消退有明显作用。

说明：耳针或耳穴贴压法，对慢性单纯型中耳炎疗效尤佳。

病例：

欧阳某，男，22 岁，军人

幼年时高热后，左耳流脓，时发时歇，近来左耳内流脓增多，呈黄色脓性分泌物，有臭味，伴听力下降。检查咽部轻度充血，外耳道内有少量黄色分泌物溢出，鼓膜穿孔，乳突无压痛。乳突摄片见明显胆脂瘤。临床诊断为左侧慢性化脓性中耳炎。经耳穴贴压一个疗程（5 次），左耳分泌物明显减少，8 次贴压后，外耳道已干，未见分泌物排出。

五、耳痛

耳科的一种临床症状，分为原发性与继发性两类。前者为耳廓本身疾病所致；后者系某些部位的疾病，如口腔疾病、咽喉疾病及颞颌关节等组织的疾病，通过神经反射所引起。耳痛常为针刺样痛、放射样痛、瞬间痛，反复发作多为耳廓神经痛，若持续痛、胀痛多为其他疾病引起的放射性牵涉性痛。妇女面部拉皮手术亦可引起耳廓及耳周围部疼痛。

引起耳痛的原因很多，除多数来自外耳和中耳本身疾病的耳源性疾病、耳廓神经痛外亦可出现于全身其他部位的许多疾病。

1. 原发性耳痛

耳廓神经痛：耳廓神经非常丰富，耳廓神经炎时可引起不同部位的耳廓痛，多为尖锐痛，呈放射性或烧灼痛，一两秒钟即可缓解。

耳颞神经痛：在耳道口前壁、耳前痛。

迷走神经、舌咽神经、面神经：在耳道口周围、耳甲腔、耳甲艇处，以三焦穴及耳中穴痛为主。

枕小神经痛：多在耳舟上部及对耳轮上脚上部。

耳大神经痛：多在耳垂、对耳屏、对耳轮及耳舟下方处痛。

2. 耳源性疼痛

外耳病症：如耳廓的外伤、血肿、软骨膜炎、带状疱疹、急性湿疹、丹毒、溃疡、先天性耳瘘孔感染等，及外耳道的外伤、异物、耳疖、原发性外耳道炎、耵聍栓塞诱发感染等。

中耳病症：如鼓膜、鼓室的外伤，炎症（包括鼓膜炎、中耳炎、乳突炎及中耳炎合并硬脑膜炎、静脉窦炎、脑脓肿等）。

3. 牵涉性或反射性耳痛

口腔、咽喉病症：如龋齿、智齿生长障碍、舌炎、舌癌、阿夫他口腔炎、急慢性咽炎、奋森咽峡炎、卢德维咽峡炎、慢性扁桃体炎、扁桃体手术后、喉炎、喉癌、喉结核等。

颈及甲状腺病症：如颈动脉炎、颈椎病、颈部肌肉疼痛、甲状腺囊肿、腺瘤、桥本病及甲状腺癌等。

耳周围病症：如腮腺炎、下颌关节炎、耳周围淋巴炎等。

4. 其他全身病症引起的耳痛

如糖尿病、贫血、痛风、白血病、失眠、神经衰弱、癔症、恶心、呕吐、腹泻、月经不调、卵巢功能低下、长期噪音刺激及各种原因的头痛所伴随的耳痛。

〔取穴〕

主穴：相应部位、耳颞神经刺激点、三焦。

配穴：外耳、内分泌、肾上腺、神门、枕、耳尖。

〔取穴依据〕

相应部位及神经刺激点：依耳廓疼痛部位、机体病变在耳廓相应的反应及疼痛在耳廓神经支配的区域上取穴。若耳源性疼痛取内耳、外耳、相应部位。若为牵涉性和反射性疼痛或其他全身疾病引起的耳痛，可取原发病灶在耳廓上的相应部位、耳廓上疼痛区的敏感若耳源性疾病引起的耳痛可取外耳、内耳、相应部位。若为神经痛，按耳廓神经支配区取神经刺激点。

三焦：为面神经、舌咽神经、迷走神经混合支刺激点。可治疗耳底痛、耳根痛及耳周围痛。若耳痛是由于面神经炎、口腔底部病变、咽喉炎、中耳腔的鼓室病变以及鼓膜病变、舌部疾病、甲状腺疾病、胃肠道疾病等所引起，均可取三焦穴。

耳颞神经点：治疗耳廓痛、耳道痛、耳周围痛，特别是耳廓前面、头颞部、面部拉皮手术等疼痛。三叉神经痛、外耳道病症、鼓膜外伤、乳突炎、硬脑膜炎、口腔疾病、扁桃体炎、牙齿及舌部疾病引起，均可取耳颞神经点。

迷走神经点：即耳中穴。治疗耳廓痛及耳周围痛，若耳痛是由于鼓膜病变、甲状腺病变、硬脑膜病变，舌部、咽喉、胃肠道疾病等引起，均可取迷走神经点。

耳大神经点：治疗耳廓痛，特别适用于耳廓外下方痛，若耳痛是由于腮腺炎、颈部肌纤维织炎、颈椎病、口腔疾病、颈动脉炎、甲状腺炎及下颌关节炎引起，可取耳大神经点。

枕小神经点：耳廓上方及外上方痛，取枕小神经点。

神门、枕、耳尖：可镇静止痛。

内分泌、肾上腺：若耳廓痛是由于各种炎症引起，均可取内分泌、肾上腺以抗炎止痛。

体会：

● 耳痛，除耳廓神经痛外，常因耳源性疾病、耳廓周围组织器官病变或全身性疾病引起，因此在治疗前一定查明病因，针对病因采取治疗措施。

● 耳痛若为神经病变引起，根据耳廓上神经支配的分区，取敏感点。

耳廓上方痛，如耳舟上方，对耳轮上脚，耳轮结节周围痛，可取枕小神经点、神门、枕。

耳廓外上方痛、耳廓外侧痛,如外侧耳轮、耳舟、耳轮尾、对耳轮、对耳屏、耳垂、对耳轮上脚等疼痛,可取耳大神经点、外耳、神门、枕。

耳廓疼痛在三角窝、耳甲艇、耳甲腔、耳轮脚的区域,可取中耳(迷走神经点)、三焦、外耳、神门、枕。

耳痛在外耳道壁及耳道周围,可取耳颞神经点、三焦、外耳、内分泌、大肠。

对上述部位神经痛,治疗时手法要强,刺激量要大,疗效明显。

● 耳痛常与全身其他部位的症状有关。如日本横井报道,耳痛常见于女性青春期,此患者常伴有经痛和月经不调,经用女性素(卵巢制剂)常获显效,故将这种耳痛称为与卵巢功能低下有关的耳痛。南京医学院陈巩荪医生报道经期前后耳廓疼痛的病例,并发现耳痛与腹泻有关,如刘某,女,45 岁,护士。1 个月 3 次腹泻(1976 年 6 月 12 日、17 日、26 日),每次均有耳廓、左耳或者耳肾区出现水疱后 10 小时左右开始腹泻,连泻 5~6 次,经服药愈后耳痛转痒,渐渐无恙。相隔 7~10 天又再发,经过雷同。

病例:

李某,女,60 岁,总后勤部退休干部。

外耳道及耳廓前缘痛,一月余,经耳鼻喉科、神经科检查未见异常,疼痛为刺痛逐渐加重,辗转不安,影响睡眠,经多种治疗效果不明显。经耳穴诊断仪检查,耳颞神经点、外耳、外鼻、三焦、神经系统皮质下区阳性反应点,余未见明显阳性反应,经耳尖放血、耳颞神经点、外耳、外鼻、三焦、神经系统皮质下、神门、枕用黄荆子贴压后,疼痛即刻消失,未再复发。

六、鼻炎

鼻腔黏膜炎症,有急性和慢性两种。急性鼻炎普遍与感冒有关,以呼吸道为主的急性传染病的鼻部表现。

慢性鼻炎大多为急性鼻炎反复发作,致使鼻黏膜长期受到炎症刺激,引起黏膜及黏膜慢性炎症病变,或因外界有害气体的长期刺激形成。慢性鼻炎临床上分为单纯性鼻炎、肥厚性鼻炎和萎缩性鼻炎。

中医俗称本病为鼻漏,亦称脑漏,因鼻窍不断流涕,有如泉水,故名。病程缠绵日久,以流脓涕、鼻塞,甚则头痛、脑胀,嗅觉失灵为主症。本病多因外感风热、伏郁化热或胆经之热上升,熏蒸清窍所致。亦有因肺气虚寒,津液不得降,并于空窍而成。《济生方》载:夫鼻者肺之侯……其为病也,为衄、为息肉、为疮疡、为清涕、为窒塞不通、为浊脓或不闻香臭。此皆肺脏不调,邪气蕴结于鼻,清涕雍塞而发。

〔取穴〕

主穴:内鼻、肺、外耳。

配穴:内分泌、肾上腺。

〔取穴依据〕

内鼻:相应部位取穴,可直至病所,促进炎症消退,提高抵抗外邪能力。

肺:《灵枢·脉度篇》记载:"肺通气于鼻","鼻和则能知香臭矣",《素问·阴阳应象大论篇》说:"肺主鼻",《难经·四十难》说:"鼻者,肺之侯"。

因此当肺气不足,内有伏热,外受风寒或风热而致。外邪袭肺,寒热凝聚,壅塞肺窍而致鼻阻、流涕等,故取肺穴以宣肺开窍。

外耳:为经验用穴,是鼻通要穴。

肾上腺:抗过敏、消炎,对毛细血管有收缩作用,肥大性鼻炎、过敏性鼻炎取之。

内分泌:抗过敏,并有增加吸收代偿功能,萎缩性鼻炎取之。

体会:

● 耳穴治疗单纯性、慢性鼻炎有实时效应,停止治疗时,效果不明显,坚持治疗疗效巩固。

● 耳穴治疗肥厚性鼻炎应以内鼻、肾上腺及外耳穴为主。因为肥大性鼻炎,鼻黏膜上血管增多、扩张,血管壁增厚,形成黏膜水肿,腺体也增生肥厚。肾上腺穴及外耳穴可使黏膜血管收缩并抗御外来毒素的侵害,使鼻堵症状明显缓解。

● 耳穴治疗萎缩性鼻炎以内分泌、脾穴、肺穴为主。禁用肾上腺穴,因为肾上腺穴可收缩外周毛细血管。取内分泌穴可改善鼻黏膜营养,用肺、脾两穴以健脾固本,宣肺开窍。

● 慢性鼻炎由于长期鼻胀,鼻黏膜水肿和鼻道堵塞,可伴有嗅觉失灵,加用脑干、大肠、耳颞神经刺激点,耳垂4区外下方,即嗅觉中枢。笔者用耳穴贴压法治疗嗅觉失灵7例,均经1～3个疗程治疗,嗅觉恢复。若嗅觉失灵为先天性缺陷、鼻肿瘤、鼻息肉和神经损伤等,效果不甚理想,需治疗原发病。

七、过敏性鼻炎

是鼻腔黏膜的变态反应性疾病。可分常年性变态反应性鼻炎和季节性变态反应性鼻炎两种。常年性变态反应性鼻炎又称血管运动性鼻炎或假性鼻炎。过敏性鼻炎往往突然发作,以流清涕、喷嚏多、鼻痒为主症,多见于过敏体质的患者,有时与其他过敏性疾患如气喘、荨麻疹同时并发。

中医学称"鼻渊",有虚实之分,实症系外邪袭肺或热郁肺经所致,虚症卫气不固或肾阳衰退而成。

〔取穴〕

主穴:内鼻、肺、肾上腺、过敏区、内分泌、耳尖。

配穴:体质弱者取脾、肾。

〔取穴依据〕

内鼻:为相应部位取穴。

耳尖、内分泌、肾上腺、过敏区:抗炎,抗过敏,增强机体免疫力的作用。

肺:本病多为肺气虚,卫外不固,兼受风邪,肺气失宣而致。取肺穴以益气固表,宣肺通窍。

脾、肾:过敏性鼻炎多为肺气虚弱。肺气虚与脾虚、肾虚有密切关系。取脾能培土生金,健脾化痰;取肾以补肾固本,扶元益气。

体会:过敏性鼻炎,耳穴治疗有一定效果,但疗效进展缓慢,需坚持治疗1～3个疗程。若为季节性变态反应性鼻炎,应在发病季节前治疗,可延迟发病时间或减轻或控制病情发作,以达到脱敏或增强机体免疫功能。

八、副鼻窦炎

副鼻窦是与鼻腔相通的面颊骨内的一个或一个以上的含气黏膜腔。副鼻窦的黏膜非特异性炎症，通常由鼻腔的感染蔓延引起。包括急性或慢性上颌窦炎、额窦炎、筛窦炎或蝶窦炎。前两者常见，两个窦以上同时患病称多窦炎。临床症状特点为流脓涕、头闷、头痛、鼻塞、记忆力减退等。急性者有发热及局部压痛，甚者可以引起视神经炎及颅内并发症。

中医学称为"鼻渊"，因风寒犯肺、肺失清肃、肺热或肝胆火旺，移热于上而成。

〔取穴〕

内鼻、上颌、额、肾上腺、内分泌、耳尖放血。

〔取穴依据〕

内鼻、上颌、额：相应部位取穴。副鼻窦炎主要症状是流脓涕、头胀、鼻塞，取内鼻、上颌、额直接刺激病所，促进炎症吸收，使鼻塞减轻。

肾上腺、内分泌：可抑制炎症渗出、消炎、消肿、鼻通。

耳尖放血：可消炎镇静。

体会：副鼻窦炎：急性期时需及时治疗，若治疗较缓炎症得不到控制，发展成慢性副鼻窦炎时，会引起嗅觉失灵。

九、鼻咽炎

鼻咽炎是软腭以上咽部的炎症，临床症状为鼻液倒流，鼻咽炎部症状严重时，鼻塞、睡眠和打鼾，甚至有呼吸骤停。

耳穴诊断以电测鼻咽炎穴阳性反应为依据，鼻咽穴是经过临床对鼻咽癌、鼻咽炎、鼻液倒流等大量病例观察所定的穴位，当探测阳性反应或强阳性反应时有特定诊断意义。鼻咽炎患者症状严重时应与鼻咽癌患者相鉴别。

鼻咽部恶性肿瘤、鼻咽癌：是鼻咽部黏膜的恶性肿瘤。一般在中年发生，多见于男性，好发于中国的华南地区，特点为鼻咽部有血性分泌物，一个鼻腔阻塞，耳鸣或听力减退，有时出现头痛、眼球运动失调征象。

〔取穴〕

鼻咽、三焦、气管、过敏区、耳尖放血、交感。

〔取穴依据〕

鼻咽穴：是诊断治疗鼻咽炎的要穴。

气管：上呼吸道症状、过敏性鼻炎、鼻咽炎、咽喉不适时气管穴均有阳性反应点，临床上气管穴出现阳性反应点，不诊断气管炎而诊断鼻炎、喉部炎症。

三焦：由于有迷走神经、舌咽神经、面神经混合支通过，三焦穴是治疗口腔五官疾病要穴。

过敏区：鼻咽炎除与细菌感染有关，与过敏功能及免疫功能低下有关，取过敏区有抗过敏及消炎作用。

十、鼻衄

鼻衄亦称鼻出血,即血液不循常道,上溢鼻窍,渗于血络外,谓之鼻衄。发病原因可分为局部性和全身性。局部性原因是由于外伤或受损,鼻黏膜干燥或溃疡、肿瘤等;全身性原因见于急性传染性疾病的高热、血液病、维生素缺乏、血管病、肝硬化、倒经等。鼻衄多为单侧,血液可自一侧鼻腔流向鼻咽而自对侧鼻孔流出。

中医学认为多因肺蕴风热或胃有火邪,上迫鼻窍或外感寒热之邪,或因阴虚火旺,肺阴受伤,导致血热妄行,亦可外伤所致。

〔取穴〕

主穴:内鼻、肺、肾上腺、脾。

配穴:膈、脑垂体、胃。

〔取穴依据〕

内鼻:为相应部位取穴,在鼻中隔的前上方 Litie 氏区,此处常有曲张的血管丛存在,易受外界刺激引起鼻出血,因此取内鼻以收缩毛细血管止血。

肾上腺:可作用于皮肤和黏膜的毛细血管,收缩止血。

脾、膈、脑垂体:均有止血之功,与肾上腺四穴合用为止血四要穴。

肺、胃:肺开窍于鼻,肺胃热盛,可致迫血妄行,因此取肺、胃两穴以清肺胃热,凉血止血。

十一、嗅觉失灵

嗅觉失灵有暂时性和永久性嗅觉失灵。暂时性嗅觉失灵多由急性鼻炎、功能性障碍(如癔症病);永久性嗅觉失灵,多因鼻部阻塞(如鼻息肉)、鼻黏膜损坏(如萎缩性鼻炎)、嗅神经障碍(发育不全、神经炎)、脑回损害(如栓塞、额叶肿瘤)均可引起嗅觉丧失。

中医学认为本病多因长期湿浊逐渐积聚而成肿物,肿物为湿而生,故柔软、半透明、色灰白,偏于热,呈淡红色。肿物阻于鼻腔,清窍不通,脉络受阻,故鼻塞,嗅觉不灵,又因肺气虚,津不足,鼻黏膜失去滋养,故黏膜干燥,色淡红;或因邪毒蚀及肌膜,灼于阴津,黏膜萎缩而痂皮多,则嗅觉不灵,主症是鼻不分香臭。

〔取穴〕

主穴:内鼻、肺、脑干、嗅中枢(耳垂 4 区)。

配穴:外耳、肾上腺、内分泌、大肠、神经系统皮质下。

〔取穴依据〕

内鼻:为相应部位取穴,调节信息,直致病所,促使嗅觉神经功能恢复正常。

肺:《灵枢·脉度篇》记载:"肺通气于鼻","肺和则鼻能知香臭矣"。《黄帝内经太素》说:"肺主鼻",《难经·189 难》说"肺之侯,而反知香臭",说明肺、鼻与嗅觉密切相关,因此选用肺穴。

嗅中区、脑干(耳垂 4 区):相当于嗅觉中枢所在,脑干相当于嗅觉神经发出处,因此取耳垂 4 区、脑干两穴,以改善嗅神经功能,恢复及提高鼻的功能。

外耳:为治疗鼻病的经验用穴,有鼻通作用。

肾上腺:若嗅觉失灵是由于鼻部息肉或脑回损害,如栓塞、额叶肿瘤等引起,可取肾上腺,对鼻黏膜血管及相应部位之肿物起到收缩作用,改善鼻的通气,恢复其嗅觉。

内分泌:若嗅觉失灵为鼻黏膜损伤,如萎缩性鼻炎引起的鼻塞可取内分泌穴,以改善鼻黏膜之营养,有助于嗅觉神经功能的恢复。

大肠:"肺与大肠相表里",为经络取穴。

神经系统皮质下:若嗅觉失灵为功能性障碍,如癔症或嗅神经发育不全、神经炎引起,可取神经系统皮质下。

病例:

高某,男,46 岁 ,军人。

嗅觉失灵 3 年余,患者罹患慢性鼻炎 10 余年,每患感冒后,鼻塞加重,近 3 年由于反复发作,以致影响嗅觉。检查两侧下鼻甲肥大,鼻黏膜充血,嗅觉障碍,神经系统检查未见异常。经耳穴贴压内鼻、肺、嗅中枢(耳垂 4 区)、脑干、肾上腺、外耳、大肠,3 次治疗后可闻到香水味,一个疗程治疗后(5 次)嗅觉恢复。

十二、扁桃体炎

是溶血性链球菌、肺炎双球菌、葡萄球菌侵入所致急性扁桃体炎。患者常有畏寒发热、头痛、全身酸痛、咽喉充血疼痛,咽下时尤甚。扁桃体肿大,上有黄色渗出物,急性扁桃体炎治疗不当会反复发作,可形成慢性扁桃体炎,甚至可诱发中耳炎、心内膜炎、肾炎、风湿性关节炎等。

中医称本病为"喉蛾"、"乳蛾"。病因多系风热、邪毒或食辛、辣、煎、炒,内外邪毒相搏,引起肺胃火热上蒸,津液受灼,化火循肺经上逆,结于咽喉而发病。

〔取穴〕

耳尖放血、扁桃体、咽喉、内分泌、气管、轮 6。

〔取穴依据〕

扁桃体、咽喉、气管:为相应部位取穴,清热解毒利咽。

耳尖放血:轮 6 放血,清热解毒,镇静止痛。

内分泌:止痛、消炎。

十三、急性咽喉炎

急性咽喉炎分为原发性和继发性两种。原发性主要是由溶血性链球菌引起,不但咽喉黏膜有急性炎症改变,而且在咽周围组织和颈淋巴结也可发生炎症反应。大多数咽喉炎是由急性鼻炎继发而来。烟酒过度是急性咽喉炎发病的诱因,症状可有轻重不同。轻者咽喉发干、疼痛、声音嘶哑;重者畏寒、发热、头痛、四肢酸痛、吞咽痛等。咽黏膜显著充血并有稍厚的分泌物,咽后壁上方或声带可见红肿突起的淋巴滤泡,滤泡上有黄色渗出液,颈淋巴结也多肿大压痛。

〔取穴〕

主穴:耳尖放血、咽喉、口、气管、喉牙、肾上腺、内分泌。

配穴:膈、神门、大肠。

〔取穴依据〕

咽喉、口、喉牙：为相应部位取穴。

气管：咽喉患病时，气管有阳性反应点。气管为治疗咽喉疾患、口腔疾病的经验用穴。

内分泌、肾上腺：有消炎作用。刺激内分泌、肾上腺可使肾上腺活动增强，抗御外来毒素的侵害，使局部炎症反应减弱或消退。

耳尖、神门：止痛、消炎。

体会：在临床选用相应部位的咽喉穴时，应用耳穴电测仪器探测其阳性反应。急性咽喉炎阳性反应多在耳屏内侧 1/2 前上方，急性喉炎阳性反应多在耳屏内侧上 1/2 内上方；若急性咽喉炎伴有声音嘶哑，多在咽喉穴内侧及外耳道前壁上缘的声带穴探测有阳性反应，因此咽喉炎伴有声音嘶哑时可取声带穴。治疗急性咽喉炎多选咽、喉两穴位点进行刺激，效果明显。

十四、慢性咽喉炎

是一种咽部黏膜的慢性炎症，症状常见咽部干燥而有黏稠液，咳嗽。较重咽炎有咽痛，若咽炎反复发作，可引起咽部黏膜充血和肿胀，咽下部常有稠厚的黏液，咽后壁常有突起的淋巴滤泡。

〔主穴〕

咽、喉、内分泌、肾上腺、气管、口、肺。

〔取穴依据〕

咽、喉、口：为相应部位取穴，可利咽消肿。

气管：是诊断和治疗咽部、喉及口腔疾病的特定穴。

内分泌、肾上腺：有消炎、消肿的作用。

肺：慢性咽炎多系外感风热，熏灼肺系或肺、胃二经郁热上壅而致不适疼痛。"肺为咽喉门户，肺主气，肺主宣发和肃降"，"诸气者，皆属于肺"，取肺穴以清泻肺热，利咽止痛的作用。

十五、喉炎

喉和声带的炎症，是由细菌或病毒感染或气体、化学剂等刺激所致，有急性和慢性两种。急性喉炎是呼吸道炎的一部分，除咳嗽多痰等症状外，多由于声带水肿而不能振动，引起声音沙哑甚至完成失声，呼吸困难并发出粗糙的声音，咳嗽时疼痛，声音像雁鸣。婴儿、儿童因喉腔窄小，急性期容易引起喉阻塞。慢性喉炎主要症状是失声嘶哑，声带有充血、肥厚、息肉样等病理变化。

〔取穴〕

喉、三焦、气管、肾上腺、耳尖放血、交感。

〔取穴依据〕

气管、喉：相应部位取穴，使刺激直接作用于病变部位，增强抗病能力，以治其本。

三焦：有舌咽神经通过，可调整喉部肌肉运动，并缓解痉挛。

肾上腺：抗炎、解痉、消肿、止痛。

交感：喉炎时喉部肌肉处于痉挛失声状态，交感穴可以缓解平滑肌痉挛，使呼吸顺畅，发音正常。

十六、声带麻痹、声音嘶哑

声带麻痹见于咽喉炎、喉结核或喉返神经受损。单侧声带麻痹初起时,声音常接近正常,此时麻痹的声带多停留在中线位。当麻痹的声带向外移,达张开与紧闭的中间部位,嘶哑变得非常显著。

〔取穴〕

声带、气管、口、三焦、喉、肺。

〔取穴依据〕

声带、气管、口、喉:为相应部位取穴,使刺激感直至病所,加强声带的蠕动,恢复其功能。

肺:"肺主声","肺主气",发音与肺气功能有关,所以取肺。

三焦:有重要的舌咽神经支控制咽部和喉部的运动,刺激三焦穴有助于声带功能的恢复。

十七、咽喉异物感(梅核气)

咽部异物感系以喉中如有物梗阻,咳之不出,吞之不下,胸膈痞闷,抑郁不舒。此病多见于中年妇女,咽喉检查未见异常。西医称之癔球,中医称之梅核气。

发病原因多系情志抑郁,肝气郁结,伤及脾,脾失健运,积湿生痰,痰气互结,阻于咽喉。部分病人素体郁闷多湿,复感寒邪,伤及肺胃,以致寒湿内困,气机受阻,聚而生痰,痰气阻于咽喉而致梅核气。

〔取穴〕

肝、肺、食道、咽喉、气管、三焦、脾、神经系统皮质下。

〔取穴依据〕

咽喉:为相应部位取穴,有下气利咽的作用。

气管:为诊断和治疗咽喉部疾患及口腔疾患的特定穴。

食道:食道穴近耳中穴是迷走神经走行的部位,迷走神经咽支控制咽腔感觉,咽腔中缩肌与下缩肌受迷走神经支配,迷走神经对咽部作用为蠕动刺激,使咽部活动正常、异物感消失。

三焦:可通调水道,化气输精,解郁理气。三焦从耳廓神经分布看是迷走神经、舌咽神经、面神经混合支的刺激点。取三焦穴是由于咽腔感觉受迷走神经的咽支控制,咽腔的中缩肌、下缩肌受迷走神经管理,迷走神经对咽部作用为蠕动刺激。因此三焦穴具有利咽作用,使咽部肌肉蠕动功能正常。

肺、脾、肝:肝主疏泄,脾主运化,肺主肃降。取肝、脾、肺三穴可舒肝解郁,运化水湿,去痰理气。

神经系统皮质下:可调节大脑皮层兴奋和抑制之功能,调节自主神经功能,使咽部的异物感得到控制和消除。

枕小神经点:有镇静除烦,安神通络之功能。

胸:有宽胸利膈的作用。

体会:咽部异物感是一种功能性疾病,治疗前应做明确诊断,给予心理治疗,再以耳穴治疗,咽喉、气管、食道、神经系统皮质下、三焦穴为主要刺激点,可使病情很快缓解。通常1~3

次治疗即可控制。

十八、复发性口腔溃疡

复发性口腔溃疡又称阿弗他口腔炎,其病因比较复杂,有人认为是病毒感染,有人认为是过敏反应、内分泌紊乱或消化道功能障碍等。本病主要症状是口腔黏膜反复出现圆形或椭圆形小溃疡。溃疡边缘整齐,周围有红晕,溃疡面有黄白色纤维样渗出物覆盖,疼痛不适,遇冷、热、酸、甜等刺激时疼痛加重,可妨碍饮食和睡眠,食欲差,常因失眠、食欲不振、疲劳,使病情加重或反复发作。

中医称口疮。早在《素问·气交变大论》说:"民病口疮",《诸病源候论》载:"手少阴心之经也,心气通于舌。足太阴脾之经也,脾气通于口。腑脏热盛,热乘心脾,气冲于口与舌,故令口舌生疮也。"

〔取穴〕

主穴:相应部位、心、口、脾、耳尖、肾上腺、过敏区、内分泌。

配穴:失眠取神经衰弱区、神经衰弱点;纳呆取胃。

〔取穴依据〕

口、相应部位:复发性口腔溃疡多在口、舌、下腭及上腭穴有阳性反应;下腭包括下唇穴,上腭包括上唇穴,因此取相应部位以消炎止痛。

心、脾:《素问·阴阳应象大论》篇说:"心主舌,在窍为舌",《灵枢·五阅五使》篇说:"舌者心之官也",窦汉卿《疮疡全书·木舌》篇说:"心者,舌之本",危亦林《得效方·舌之病能》说:"心之本脉系于舌根,脾之络脉系于舌旁,肝脉循阴器络于舌本,肾之津液出于舌端,分布五脏,心实主之。"治本病宜取心穴。《素问·阴阳应象大论》篇说:"脾在窍为口",《灵枢·五阅五使》篇说:"口唇者,脾之官也",王肯堂《证治准绳》说:"口者,脾之所主",脾经分支循咽喉抵舌根,散于舌下,故取脾穴。

肾上腺、内分泌、过敏区、耳尖:是耳穴中的三抗穴,抗感染、抗过敏、抗风湿。复发性口腔溃疡多因病毒感染,过敏体质,内分泌紊乱,消化道功能障碍等引起。因此取之以消炎止痛,提高机体免疫功能,调节内分泌和消化功能。

神门:止痛消炎。

体会:复发性口腔溃疡为周期性的发作疾病。溃疡发作时烧灼性疼痛影响咀嚼进食,耳穴贴压治疗止痛明显,一次治疗便可进食咀嚼。溃疡未发作时,治疗可延长发作时间,而且发作时溃疡面积小,病损浅。

十九、颞颌关节紊乱

是口腔颌面部常见的疾病之一,多发在青壮年,以20~30岁患病最高。开始发生在一侧,有的可逐渐累及两侧。本病多属功能紊乱,如精神因素中有情绪焦急、易怒、精神紧张、容易激动以及失眠、肌腱反射亢进等全身症状。也可因结构紊乱,如牙殆关系紊乱,牙尖早接触,严重的锁殆、深复殆,多数后牙缺失及殆面过度磨耗致垂直距离过低等,或因两侧关系发育不对称、习惯单侧咀嚼,关节负荷过重等。

临床发病可分功能紊乱、关节结构紊乱、关节器质性破坏三个阶段,主要表现为关节运动异常,如开口度异常过大或过小、开口型异常偏斜或歪曲、开闭运动出现关节绞锁等。同时表现开口和咀嚼运动时,关节周围肌肉疼痛,有的病人在肌肉和相应肌筋膜处有板机点,并可由板机点引起在远处的牵扯区疼痛。病久可有关节区发沉、酸胀、肌肉疲劳以及面颊、颞区、枕区等慢性疼痛和感觉异常。如关节运动功能或结构不协调,以及有器质性破坏时,由于摩擦、踝状突表面不光滑或在运动时将踝状突和关节盘强拉过关节结节而彼此撞击,会发生弹响或杂音。有的可伴有头痛、耳病、眼病及吞咽困难等。

中医学认为本病类属"牙病"范畴。

〔取穴〕

主穴:颞颌关节、口、三焦、喉牙。

配穴:大肠、胃、轮 3 与轮 4 之间放血。

〔取穴依据〕

颞颌关节、口、喉牙:为相应部位取穴,以刺激信息直接感传至病变部位,镇静止痛。

三焦:为舌咽神经、面神经、迷走神经混合支刺激点,又为牙痛奇穴,故颞颌关节紊乱时,可取三焦穴,调节颞颌关节运动的紊乱,有镇痛作用。

大肠、胃:为手足阳明经分别入上、下齿中,肠胃瘀热上攻或风邪外袭,瘀热阳明化火,火邪上炎等所致牙痛,可取大肠、胃。

轮 3～轮 4 穴放血:为镇静止痛要穴。

体会:

● 病变部位及疼痛部位均比较明确,在耳垂上常有颞颌关节区相应的敏感点,因此治疗时应诊断出病变部位。

● 治疗时取穴要准、刺激量要大,须以强刺激,若用耳穴贴压法时,贴到穴位后,给以按压数秒钟,直到病变部位"得气",感到颞颌部位发热、轻松感,张口、咀嚼疼痛减轻时为宜。

病例:

黄某,男,30 岁,医生。

右侧下颌关节胀痛,张口困难,不能咀嚼一周余。经理疗、封闭效果不明显。检查全口牙无缺损、无龋齿、咬秴正常,颊车穴压痛,张口距离1.3 厘米时疼痛,张口1.6 厘米时明显疼痛。诊断为颞颌关节功能紊乱。经过耳穴贴压相应部位、喉牙、三焦、神门后,张口时疼痛明显减轻,最大齿距离达2.2 厘米,治疗 2 次后,疼痛全部消失,关节弹响消除,功能恢复正常。

二十、牙周炎

是牙周组织的常见疾病。其发展过程中,牙龈出现水肿、出血、充血。牙龈与牙根之间、牙槽骨与牙龈之间形成深沟,伴有溢脓,最终牙槽骨萎缩,牙齿摇动,导致牙齿拔除。

本病常由全身或局部因素引起,或两者综合所致。全身因素可有慢性病,如结核病、溃疡病、神经衰弱、糖尿病、肝病等。局部因素有细菌感染、牙石沉积、食物嵌塞、牙齿排列不齐,上下牙齿接触关系不正、不良,假牙刺激引起。

中医学称为"牙痛""牙龈肿痛"等范畴,多因湿热蓄于肠胃,上壅于经脉或胃火上炎所致。

〔取穴〕

主穴:相应部位、口、肾上腺、三焦。

配穴:大肠、肾、胃、轮 3~轮 4 放血。

〔取穴依据〕

相应部位:依牙周炎病变部位取穴,若病变部位在下齿周围,取下颌、下腭,若病变部位在上齿周围,取上颌,上腭。

口:相应部位取穴。

肾上腺:用以消炎。据报道,针刺肾上腺穴能使肾上腺皮质激素分泌增多,抑制创面的纤维化,增强病人对感染的抵抗力。动物实验表明,肾上腺穴可使痛阈明显提高,可止痛。

胃、大肠:手足阳明经,分别入上、下齿中,肠胃瘀热上攻或风邪外袭,瘀热阳明而化火,火邪上炎可致牙周病,因此取胃、大肠以降胃火,泻肠胃之湿热。

肾:肾主骨,"齿为骨之余",由于二者同出一源,牙齿由肾中精气所充养。肾精充盛,则牙齿坚固而光润,若精髓不足,则牙齿易于松动,甚至早脱。取肾以滋补肾水,温经止痛。

轮 3~轮 4 放血:清热解毒,镇静止痛。

三焦:为牙痛奇穴。可用于各种病因引起的牙痛,并有清热、消肿、利湿的作用。

二十一、牙龈出血

牙龈出血是一种症状,多发于牙龈炎和牙周炎,多由口腔卫生不良、牙石沉积,牙龈红肿、糜烂,刷牙、吸吮出血引起。

中医学归属"牙痛"范畴,多因湿热,蓄积于肠胃,上壅于经脉,胃火上炎所致。

〔取穴〕

主穴:相应部位、口、气管、肾上腺、脾。

配穴:大肠、胃。

〔取穴依据〕

相应部位:依牙龈出血部位取相应部位,上牙龈出血,取上颌、上腭;下牙龈出血取下颌、下腭。

口、气管:牙肿胀及牙龈出血时,在耳穴口、气管处均有阳性或强阳性反应,呈现肿胀,并有压痛或压痕反应,其中以气管穴为主,因此依临床阳性反应部位取穴,以消肿止血。

脾:中医学认为"在脏为脾,在窍为口",《灵枢·五阅五使》篇说:"口唇者,脾之官也",《证治准绳》说:"口者,脾之所在",以及《灵枢·脉度》篇说:"脾气通于口,脾和则口能知五谷矣",同时"脾统血",脾有统摄血液在经脉中运行,而不致溢出脉外的作用,脾统血的主要机制,实际上是气的固摄作用。沈目南在《金匮要略注》中说:"人体五脏六腑之血,全赖脾气统摄"。脾气虚时,则统摄不全,血液由脉外溢出,出现各种出血疾患。《素问·至真要大论》篇说"诸湿肿满,皆属于脾",牙龈肿胀,亦与脾虚生湿有关,因此,口腔病取脾,以消肿止血。

肾上腺:有止血抗炎作用。

大肠、胃:《诸病源候论》载:"牙痛"上段属足阳明胃经,下段属手阳明大肠经。牙龈出血,为实热症引起,取大肠、胃穴,以泻阳明经之火邪,达到泻火、凉血止血之功。

二十二、牙痛

是口腔疾患中的一种常见病。牙痛多为龋齿、牙龈炎、根尖周围炎、冠周炎、牙周炎等引起的一个症状。

中医认为引起牙痛原因很多，统之不外阳明伏火与风热久邪相搏，风火上炎所致；或因风寒之邪客于牙体所致；或因肝肾两虚；或因虫蛀孔所致。中医认为牙痛的病症有实火和虚火之分。其中风火牙痛多见于急性牙龈炎、根尖周围炎；胃火牙痛多见于冠周炎、化脓性根尖周围炎；虚火牙痛多见于慢性牙周炎、慢性根尖周围炎。

《素问·谬刺论》载："齿痛"。《诸病源候论》载："牙病"病名。又云："上齿属足阳明胃经，下齿属手阳明大肠经。"

〔取穴〕

主穴：三焦、口、上颌或下颌、牙。

配穴：

上牙痛：取胃。

下牙痛：取大肠。

胃火牙痛：取耳尖放血。

虚火牙痛：取肾。

〔取穴依据〕

上颌或下颌、牙、口：相应部位取穴，止痛消炎。

三焦：为牙痛奇穴。

胃：用于胃火牙痛、上牙痛，足阳明胃经入上齿中。取胃可疏泄足阳明经之经气，清泄胃火。

大肠：用于下牙痛，手阳明大肠经入下齿中。取大肠穴可清手阳明经之热，凉血消肿。

肾：用于肾虚牙痛。肾主骨，齿为骨之余。取肾以滋肾水，益肾阴。

体会：

● 耳穴止痛最快，止痛效果最佳的穴位是相应部位穴位。相应部位治疗取穴时，一定根据耳穴电测仪阳性反应点变化，耳穴上颌穴、下颌穴是代表上颌及下颌区，并不能指出某牙齿。耳垂一区的牙穴不能表示某一牙病的具体部位。

临床验证，治疗牙痛止痛要穴是下颌穴和上颌穴。下颌定位范围大，耳穴下颌通常反应门齿疾患，而智齿疾病反应在耳轮尾与下颌穴连线的中点。因此。治疗下牙痛时应以智齿与下颌穴（门齿）区域范围内测定阳性反应点，测定出具体牙痛部位，予以刺激，选用强刺激法，可立即提高痛阈。

● 耳穴治疗牙痛前要查明病因。

● 民间有烧酒滴耳治疗牙痛。近来有人用75%酒精棉球塞入患者鼻孔亦有立即止痛效果。

二十三、龈炎

齿龈的炎症，由牙颈表面的菌斑引起。主要症状为齿龈肿胀并容易出血。龈炎有缘龈炎、肥大性龈炎、妊娠期龈炎、青春期龈炎以及非肿痛性的牙龈增生等。慢性龈炎是牙周病的早期阶段。

中医学称"牙痛"范围，多由湿热积聚于肠胃，上壅于经脉，胃火上炎所致。

〔取穴〕

口、胃、脾、上颌、下颌、大肠。

〔取穴依据〕

口、上颌、下颌：三穴属于相应部位，上颌、下颌包括上、下颌骨，上、下牙齿，牙周、牙龈。

脾：口腔疾患与脾关系密切，牙龈肿胀，亦与脾虚生湿有关，因此，口腔病取脾，以消肿止血。

大肠、胃：《诸病源候论》载："牙痛"上段属足阳明胃经，下段属手阳明大肠经。牙龈出血，为实热症引起，取大肠、胃穴，以泻阳明经之火邪，达到泻火，凉血止血之功。

二十四、舌痛

舌痛指舌部感觉异常，自觉舌部有烧灼刺痛感、异物感或舌钝痛，有时在口腔黏膜或其他部位亦可产生类似感觉。讲话、饮食不受影响，精神集中工作时可消失。舌痛的原因与发病原因和原理不明。一般认为与胃病、肠寄生虫病、血液病、绝经期或癔病有关。

〔取穴〕

心、舌、脾、三焦。

〔取穴依据〕

心、舌、脾：按病变部位取穴，中医认为"舌为心之苗，心开窍于舌"。

《灵枢·经别篇》说："足少阴症……直者系舌本。"李东垣说："舌者心也，复能知味，是舌中有脾也。"舌痛可取心、舌、脾三穴。

三焦：为舌咽神经所在，故取三焦穴。

二十五、舌咽神经痛

舌咽神经痛是一种局限于舌咽神经分布区的发作性剧痛，呈刺戳样，间歇地发作，持续数秒钟，每因吞咽、咳嗽而诱发。神经科检查：舌咽神经的运动感觉功能均属正常。在咽喉、舌根、扁桃体窝为疼痛触发点，并可放射到耳咽管，常因下咽和舌肌运动而诱发。起病年龄多在35 岁以后，男性居多。

〔取穴〕

三焦、心、相应部位、舌。

〔取穴依据〕

舌、心：相应部位是按病变部位取穴，使气直达病所。有人认为舌咽及迷走神经的脱髓鞘性病变引起舌咽的传入冲动与迷走神经之间发生短路的结果。

三焦:是舌咽神经的发出处,取三焦直接刺激病变部位。

二十六、舌质麻木

舌质麻木似为一种功能性疾病,较为少见,并与舌咽神经麻痹相鉴别。后者除有咽、舌部感觉障碍外,并发食物反流鼻腔的现象。舌质麻木亦可出现高血压、脑血栓、脑溢血等神经运动系统疾病,接诊时要详细检查,并做鉴别诊断。

〔取穴〕

心、舌、三焦、小肠。

〔取穴依据〕

舌按相应部位取穴。

心、小肠:《素问·阴阳应象大论篇》说"心主舌,在窍为舌",《灵枢·脉度篇》说"心气通于舌,心和则舌能知五味矣",《疮疡全书·木舌篇》说:"心者舌之本",为此治舌病宜用心穴。唐·孙思邈《千金方·舌论》记载:"凡舌者心主小肠之候也";此外,心与小肠相表里,心经的病可取小肠穴而获显效。

病例:

Judy,女,老师。

主诉整个舌麻木已半年,经服中西医药和多次针刺治疗无效。取双侧耳穴贴压治疗两次后,舌麻痹明显好转,大部分麻痹感消退,仅剩舌尖仍有麻感。经4次耳穴贴压治疗后,舌麻痹全部消失。

二十七、急性结膜炎

是一种常见的传染性眼病,俗称"红眼"或"火眼"。常见的致病菌有肺炎双球菌、链球菌、葡萄球菌等。双眼明显充血,有黏液体脓性分泌物,自觉异物和烧灼感。当角膜受累时,有疼痛、畏光、流泪及视力障碍等。

中医属"天行赤热"、"暴风客热"。多由肺经蕴热,感受风邪或肝胆火旺,循经上扰及感四时风热毒疬之气所致。

〔取穴〕

耳尖、肺、眼、目2、肾上腺。

〔取穴依据〕

眼:为相应部位取穴,以调理局部气血,消炎止痛。

目2:可调节屈光不正,对外眼炎症有明显消退之功。

耳尖放血:有镇静、消炎、抗过敏、清脑明目的作用。

肾上腺:可抑制炎症的渗出,有消炎、抗过敏的作用。

肺:眼部五轮学说中,结膜属肺。取肺穴以泻火解毒。

体会:耳尖放血、耳穴针刺治疗急性结合膜炎效果明显。一次治疗后结膜充血、红肿逐渐消退,眼部发涩不适感减轻。2~3次治疗即可病愈。

二十八、睑腺炎、麦粒肿、霰粒肿

是眼睑的急性化脓炎症,俗称"针眼",中医学为"疮"。多因过食辛、辣、煎、炸燥热之品,致足阳明经热盛上至于眼睑而成,或因风热相搏而致。

〔取穴〕

耳尖放血、脾、眼、目2。

主穴:口、三焦、喉牙。

〔取穴依据〕

耳尖放血:清热、消炎、明目、止痛。

眼、目2:相应部位取穴。

脾:按中医五轮学说,眼睑属脾。取脾穴,以清脾胃之蕴积热毒。

体会:耳尖放血、耳穴贴压治疗麦粒肿疗效快。笔者观察30例,1次治愈20例;2次治愈7例;3次后治愈3例。

二十九、球结核膜出血

本症是血溢络外,显于白睛表面,初起呈一片鲜红,界限分明,多因剧烈咳嗽、呕吐、酗酒过度、妇女逆经或轻度碰击所引起,以上原因均可导致血不循经、血络破损,以致血溢络外。

〔取穴〕

肺、肾上腺、眼、脾、耳尖放血。

〔取穴依据〕

眼:为相应部位取穴,促进出血吸收。

肺:根据中医五轮学说结膜属肺,球结合膜下出血多属肺热,例如大叶性肺炎。高烧患者可见球结膜充血,并见毛细血管扩张。取肺穴,以清泻肺热。

耳尖放血:清热明目。

肾上腺:可以止血,毛细血管出血可取肾上腺,以止血祛瘀。

脾:可统摄血液,使血液不外溢。

三十、近视

是眼睛之调节机能失常,远处之物在视网膜之前结像,常因眼球前后距离过长,或晶状体凸度过大所致。中医学称本病为能视祛远症。《诸病源候论》载"目不能远视乃劳伤脏腑,肝气不足所致。"《审视瑶函》载:近视所因"肝经不足肾经病",并说:"禀受生成近觑","久视伤睛成近觑"的理论。说明青少年形成近视因学习、工作环境昏暗,书写阅读体位不正,目标距睛不适中和持续近距离使用目力而成。本症病机为心阳衰弱,阳不足而阴过盛,以致阳被阴侵,光华发越于近。

〔取穴〕

耳尖放血、脾、肾、目、眼、肝。

〔取穴依据〕

耳尖放血:有清脑明目的作用。

肾、肝:中医学五轮学说认为,瞳仁属肾。《灵枢·脉度篇》说"肝气通于目"。《素问·金匮真言论》篇说:"东方青色,入通于肝,开窍于目,藏精于肝"。《灵枢·五阅五使篇》说:"目者肝之官也。"因此取肝、肾穴以补肝肾、益精血、清脑明目。

脾:青少年近视有的因为睫状肌痉挛,引起睫状肌痉挛性近视。脾主肌、主运化,取脾以改善眼睫状肌之调节功能,缓解眼部之经气,改善眼睛的供血。

体会:

● 耳穴对假性近视,视力在0.7～0.8未配近视镜者,通过耳压治疗可达1.0或1.2以上。

● 近视年龄越小,效果越明显,若为17岁以上,治疗效果不好。

● 近视已配镜者,学生紧张用眼过多者效果不好。

三十一、青光眼

是一种较常见的眼病,眼压升高是本病的主要特征,其次是瞳孔散大,故称绿风内障,亦称充血性青光眼。本病有原发性、继发性和先天性之别。原发性青光眼又分为非充血性(慢性单纯性青光眼)和充血性青光眼(急、慢性充血性青光眼)。

临床症状为初期自觉头痛、眼微胀、视力减退,继之头痛剧烈,伴有恶心、呕吐、虹视(在灯光周围有彩色圈)、结膜充血、角膜混浊、视力下降,最后可因眼压很高,眼底神经萎缩而失明。

中医学称为"绿风内障"、"瞳孔散大"范围,系肝胆之火上亢或真阴不足,虚火上炎、经气失调所致。

〔取穴〕

主穴:眼、目1、肝、肾、降压点、枕、耳尖。

配穴:神经系统皮质下、神门。

〔取穴依据〕

眼、目1:相应部位取穴。

耳尖、降压点:耳尖放血,降压点可降压明目。

肝:《灵枢·脉度》篇说:"肝气通于耳,肝和则目能辨五色矣",《素问·五脏生成篇》篇说:"肝受血而能视",肝的气血均上注于目,肝的经脉上连于目系,以维持其视觉的功能,若肝阳上亢,可致头晕目眩,视力模糊,因此取肝以泻肝火。

肾:肾为五脏六腑之本,内寓元阴元阳,都靠肾阳温煦,人体脏腑之阴都由肾阴滋助,因此取肾以补真阳,以水制火

枕:可镇静安神,枕穴相当于人体的视觉中枢,所以取枕以调节视觉功能。

神经系统皮质下、神门:调整大脑皮层兴奋与抑制功能,可镇静止痛。

病例:

王某,女,50岁,干部。

双眼胀、头痛伴视力下降3年余,眼科检查眼压高,右眼26毫米汞柱、左眼28毫米汞柱,诊断为慢性单纯性青光眼,予以1%匹罗卡品滴眼,一日3次,点眼后,头痛目胀症状有所缓

解,眼压下降不明显。经耳穴贴压治疗一个疗程后,眼压下降,左眼26,右眼24,治疗两个疗程后,右眼压正常,左眼24,无明显自觉症状。

三十二、中心性视网膜炎

中心性视网膜炎是眼底黄斑部中心区发生的病变。患者早期感觉视力障碍,视物模糊,有变形,视物可变大或缩小、弯区或倾斜。眼底可见黄斑部水肿,中心凹光反射暗淡或消失。本病以青少年和中年为多见,男多于女,多为单发性,也可为双眼发病。起病迅速,进展较缓慢,常有复发。

〔取穴〕

耳尖放血、交感、眼、肝、肾、目1、目2、枕。

〔取穴依据〕

眼、目1、目2:为相应部位取穴,目1用于治疗眼底病,青光眼,目2调整视力。

交感:能调解血管功能,以扩张血管为主。能改善眼底黄斑部的微循环,促进代谢、消除水肿,有利于病变的恢复。

枕:相当于视觉中枢,刺激枕穴可调整视力。

肾、肝:中医学认为目者肝之官也,肝主目,肝开窍于目,肝受血而能视,肾主瞳孔,肾藏精;肝藏血,精血互生,肝肾同源;肝属木,肾属水,水生木,当肾阴不足,水亏火热,或肾阳不足,命门火衰,容易牵动肝经,而发生眼疾,故治眼底病时,取肝和肾两穴,以养肝明目。

三十三、视神经萎缩

视神经萎缩是由各种原因(外伤、受压、变形、炎症)引起的神经纤维的损伤和退行性变化。视神经萎缩是较为严重的眼底疾病之一。临床上分为原发性和继发性两种:前者为乳头及视网膜没有病变,而球后部分的神经由于全身性或局部病变引起视神经萎缩。患者视力逐渐减退,视野呈向心性缩小。原发性患者的眼底,视网膜没有病变,而球后部分的视神经,由于全身性或局部病变,而引起视神经萎缩。患者视力逐渐下降,视野呈向心性缩小。原发性患者的眼底,视神经乳头苍白、边界清楚,筛板清晰可见,视网膜血管正常,或在晚期可变细如白线状。继发性患者的眼底,视神经乳头呈灰白或腊黄色,边界较模糊,筛板看不清,动脉变细,静脉有弯曲,有时视网膜可见陈旧性病灶。

〔取穴〕

眼、目1、目2、交感、枕、肝、肾、心血管皮质下。

〔取穴依据〕

眼、目1、目2:是治疗眼病的三要穴,眼是相应部位,目1是治疗眼底病,目2是调整视力。取三穴可改善眼的血液循环,使萎缩的视神经焕发新生。

心血管系统皮质下、交感:可以调解血管舒缩的功能,扩张血管,改善视神经的营养,恢复视力。

肝、肾:从经络观察,结果证明,肝穴的经络感传直抵视神经乳头。符合"肝开窍于目"的说法。《素问·上古天真论》说:"肾者主水,受五脏六腑之精而藏之。"精藏于肾,说明肾与眼有密切关系,从中医分析,视神经萎缩是肝肾两虚,必须调整肝肾,肝肾同源,肝之脉连目系,肝与目有密切关系。肝须得肾的滋养,才可以保持正常的生理功能,在治疗视神经萎缩时,采取肝肾同用的原则。

病例:

Reamon's Tam,男,16 岁,高中生。

视力逐渐下降六周,医院做 MRI 检查结果,诊断脑瘤如高尔夫球大小,左眼失明,右眼仅有光感,分辨不出颜色和指数。曾做 3 次放疗,病情逐渐发展,眼科医生认为视力无法恢复,经朋友介绍到达拉斯某门诊部请笔者会诊,做耳穴检查及视力测定,在治疗之前笔者询问可否看清书本上的字幕,患者只见到一片模糊似红色,随后做耳穴治疗,耳尖放血、贴压耳穴、交感、肾、肝、枕、目 1、目 2、眼,并给予指功发热、通经活络气至病所的手法,经 10 分钟后,患者即可看出书名"Auricular Diagnosis",经过坚持治疗,视力逐渐恢复,两年后右眼视力基本恢复,左眼可见周边视野。共经三年治疗,患者已读大学二年级计算器专业,为此 2004 年 5 月 19 日美国 CBS 电视台专访 Reamon's Tam 及笔者。

三十四、眼睑痉挛

眼睑痉挛的部位多属上眼睑,跳动牵及眉际,俗称"眼眉跳"。若跳动过频,则需调治。多因为邪入侵经络,以致筋急抽搐,或为气血衰弱,久病失调,而致肝脾经络失调。

〔取穴〕

三焦、眼、脾、肝、神经系统皮质下。

〔取穴依据〕

眼:相应部位取穴。

肝、脾:"肝主筋,开窍于目"、"诸风掉眩,皆属于肝"、"脾主肌,眼轮属脾,取肝、脾可镇静熄风"。

三焦:是颅神经、面神经、迷走神经、舌咽神经发出处,刺激三焦穴,可以使良性刺激传递到脑干网状结构,使大脑皮层的抑制作用加强,用以镇痉。

神经系统皮质下:患者眼肌痉挛多为神经紧张,或气血衰弱,伤及肝、脾,经络失养而发生筋急抽搐。取神经系统皮质下可以调节大脑皮层的兴奋和抑制功能,使精神得以放松,眼肌抽搐停止。

病例:

David Allan,男,17 岁,学生。

眼睑间歇性痉挛半年,近周跳动频频,不能控制。耳穴贴压治疗肝、脾、眼、三焦,按压数秒钟,眼肌痉挛缓解,经随访半年未有复发。

第四节 妇科疾病

一、月经不调

月经是由于受垂体前叶及卵巢内分泌激素调节而呈现有规律之子宫内膜周期性变化。如垂体前叶或卵巢功能失调会引起月经周期、血量、血色和经质的异常,产生月经不调。

月经不调的原因有内在因素和外在因素,内在因素如精神情绪上的过度紧张,过食寒凉食物和辛辣刺激性食物或慢性疾病造成体质虚弱、气血两衰;外在因素如寒、热、湿等外邪的侵袭等。

中医学认为月经不调与肾、肝、脾之经气有关。如肾气充盈,则冲任二脉调和,月事正常,如肾气虚,可使冲任二脉功能失调,肝热不能藏血,脾气虚不能统血,均可使月事及周期及经色、经量发生变化。月经不调有经行先期、经期后错,经行先后不定期。经行先期即血热者多见,多因忧思气结,久郁化火,以致血热,迫血妄行而致;经期后错即血寒者多见,多因寒邪留滞胞宫,气血运行不畅,冲任受阻,经血不能应期来潮;经行先后不定期多因肝气郁结,疏泄失常,而致经期紊乱,先后不定。

1. 月经过多、经期提前

经期血量过多或行经时间延长,中医认为可由气虚、血热或劳伤所致。气虚者多因身体虚热、忧思伤脾、中气不足而使冲任失固,行经量多、延长、质稀、色淡、神疲、不思饮食。

血热者:热伤冲任、迫血妄行,故经量多、色深稠黏、面赤唇红,或兼午后潮热。

劳伤者:多因经期劳倦过度、冲任受损,故月经连绵不止、血气暗淡、面色萎黄、体倦乏力、下肢酸软。

2. 月经过少、经期错后

经期血量过少或行经时间过短,甚至点滴一二日即净。可由血虚、血寒、血瘀或肾虚所致。

血虚者:经少、色淡、质稀、面色萎黄、头晕、心悸等。

血寒者:经色暗淡、形寒畏冷、小腹冷痛、喜得温热。

血瘀者:经血色暗、有血块、小腹凉而痛甚至胀、拒按。

肾虚者:兼见头晕、耳鸣、腰膝酸软。

3. 经期先后不定

多因垂体或卵巢内分泌功能紊乱或因精神情绪的过度紧张或外界环境的改变等引起,多因肝气郁结、疏泻失常而致经期紊乱,先后不定。

〔取穴〕

主穴:子宫、卵巢、脑垂体、肾、肝、丘脑。

配穴:

月经过多、经期提前:取脾、肾上腺、膈。

月经过少、经期错后:取交感、心血管皮质下、促性腺激素点。

经期先后不定:神经系统皮质下、身心穴、促性腺激素点。

〔取穴依据〕

子宫：为相应部位取穴，以调理气血、滋养胞宫、使经脉气血运行正常。

卵巢、内分泌、脑垂体：调节垂体、卵巢、内分泌功能，月经规律有赖于丘脑、垂体、卵巢和子宫内膜整个生理轴心的正常功能，当垂体、卵巢内分泌功能失调，月经不调，故取卵巢、内分泌、脑垂体三穴，可调整内分泌功能，使月经正常。

肾、肝：以补肾气，舒肝解瘀、通经活络、调解冲任二脉。

脾、膈、肾上腺：月经过多时取之，统摄血液，有止血之功。

交感、心血管系统皮质下、促性腺激素点：月经过少取之，活血，刺激性激素水平，促使内分泌分泌功能正常，月经正常来潮。

神经系统皮质下，身心穴：避免精神过度紧张、忧虑，配促性腺激素点，提高垂体、卵巢、内分泌功能，使月经规律。

体会：耳穴治疗月经不调效果明显，一般治疗 3 个疗程，若治疗后 3 个月，经周期正常可停诊。

二、痛经

是指妇女月经前后或行经过程中出现少腹及腹部疼痛而言。痛经多见于月经初期，月经期发生疼痛者少见，痛经常伴有头晕、腰酸、恶心、腹泻等症状。痛经严重者伴有面色苍白、头面冷汗淋漓、手足厥冷等。痛经在临床上可分为原发性痛经和继发性痛经。原发性痛经是指月经初潮时即有下腹部疼痛史；继发性痛经是指月经初潮时无痛经症状，以后起病。

原发性痛经除与体质虚弱精神紧张，痛阈较低等心理因素关系密切外，常见于子宫发育不良、子宫前屈或后倾等位置异常和宫颈狭窄及内分泌失调；继发性痛经多与内生殖器官病变，往往由于慢性盆腔炎、子宫肌瘤、子宫内膜移位等。

中医认为多与外感风寒、内伤七情、气滞血瘀、不通则痛或因肝肾亏损、气血不足胞脉失养而成。分为虚寒性、实热性，气血瘀滞型。

〔取穴〕

主穴：子宫、内分泌、卵巢、下焦、神经系统皮质下。

配穴：神门、腹、肝、脑垂体、盆腔。

〔取穴依据〕

子宫、腹、下焦、盆腔：为相应部位取穴，以调理气血，行气止痛。

下焦是治疗由于泌尿生殖系统引起少腹痛之要穴。

卵巢、脑垂体、内分泌：调理内分泌、卵巢功能，脑垂体穴是脑垂体的代表区，近年来，人们在垂体前叶发现内啡肽，垂体是内啡肽的储存库，内啡肽有止痛作用，痛症病人脑脊液入内啡肽含量下降，可能是长期疼痛对内啡肽系统活力起了抑制作用，而对有害刺激的敏感性升高，取脑垂体可增强内啡肽作用。

肾：原发性痛经时取之，以补肾气，调冲任。

肝：肝经循阴器抵少腹，取肝穴以舒肝解郁，缓解少腹痛。

交感：气滞血瘀型痛经时取之，以解痉止痛，痛经多见于月经初期血管紧张痉挛月事不下，交感穴可扩张血管、解除子宫颈平滑肌痉挛,使月经顺利来潮疼痛缓解。

神经系统皮质下:调理大脑皮层功能,缓解精神紧张状态,原发性痛经,经前期紧张症取之。

神门:行经时取之以镇静止痛。

体会:

● 治疗痛经一般在行经期以前。根据临床体会治疗时间应选择非行经期,以调节内分泌、卵巢功能,解除精神紧张状态为主,这样行经时痛经的症状可明显减轻。一般连续治疗2个月可取得满意疗效。

● 判断疗效,一般要观察3个月以上。

● 治疗时要向患者解释月经的生理现象,消除经前期、行经期紧张心理状态,有助于提高疗效。

三、闭经

无月经或停经属于闭经。在青春期以前,泌乳期和育龄结束后无月经或停经,是属于正常。闭经临床上分两类:

原发性闭经:即女子18岁尚未月经来潮。

继发性闭经:即月经已来潮,又中断3个月以上,又非妊娠期或哺乳期。

病因多样:可因子宫卵巢发育异常,内分泌功能紊乱、障碍,卵巢激素缺乏,丘脑、垂体及甲状腺功能缺陷,糖尿病,神经,精神障碍,抑郁症,神经性食欲缺乏或其他慢性病,如营养不良、贫血以及环境的改变。原发性闭经亦可由于先天性缺陷所致,如特纳综合征。

本病中医称"不月",月事不来、经脉不通、血闭等。

〔取穴〕

子宫、卵巢、脑垂体、肾、肝、内分泌、脾、交感、心血管系统皮质下。

〔取穴依据〕

子宫:为相应部位取穴,可调和胞宫气血。

卵巢、脑垂体、内分泌:调节内分泌、卵巢功能。

肝、肾、脾:虚证肾气不足和肝肾亏损时,取脾、肾、肝,以益气养血滋补肝肾;实症气滞血瘀时取肝,以理气活血化瘀。

交感:可调节自主神经功能,缓解大脑皮层的紧张度,并可扩张血管。

皮质下:调节大脑皮层的兴奋与抑制功能,使精神放松、情绪稳定,解除血管紧张度、平衡激素水平,使月经自然来潮。

体会:

● 耳穴治疗继发性闭经效果理想,笔者观察21例,其中原发性闭经1例,继发性闭经20例,耳穴治疗20例均行经,1次治疗行经者12例,2次治疗行经者6例,3次治疗行经者2例,原发性闭经1例治疗2疗程仍未行经。

● 耳穴治疗闭经需2～3疗程,一次治疗来潮者尚需继续治疗,待疗效巩固,月经按正常周期来潮可停诊。

四、功能性子宫出血

由于卵巢功能失调所引起的月经过多、过频,即不规则出血的总称。可分为排卵型及无排卵型两类,排卵型较少见。排卵型多见于生育期妇女,月经周期每月缩短或正常,少数有延长者,行经期量大,时间长;无排卵型多见青春期或绝经期妇女,临床上一般先有2个月左右停经史,继之出现子宫出血、量多,持续时间显著延长,甚至可达20天或更长,量时多时少,反复发作,常导致严重贫血。

功能性子宫出血中医属于"崩漏"范畴。大量出血者称崩,经量较少且淋漓不断者称漏。崩和漏可以互相转化,崩漏的发生是由于冲任二脉,不能制约经血所致。引起冲任损伤的原因,以血热、血瘀、脾虚三型多见。

〔取穴〕

主穴:子宫、脑垂体、卵巢、内分泌、脾、肝、肾。

配穴:膈、肾上腺。

〔取穴依据〕

子宫:为相应部位取穴。

内分泌、卵巢、脑垂体:调节内分泌、卵巢功能,促卵巢分泌雌激素。通常雌激素分泌若减至50%以下,可有子宫出血,若雌激素增加可止血。

肝、脾、肾:本病发生与肝、脾、肾三脏有关。精神不畅,可致肝郁气滞、郁久化热,热盛迫血妄行而致病;脾气虚不统血,营血外溢,则漏下不止;肾为先天之本,肾气不足,或大病久病伤阴血而致肝肾阴虚,冲任不能固摄而出血。故取以上三穴。

肾上腺、膈:为止血要穴。

体会:

● 功能性子宫出血,出血期可用毫针治法或用耳穴贴压法,刺激手法要强,治疗后即日或1~2日月经量减少或骤停。

● 治疗时间要长,一般持续2~3个月以观察周期变化,判断疗效。

● 可用维生素K耳穴注射内生殖器、卵巢、内分泌、脾,每次取2~3穴,每穴0.1毫升,出血停止后可用耳穴贴压法。

● 月经过多及功能性子宫出血:治疗时间选择性在月经来潮后第三天,耳穴治疗后即可使经量减少、经期缩短。

● 耳穴治疗月经过多及功能性子宫出血有显著疗效,经大量病例观察止血疗效,除选取相应部位,有四个止血要穴:肾上腺、脑垂体、膈、脾。可广泛用于出血性疾患,如胃、十二指肠溃疡出血、支气管咯血、便血、痔疮、过敏性紫癜及鼻衄等。

五、宫颈炎

是女性生殖系统炎症之一,分为急性和慢性两种,临床上后者尤为多见。本病常继发于分娩、流产或子宫颈外伤之后,病因可能与局部损伤和内分泌有关,症状为白带增多、黏稠、时为脓性,多伴有腰酸腹痛、坠胀感,每于经期或性生活后加重,局部可见子宫颈糜烂、黏膜增厚、充血、息肉,肥大或腺体囊肿等各种改变,本病除影响妇女健康外,还与子宫颈癌的发生有一定的关系,故应特别予以注意,积极防治。

中医认为本病与肝郁气滞或湿热下注等因素有关,属"带症"范畴。

〔取穴〕

主穴:耳尖放血、宫颈、肝、脾、肾、三焦、内分泌、肾上腺。

配穴:腹部坠胀取下焦、腹;腰酸取腰骶椎。

〔取穴依据〕

宫颈:为相应部位取穴,增加气血运行,促使炎症消退。

肾、肝、脾、三焦:本病因湿热下注,引起带脉失约,冲任失调,《素问·至真要大论》篇说:"诸湿肿满,皆属于脾",脾可运化水湿,肾、肝调理冲任二脉,三焦可利湿消肿。

耳尖、内分泌、肾上腺:有消炎作用。

1. 子宫颈糜烂

为慢性宫颈炎表现之一,宫颈阴道部的鳞状上皮受炎症分泌物长期浸渍而剥落,脱落面为子宫颈管增生的柱状上皮所覆盖,呈鲜红糜烂区,患者白带多,可有接触性出血,难与早期子宫颈癌相区别。

2. 子宫颈癌

妇女生殖器中最常见的恶性肿瘤,其发生与子宫颈糜烂,子宫颈炎症、撕裂和配偶的包皮垢等有一定关系。常表现为阴道不规则流血及白带增多的现象,早期无明显症状。子宫癌有子宫颈浸润癌、子宫体癌。

3. 子宫颈浸润癌

宫颈癌细胞穿透上皮基底膜,浸入间质超过 5 毫米者。分鳞癌、腺癌及腺鳞癌。早期无症状,晚期有恶臭白带、阴道出血、发热、下腹痛、大小便困难及恶病质等。

4. 子宫体癌

一般系指子宫内膜癌而言,多发生在绝经期前后的妇女。症状主要有阴道不规则流血及白带增多。

体会:

● 耳穴治疗宫颈炎效果明显,临床观察耳穴贴压一个疗程后,炎症很快得到控制、分泌物明显减少。

● 子宫颈炎治疗时要明确诊断,与子宫颈糜烂及子宫颈癌区别。

六、子宫内膜炎

是在分娩、流产后或在其他情况下,细菌进入子宫腔内引起的子宫内膜炎症。可能产生溃疡及黏膜脱落,临床表现月经过多,以及腰、下腹部疼痛,白带等。急性子宫内膜炎往往有子宫肌炎,常有的致病菌有链球菌、葡萄球菌和大肠杆菌,其症状随致病菌的类别和体质强弱而异,常有下腹痛、畏寒、发热,并有脓、血性或伴有臭味的阴道排出液。

〔取穴〕

主穴:子宫、脑垂体、卵巢、内分泌、肾上腺、脾、耳尖放血。

配穴：三焦、肾、肝

〔取穴依据〕

子宫：为相应部位取穴直至病所，抗炎症、抗渗出，使子宫内膜恢复正常。

卵巢、内分泌：有调整内分泌功能，增加抗病能力。

肾上腺：可以激活肾上腺皮质激素，能抑制炎症渗出，拮抗透明质酸酶，使炎症局限化，得以控制，并增加机体抗病能力。

耳尖放血：泻热利湿。

脑垂体：可以激活和调解肾上腺皮质激素，从而可以抑制炎症渗出，减少细菌等毒素对子宫内膜的损伤，脑垂体对内分泌腺体有调整功能。

三焦、脾：子宫内膜炎属"湿"，故取三焦、脾以健脾利湿"。

肝、肾：调节冲任二脉，经络气血运行正常。

体会：

● 子宫内膜炎的耳穴贴压治疗和耳尖放血，可抗炎排毒，促使病变好转，若子宫内膜炎趋于正常，治疗时间要 1～3 个月，以观察每次月经来潮时，疼痛情况、带症、经量多少、颜色及异味。

● 子宫内膜炎需与子宫内膜异位症相鉴别。

● 子宫内膜异位症：子宫内膜生长在子宫腔以外部位，多发于盆腔内及其他部位，侵入子宫肌壁、卵巢或腹壁。这些异位内膜受到卵巢激素的影响，随同月经的经期腹痛，继发性痛经逐渐加重及不孕，常见于 20～30 岁妇女。子宫内膜异位症可用耳尖放血治疗，调整卵巢及垂体功能。取穴同子宫内膜炎。

七、输卵管炎

细菌感染而致的输卵管炎症，见于一侧或两侧，是由经阴道或子宫或血液传播的细菌感染引起。可分为急性和慢性。急性输卵管炎时下腹部有剧烈疼痛、高热、白带增多，常可误诊为阑尾炎。感染可传播致腹膜。慢性输卵管炎时有下腹痛、腰痛，尤其排卵期痛、月经期痛及不孕。严重病例，输卵管粘连积脓、积水可形成包块或被疤痕组织阻塞，输卵管狭窄或阻塞。中医属"症瘕"范畴。

〔取穴〕

输卵管、下焦、内分泌、三焦、肝、肾上腺。

〔取穴依据〕

输卵管：为相应部位取穴，轻度炎症时，贴压后疼痛不明显，输卵管粘连积水，形成包块，贴压时疼痛明显，根据病变部位选择贴压面积，刺激量需强，使刺激感传直达病所，促进炎症吸收。

三焦：气穴可化气输精通调水道，有利于炎症的消退。

下焦：相当少腹穴，妇科炎症和痛经时痛点均在下焦穴，取下焦穴可达到镇痛目的。

内分泌、肾上腺：抗炎消肿，耳穴治疗可以激活网状内皮吞噬功能和激发特定细胞趋向性是免疫力提高的连锁反应，调整局部功能，改善血管通透性，减少炎症渗出，避免输卵管粘连狭窄阻塞。

肝:肝经绕阴器、抵少腹,肝穴可调整冲任二脉,肝经所过,主治所在,取肝穴可疏通少腹经脉,活血化瘀、镇静止痛。

八、卵巢炎

卵巢表面或内部的炎症。卵巢炎经常由输卵管或盆腔的感染引起,卵泡卵巢炎是卵巢泡的炎症,主要临床表现下腹痛,以患侧痛、经期痛及排卵期疼痛明显。

〔取穴〕

卵巢、内分泌、肾上腺、肝、下焦。

〔取穴依据〕

卵巢:相应部位取穴,使耳穴激发出来的讯息直接传入相应的病灶,产生一系列的反馈调节,使炎症缓解和消失。

内分泌、肾上腺:可产生肾上腺皮质激素和肾上腺素,皮质激素的抗炎作用是通过对毛细血管的作用,使毛细血管通透性增加,使炎症水肿减轻或消退,并且能抑制受害的细胞形成炎症促进因子,可减轻粘连及疤痕。

下焦:相当于少腹穴。卵巢炎有下腹痛、经前期和排卵期疼痛,取下焦穴以缓解疼痛。

肝:肝有舒肝解瘀调解冲任二脉之作用,取肝穴治疗肝经所经过的病变部位。

体会:卵巢炎应与输卵管囊肿相鉴别。用耳穴治疗有明显疗效,炎症得以控制及缓解,下腹痛、经前期及排卵期疼痛均可消失。卵巢囊肿应予以手术切除为宜。卵巢肿瘤中最多见的一种,分浆液性及黏液性。前者为单房含黏液,后者多为多房含黏液。可发展成巨大肿瘤,囊性畸胎瘤又称皮样囊肿,内含脂肪、毛发、牙齿、软骨、骨质等,三种囊肿均属良性,应切除以防恶变。

九、附件炎

附件炎是子宫周围临近的组织发炎,子宫的附件炎包括输卵管、卵巢及韧带组织。主要症状小腹部坠痛,可为一侧亦可为双侧在经期前及排卵期疼痛明显。

〔取穴〕

附件、内分泌、卵巢、肝、下焦、盆腔。

〔取穴依据〕

附件:为相应部位取穴,若一侧附件取同侧附件穴,若为两侧附件炎,应取双侧附件穴以消炎调节卵巢内分泌功能。

盆腔、下焦:附件炎疼痛多在小腹两侧,故取盆腔和下焦穴。

内分泌、卵巢:多数附件炎在卵巢周围的临近组织,取卵巢、内分泌穴有利于消除附件炎的炎症。

肝:可以调节冲任二脉,肝经绕阴器抵少腹,根据经络所过主治所在的理论,泌尿妇科生殖系统疾病都可取肝穴,解瘀止痛。

十、带症

正常阴道可有少许黏液性或白色液状分泌物,以滋润生殖器官上皮,称为"白带",属生理性,若阴道分泌物比正常时增多绵绵不断,或性状异常,出现黄色、赤白色、脓性或有恶臭味者,称为带症。临床上常与生殖器感染如阴道炎、宫颈炎、宫颈糜烂、子宫内膜炎或癌症或身体虚弱有关。

中医称为"带下",因气血亏损或湿热下注至带脉失约,冲任失调而发病。临床主要症状为阴道分泌物增多、腰酸乏力。常分两型:

气血亏损型:多伴头晕,肢倦、带下、色白、稀薄。

湿热下注型:多伴心烦、口干、带下、色黄或赤。

恶性肿瘤患者中晚期主要症状为带症色黄或带有出血和恶臭等,应引起注意。

〔取穴〕

相应部位、下焦、肝、脾、肾、内分泌、三焦、耳尖放血。

〔取穴依据〕

相应部位、下焦:为相应部位取穴。带症主要症状为下腹酸痛或腰骶痛,故取下焦、耳背腰骶椎及三角窝的阳性反应点,以祛瘀止痛、清热利湿,控制病情发展。

耳尖放血、内分泌:可消炎镇静。

肾、肝、脾、三焦:本病因湿热下注引起带脉失约,冲任二脉失调。《素问·至真要大论篇》说:"诸湿肿满,皆属于脾",脾可运化水湿,肾、肝调理冲任二脉,三焦可利湿消肿。

十一、盆腔炎

是指包括子宫、输卵管、卵巢及附属结缔组织等内生殖器的炎症,根据发病过程和临床表现,可分为急性和慢性盆腔炎两大类,前者多由于生殖器官手术消毒不严或不注意经期卫生,使病原体侵入生殖器感染而致;后者往往由于急性盆腔炎治疗不及时、不彻底,炎症迁延所致,也有的盆腔炎没有明显的急性期。急性盆腔炎患者常有高热,下腹剧痛,伴有尿频,排尿困难,白带增多呈脓性等症,检查可见体温增高,局部压痛,白细胞数增高等;慢性盆腔炎患者表现为腰骶部疼痛或下腹部疼痛,劳累后加重,并伴白带增多,月经周期紊乱,血量增多等症。

本病在中医属"热痛"、"症瘕"、"带下"等症的范畴。多因肝肾虚弱、正气不足、病邪乘虚而入、湿热瘀毒潴留下焦而发病。日久则气血瘀滞,脉络失和,甚则结成瘀块。

〔取穴〕

耳尖、盆腔、内分泌、肾上腺、脾、肝。

〔取穴依据〕

盆腔:为相应部位取穴,消炎止痛。

肝、脾:本病由于湿热、瘀毒潴留于下焦,与肝、脾二脏有关,取肝、脾可泻肝经瘀热,清利脾络湿热。

内分泌、肾上腺、耳尖:抗感染要穴。

十二、绝经期症候群

绝经期症候群亦称更年期综合征,是指妇女在绝经前后所出现的一系列症状。多见于45~55岁的妇女,因生理改变而涉及到内分泌紊乱,月经来潮时间不准,出血量多少不等,由于自主神经受影响而出现头晕、耳鸣、心悸、失眠、烦躁易怒、面部潮红、五心烦热、汗出或浮肿便溏、腰酸无力,甚至情志异常,如忧郁孤僻、多疑妄想,严重时颇似精神分裂症。

现代医学认为本病多因卵巢功能减退,引起内分泌功能紊乱,自主神经失调而出现上述诸症。

〔取穴〕

主穴:子宫、内分泌、卵巢、脑垂体、丘脑、肾、肝。

配穴:心悸者加心、降率穴、心血管系统皮质下;失眠者加神经衰弱点、神经系统皮质下;烦躁易怒者加枕小神经点;五心烦热者加交感、耳尖放血;浮肿便溏加脾、三焦。

〔取穴依据〕

子宫:为相应部位取穴。

卵巢、内分泌、脑垂体、丘脑:本病是由于卵巢功能衰退,卵巢对腺垂体促性腺激素的反应性降低,卵巢雌激素、孕激素分泌减少,子宫内膜不能有规律的周期性变化。在月经周期中丘脑下部脑垂体和生殖系统各部分是相互作用的,不仅丘脑下部和脑垂体可调节卵巢的活动,而且卵巢通过丘脑下部或脑垂体的正、负反馈作用也实行"自我调节"。由于更年期这种内分泌调节功能紊乱而发病,因此,治疗更年期综合征,以取卵巢、内分泌、脑垂体、丘脑四穴来调节卵巢功能,缓解因年老卵巢功能衰退所引起的各种紊乱出现的不适症状。

肝、肾:中医认为本病为肝肾失调,《素问》中有"女子七岁肾气盛,齿更发长,三七天癸至,任脉通,太冲脉盛,月事此时下……七七任脉虚,太冲脉衰少,天癸竭,地道不通"。说明"月事"与肝肾亏虚有关,因此取肝、肾穴,以补肝肾,调阴阳。

体会:

● 更年期综合征,症状复杂,患者主诉不适时,治疗应根据临床病症病因取穴。

● 治疗时不宜选强刺激手法,一般以贴压物贴到穴位而宜,不宜重按。

● 更年期综合征患者发病时,若不治疗,其症状可延续半年以上,临床又无特效药治疗,而用耳穴贴压治疗,可缩短病程,症状很快得以控制。

病例:

王某,女,48岁。

患者4年经常感头昏、耳鸣、心悸、失眠、多汗、性情急躁易怒,面部阵发性潮红,五心烦热,疲倦无力,经多方治疗,未见明显疗效。

月经初潮13岁,经期3~5天/28天,3胎,一男二女,月经4~5年前不规则,血量多少不等,经妇科检查,诊断为绝经期综合症候群,予以口服更年康、维生素 B_6,经服药症状有改善,停服后症状又有反复,经耳穴贴压治疗。取穴耳尖放血、子宫、肾、肝、卵巢、内分泌、丘脑、神经衰弱区、脑垂体,一个疗程(5次)治疗后,情绪稳定,睡眠好转,心悸、头昏、耳鸣明显减轻,仍有面部阵发性潮红、五心烦热,又经二个疗程治疗,症状缓解,无不适感。

十三、子宫脱垂

是指子宫由正常位置沿阴道下降。按照子宫下降的程度,临床上分为三度。

第一度:子宫位置较正常稍低,子宫颈仍在阴道口之内。

第二度:子宫颈及部分子宫体落于阴道口外。

第三度:子宫颈及子宫体全部脱出阴道口外。

症状为患者自觉坠胀,有物脱出,劳累后加剧,轻者于休息后能回升。可伴有腰酸,大便困难,小便失禁。三度脱垂者,局部可有糜烂或感染。

中医称本病为"阴挺","阴挺下脱"或"阴菌"、"阴脱"、"阴痔"、"小肠不收"。常由于生育过多,体质虚弱,中气不足或肾气亏损,带脉失约,冲任不固,胞络松弛无力,气虚下降而不能受摄所致,《妇人良方大全》说:"妇人阴挺下脱,或因胞络伤损,或因子宫寒冷,或因分娩用力过度所致。"

〔取穴〕

主穴:宫颈、子宫、肾、肝、脾、脑垂体、内分泌。

配穴:下焦、腹。

〔取穴依据〕

宫颈、子宫:为相应部位取穴,可益气固脱。

肾、肝、脾:本病多为肾气亏损,带脉失约,冲任二脉不固,中气不足,气虚下陷,导致胞系无力而发生本病,肾主生长发育,肾开窍于耳及二阴。《医经精义》说"前阴有精窍,与溺窍(尿道)相附,而各不同,溺窍内通膀胱,精窍则内通胞室。女子受胎,男子藏精之所,尤为肾之所司。"所取肾以使肾气充盛,精气固秘。又由于"肝肾同源"、"肾藏精",精与血是互相资生的,肝血有赖于肾精的滋养,肾精也能不断得到肝血之精的填充,所以"精血同源"。肾精不足可导致肝血不足,肝血不足又可引起肾精亏损,所以补肾精必须调肝血。脾主升,脾为气血生化之源,脾气升发,可使气血充盛,若脾气不能升清,气虚升举无力会导致内脏下垂。因此,治疗子宫下垂可取肝、肾、脾三穴。

内分泌:可调节控制机体的生长、发育和生殖机能。有助于升提胞宫。

十四、少乳

少乳系指产后乳汁分泌量减少,不能满足婴儿需要而言。其原因除少数是乳房发育不全外,多数常与产母体弱、营养差、自主神经功能紊乱特别是精神刺激或情志不畅、补乳方法不当等有关

临床表现:产后48小时后乳房无膨胀感,乳汁很少流出。若体弱,乳房无膨胀痛者,属气血不足;若体健,乳房胀痛者,属肝气郁结。

中医学认为:妇人乳汁,乃冲任二脉气血所化。故产后乳退、乳少,多由气血不足,冲任脉气虚所致。而情志郁结不舒,气机不能畅通亦可致"乳脉"不行。前者因气血不足以致乳少,属虚;后者因肝气郁滞引起乳汁运行不畅,属实。

〔取穴〕

乳腺、脑垂体、内分泌、丘脑、肝、肾、神经系统皮质下。

〔取穴依据〕

乳腺：为相应部位取穴，促进乳汁分泌。

脑垂体、内分泌、丘脑：可以调整催乳素、乳汁的分泌及内分泌功能。

肝：肝经经乳房。若因自主神经功能紊乱，情志不畅、肝气郁滞，可取肝以解瘀疏肝，使气机条达，乳汁分泌。

神经系统皮质下：调节大脑皮层紧张抑制状态，调整自主神经功能，使情绪稳定，内分泌功能正常，促进乳汁分泌。

十五、妊娠呕吐

妊娠呕吐是指怀孕后 2~3 个月出现恶心、呕吐、不能进食等症状而言。其发病原因，主要和精神、神经和内分泌因素等有关。医学称为"恶阻"，是受孕后月经停闭，血海不泄。其血中浊气挟肝胃之火上逆，或痰湿中阻，以致胃失和降而病。

〔取穴〕

神经系统皮质下、贲门、胃、肝、神门、枕。

〔取穴依据〕

贲门：为止痛要穴。

胃：相应经络部位取穴。

肝：呕吐因妊娠反应等刺激因素引起肝气犯胃，胃气上逆，出现恶心呕吐、食欲不振，取肝、胃两穴可舒肝和胃，降逆止呕。

十六、产后出血

胎儿娩出后，阴道出血量多于 400 毫升，称为产后出血，其主要原因是产后子宫收缩无力。产后出血是一种较常见又严重的产科并发症，失血严重时可危及产妇生命，产后出血要采取预防措施。

〔取穴〕

子宫、脑垂体、肾上腺、脾。

〔取穴依据〕

子宫：为相应部位，强刺激子宫穴位可增加收缩力，以利止血。

脑垂体：可分泌垂体加压素，刺激脑垂体，使子宫收缩。

肾上腺：止血要穴。

脾：统摄血液。

病例：

产妇，黄某，39 岁，患高血压病史。

1969 年在北京某大医院临产，产后大出血，出血量 500 毫升以上，医生急须给患者输血，此时由于产妇头脑清楚、反应快，嘱咐医生快请笔者进产房做耳针治疗，笔者立刻穿上隔离衣进产房，作耳针治疗，取穴子宫、脑垂体、神门，子宫、脑垂体收缩血管可止血，由于患者精神紧张有高血压,选神门穴给予镇静,耳针治疗 3 分钟后出血即止,病人安全离开产房。

第五节　皮肤病

一、皮肤瘙痒症

是一种皮肤有痒感而无原发性损伤的皮肤病,多见于成人和老人,有全身性和局限性之分。全身性瘙痒往往情绪激动、衣服摩擦皮肤、饮酒而诱发,为阵发性。多数患者入睡时痒更甚,可引起失眠和情绪不振,由于过度搔抓,皮肤可见搔抓痕、血痂等变化,久之可引起色素沉着,皮肤粗糙,甚至苔藓样变,有的出现继发感染。发生于老年者称老年性皮肤瘙痒症;局限性瘙痒症以肛门、阴囊、女阴部多见,常由于某些局部刺激因素所致。因经常性发作,搔抓、摩擦,局部皮肤可增厚。

中医称本病为“痒风”,多因风湿郁瘀于皮肤所致。

〔取穴〕

主穴:耳尖放血、相应部点刺放血,肺、肝、脾、内分泌、膈、神门、枕、过敏区、肾上腺。

配穴:大肠。

〔取穴依据〕

耳尖放血、内分泌、过敏区:镇静、止痒、抗过敏。

相应部位点刺放血:镇静、止痒、活血、祛湿、通络。

肺、肝、脾:皮肤病与肺、肝、脾三脏有关,《素问·阴阳应象大论篇》说:“肺主皮毛”,“肺之合,皮也”,“肝主风”,“脾主运化”,“脾喜燥恶湿”,“诸湿肿满,皆属于脾”,取三穴可祛风利湿,养血熄风,润肤止痒。

大肠:《灵枢·本藏篇》说:“肺应皮。皮厚者大肠厚,皮薄者大肠薄。皮缓腹理大者,大肠大而长,皮急者大肠急而短,皮滑者大肠直,皮肉不相离者大肠结。”为此,两穴同用在治疗上有协同作用。

肾上腺:针刺肾上腺穴可使产生的肾上腺皮质激素达到治前的 1.5 ~ 2 倍。肾上腺皮质激素参与抗过敏和止痒作用,能抑制毛细血管的渗出,抑制皮肤的抗原抗体作用, 抑制嗜酸细胞的转化和形成,抑制组胺的释放等。

神门、枕:镇静止痒。

膈:为止痒要穴。

体会:

● 运用各种方法刺激耳穴治疗皮肤瘙痒症,均可获得满意疗效。

● 在治疗皮肤病中,以耳尖放血,相应部位点刺放血为基本手法。局限性瘙痒,如肛门瘙痒,可点刺肛门穴;外阴部瘙痒,可点刺外生殖器。耳穴点刺可用耳毫针,一般点刺 5 次左右为宜。全身性瘙痒,以耳尖放血、肺区放血或过敏穴点刺放血,可控制痒症,皮肤损坏趋向愈合。

● 瘙痒是一种症状,多种原因均可引起,治疗前应明确病因,如糖尿病性瘙痒,可加胰胆穴、糖尿病点;如黄疸型肝炎引起的瘙痒,可加肝、胆、耳中穴;如老年人皮肤瘙痒可加用心穴。

● 耳穴治疗皮肤瘙痒见效快,停止治疗时易反复,因此需连续治疗 1~2 个疗程,以巩固治疗的效果。

二、荨麻疹

荨麻疹亦称"风团疹",是由不同原因引起的一种常见的皮肤、黏膜、血管反应性疾病。可分为皮肤型及胃肠型荨麻疹。皮肤型荨麻疹是皮肤突然出现大小不等、形态不同的风团,呈红色,奇痒;胃肠型荨麻疹则伴有腹痛、腹泻、恶心、呕吐、咳嗽、气喘、呼吸困难、头晕、心悸、血压下降或关节疼痛等。由各种过敏性刺激引起的,与某些药品、食品、昆虫、寄生虫或病灶感染及动植物因素、物理因素、某些全身性疾病等有关。临床上有急性荨麻疹和慢性荨麻疹。

中医称本病为瘾疹、风疹、赤白游风等名。俗称风疹块、风膜、鬼风疙瘩等。《诸病源候论》指出"风气客于皮肤,风寒相折,则起风瘙瘾疹",又说夫人阳气,外虚则多汗,汗出多风,风气搏于肌肉与热合并,则生风疹。风为百病之长,本病可与寒热相结合,受风邪,乘体虚而入,或因肠胃积热致使邪郁肌肤,经气不能外泄透发而发病。如风团疹色白属风寒型,如风团疹色红属热型。

〔取穴〕

主穴:耳尖放血、过敏区、肾上腺、内分泌、肝、脾、肺、神门、膈。

配穴:胃、小肠、大肠、枕。

〔取穴依据〕

耳尖、内分泌、肾上腺、过敏区:为三抗要穴。内分泌可促使内分泌腺体分泌各种活性激素物质;肾上腺皮质激素能抑制毛细血管的渗出,抑制皮肤抗原抗体作用,抑制嗜酸性细胞的转化和形成,抑制组胺的释放等。刺激内分泌、肾上腺可抗过敏、止痒,如耳尖、过敏区二穴可调节机体免疫功能,提高机体抗病能力。

肺、脾、肝:《素问·阴阳应象大论篇》说:"肺主皮毛。"《素问·五脏生成篇》说:"肺之合,皮也;其荣毛也。"从胚胎学来看,皮肤与肺由外胚层发育而来,因此,取肺以宣发卫气。《素问·至真要大论篇》说:"诸湿肿满,皆属于脾。"荨麻疹若黏膜累及,可发生局限性水肿,取脾可利湿,取肝能活血祛瘀,消风止痒,属"治风先治血,血行风自灭。"因此,取肺、脾、肝,以祛风解表、清热利湿、镇静止痒。

神门、枕:镇静止痒。

胃、大肠、小肠:胃肠型荨麻疹或寄生虫引起取之。

说明:

● 耳穴治疗荨麻疹,急性者效果明显,慢性者由于过敏体质,机体免疫能力低下,持续的过敏原与抗体结合影响了细胞的正常代谢,因此,治疗时以增强机体免疫力、抗过敏为主,所以治疗时间较长,一般 1~3 个疗程。

● 荨麻疹经激素治疗后,效果不明显,因为应用外源性肾上腺皮质激素,已使体内内源性皮质激素水平不能充分发挥,因此,要抑制机体的抗原和抗体反应,抑制组胺的释放,增强抗过敏过程,治疗期间需逐渐减量或停用激素,会提高疗效。

● 耳穴贴压时患者对氧化锌胶布过敏时,可及时取下,改用脱敏胶布,或重用过敏区、内分泌及肾上腺穴。

三、接触性皮炎

是皮肤与外界过敏物或刺激物接触引起的皮肤炎症。从产生的原因可分为原发性和过敏性两种。

变态反应:是由于接触的半抗原物质进入表皮后与组织蛋白质结合成全抗原,诱发机体产生了第四型变态反应。容易诱发皮炎的致敏物质有生漆、药物(如青霉素、磺胺)、敌敌畏、塑料及其他化工原料制品等。

非变态物质:是由于接触物刺激性太强,直接造成了组织损伤,本病发病急,再次接触致敏物后数小时至一两天内即可发病。发病部位常限于接触部位,界限清楚,皮炎轻重不等,轻者为略带水肿性的红斑,严重者红肿明显,并有密集丘疹、水疱。疱破糜烂,渗液结痂,甚者可有坏死。患者自觉瘙痒、灼热疼痛。如能除去病因,一两周内即可痊愈。愈后常有脱屑并遗留色素沉着。如反复接触刺激物,不断发作或处理不当,可转为亚急性或慢性皮炎。

〔取穴〕

主穴:耳尖放血、过敏区、相应部点刺放血、脾、肺、膈、肾上腺、过敏区、内分泌、脑垂体。

配穴:疼痛较甚者取神门、枕。

〔取穴依据〕

相应部点刺放血:抑制过敏原与过敏抗体的结合,抑制组胺的释放,使组织细胞趋向正常代谢。

肾上腺、过敏区、内分泌、耳尖:为抗过敏要穴,抑制毛细血管的渗出,抑制黏膜、皮肤的抗原抗体反应,抑制抗体形成等。过敏反应的基本机制是过敏原与抗体结合后,影响细胞的正常代谢,使某些生物活性物质从细胞内释放出来,这些生物活性物质有很多种,其中最主要的是组胺,其结果是机体出现毛细血管扩张,通透性增高和平滑肌痉挛等种种表现。在各种过敏性疾病中,使用皮质激素均有较好的疗效,局部及全身的症状均见减轻。目前认为,皮质激素不影响抗原与抗体结合,也不影响组胺对机体的作用,但它可以阻止组细胞释放组胺。这样,由于组胺释放而引起的各种症状自然减轻或延迟。为此取肾上腺穴。垂体前叶与肾上腺合用,可以增强抗过敏作用,增强抑制毛细血管的渗出,抑制黏膜、皮肤的抗原抗体反应,抑制抗体的形成等。

肝、脾、肺:可祛风解表、清热利湿、镇静止痒。

膈、神门、枕:镇痛、止痒。

病例:

杨某,男,40岁。

1970年2月在工作中接触沥青而引起变态反应,发生全身皮肤红肿,弥漫性丘疹,有的融合成片,渗出,严重脱屑,伴有低烧、剧烈瘙痒、灼痛、全身性皮肤发紧、行走困难,不能入睡,曾用激素、硫代硫酸钠药物治疗,均无效。

检查:面容憔悴,面部、双耳、背部、臀部、四肢皮肤红肿、丘疹、渗出,多处皲裂,严重脱屑。

经用针刺耳穴内分泌、肾上腺、脾、肺、膈、肝、耳尖及耳背点刺放血,1个疗程10天,除臀部及背部皲裂未愈合外,其他部位皮肤炎症均消退,经三个疗程全部治愈。

四、带状疱疹

是由病毒感染所致的疱疹性疾病,多发于机体抵抗力弱或免疫功能降低的病人,如感冒及肿瘤后期。临床表现为潮红的皮肤基底上成簇排列着像绿豆或黄豆大小,沿周围神经分布,呈带状散在的皮损。常见于肋间神经和三叉神经分布区域,多为单侧性,自觉有灼热剧痛或低热,若有继发性化脓感染,则体温升高,全身症状加重,头痛,不眠,一般病程均在2~3周,痊愈后少有复发。

中医称本病为"缠腰火丹"、"蛇串症"、"蛇丹"、"缠腰龙"等。其病因为肝火旺盛,湿热内蕴,或感受时邪后湿热相搏于皮肤所致。

〔取穴〕

主穴:耳尖放血、过敏区、相应部位、胆、肺、肝、过敏区、内分泌、肾上腺。

配穴:疼痛较甚者,取神门、枕;不眠者,取神经衰弱区点。

〔取穴依据〕

耳尖放血:清热解毒,镇静止痛。

相应部位:活血通络、清热止痛。

过敏区、内分泌、肾上腺:为抗感染要穴,促进毒性物质排出,提高机体免疫功能,增强抗病驱邪能力。

胆、肺、肝:肺主皮毛,肝胆经络布于胁肋,取此三穴是按中医脏腑经络取穴,以退表热、泻肝胆、利湿止痛。

体会:带状疱疹主要症状是疱疹的病变部位剧痛难忍,触摸尤甚,伴全身不适,彻夜不眠。耳穴治疗止痛最快,准确的针刺或贴压到耳廓的相应部位后,立即可使疼痛减轻。用耳穴贴压法观察32例临床止痛反应,观察方法以自觉痛、触摸痛和影响睡眠情况为标准:

1次治疗后8例患者剧痛难忍消失,仍有触摸痛,当晚可以入眠。

2次治疗后18例患者剧痛减缓,仍感自觉疼痛、触摸痛、但能忍耐,不影响睡眠。

3次治疗后32例患者剧痛和自觉疼痛消失,仅感觉触摸痛或皮肤不适感。

5次治疗后皮肤发紧不适等症状消失。

以上可说明耳穴止痛效果明显,并能增加睡眠及抗感染的能力。

耳穴治疗带状疱疹能缩短病程,带状疱疹一般病程均在2~3周,耳穴贴压治疗可缩短病程,32例均在2周治愈,而且避免遗留后遗性疼痛。带状疱疹治疗一般3天1次,5次为一疗程。如果加强刺激,可缩短治疗时间,促进皮损的转化,一般经一个疗程的治疗,临床病症和体征消失,皮损处缩小,颜色变暗,水疱结痂脱落,达到临床治愈的目的。

五、痤疮

痤疮又称寻常痤疮,多为青春发育期性腺成熟、性激素分泌增加,在雄激素及黄体酮的影响下,皮脂腺增大,分泌大量而黏稠的皮脂腺,同时伴有毛囊口上皮增生及角化过度,称黑头粉刺。病情发展加上痤疮杆菌及葡萄球菌等产生的溶脂酶的作用,使皮肤中的甘油三酯被分解,释放出游离脂肪酸,游离脂肪酸具有较强刺激性,引起毛囊皮脂腺发炎,于是形成丘疹、脓疱、脓肿、结节及囊肿等损害。

中医认为,肺风"粉刺"是由肺胃积热,血瘀上熏于颜面,或风热外侵热郁于面部,或因饮食失常,过食辛辣、油腻、碳水化合物等食物,以及消化不良、便秘所致。

痤疮可分为丘疹性痤疮、脓包性痤疮、囊性痤疮、瘢痕性痤疮和聚合性痤疮等五种。

〔取穴〕

主穴:耳尖放血、相应部位点刺放血、肺、脾、内分泌、肾上腺。

配穴:热盛者取心、大肠,痒甚者取神门。

〔取穴依据〕

耳尖放血、相应部位点刺放血:清热泻火。

肺、脾:中医认为"肺气虚则肤腠开,为风湿所乘,内热则脾气湿,脾气湿则肌肉生热也,湿热相搏,故头、面、身体皆生疮"。取肺、脾,以宣通肺气,清脾胃湿热。

内分泌、肾上腺:抗感染,并可调节内分泌功能。

神门:镇静、消炎、止痒。

大肠:痤疮多伴"阳明经火盛"、"肺与大肠相表里,取大肠以清热泻火"。

心:心主火,主热,火为热之甚,热为火之微,热甚则疮痛,热微则疮痒,《病机十九条》中指出:"诸痛痒疮,皆属于心。"取心以泻火、止痒。

体会:

● 治疗痤疮遵照治外必本诸内治则,以泻热凉血,清热解毒。

● 痤疮,轻者在青春期后不经治疗可自愈,重者及时治疗尚须一段时间,一般需1~3个月左右。

● 效果不明显,热盛者可选用茵枝黄注射液做经络穴位注射,外用药以去脂,轻度剥脱及消炎为原则,一般选用复方硫磺洗剂为佳。

● 用耳穴贴压法治疗痤疮84例,痊愈44例,占48.8%;显效24例,占28.6%;有效17例,占20.2%;无效2例,占2.4%;总有效率97.6%。

六、扁平疣

是一种病毒性皮肤病,多发于青年人,故称青年扁平疣。皮损多为针头至米粒大小,表面光平,正常肤色或淡红色,慢性扁平疣时多呈淡褐色圆形或椭圆扁平形丘疹,境界清楚,丘疹可散在或群集状,有时可沿抓痕排列。好发于面部、手臂,除皮肤损害颜色变化外,偶有瘙痒,大多数人无自觉症状。

中医学属类"疣症",为风邪搏于肌肤之赘生,分肝郁、血虚、湿热三型。

〔取穴〕

耳尖放血、相应部位点刺放血、肺、脾、肝、内分泌、肾上腺。

〔取穴依据〕

耳尖放血、相应部位点刺放血:清热解毒。

内分泌、肾上腺:抗感染作用,能抑制炎症,减轻炎症反应,提高局部抗病能力。

肝:祛风解毒。

肺、脾:宣通肺气,清利湿热。

体会:

● 耳穴治疗效果与病程有密切关系,病程短见效快,病程长见效慢,需坚持治疗。

● 治疗过程中,如皮损突然增多,发红,痒感明显,临床观察即将为痊愈的症状,此时应嘱病人坚持治疗。

七、神经性皮炎

是一种慢性瘙痒性皮肤病,亦称慢性单纯性苔藓,一般认为发病与精神因素有关,患者发病前或病程过程中往往有过度兴奋、紧张、情绪急躁、忧郁或失眠等。机体内环境突然改变,各种局部刺激均可为其发病诱因。神经性皮炎多发于颈项部、面部,其次为骶部、上肢肘部、前臂伸侧、胫前及外阴等处,而泛发型神经性皮炎广泛分布于头面、四肢、躯干等处。神经性皮炎初起时皮肤剧烈瘙痒,反复搔抓后出现丘疹,久之出现苔藓样改变,皮肤角化,界限清楚或伴有色素增加、鳞屑及抓痕,无渗出倾向,部分患者有季节性减轻或加重。

中医称本病为“牛皮癣”或“摄领疮”,以其病变部位状似粗糙的牛皮而得名,多由风湿热邪侵袭皮肤、日久化热生燥或血处生风与外邪蕴结所致。

〔取穴〕

主穴:耳尖放血、相应部位点刺放血、肺、肝、心、神门、枕、神经系统皮质下。

配穴:泛发性神经性皮炎,肺区、过敏区、点刺放血。

〔取穴依据〕

相应部位点刺放血:可激发经络感传,将治疗信息输入相应病损部位,产生一系列反馈调节而镇静止痒,促使皮损改善。

神门、枕:镇静。

耳尖放血:抗过敏,并可祛风、清热、凉血、镇静、止痒。

神经系统皮质下:以调节大脑皮层兴奋和抑制功能,调节自主神经功能,使精神状态稳定,病损得以恢复。

肝、肺、心:肝可祛风、清热、凉血;肺可疏散皮肤之风热;心火热甚者可致疮痒,取心可泻心火。三穴共用可祛风、解郁、润燥、宁神定志,加强镇静止痒之效。

体会:

● 神经性皮炎的主要症状是奇痒难忍,因此,治疗在于止痒,临床观察止痒是在耳穴的相应部位上点刺放血,点刺范围可大,点刺不宜过深,点刺后若绷紧皮肤见渗血为宜。通常耳廓前面相应部位点刺放血,在耳廓后面相应部位对应区贴压,以加强刺激,促使皮损的好转、愈合。

● 慢性神经性皮炎,病损范围大,在过敏区、肺区或耳背肺区点刺放血,有泻热、凉血、止痒的作用。

● 神经性皮炎由于痒甚、过多的搔抓,皮损不易愈合。因此,治疗以镇静、止痒为原则,若皮损严重,影响睡眠者,可加神经衰弱区、神经衰弱点镇静安眠,使大脑皮层得以调节,减少对皮损过多的刺激,使患者得以康复。

八、脂溢性皮炎

是发生在皮脂溢出基础上的急性、亚急性或慢性皮肤炎症,与皮脂分泌过多、感染、代谢障碍等有关。皮脂分泌增多,可使皮肤上的正常菌群大量繁殖,而葡萄球菌等的溶脂酶又可分解皮脂,促进游离脂肪酸的产生,刺激皮肤,发生炎症。维生素 B_{12}、维生素 B_6 缺乏等可使症状加重。

临床上可分为两型:

干型(鳞屑型):为黄红色斑片,表面附有糠状油脂性鳞屑。有的为成片的毛囊性丘疹,头皮屑多,可伴有脂溢性脱发,若发生在眉弓处可引起眉毛脱落。

湿型(结痂型):由干型演变而来,在红斑上脂溢结痂,抓后糜烂渗出,发生在皱褶处可有皲裂,此型常合并睑缘炎、鼻前庭炎、外耳道糜烂,有时可发展成红皮病。

中医认为本病是由于肌热当风,风邪侵入毛孔,郁久血燥,肌肤失养所致,或胃经湿热上蒸肌肤而成。

〔取穴〕

主穴:相应部位点刺放血、肝、肺、胰、小肠、交感、神经系统皮质下。

配穴:热甚者,加取大肠。

〔取穴依据〕

相应部位点刺放血:可调节病变部位的皮脂代谢,促进抗病能力,改善局部血管通透性,减少炎性渗出。

交感:抑制腺体的分泌。

皮质下:调节皮脂代谢功能。

肝、小肠、胰:肝、胰可调节胆固醇、脂肪酸的代谢;胰穴可调节胰岛素的代谢,而胰岛素对脂肪细胞合成脂肪的能力有直接作用,它可增强细胞摄取血中脂肪酸和合成脂肪的能力,从而抑制体内脂肪的分解,使血中游离脂肪酸减少。小肠能乳化食入的类脂物质,促进类脂物质的分解和吸收,小肠的分泌液中存在脂肪酶,可消化吸收脂肪。由于体内大部分胆固醇在肝脏合成,因此,取胰、小肠、肝穴。

肺、大肠:肺主皮毛,肺与大肠相表里,取肺、大肠以润肤泻热。

体会:耳穴治疗脂溢性皮炎效果快,一般 3～5 次即可治愈,皮肤红斑及糠皮状油脂性鳞屑消退,皮肤色泽正常。若为脂溢性脱发,在治疗过程中亦可见头发皮屑减少,毛发脱落减少,直至毛发再生。

九、黄褐斑

是一种后天性局限性皮肤黑色素增多疾病。病因尚无定论,可能是慢性疾病、内分泌功能紊乱、月经不调、日晒等诱发,使局部皮肤黑色素细胞功能亢进,黑色素生成量增多。好发生于性成熟期后的女性。目前,与妊娠无关的女性,甚或男性亦有发病,病损局限于前额、颧部、颊部、鼻部、口周围等容易被日光照射处,左右对称分布。损害为淡褐色至深褐色斑片,界限清楚,可略呈蝴蝶状。

中医认为本病为肾气不足,肾水不能上承;或因肝郁气结,肝火不能条达,郁久化热,灼伤阴血,致使颜面气血失和而发病。俗称"蝴蝶斑"、"面尘"、"黧黑斑"、"肝斑"。

〔取穴〕

主穴:相应部位点刺放血、脑垂体、肾上腺、内分泌、肾、肺、肝、脾、丘脑。

配穴:月经不调者加取子宫、卵巢。男性加取前列腺。

〔取穴依据〕

相应部点刺放血:可激发经络感传,将治疗信息输入相应病变部位,以活血通络,祛斑除瘀。

丘脑、脑垂体、肾上腺、内分泌:能调节脑垂体及其内分泌的功能,促脑垂体分泌抗黑色素细胞刺激素,减少黑色素分泌,调节肌肤营养供应,促使色素斑消退。丘脑、肾上腺是调节色素代谢的重要器官,是治疗色素代谢失调的主要穴位。

肝、肾、肺、脾:有补肾益精、舒肝解郁、活血去瘀,改变面部黧黑之功。

体会:

● 黄褐斑是影响中青年妇女美容的主要病症之一,临床多为常见。耳穴治疗观察中所见,在一个病损变化过程,第一个疗程后,面部黧黑明显消退,面部可见光泽,深褐色斑片状色素沉着未见明显缩小。第二个疗程以后,深褐色斑片色素沉着逐渐缩小,色素变淡,斑片状可逐渐成局限性小斑片状改变,并能见到正常皮肤,临床治疗时间较长,一般需 1～3 个月。若病损面积较大者。则治疗时间长。

● 本病以治疗慢性病、调节内分泌功能为主。妇女在月经不调,肾上腺皮质激素、雌激素水平低时均可出现黄褐斑。耳穴治疗必须调整激素水平提高内分泌功能。

● 黄褐斑常在夏天日晒后加重,因此,患者在治疗中应避免暴晒。

十、白癜风

是一种后天性局限性皮肤黑色素脱失疾病。曾认为酪氨酸活性酶障碍,电镜证实病变较久,损害处黑色素细胞遭受破坏,目前认为与遗传因素、自身免疫因素等有关。部分患者血内可查到黑色素细胞抗体。

中医认为本病是外受风邪、气血失和、血不荣肤所致。

〔取穴〕

相应部位或肺区点刺放血、肾、肝、脾、脑垂体、肾上腺、内分泌、过敏区、丘脑、神经系统皮质下。

〔取穴依据〕

局限性白癜风,以相应部位点刺放血;泛发性白癜风,以肺区点刺放血,刺激相应部位及肺区,致使治疗信息转入病变部位,活血通络,以改善肌肤营养供给,调整其色素代谢。

肾、肝、脾:取肾、肝、脾以滋阴补肾,舒肝理气,调和气血。

丘脑、脑垂体、肾上腺、内分泌:调节脑垂体及内分泌功能,调节黑色素代谢。

过敏区、神经系统皮质下:可调节大脑皮层失调之功能,缓解其精神紧张因素,并提高自身免疫力。

体会：

● 耳针治疗白癜风，对病程短、皮损面积小、病损正在进展中效果明显，可控制病损进展，治疗后可使色素缺失斑颜色由白色变成淡红色，在淡红色区域中或病损与正常皮肤处出现点状色素岛，色素岛逐渐扩展，使色素脱失处变成正常皮肤。

● 对病程长、泛发性大面积的白癜风，治疗效果不佳。

● 在治疗白癜风过程中，可配合外用药 20% 补骨酯酊涂擦，亦可在病损处与正常皮肤点刺放血后，涂擦补骨酯酊，可促使局部色素沉着。

● 盖白灵：可以活血化瘀、养血祛风、补益肝肾、改善血液循环、加快黑色素生成。

十一、酒渣鼻

是指在鼻部、鼻部两侧、眉间或颊部皮肤出现红斑、丘疹、脓疱为特征的，进展缓慢的炎症性皮肤病。多见于 30～50 岁的成年人，以妇女发病为多，病变的发展可分为三期：

红斑期：局部皮肤弥漫性潮红、毛细血管扩张，一般无自觉症状。

丘疹期：在红斑的基础上，组织上出现成批小丘疹及脓疱。

肥大期：鼻部结缔组织增生肥厚，形成鼻赘。

以上三个阶段是逐步缓慢发展的。

本病的病因历来认为可能与血管舒缩机能障碍有关，与胃肠功能失调、冷热刺激、辛辣食物、核黄素缺乏、鼻及鼻腔内感染等皆有一定关系。近代研究发现，酒渣鼻的鼻部皮肤损害是由于感染寄生虫——蠕形螨所致。

中医认为：本病因脾胃湿热上熏肺金或风寒外束、血瘀凝结而成，俗称"红鼻子"。

〔取穴〕

耳尖放血、外鼻区及相应部位点刺放血、肺、胃、内分泌、肾上腺、脾。

〔取穴依据〕

耳尖放血：清热、泻火、解毒用。

外鼻区及相应部位点刺放血：清热泻火，消炎解毒，促进病损部位的好转。

肺、胃、脾：酒渣鼻是因脾胃湿热上熏肺金或因风寒外束。肺和鼻有密切关系，所以治疗取肺穴以疏风解表，清肺解毒；取脾、胃以健脾和胃，清热利湿。

内分泌、肾上腺：有抗感染之功，酒渣鼻主要表现为红斑、丘疹、毛细血管扩张充血，肾上腺能缓解病原对局部的损害，能提高平滑肌的张力，保护血管内皮的完整性，并使毛细血管收缩，使红斑消退。

体会：

● 耳针对酒渣鼻的红斑期、丘疹期效果明显。耳穴贴压、外鼻区及面颊区点刺放血一次治疗后，即可见鼻部及面颊部病损部位毛细血管充血潮红减轻，红斑缩小，色淡，治疗 5～10 次后病情基本稳定，病损消退；肥大期治疗时间要长，一般需治疗 10 次以上，方能使鼻部增生之结缔组织收缩软化。

● 患者治疗期间可用温水、硫磺皂洗脸，嘱患者避免饮酒、过食辛辣食物以及脂肪和糖等,多食蔬菜水果,保持大便通畅。

● 局部用外用药复方硫磺洗剂,可去脂和轻度剥脱、杀灭寄生虫的作用。

病例:

李某,45 岁,男,干部。

面部、鼻部红斑、丘疹十年多,每当饮酒过多、吃辣椒及高脂食物后加重。检查:可见鼻部、鼻翼两侧、眉间、两颊、口周围皮肤潮红粗糙不平,其上散在很多小丘疹及少量脓疱。诊断为酒渣鼻红斑丘疹期,给予耳尖及相应部位点刺放血。贴压耳穴肺、脾、胃、内分泌、肾上腺,治疗一次后,病损处红斑缩小,色变淡,毛细血管扩张不明显,仍有丘疹及少量脓疱,未见新发疹。经10 次治疗面部皮损完全消失,皮肤光润,随访一年未见复发。

十二、盘状红斑狼疮

是一种自身免疫性疾病,病毒感染、紫外线照射及应用某些药物等可为诱发因素。多见于鼻部及两颊部起蚕豆大小而高于皮肤的红斑,以后逐渐扩大融合为蝶状分布。损害部边缘高起呈盘状,周围有色素沉着环绕,中心萎缩稍凹陷,表面附以灰白色鳞屑、揭去后可见鳞屑底面有角化栓突出,而于损害表面遗留有扩大的毛囊口,头皮、耳廓、手背、足跖、胸背、口唇等处也有发病。日晒后常使病情加剧。

中医认为本病多属肾阴虚,但亦兼有肾阳虚者。

〔取穴〕

相应部位点刺放血、肺、肾、脾、内分泌、肾上腺、过敏区。

〔取穴依据〕

相应部位点刺放血:《灵枢·九针十二原篇》说"宛陈则除之"点刺放血疗法,有疏通经络,开窍泄热,去瘀生新,镇静止痒作用,可促使盘状红斑狼疮的消退。

肺、肾、脾:本病中医认为属肾阴虚,也有肺气虚弱,肺主皮毛,肺气虚,腠理不固可致皮肤病。因此,治疗盘状红斑狼疮取肺、肾、脾。

内分泌、肾上腺、过敏区:本病为自家免疫性疾病。病毒感染、紫外线照射及应用某些药物可为致病诱因,有的学者认为,在机体正常免疫情况下,经由突发产生的带有自身抗原免疫活性细胞处于抑制状态,不会产生大量自身抗体损害,而缓慢持续的病毒感染,可能通过损害胸腺或消耗 T 细胞,引起细胞免疫功能的减弱,使处于抑制状态的细胞繁殖起来并产生大量自身抗体,病毒感染、紫外线照射及某些药物可破坏组织与组织结合,改变其抗原性,诱发自身抗体的产生,这样形成的自身抗体与自身抗原结合后,可通过 3 型变态反应,引起皮肤损害,因此取内分泌、肾上腺、过敏区穴提高自身免疫力,使皮损好转。

体会:

● 盘状红斑狼疮是自身免疫性疾病,属结缔组织疾病。本症中医属肾阴虚,因此治疗时间长,笔者治疗盘状红斑狼疮 3 例,病损在面颊及外鼻,1 例仅在口唇处,均经三个月以上耳针治疗而治愈,皮损消退。经随访三年未见复发。

● 治疗期间避免日晒、紫外线照射。

病例:

丁某,男,39 岁,干部。

面部蝶形红斑五年。1965 年 4 月在鼻梁部、双颊部出现红斑,经外用肤轻松等治疗,效果不明显,面颊部皮损逐渐加重,左耳廓、胸前部、手臂部亦有红斑损害,伴有全身乏力、头晕、心悸、肩关节酸痛,血化验未见狼疮细胞。

检查:面颊部、鼻梁部、左耳廓、对耳轮、前胸及双手背散在红斑略高于皮肤,表面覆以黏性鳞屑,剥掉鳞屑,可见毛细血管扩张,鼻梁上及右颊部皮损周围,可见色素沉着,血压 160/100 毫米汞柱,心肺检查未见异常,肝、脾未触及,淋巴结不大,四肢、脊柱活动良好,神经系统检查未见异常体征。

1971 年 4 月经耳穴针刺肾、脾、肺、内分泌、肾上腺、过敏区,耳尖放血,外鼻区、面颊区点刺放血,每日 1 次,10 次为一疗程,经过一疗程治疗后皮损红斑缩小,第二疗程皮损明显变平,第四疗程除鼻梁部右颊部红斑、鳞屑未明显消退,胸部、耳廓、双手背皮损恢复正常,患者自觉症状消失,共经 8 个疗程治疗,面部皮肤全部正常,仅在鼻梁部右颊部可见色素沉着。

十三、湿疹

是体内外过敏原在体内引起的迟发型变态性皮肤病。神经功能障碍,如精神紧张、失眠、过度疲劳,亦能导致本病。营养失调、消化不良、胃肠疾病、肠寄生虫、新陈代谢障碍和内分泌功能失调等也可诱发本病。

临床表现:湿疹于面部和四肢的对称部位出现多形性皮疹。急性者面部瘙痒或有渗出,并有结痂,反复发作者可变为慢性,皮肤呈局限性浸润增厚、褐色,自然灼热、瘙痒。

此种疾病有很多种形式,但主要有两种,湿疹性皮炎和内源性湿疹。

本病根据其表现和发生部位分类,有五种类型:

特应型:常见于儿童,有时与家族过敏史有关。

盘型:范围小,界限清楚为特点。

汗泡型:见于手和脚。

皮脂溢型:在大量产生皮脂的部位如头皮、脚等有鳞屑产生。

静脉曲张型:发生与下肢血液循环不佳有关。

中医类属"湿疡"、"湿毒"、"浸淫疮",急性系风湿热客于肌肤而成;慢性系病久虚耗血以致血虚生风生燥、风燥郁结、肌肤失养所致。急性湿疹多属血热,慢性湿疹多属血虚。

〔取穴〕

主穴:相应部位、肺、脾、内分泌、肾上腺、过敏区。

配穴:心、神门、枕、膈、大肠。

〔取穴依据〕

相应部位:依湿疹病损部位取穴,如肛门湿疹取肛门、直肠;胼胝性湿疹取指、腕之间或趾、跟穴位之间;阴囊湿疹取外生殖器。

肺:肺外合皮毛,肺气有输布经气、温煦润泽皮毛的作用,如因肺气虚弱不能宣发卫气、滋养皮毛,卫外功能不足易受外邪侵袭。从现代生理学角度认识,不承认肺与皮肤有关,但从胚胎学来看,皮肤与肺均由外胚层发展而来,所以皮肤病多取肺。

脾：中医认为脾虚生湿，因此湿疹取脾以健脾利湿。

肾上腺、内分泌、过敏区、耳尖：为三抗穴，均有抗过敏作用，可动员机体各方面的抗病能力，应付外来各种致病因素。湿疹为变态反应疾病，四穴合用可抑制毛细血管的渗出，抑制黏膜、皮肤的抗体反应，抑制组胺的释放，并促其代谢，抑制抗体的形成。同时，刺激肾上腺穴，也能促进肾上腺素的生成，以加强镇痛止痒，促进皮损的愈合。

心：有镇静止痒的作用，取心以泻火，安神止痒。

大肠："肺与大肠相表里"，湿疹属风热、风燥，可取大肠以泄脏腑之热，解毒止痒。

膈：为经验用穴，皮肤病取之以止痒。

体会：

● 湿疹主要在相应部位上雀啄样点刺放血，直至病所去湿邪，固腠理，点刺放血常为3～5天1次。

● 应注意去除一切可疑的致病因素，避免各种外界刺激和不适当的外用药，避免精神紧张及辛、辣、腥等食物。

十四、多汗症

多汗症为自发性，常发生于神经系统的某些器质性疾病或神经官能症，由于大脑皮层兴奋与抑制过程中的平衡失调，自主神经系统不稳定，使全身过多出汗。此外，还有多种的内科病如结核病、伤寒、甲状腺功能亢进，可促使全身汗液分泌过多。多数病例表现为阵发性局限性多汗，也有全身性多汗。汗液分泌量不定，常在皮肤表面结成汗珠，尤其在情绪紧张时汗流如注。

中医学称"多汗"为汗症中的一种。

〔取穴〕

主穴：交感、神经系统皮质下、心、肺、相应部位。

配穴：神门、枕。

〔取穴依据〕

交感、神经系统皮质下：以调节自主神经功能，抑制汗腺的分泌。

心：中医学认为"汗为心之液"，汗液的排泄，还有赖于卫气对腠理的开合作用。《灵枢·决气篇》说"腠理发泄，汗出溱溱……为津液所化生，血与津液又同出一源；有汗血同源"。《医宗必读》中说："心之所藏，在内者为血，发外者为汗，汗者心之液也"，心气虚时，可见动则汗出；心阳暴脱时可见大汗淋漓；汗出多者又会耗血、伤津；出现心悸怔忡等症，所以《灵枢·营卫生会篇》说："故夺血者无汗，夺汗者无血。"因此多汗症治疗取心穴。

肺：《难经》说"肺外合皮也，其荣毛也，其主心也"。《素问·阴阳应象大论篇》说："肺主皮毛"，皮毛为一身之表，包括皮肤与汗腺，肺有调节汗腺的作用。《素问·生气通天论篇》称汗孔"气门"，《内经》中还有称之为"玄门"、"鬼门"，汗孔不仅排泄汗液，实际上随肺的宣发而散气，调节呼吸，肌表不固则可致自汗，因此治疗多汗症，取肺穴以固卫气。

相应部位：临床上按出汗部位取耳穴相应部位。

枕、神门：可镇静安神。

病例：

李某，男，22 岁，战士。

患者双手及腋下自发性多汗症三年，每日出汗甚多，双手、腋下可见汗液渗出，以致每天需换内衣。经神经、内科、皮肤科等检查，未见异常。经耳穴贴压治疗，取交感、心、肺、神经系统皮质下、双手及腋下穴及点刺放血治疗，出汗大为减少，一个疗程（约 7 次）治疗后多汗现象控制，经随访一年，未见复发。

十五、脱发

脱发的原因很多，有全身因素，如内分泌紊乱，营养代谢障碍，或神经精神因素；也可发生于其他慢性疾病或妊娠之后；也有局部因素，如局部感染、外伤等，也有遗传因素。

脱发常见有脂溢性脱发及斑秃。斑秃多见于青壮年，起病突然，因无自觉症状常被他人发现告知。斑秃常为圆形、椭圆形，大小不一，数目不等，皮肤光滑油亮，无炎症、无萎缩。病情进展时，脱发区边缘之头发呈"惊叹号状"松动易拔除，头发全部脱落时称全秃。若眉毛、睫毛、胡须、阴毛等脱落者称普秃。

中医认为本病多为血虚，以致腠理不固，风邪乘虚而入，风盛而血燥，发失所荣，此外也与情志抑郁有关。

〔取穴〕

主穴：相应部位、肾、肺、脾、内分泌、肾上腺、神经系统皮质下。

配穴：大肠、肝、胆、膀胱。

〔取穴依据〕

相应部位：依脱发部位取耳穴相应部位，如头顶脱发取顶，颞侧脱发取颞，枕部脱发取枕，以疏通经气，活血通脉，改善头皮营养，以抑制脱发、生发。

肾、肺、脾：头发的生长主要依赖精和血，肾藏精，肾的精气充盛，则发的生机旺盛，故发为肾之外候。发的生长与脱落、荣润与枯槁，不仅依赖肾中精气的充养，还和血液的滋养有关，所以又有"发为血之余"。临床所见的未老先衰、头发枯槁或早脱早白，多与肾中精气不足和血虚有关，肺与肌肤毛发健康有关，脾为营卫气血生化之源，取脾以补脾益肺，即培土生金法。

内分泌、肾上腺：脱发从病因分析上，尚不清楚，常与自身免疫及内分泌功能失调有关，因此，取内分泌、肾上腺，以调整内分泌功能和肾上腺皮质功能，促进体内新陈代谢，增强抵抗病邪的侵袭，使机体皮肤毛发复原。

神经系统皮质下：脱发多为精神因素，取神经系统皮质下，调节大脑皮层的兴奋和抑制功能，改善皮肤的神经营养。

大肠、肝、胆、膀胱：为经络系统取穴，"肺与大肠相表里"，足厥阴肝经，其走行连接于"目系"，向上出于前额，与督脉会合于巅顶。足少阳胆经循耳上头，循行头颞侧。足太阳膀胱经"起于目眦，上额、交会于巅顶，巅顶部之脉，从头顶到颞颥部，巅顶部直行的脉，从头顶经枕后入里联络于脑"，因此，根据"经络所过，主治所在"，头顶脱发可取肝穴；后枕部脱发取膀胱穴；颞侧脱发可取胆穴。

体会：

● 脱发在耳穴治疗中,相应部位(耳穴颞、枕或顶)点刺放血尤为重要,可直接刺激发经气,改善病变部位的营养。

● 相应部位,耳穴前面点刺放血后,可在相对应部位的耳背贴压以加强刺激,促进病情的好转。

病例:

吴某,女,38岁,医生。

后头部圆形脱发两个月余。检查头枕部有3厘米×2.5厘米之椭圆形脱发,枕部两侧分有1.2厘米×2厘米之圆形脱发,边缘清楚,皮肤光滑发亮,头发易拔出。经枕穴点刺放血、神门、肾、肺、脾、膀胱、内分泌、神经系统皮质下、耳后枕穴贴压三次,脱发之头皮丰满,毛囊明显,有毳毛状头发长出,为黄白色、纤细,经过两个疗程(10次)黄白色纤细毛发变黑、渐长,未再脱落。

十六、牛皮癣

牛皮癣又称银屑病,是一种慢性皮肤病,其特征在肘、前臂、膝、小腿、头皮及身体其他部位上形成鳞片状红色斑。银屑病是英国最常见的皮肤病,侵袭大约1%的人口,原因不明,家庭成员常相继发生而引起焦虑。婴儿和老人少见,最常见儿童和青少年时期发作,有时可与关节炎并存,偶可十分严重,侵犯大部分皮肤。

临床上以寻常型多见,遍身发生边缘鲜明之淡红色或暗红色红斑,红斑上有层层堆积的银白色鳞屑,剥除鳞屑,在鲜红皮面上有小出血点,病损呈滴状、钱币状或地图状等。各人瘙痒程度不同,一般冬重夏轻。

中医称本病为白疱风或疮、松皮癣,多系风寒或风热外袭;或因冲任不调,阴血亏耗,血虚生风,致使营卫运行不畅,肤失濡养所致。

〔取穴〕

主穴:耳尖、轮4放血、过敏区、肺、脾、内分泌。

配穴:银屑性关节炎伴同银屑病肝患关节炎者,有关节痛并丧失劳动力,通常侵犯小关节,如指、趾的末端关节及脊柱,引起脊柱关节炎。可取相应部位。

〔取穴依据〕

耳尖、轮4放血:因银屑病多属郁久血燥,营卫运行不畅,肤失濡养,放血可泻热、润肤。

肺、肝、脾:肺主皮毛,《素问·五脏生成篇》曰:"肺之合,皮也,其荣毛也。"虽然现代生理学不承认,肺与皮肤有关,但从胚胎学来看,皮肤与肺均由外胚层发展而来,所以皮肤病均取肺穴。肺属金,脾属土,根据五行相生学说,土生金,银屑病多为风热或风寒侵袭,或因阴血亏耗,血虚生风,肺失所养,需用培土生金的方法。肝主风,皮肤病多为风症,免疫功能失调,取肝穴可镇静熄风、祛瘀解毒。

内分泌、过敏区:可抗炎、抗过敏、抗风湿、提高机体免疫力,抑制黏膜皮肤抗原抗体反应,抑制组胺的释放,促进皮肤代谢,使皮损修复,提高机体抗病能力。

相应部位:依皮损病变部位,银屑性关节炎侵袭的部位,选其与机体相对应的耳穴,使皮损修复,控制各关节炎病变的发展,缓解病情。

体会：

牛皮癣可综合治疗,常配合背俞穴、大椎穴、肺俞穴、膈俞穴、肝俞点刺放血拔罐,有助于皮损消退。

十七、玫瑰糠疹

一种不常见的鳞屑性皮炎,多见于春秋季节,青年多见,好发于躯干和四肢近端。初发时为较大的卵形的淡红色原发斑——母斑。1~2周后,陆续出现较小的红斑,中心略带黄色,有细致皱纹,边缘略高起,淡红色,表面附有糠疹状鳞屑,伴有不同程度瘙痒。常见4~6周后自愈,不留痕迹。

〔取穴〕

相应部位、肝、肺、脾、内分泌、耳尖放血、过敏区。

〔取穴依据〕

相应部位:按病变部位取穴。

肝、肺、脾:取穴依据同银屑病。

耳尖放血:抗过敏、抗感染,提高机体免疫功能。

内分泌:调节内分泌功能,促进皮肤代谢。

过敏区:本病好发于春秋季,与机体过敏有关。过敏区可抗过敏,提高机体免疫及代谢功能。

玫瑰糠疹虽然病程4~6周后可自愈,有些患者急于治疗,可用耳尖放血、耳穴贴压的方法,助其早日治愈。

十八、皮肤划痕症

一种按压皮肤引起的局部变态反应。有高度皮肤敏感的人,用手指或钝器在皮肤表面划过后产生略为突起的红纹,甚至在皮肤上写出字来,其压力引起皮肤的划痕反应。

这种病人一般不适合在耳廓上进行贴压治疗,可进行针刺,为避免皮肤过敏,做耳穴治疗时可先做抗过敏治疗。用耳尖放血,贴压过敏区、内分泌、肾上腺,然后再贴压必须治疗的主要病变穴位,贴压耳穴时不要过多,只要主穴即可。贴压后如果耳穴皮肤红、肿、痒或1~2天后过敏者,可实时取下贴压物,无其他副作用。

十九、瘢痕疙瘩

皮肤的纤维组织增生物。不规则的瘢痕组织可增大,往往在外伤、损伤、烧伤愈合处形成,或在低张力的外科切口处形成。在耳背或颈、胸部呈隆起的硬块,形成数目不定、浅红或鲜红色,较大者可引起肢体挛缩,防碍功能活动。可有瘙痒、灼痛或刺痛。

〔取穴〕

过敏区、内分泌、肾上腺、耳尖放血、相应部位、肺、肝、脾。

〔取穴依据〕

相应部位:按病变部位取穴。

肝、肺、脾:可疏通血脉,营养肌肤。

过敏区、内分泌、肾上腺:促进瘢痕组织的软化吸收,肾上腺皮质激素可抑制炎症渗出,抑制肉芽组织增生和疮面纤维化,避免伤口挛缩。过敏区、内分泌、肾上腺可以抗过敏,瘢痕疙瘩常在天气变化时遇到某一种过敏原引起瘙痒、灼痛和刺痛,取此三穴可抗过敏、提高机体免疫力。

二十、结节性痒疹

病因不同,多发生于四肢,尤其是小腿伸侧。初起时可为小丘疹或瘙痒性丘疹,淡红色,数周后逐渐角化增厚、隆起,顶部粗糙钝圆,呈灰褐色,较硬。病期较久及搔抓过重者可见苔藓化。病因多于免疫功能失调,或过敏引起,如被蚊虫咬伤后发生。

〔取穴〕

过敏区、内分泌、肾上腺、耳尖放血、相应部位、肺、肝、脾。

〔取穴依据〕

过敏区、内分泌、肾上腺:为三抗穴,提高机体免疫功能。

耳尖放血:镇静止痒,清热解毒。

肺、肝、脾:结节性痒疹为肝风毒素侵袭,肝穴可祛风解毒,肺主皮毛,肺主腠理,肺与皮肤发源于同一外胚层,有同源组织关系,取肺穴可固腠理,加强皮肤的濡养。脾主运化水湿,脾为肺之母,脾、肺同时应用可改善皮肤营养加强卫气功能、镇静止痒,避免皮肤损伤。

二十一、结节性红斑

局限于真皮和皮下组织的过敏性、血管炎性、结节性皮肤病。多发于小腿胫前、大腿和前臂。为红色和紫红色的炎性结节。发疹前一两周多有低热、全身不舒适、咽喉痛、关节和肌肉疼痛等前驱症状。发病时体温奏然升高,成批出现鲜红圆形或椭圆形结节,结节稍高出皮面,表面光滑发亮,散在分部多不融合,有疼痛和压痛。数天后渐变软,色变暗红,直到消退,不破溃、无瘢痕和萎缩。治疗应去除慢性病灶。

〔取穴〕

过敏区、内分泌、肾上腺、耳尖放血、相应部位、肺、肝、脾。

〔取穴依据〕

相应部位:依病变部位取穴。

过敏区、内分泌、肾上腺:本病为真皮和皮下组织的过敏性血管炎症,耳穴治疗可以激活网状内皮吞噬功能和激发特定细胞趋向性,是免疫力提高的连锁反应,并且可在血管神经作用下,产生止痛作用,调整局部功能。改善血管通透性,减少炎症渗出,促进炎症吸收,并有化瘀作用。肾上腺穴还能调整肾上腺皮质的分泌,促进新陈代谢,增加抗病能力,促使身体皮肤复原,缓解皮肤和皮下组织损害,炎症病变和疼痛。

二十二、鱼鳞癣

一种先天遗传性及皮肤角化病,往往出生时就存在。由于皮肤角化方面的缺陷,致皮肤发干、粗糙,密布浅褐色至深色鱼鳞样脱屑,对称分布,以躯体伸侧为重,尤以四肢伸面为甚,冬重夏轻。本病严重程度不同,轻者皮肤发干,重者婴儿出生往往死亡,皮肤似披有盔甲。

〔取穴〕

内分泌、相应部位、肺、脾。

〔取穴依据〕

肺:肺主皮毛,主腠理,在胚胎发育期肺与皮肤发源于同一组织,取肺有助于改善皮肤的营养。脾主运化水湿。肺属金,脾属土,土生金,取脾穴有助于润肺及止痒,加强卫器之功能。

内分泌:有助于皮肤的吸收、营养、代谢。

相应部位:按病变部位取穴。

第九章　耳穴防病、美容、保健

随着社会的发展、物质生活的提高，人们对美容医学、预防医学及老年保健医学日趋重视。如何提高人们的素质，提高人体智能，使人们青春常驻，这给医务工作者提出了新课题。

第一节　耳穴防病

中医学的思想，首重预防。《黄帝内经》的第一篇《上古天真论》讲的就是预防问题，提出"虚邪贼风，避之有时"、"恬淡虚无，真气从之，精神内守，病安从来？"强调了预防体外疾病因素侵袭的同时，还特别强调人体内在的预防因素。

中医认为疾病的发生，虽然与自然界气候变化有关，更重要的却在于人体之虚。《灵枢·百病始生篇》说："风雨寒热，不得虚，邪不能独伤人。卒然逢疾风暴雨而不病着，盖无虚，故邪不能独伤人……"说明保养正气，增强抵抗力，病邪无隙可乘。"正气存内，邪不可干"就是这个道理。《黄帝内经》第二篇《四气调神大论》又说"圣人不治已病，治未病，不治已乱治未乱，此之谓也。夫病已成而后药之，乱已成而后治之，譬忧渴而穿井，斗而铸锥，不乎晚乎！"其意是指无病先防，有病早医，以免疾病发生或发展，损害身体健康；在气功疗法中的"耳动"可以促进人体身心健康，有预防疾病的作用；推拿疗法中有"耳运法"，用双手提拉耳垂以防治感冒。

南京某部队报道，用耳穴防治疟疾，每10天针1次，针刺肾上腺、内分泌、皮质下、脾、肝等5个穴位，共12次。某部连队全年疟疾发病率为1.2%；而另一个连队没有用任何方法预防疟疾，疟疾的发病率高达8.5%。耳穴不但能防病于未然，而且耳穴可以防止疾病的发展，对已发生的疾病，还能防止其由小变大、由轻变重、由表及里。《灵枢·逆顺篇》记载："上功刺其未生者也；其次，刺其未成者也。"这指的是针刺防止疾病发生和发展的作用。耳穴在防止晕车、晕船、输血输液反应、竞技综合征等都取得了显著效果。此外，耳穴在防止胃溃疡、十二指肠溃疡、肺炎、心肌炎、肝炎、流感、红眼病、听力下降等疾病的发展和促进健康恢复方面都卓有成效，过去人们往往过分强调微生物对人体的侵害，以及寻找消炎的药物，而现在是通过各种刺激耳穴的方法来调动人体内在的防御机能，抵抗疾病，调节机体的各项功能趋于正常。

耳穴治疗可广泛应用于疾病的前趋期，矫正可逆性疾病，提高机体健康水平。因此，耳穴刺激法，在预防医学中有重要的意义。

一、预防感冒

约40%的成人急性呼吸道疾病属于普通感冒，主要由鼻病毒引起。自从抗菌药物广泛应用后，大多数细菌性呼吸道疾病得到实时控制，而病毒性呼吸道疾病相对增多。目前，除腺病毒和流感病毒疫苗已试制应用外，对其他呼吸道病毒感染，尚无有效的预防方法。而通过耳穴贴压疗法、耳尖放血治疗,可对反复发作性和持续性感冒病人进行预防。临床观察到,经常接受耳穴贴压的患者,在治疗其他病时,由于抵抗力的提高,而很少患感冒或不患感冒。

〔取穴〕

耳尖放血、过敏区、内分泌、肾上腺、内鼻、肺、脾。

〔取穴依据〕

内鼻、肺:内鼻为相应部位取穴,临床常见感冒症状自鼻道开始,病毒来自鼻腔,因此取内鼻,以增加鼻腔之抗病能力。肺开窍于鼻,司呼吸,鼻是呼吸出入的门户,肺有病变,每每会影响到鼻。肺合皮毛,因体表皮肤是人体卫外的阳气所敷布的地方,能随着外界气温及体温变化起到调节作用,例如遇冷它能收缩致密,遇热它就能弛缓松疏,致密则无汗,松疏则汗出。皮肤这种适应机能,是与肺脏有着密切关系的。如肺气虚,则皮毛的适应机能就会减弱,被风寒所侵袭,就会感冒,出现鼻塞流涕,甚至出现自汗、盗汗等现象。因此,预防感冒要从补肺气入手。

脾:根据中医脏象学说,脾属土、肺属金,肺气虚易患久咳,可伤及脾,临床可用补脾来代替补肺,为五行学说培土生金的理论。现代医学理论证明,脾与免疫机能有关,补脾可使免疫功能得到改善。脾脏是人体内最大的淋巴器官,是滤过血液的唯一淋巴组织。因此脾在特异性免疫中起着重要作用,无论从中医还是现代医学理论上分析,脾都是很重要的脏器,补肺先补脾,这是补本的最重要方法。

耳尖放血、过敏区、内分泌、肾上腺:是三抗的重要穴位,可抗感染、抗过敏、抗风湿,提高机体免疫力。与耳尖穴相对的耳轮内侧缘有防感冒点之称。

体会:

● 耳穴贴压治疗、耳尖放血,可提高机体防御功能,临床研究表明,针刺能使血清甲种蛋白球、乙种蛋白球和丙种蛋白球的含量提高,能使血清 IgA、IgG、IgM 含量不同程度增长,其中以 IgA 增长最明显。IgA 是外分泌液的主要免疫球蛋白,它能使某些细菌凝聚,并有中和病毒的能力。

● 针刺能影响 T 细胞的免疫状态。T 细胞有杀灭病毒和细胞内微生物的作用,可以提高机体的抗病毒能力。

● 耳穴治疗反复发作性和持续性感冒有明显效果,特别是某些对抗细菌、抗病毒药物过敏者,而无其他更好的治疗办法时,可用耳穴治疗。

● 耳穴对妊娠期间易感冒者,在不适合用抗生素、抗病毒的情况下,可用此法治疗,避免药物对胚胎的形成和胎儿发育的不良作用。

二、预防晕车、晕船、晕机

晕车、晕船、晕机属于运动病,是乘坐火车、汽车、轮船或飞机常发生的一种病症,表现为恶心、呕吐、面色苍白、出冷汗、疲倦不适等,其发生机理是某运动影响半规管的结果。

中医学认为发病可能与脾胃虚及汽油等异味过敏有关。属"眩晕"、"呕吐"范畴。

〔取穴〕

贲门、胃、枕、晕点、内耳、皮质下,汽油等异味过敏加过敏区。

〔取穴依据〕

内耳:晕车、晕船是运动时刺激半规管或过敏等发生自主神经功能紊乱的反应,这些反应的性质和程度与前庭器官的兴奋性有关。因此治疗和预防晕车、晕船、晕机可取内耳,以调节和稳定前庭器官功能。

贲门、胃:运动病主要症状是恶心、呕吐。贲门是止吐要穴,胃可和胃降逆止呕。

晕点、枕:晕点是诊断和治疗眩晕、头晕的特定穴,枕是止晕要穴。

皮质下:可调节大脑皮层的兴奋和抑制功能,镇静止吐。

过敏区:为抗过敏要穴,由汽油等异味过敏引起的晕车、晕船、晕机者,应取过敏区,可减少发病的诱因。

体会:

● 预防运动病的发生:患者可于乘车、船、飞机前 30～60 分钟治疗,并嘱患者在旅途中经常按压,以加强刺激,保持疗效。

● 在防治运动病的观察中发现,若已出现症状者,耳穴贴压可以实时制止眩晕、恶心和呕吐症状。如预防性耳穴贴压可防止运动病症状的发生。

● 笔者 1987 年 7 月参加支持革命老区的医疗队,在乘长途汽车从合肥前往大别山岳西县途中,对本队 10 名有晕车史的医疗队员,在乘车前 30 分钟做了预防性耳穴贴压,结果历时 7 小时,经过 100 余个崎岖的山峰、道路颠伏不平、途中未见呕吐发生,仅 2 例感恶心不适。而 1987 年 3 月前往岳西县,有晕车史的医疗队员未作贴压,结果旅途中均发生晕车症状,说明耳穴防治晕车有肯定疗效。

三、预防输血(液)反应

本病是外源性或内源性致热为主引起的病态反应。多数在液体或血液输入 100～300 毫升时,突然发生畏寒、战栗、关节酸痛、皮肤苍白、发绀,继而出现高热等反应。一般体温达 39 ℃以上,历时 2～3 小时后汗出而退热,退热后仍有疲乏、肌肉酸重等感觉。少数病人亦有皮肤瘙痒、荨麻疹、血管神经性水肿,甚至出现胸闷、气喘、喉痉挛、喉水肿等。轻者给病人带来不应有的痛苦,重者可并发休克窒息等极其严重的后果。

〔取穴〕

肾上腺、过敏区、内分泌、神门。

〔取穴依据〕

肾上腺、过敏区、内分泌:为抗过敏要穴,三穴合用可增强抗过敏作用,增强抑制毛细血管的渗出,抑制黏膜、皮肤、血液中的抗原抗体反应,抑制组胺的释放,缓解平滑肌的痉挛、减缓病态反应的发生。

神门:镇静安神。

体会:

● 301 医院内科病房在输液、输血前针刺耳穴或耳穴贴压,预防输血、输液反应的临床观察,认为此法操作简便有效,可避免非那根等药物引起的嗜睡、乏力、头昏等副作用。

● 上海第二医科大学附属三院内科护理组,在输液前 5 分钟针刺耳穴、肾上腺、神门,强刺激后留针至输液完毕之后起针,共 474 人次,仅 5 人发生反应。说明耳穴可预防输液反应。

● 南京医学院附属医院,观察 20 例,多数病例针刺同时停止输液,针后 5 分钟内寒战停止,有的可不出现热相。少数病例不停止输液,症状也能很快控制。

四、戒烟

吸烟给人体健康带来严重威胁,增加了肺癌、口腔癌、唇癌、支气管炎、冠心病、高血压等疾病和胎儿畸形的发病率。据英国普查,每年大约 5 万余人的死亡是吸烟的直接结果,其中一半是死于心血管病,并且主要是冠心病。35 ~ 54 岁的重度吸烟者与不吸烟者比较,死于冠心病的危险性前者是后者的 5 ~ 10 倍。吸烟者的心绞痛发生率增加,尸检发现重度吸烟者其冠状动脉、脑动脉的粥样硬化远较不吸烟者严重。单凭吸烟未必能造成冠心病,但如果有高血压和高胆固醇症同时存在,吸烟将是一个重要的附加危险。美国发现吸烟与肺癌、胰腺癌发病有关,若一天吸 2 包烟的人,患胰腺癌的可能性是不吸烟人的 5 倍。因此,戒烟必须引起全世界的关注。近年来国内外采用针灸、耳穴戒烟或戒烟茶、戒烟糖等法戒烟,均已取得一定效果。国内有人观察 210 例戒烟中,191(90.95%)例戒烟后与未戒烟时比较,吸烟量减少。南京医学院陈巩荪报道,耳穴埋针戒烟 369 例,第 7 天和 3 个月内的近期有效率为 91.64% 和 92.07%,6 ~ 10 个月内随访有效率 69.23%,10 个月 ~ 2 年内随访的有效率为 58.83%。近期效果优于远期效果($P < 0.05$)。近远期之全戒率均在 35.11% ~ 44.32%,无显著差异,但远期效果以老年组、长吸烟史和大吸烟量组为好,说明耳穴可用于戒烟。

〔取穴〕

神门、肺、口。

〔取穴依据〕

肺、口:吸烟是通过口到肺,吸入尼古丁等物质刺激呼吸道感受器传入神经,在大脑皮层产生兴奋灶,形成条件反射。耳穴治疗是通过经络对大脑皮层的作用,对吸烟兴奋灶起抑制作用,消除和阻断吸烟的条件反射。因此,取口、肺,通过口改变其条件反射,通过肺调整其肺气,达到戒烟的目的。

神门:镇静、调神提气,改变精神因素影响。

病例:

刘某,女,73 岁,农民,吸烟 60 年。

患者 13 岁起吸关东烟,50 岁后烟瘾逐年增大,伴有支气管炎,经常咳嗽、咳痰,1986 年冬咳嗽、咳痰加重,伴有胸闷气喘,1987 年初从东北来京治疗,接诊后向患者提出戒烟,给予贴压戒烟三穴,2 次耳穴贴压后,自觉烟瘾大减,3 次治疗后,烟瘾全部戒除,咳嗽、咳痰、胸闷、气喘得以改善。

体会:

● 据临床观察,耳穴戒烟有三穴三步曲。

三穴即:神门、肺、口。

三步曲:

第一步:第一次治疗后,可改变烟的味道,受治疗者即感到烟草味变得苦涩,治疗前吸烟者对烟草觉得"齿颊留芳"。治疗后烟味变成青草味等,仍想吸,但吸烟量可减少 1/3。

第二步:第二次治疗后,吸烟感口中味道又苦又辣,甚至吸烟后感恶心,吸烟量可减少2/3。

第三步:第三次治疗后,不想吸烟。

耳穴戒烟一般要经过3次,若为耳穴贴压法戒烟,3天贴1次,贴压后嘱患者每天按压贴压部位3次,以强刺激阻断条件反射。

● 由于尼古丁对人体可产生瘾性,而耳穴能防治戒断综合征。刺激耳穴能引起脑内内啡肽升高,并调整交感、肾上腺系统活动,可能与抑制烟瘾有关。

● 靠自我控制可以戒烟,但戒烟时可出现心神不安,若有所失的"戒烟综合征"和香烟的"芬芳可口"的诱惑力。刺激耳穴能调整大脑皮层功能,使大脑获得新的平衡,消除心神不安和烟的诱惑力。

● 在戒烟中应使戒烟者有戒烟之决心,戒烟失败者,往往是意志薄弱或无戒烟愿望,虽有少量吸烟者已戒绝,但周围戏诱或其他事由而复抽,医者与戒烟者双方应相互配合。

五、竞技综合征

是指在竞技如比赛、考试前或竞技过程中所出现的失眠、头痛、头晕、心悸、烦躁、口干、食欲不振、恶心、呕吐、腹泻、便秘、痛经或月经紊乱、手指震颤、小腿痉挛,甚至昏厥等症。

中医认为本病为心肾不交、阴阳失调等。

〔取穴〕

主穴:心、肾、皮质下、额、脑、神门。

配穴:随症加减。

头痛头晕加耳尖放血、枕;失眠加神经衰弱区、神经衰弱点;食欲不振加口、脾;恶心呕吐加贲门、胃、枕;腹泻、便秘加大肠、脾;手指震颤、小腿痉挛加肝、脾、腓肠肌点。

〔取穴依据〕

心、肾:心是人体活动的主宰,人的一切精神意识思维都是心的表现,所以心为"君主之官","心主神明",《素问·灵兰秘典论》记述"主神明则下安",各脏腑机体的活动方能协调。《素问·移精变气论》记述"得神者昌,失神者亡"、"心气旺盛",神气必定表现充沛,因此取心以安神。肾与脑髓关系密切,肾主骨生髓,"肾充则髓实",《灵枢·海论篇》说:"脑为髓之海……髓海有余,则轻劲多力,自过其度。髓海不足,则脑转耳鸣,胫酸眩冒,目无所见,懈怠安卧。"因此肾壮则脑健,补脑必补肾髓,健脑必需取肾。肾属水,心属火,水火必需互济,神明则安。中医认为竞技综合征为心肾不交,取心、肾两穴,则交通心肾。

皮质下、额、脑:额叶与人的精神活动有关。皮质下、脑是高级神经活动中枢,可以调节大脑皮层的兴奋和抑制功能,加强思维意识,加深记忆,增强大脑功能,改善人体精神状态。

神门:镇静安神。

体会:

● 预防竞技综合征的发生,一般可在竞技前1~3天用耳穴贴压法处理,耳穴贴压法对竞技综合征有显著疗效,不但可以消除学生的紧张状态,防止一系列症状出现,而且可清醒大脑,增强记忆,使其取得较好的成绩。

● 若竞技综合征已出现一系列症状,以健脑为主,随症处理,为保证竞技中充沛的精力,适当使用镇静安眠穴。避免过度抑制。

病例：

刘某,女,17岁,学生。

每当学期期末考试时,因学习紧张,便出现失眠、头昏、头胀、食欲不振。1990年6月参加高考预考时,症状加重,头晕、头痛、精神萎靡,不思饮食,身体消瘦,服镇静药效果不明显。检查面色㿠白无华,心、肺、神经系统检查未见异常。耳尖放血2～3滴,耳穴贴压神门、心、肾、脾、皮质下、额、脑、枕,治疗后,即感头晕头胀消失,头脑清醒,视物清晰,治疗第二次精神状况明显好转,食欲增加,无任何不适感。

六、流行性腮腺炎

流行性腮腺炎是由流行性腮腺炎病毒引起的急性传染病,多发于冬春两季,以发热头痛、精神疲倦、纳呆、全身不适为主症。中医学称为"痄腮",又名"湿毒炎"或"蛤蟆瘟",系感受湿毒邪,挟肝胆之火,与阳明胃热上攻,风热痰湿郁滞,发于耳下颌部,以致腮腺肿胀而成。耳针及耳穴贴压法对此症有较好的防治作用。

〔取穴〕

主穴:腮腺、内分泌、肾上腺、下颌、耳尖或轮4、轮5、轮6放血。

配穴:肝、胆、胃。

在流行季节与地区,可对儿童进行耳穴贴压防治,对已发病者可用耳尖或耳轮穴放血3～5滴,然后贴压或针刺耳穴。

〔取穴依据〕

腮腺、下颌:为相应部位取穴,能调节腮腺功能,加强面部的抗病能力,使其不受邪侵。

耳尖、轮4、轮5、轮6放血:可清热解毒,凉血消肿,提高机体免疫功能,并达到防病之功效。

内分泌、肾上腺:能促进有毒的代谢产物从体内清除,增加抗炎消肿之功,并可提高机体抗病能力,故可起到预防及治疗作用。

肝、胆、胃:均属循经取穴,以清泄肝、胆、阳明经之火,使其热退肿消,病趋痊愈。

第二节　耳穴美容

耳穴美容是新发展的学科,耳穴美容的目的是要达到容貌美、肌肤美、体形美。耳穴美容的方法是通过耳穴治疗影响美容的各种病症。影响容貌美、肌肤美、体形美除体态肥胖外,还有以下几种病症。

影响青少年容貌美的主要病症有面部痤疮、扁平疣、脂溢性皮炎、脂溢性脱发、黄褐斑、白癜风等。

影响中年容貌美的主要病症有玫瑰痤疮、酒渣鼻、黄褐斑、扁平疣等病症。

影响老年容貌美的,不但有病症,如老年斑、色素沉着等,更重要的是面容的憔悴、皱纹的增加、皮肤无光泽等衰老的现象。

　　上述影响美容的主要病症:面部痤疮、扁平疣、脂溢性皮炎、黄褐斑、白癜风、酒渣鼻等,在耳穴治疗皮肤病章节中已分别叙述,而如何使人们肌肤美及体形美是耳穴在美容方面要讨论的两大问题,即减肥和抗衰老的课题。中老年人体力劳动和体育活动逐渐减少以致体内热量消耗减少,又由于一般生活比较安定,家庭经济状况好转,营养改善,食物中摄取的热量有所增加,出现了食入有余,而合成代谢增加,多余的营养物质转化为脂肪、糖原、蛋白质,贮存于皮下、腹腔、肌肉及其他组织内。中年妇女又由于更年期内分泌紊乱,精神情绪的变化,导致代谢失调而发胖。肥胖症可发生在任何年龄,以中老年最多。

　　由于脂肪积聚,机体负担加重,氧的消耗量较正常人增加,这不仅使肥胖病患者,体态臃肿,行动不便,同时可出现怕热、多汗。若呼吸和血液循环受到影响,一动就会气喘,易感疲乏,并可出现头昏、头痛、心悸、腹胀、便秘、精神不振、下肢浮肿等症状。若因肥胖,肺泡换气不足,血容量和心输出量增加,可引起左心室肥大。肥胖也往往是糖尿病、胆结石和心血管疾病的前导,肥胖给患者精神上带来痛苦,从而在情绪上急躁易怒。

　　"发福"这一名词,过去一般是用来赞扬对方的美言。但目前随着医学的研究发展和医学知识的普及,世界大多数国家,不论男女老少,谁也不愿意当"大阿福",都认为瘦一点、苗条一点是健康的表现,时髦的体态是一种美的享受。世界上只有个别国家,如太平洋的岛国汤加,才认为长胖一点才算美。在我国,俗话说:"有钱难买老来瘦",其意是指身体过于肥胖不是好事,是人体衰老的表现,不但影响体形美,而且加重了内脏负担。近年来,青少年肥胖发病率有增长的趋势,女性发病者显著多于男性。

　　我国传统医学认为肥胖是阴阳失去平衡,经络和脏腑功能失常。有"肥人多痰湿,瘦人多火"之说,因此本病多由脾虚、痰湿阻滞、阳气不足、蒸发乏力及体内脂肪水液过剩所致。

　　人们一般把肥胖度超过正常 20% 以上,又非特殊疾病引起者,称为单纯性肥胖。标准体重的计算方法目前多用 BROCA 法,其计算公式如下:

　　身长在 150 厘米以上者:标准体重(公斤) = [身长(厘米) − 100] × 0.9

　　身长不足 150 厘米者:标准体重(公斤) = 身长(厘米) − 100

$$肥胖度 = \frac{实际体重 − 标准体重}{标准体重} \times 100\%$$

　　我国军事医学科学院卫生研究所等单位,根据我国情况,提出了成人理想体重的计算公式:　北方人:标准体重(公斤) = [身长(厘米) − 150] × 0.6 + 50

　　南方人:标准体重(公斤) = [身长(厘米) − 150] × 0.6 + 48

$$肥胖度 = \frac{实际体重 − 标准体重}{标准体重} \times 100$$

　　通常肥胖度在正负 10% 为正常,大于 10% 或 20% 为过重,超过 20% 为肥胖。

〔取穴〕

　　主穴:内分泌、脑垂体、兴奋点、额、丘脑、饥点、肾、大肠、三焦、肺、相应部位。

　　配穴:浮肿加腹水点;便秘加肺;女性月经不调者加内生殖器、卵巢。

〔取穴依据〕

　　根据肥胖的病因,女性较男性多,肥胖多由于神经、内分泌代谢功能紊乱,如女性月经不调、闭经、人工流产或由于产后内分泌功能的改变等引起。接诊 200 余病例中统计,70% ~

80%的妇女是因生育、流产或服避孕药后开始发胖;20%～30%肥胖者是饮食不节,过食或偏食高脂肪、高碳水化合物的食物,并仍有饥饿感,便秘或嗜睡;自幼体重较重或摄入营养过多、消耗不足引起;或是遗传性的体质性肥胖。极少数脑力劳动者,由于环境改变或精神刺激引起肥胖。由于引起肥胖的原因很多,在耳穴治疗中提出"一调三增一定向"的减肥治疗取穴原则。

一调:调整内分泌功能。

〔取穴〕

丘脑、内分泌、脑垂体。各内分泌腺的分泌水平所以保持相对稳定,主要是通过负反馈自我调节机制实现的。当某种激素用于靶细胞引起特定生理效应,达到一定水平时,便返回来抑制这一激素的分泌;反之,当激素的效应降低到一定水平时,反馈抑制作用消失,激素的分泌即增加。因此,当内外环境发生变化时,脑内各较高级中枢根据感觉系统传入的信息,控制丘脑下部的活动,并通过丘脑下部直接改变腺垂体的分泌水平。间接地影响受腺垂体控制的靶细胞的活动水平,从而使机体得以适应环境的变化。使内分泌功能得以稳定。

三增:

(1)增强机体的兴奋性

〔取穴〕

兴奋点、额。

肥胖者常伴有易困、嗜睡、睡眠时间长,机体活动量小、耗能少,蛋白质的合成大于分解过程。因此治疗肥胖易取具有兴奋的耳穴如兴奋点、额。使肥胖者睡眠相对减少,白天保持一定的觉醒状态,精力充沛的进行各种活动,这样可使代谢机能旺盛,增加热量的消耗,促进糖原、蛋白质的转化,促进脂肪的燃烧。

(2)增强饱感

〔取穴〕

饥点、丘脑。

饥点可以减少肥胖者的饥饿感,减少食量。丘脑是调节内脏和内分泌活动的较高级中枢,具有调节体温、摄食、水电解质平衡、内分泌、情绪反应等重要生理活动的作用。因此,增强饱感,减少摄入量的耳穴以饥点(法国 P. Nogier 提出)、丘脑两穴为主,以调节机体的胃肠功能。

(3)增加排泄

〔取穴〕

肾、三焦、肺、大肠。

增加排泄取肺,"肺主皮毛",《灵枢·经脉篇》说:"太阴者(手太阴肺经)行气温于皮毛者也。"人体肌表,皮肤是人体卫外的阳气所敷布的部位,能随着外界气温及体温的变化而起调节作用。遇冷它就收缩致密,遇热它就弛缓疏松,致密则无汗,疏松则汗出。肺又主人身之真气,《类经解释》说:"人之呼吸,通天地之精气,以为吾身之真气。故真气者,所受于天,与谷气而充身者也。然天地之气,从吸而入,谷食之气,从呼而出⋯⋯"因此,取肺穴以增强发汗行气;肾为水脏,主水液,"三焦者,决渎之官,水道出焉",肾、三焦可通调水道,补肾气化利水;大肠可"传导糟粕,清热洁腑",与三焦、肺合用,可增强养化作用而通便。

一定向：意指定向爆破，减少消耗脂库中的脂肪，使脂肪重新分布。

〔取穴〕

相应部位（腹、臀）。

肥胖主要是由于脂肪细胞肥大，而并不是由于脂肪细胞的数量增多，减肥主要是减去体内的存脂，防止不必要的脂肪组织积聚或形成。而肥胖所造成的体态臃肿，最明显的部位是腹部和臀部，脂肪最易贮存的部位是腹部的脂库。因此，相应部位予以定向爆破的部位是取耳穴腹，其次是臀。取其穴可助于脂肪燃烧，使脂肪重新分布，达到体态美。

体会：

● 单纯性肥胖用耳穴减肥有一定疗效，按此组减肥取穴原则，治疗后能获得以下反应。

1）精神状态好，睡眠时间缩短，平时及晚间易困情况明显好转，自觉精力旺盛。

患者罗某，女，52 岁，肥胖症。其特点是易困、嗜睡，每晚餐后，看电视时坐在沙发上就瞌睡，以至入睡。治疗 2 次后这种情况改善，每晚入睡时间可拖延至 11 点，夜间睡眠良好，每天精力旺盛，可从事正常活动，排大便次数增加。

据统计，80% 患者治疗后，排大便次数可增加 1 次，有利于减轻体重。

2）腹部轻松感。治疗一个疗程后，有些肥胖病患者，虽然体重未见明显减轻，但是腹部胀满感减轻或消失，活动较前灵活，可能与脂肪重新分布有关。

3）浮肿减轻或消退。若肥胖者是由于内分泌功能紊乱伴浮肿，接受耳穴贴压治疗 1 次后，体重便可减去 1~2 公斤，这可能是耳穴调整内分泌，促进水盐代谢，利尿、消肿的结果。这种类型的肥胖患者，临床治疗效果好。

4）饥饿感减少或消失。饥饿感的时间延长，喜零食等过食情况好转，达到节制饮食、降低食欲的目的。

经治疗后，体重均有不同程度减轻，经 3 个疗程治疗，体重减轻最多者，为 15 公斤。

● 耳穴减肥治疗时间要长，一般 1~3 个月。临床观察，一般在治疗第一、第二疗程可见体重下降 1~3 公斤，继续治疗时，体重下降不明显，甚至停止治疗时又回升。因此，减肥在于坚持，因为体内的脂肪分解、燃烧及糖原转化或脂肪再燃烧需要一定的过程，要动员现存多余脂肪消耗，必须使机体摄入量减少，脂肪积集减少，即要有一分解大于合成的过程。有些人开始治疗时体重下降较明显，以后停滞，再坚持治疗，体重又可减轻，可能与开始时利尿通便，增加了消耗，增加排泄所致，坚持治疗后，体重又有所下降，是因为代谢旺盛，能量的转化、脂肪的消耗、脂肪合成减少，从而使体重减轻。耳穴治疗中，对于体质性肥胖者、家族性的或过去是运动员停止运动发胖者，减肥效果慢。

● 肥胖的治疗主要是摄食量的控制。耳穴治疗是以增强饱感，减少饥饿感为主。耳穴治疗降低了食量，避免了过食或吃零食。在临床观察中，患者饥饿感消失。据推测是因耳穴饥点、丘脑有抑制食欲的作用，而且耳穴减肥避免了"饥饿疗法"的不良反应。目前减肥有人强调"节食"，可"节食"一旦停止，体重又往往很快恢复到原来的水平。有的患者减肥心切，强迫控制进食，结果饿得难受，由于低血糖、头昏眼花、四肢无力，体重不但未见减轻，还会导致恶性循环或患"神经性厌食症"。

● 减肥只适用于体重超过标准体重20%以上的肥胖病，不宜用于体重在标准体重以下的患者,以免造成营养不良所致的"神经性厌食症"。

第三节　耳穴摄生保健抗衰老

一、衰老与早衰

人体老化是在成年以后,随着年龄的增长,身体在结构与功能方面表现为进行性衰退变化的现象,也有因为疾病、营养、客观环境及主观因素等影响所致的不正常的老化。因此,把与年龄相符的老化征象叫做衰老。衰老是正常的生理现象,提前出现的与年龄不相符的老化征象叫做早衰。早衰也就是俗称的未老先衰,是老化的病理表现。

二、衰老的征象

给人最明显衰老的征象是皮肤的变化,尤其是面部皮肤的变化是老化开始的明显特征之一。中年人、老年人由于表皮营养障碍和外界刺激,皮下脂肪减少并逐渐消失,体内结合水减少而引起皮下组织、结缔组织细胞变长等形态改变,同时中老年人皮肤张力劣于年轻者,致使颜面,尤其是前额和眼外角皮肤松弛,弹力减低,出现皱纹。老年人还可有色素沉着,俗称"老年斑"、"寿斑",引起表皮色泽与亮度均下降,失去光泽。

一般中老年人表皮比青年人薄,但面部及手足等暴露的部位,表皮因受外来刺激反而增厚。皮肤是人体外为防御结构,老年人干燥脱落的皮屑和沉积在皮肤皱褶间的灰尘、排泄污物混在一起刺激皮肤,常可引起皮肤瘙痒症。

外貌的衰老,除皮肤的老化、体态的改变,还有毛发的改变。成年人随着年龄的增高,一般先从两鬓开始变白,逐渐由少到多,最后甚至满头银发。毛发在变白过程中,也逐渐变软粗长,而且还会脱落。

衰老的表现,不仅是人的外貌,机体的各个器官也都逐渐老化:

神经系统:现代研究证实,老年人脑神经衰退的迹象是记忆力减退,对周围事物不感兴趣,对现实生活的理解缺乏感情色彩,有时行为不能自制。下肢振动觉比上肢明显减退,深反射与踝反射消失最多。

循环系统:心功能低下,以致出现心肌纤维化、心肌淀粉样改变,引起心肌硬化症,冠状动脉粥样硬化以及主动脉钙化等。主动脉及周围动脉弹性减退、管壁增厚、发生硬化,血流量减低,血液循环缓慢。

呼吸系统:鼻黏膜出现萎缩,气管、喉软骨、肋软骨逐渐钙化及骨化;肺及支气管弹性减弱,肺组织萎缩,肺泡扩大、泡壁变薄,产生老年肺气肿。

消化系统:胃肠黏膜和肌层萎缩而变薄,胃肠道的腺体或绒毛会逐渐萎缩,肌肉纤维弹性减低、消化机能减弱,可出现消化不良、便秘等。

泌尿系统:肾血流量、肾小球滤过率、肾小管功能均明显降低,前列腺可肥大,产生尿急、尿频、排尿困难。

内分泌系统:甲状腺功能下降,胰岛中的 β 细胞功能减退,胰岛素分泌不足,易引起糖尿病。

生殖系统:生殖器官萎缩和功能降低,性激素分泌降低,有人测定老年人尿中各种类固醇显著减少,而其代谢产物的中性还原性脂类几乎不见减少,肾上腺皮质机能未见随年龄增长而减弱,它可以部分代偿睾丸的机能。人到中年,男性、女性都或先或后地出现更年期。

肌肉与骨骼:肌力减弱、肌力对氧耗量减少,易疲劳。所以肌肉工作能力降低,是衰老的重要征象之一,它影响人的总工作能力,活动能力及对社会、自然环境的适应力。骨骼是全身的支架,随着老化的影响,由于钙代谢分布的紊乱,骨骼中有机成分如骨胶原、骨黏蛋白质均会减少,而无机盐如碳酸钙和硫酸钙等却增加。因此,老年人骨骼弹性、韧性差,易发生骨折和骨裂,由于蛋白质代谢障碍,可发生骨质疏松症,引起腰腿痛。

眼、耳、鼻、咽、喉:"耳聋眼花"是老年人的特征之一,步入老年以后,晶状体硬化,弹性减少,调节力减弱,可致视力老花,白内障形成。随着年龄的增加,听力可发生改变,从迟钝、难听、重听,直到耳聋。人上年纪,下鼻甲变薄,鼻内海绵样血管体发生退化,老人嗅觉、味觉随年纪增长而减退;扁桃体发生组织萎缩,机体防御机能减弱,由于咽喉骨硬化、喉部脂肪沉着,发声日益苍老。

三、衰老的防治

健康对于每个人都是十分重要的,卫生部前部长钱信忠说:"健康对中老年人就是时间,就是精力。"有了健康的身体就可为人类做贡献,如何使中老年人保持身心健康,保持生命的活力,有病早治,无病早防,防患于未然是不可忽视的重要课题。

1896年法国内分泌学家勃朗-赛格尔提出用睾丸浸出液注入人体,以抗衰老,1920年奥地利医师薛丹纳克提出切断结扎两侧输精管,导致睾丸中精子繁殖部分萎缩,腾出更多的容积供产生睾丸酮的组织增生,以促使自身睾丸酮的分泌。前苏联人伏罗诺夫提出移植年轻猿猴的睾丸到人体。这些方法都是想使用性激素来返老还童和延年益寿,然而这些方法非但没有效果,反而招致不良反应。

国外有不少医学家,如公元前希腊的希波克拉底、罗马名医西赛罗、中世纪的医学家阿维森纳,都从老年病和老年养生的角度讨论长寿问题。1990年美籍奥地利医师薛丹纳克,去维也纳访问了一所老人院,那里的老人死亡率很低,他回国后在纽约医学杂志最先提出了"老年医学"这一名词。20世纪50年代后人类平均寿命普遍延长,随着老人年龄增大,带来了老人的经济、文化、生活、福利等社会问题,又出现了老人社会学。因此为了延年益寿,最终形成一门涉及范围很广的综合性学科——老年学。

我国公元前200年的内经中,在《上古天真经》《四气调神大论》《生气通气论》等就开始了讨论老人的保健,所谓"养生"、"摄生",在"养性"一书中,特别提到按摩耳廓的方法以健身防衰,书中记载"以手摩耳轮,不拘数遍,所谓修其成廓,以补肾气,以防聋聩也"。又记载:"养耳力者常饱",说明刺激耳廓可以摄生防衰。

人体内环境的平衡和稳定,是正常生命活动的根本保证,机体内环境平衡失调,必然影响到正常生命的活动和代谢过程的紊乱,从而促使人类衰老。人体代谢机构的有效性,在40岁以后随着年龄的增长而逐渐下降,细胞的合成与分解代谢逐渐失去平衡,因此,有人认为,衰老的本质与细胞功能低下有关。使用耳穴摄生、防衰老,在于祛除邪气,扶补正气,调整阴阳,泻其有余,补其不足,调其不和而复其治。古人说:"人有三宝:精、气、神。"所谓精,是指人体中的精、血、津、液等多种重要物质,它是构成人体、维持和营养人体的生命活动的基础。这些物质一方面禀受于先天父母之本,一方面还要靠后天水谷精微之气不断给予补充。所谓气,亦有两种含义:一是指流通着的微小难见的营养物质;二是指推动脏腑器官的动力。气亦需靠呼吸自然界的空气和吸收水谷精微之气来化生和补充。神是精神意识、思维活动、感觉运动的主司,是人体活动的根本体现,也是人体生命活动现象的总称。

精、气、神三者之间,虽各有殊,但又是一个不可分开的整体。精充、气足、神全乃是健康长寿的保证;精亏、气虚、神耗则是衰老多病的原因。

精不足,则人体内精、血、津、液缺乏,心肌、动脉得不到滋养,容易硬化。骨骼、肌肤得不到濡润,而易枯槁皱褶,关节运动不灵活。耳目失于润养,则耳不聪、目不明。

气不足,则脏腑机能减退,气血运行不畅,在心则导致心气不足,心血瘀阻,而发生冠心病、心绞痛;在肺则易导致肺气不足,痰湿阻滞,而发生支气管炎、肺气肿;在胃肠则导致胃肠功能紊乱,而发生消化不良、便秘等。

神不足,神经系统特别是大脑皮层功能减退,人的思维意识活动失调,精神情志变化失常,故老年人常有多疑善忧、言语失误、失眠健忘等表现。

由于可见,精、气、神是人体生命活动的关键,而注意保养精、气、神,则是摄生抗衰的重要环节,而针灸、耳穴的治疗,就是在调神、提气。中医学认为:"生死之道,以气为本",精、气、神三者之间,气是根蒂。宋《苏沈良方》说:"摩熨耳目,以助真气",即此意也。

实验研究和临床观察表明,衰老和细胞功能低下有关,而刺激耳穴可以调整细胞功能,促进细胞的各种酶代谢恢复平衡,还可促进细胞的合成和分解代谢,使之逐渐恢复平衡。调整细胞内环境的平衡与稳定,从而大大地延缓了衰老。

有人通过计算机的描记,研究针刺对大脑皮层的影响,证明针刺可以加强健康皮层细胞的活动能力,增强其兴奋与抑制过程;在病理情况下,针刺能调整并增强大脑皮层的兴奋性与抑制过程的力量和灵活性,使之恢复到正常的生理平衡。刺激耳穴能提高垂体-肾上腺皮质系统的功能,不但能纠正内分泌紊乱,而且还能防止内分泌腺体功能衰退。刺激耳穴后作用于丘脑和大脑的良性刺激,能使人心情舒畅,精神愉快,思维敏捷,有利于增强体力,消除疲劳,有利于消除人们额部和面部老年性皱纹和未老先衰症,具有保健防老的作用。

目前有资料报道,衰老可以引起免疫功能下降,它使人体逐渐失去了免疫能力,相应的出现感染发病率的增高。临床研究表明,针刺使人体血清甲种球蛋白、乙种球蛋白和丙种球蛋白的含量增高,而使血清中 IgA、IgG、IgM 含量比针刺前都有不同层度的增高,其中以 IgA 增高最为明显。IgA 是外分泌液中的主要免疫球蛋白,它能使某些细菌凝聚,并有中和病毒的能力。

近年科学家从幼年老鼠血液中提取 T 细胞,用低温冷冻法贮藏起来,到这只老鼠风烛残年的时候,将此冷冻液注射到这只死期将近的老鼠身上,结果这只老鼠又变得生命旺盛起来。说明针刺体穴和耳穴可以提高和增强 T 细胞的免疫反应,在摄生抗衰老中起着十分重要的作用。

四、耳穴防衰老的常用方法

1. 耳穴防衰法

〔取穴〕

肾、心、脾、肺、内分泌、额、皮质下。

〔取穴依据〕

肾：中医学认为"肾为先天之本"、"肾藏精"、"肾藏志"、"肾气通于耳"、"肾主骨生髓"。我国古代养生学家、医学家和武术家，一般都重视肾腰的锻炼，其实质就是要锻炼人的精、气、神。我国古代壮腰八段功，就是传精、养气的方法，"腰为肾之府"。《诸病源候论》说："肾主腰脚"。从经络学说，两肾是从属于督脉命门穴，命门，有生命之门的意思。《类经附翼》说："命门总主乎两肾，两肾皆属于命门。故命门者水火之府，为阴阳之宅，为精气之海，为生死之窦。"因此治肾相当重要，可强骨实髓、聪耳补脑、畅活气血，并可治疗各种慢性病。

心：取心在于调神，《灵枢·天人篇》记载："百岁，五脏皆虚，神气皆去，形骸独居络矣。"《素问·移精度气论》记载："得神者昌，失神者亡"。"形与神"俱是生命的象征，心是人体生命活动的主宰，"心为君主之官"。《灵枢·邪客篇》记载："心者五脏六腑之主，精神之所舍也"。《素问·宣明五气论》记载："心藏神"。所以，目之所以能视，耳之所以能听，口之所以能言，肢体之所以能运动，举凡一切思维意识及形体活动，无一不是神在人体发挥作用所表现的各种形式。所以防衰取心，心脏功能正常，神明通达，各脏腑功能各安其职，身体健康。

肺：肺主气，气有呼吸之气和人身之"真气"，李玉材引华佗的话说"肺者生气之源，乃五脏之华盖"。生命的维持依赖于水谷精气的给养，如果没有肺来呼吸，不可能使精气发挥维持生命的作用。所以，《灵枢·刺节真邪》篇记载："真气者所受于天，与谷气并而充身也"。所以后世《笔花医镜》认为"肺气之衰旺，关系寿命之长短"。因此防衰取肺，以调气，以充养全身。

脾：为后天之本，可运化水谷精微，把精华输布到全身各处。《素问·经脉别论》记载："食入于胃，游溢精气，上输于脾，脾气散精，上归于肺。""土生万物"，后世医家、清代程杏轩氏《医述》一书中说："食物入胃，有气有质……得脾气一吸，则胃气有助，食物之精的尽留；至其有质无气，乃纵之使去。"说明脾脏在消化吸收功能上起着重要作用，因此摄生防衰穴离不了脾穴。以强化后天之本。

内分泌：各种实验证明，激素可明显加速或延缓衰老的过程。因为内分泌系统如性腺、脑下垂体、胸腺、甲状腺、肾上腺等内分泌出的激素，与人体生长发育和正常生理功能有着密切关系，激素是一种循环在血液内的化学物质，人体有很多功能是依靠激素对某些组织细胞来发挥作用的，在细胞上特定地结合某一激素的成分，称为该激素的受体。研究证实，激素受体的数量随着年龄增长而减少，老年人细胞形成受体的速度较年轻人慢；相反，其分解又快，甚至在衰老时简单的就停止作用。受体的损失和减少是衰老过程的一个重要机制，衰老与内分泌系统的失调有着密切的关系，因此，抗衰老取耳穴内分泌刺激内分泌系统可激发其功能旺盛。

皮质下、额：是健脑要穴，一般人头脑的老化从 30 岁开始。要推迟老化，一方面要经常用脑思考，可使头脑更加灵敏，如采用记忆、计算读书等多刺激和思考预防大脑老化，"用进废退"；另一方面在耳穴刺激额穴、皮质下，可增强思维提、高记忆力，通过大脑皮质，调节中枢神经及周围神经系统,维持人的正常机能,保持神经系统的健康,防止早衰。

2. **耳廓按摩法**

是自身按摩、养生、延年益寿的一种方法。按摩疗法在中医学有两千多年的历史,古今医书已不少记载,《小儿推拿方脉活婴秘旨全书》载:小儿推拿法中可以发汗通气的"黄蜂入洞",即以两手大拇指背跪按两耳门法,用以退热、除痰,治疗疟疾的"猿猴摘果",即以两手拇、食指提拿两耳尖数次,又扯两耳垂数次,如猿猴摘果状。《厘正按摩要术》中记载:治疗肺经受寒用"双风展翅法",即以两手食、中二指捏患儿耳尖,向上三提毕,次掐承浆、两颊及听会等穴。《幻科铁静》载"揉耳摇头",即先用两手指揉捏小儿耳垂,再用两手捧住小儿头部轻轻摇动,有镇惊、祛风散寒等作用。《中国医药大辞典》记载:(以鱼衣)摩耳治风口㖞,左㖞摩右,右㖞摩左。

耳廓是体表的一部分,大量的临床实践已证明,当脏腑和躯体有病时可在耳廓相应的部位上出现阳性反应,施行针刺、贴压放血等可治疗疾病,而耳廓按摩法可用于耳廓皮肤、肌肉,使皮肤内丰富的毛细血管网扩张、促进循环、改善营养。按摩可激发经气,疏通经络,并可刺激感觉神经末稍,产生神经系统的反射作用,调节神经的兴奋和抑制功能,调整脏腑生理功能,调动机体的免疫能力,并经体液、淋巴等传递到相应的脏气产生效应,平衡阴阳,维持正常的生理功能,达到振兴精神,防止疾病,增强体质而延年益寿。

附录　耳穴治疗取穴图示

一、内科疾病

I. 消化系统疾病

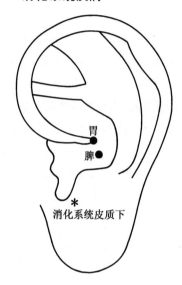

图 59　胃炎

〔主穴〕

胃、脾、消化系统皮质下

〔配穴〕

浅表性胃炎:交感

萎缩性胃炎:胰腺、内分泌

肝胃不和:胃、腹胀区、三焦

图 60　胃、十二指肠溃疡

〔主穴〕

胃、脾、十二指肠、交感、消化系统皮质下

〔配穴〕

肝胃不和:肝、三焦

胃阴虚:胰、内分泌

腹痛甚者:胃肠沟、十二指肠球结节

失眠:神经衰弱点、神经衰弱区

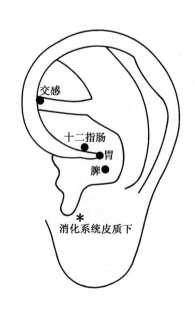

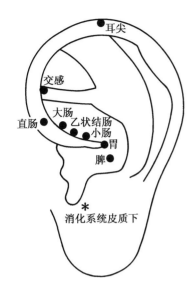

图61　急性胃肠炎

〔主穴〕

耳尖放血、交感、直肠、大肠、小肠、乙状结肠、脾、胃、消化系统皮质下

〔配穴〕

痉挛性腹痛:神门、枕

坠胀感:腹胀区、下焦

消炎:过敏区、内分泌

图62　慢性胰腺炎

〔选穴〕

左胰(前耳和后耳)、右胆、内分泌、左糖尿病点、右胆道、三焦、消化系统皮质下、肝、脾、十二指肠

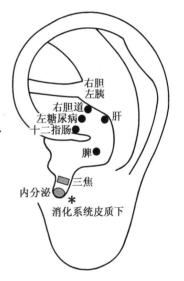

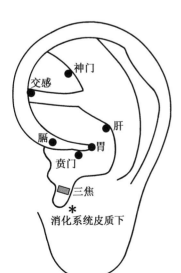

图63　呃逆

〔选穴〕

膈、贲门、肝、胃、三焦、消化系统皮质下、交感、神门

图 64　食管炎

〔选穴〕

食道、贲门、胸、脾、交感、消化系统皮质下

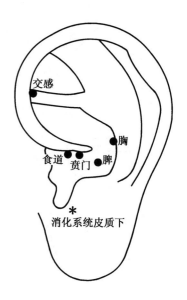

图 65　胆囊炎、胆道感染

〔选穴〕

胆(耳前和耳后)、胆道、肝、十二指肠、胃、脾、肝炎点、三焦、内分泌、消化系统皮质下

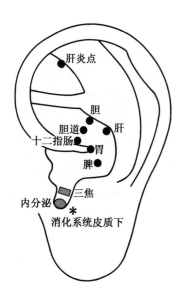

图 66　肝炎、肝炎后综合征

〔选穴〕

肝、胆、肋缘下、脾、三焦、内分泌、腹胀区、消化系统皮质下、耳中、肝炎点

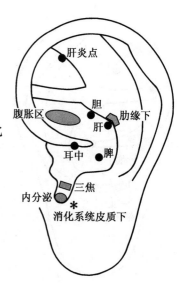

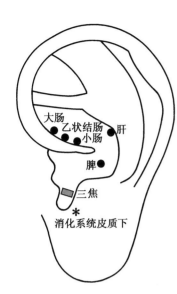

图 67　肠功能紊乱

〔选穴〕

大肠、小肠、乙状结肠、肝、脾、三焦、消化系统皮质下

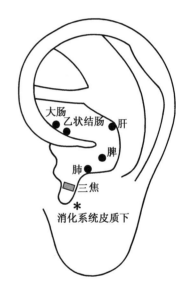

图 68　便秘

〔选穴〕

大肠、乙状结肠、肝、脾、肺、三焦、消化系统皮质下

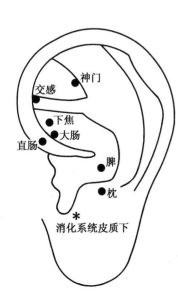

图 69　腹泻

〔选穴〕

交感、下焦、大肠、直肠、脾、神门、枕、消化系统皮质下

II. 呼吸系统疾病

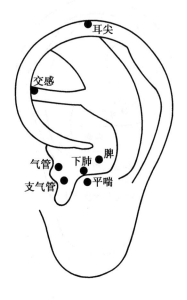

图 70 气管炎

〔选穴〕

支气管、气管、下肺、脾、平喘、交感、耳尖放血

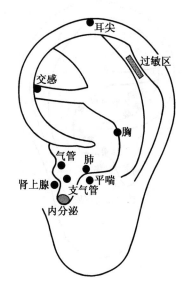

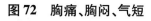

图 71 支气管哮喘

〔选穴〕

耳尖放血、支气管、气管、肺、胸、平喘、交感、肾上腺、过敏区、内分泌

图 72 胸痛、胸闷、气短

〔选穴〕

交感、胸、心血管系统皮质下

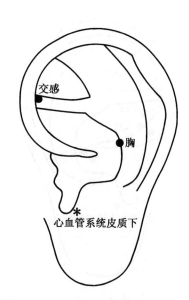

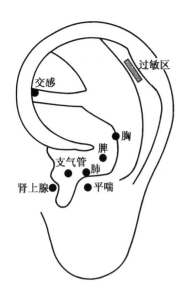

图 73　支气管扩张

〔选穴〕

支气管、肺、胸、平喘、过敏区、交感、肾上腺、脾

图 74　肺气肿

〔选穴〕

交感、过敏区、胸、脾、肺、肾、支气管、内分泌、平喘

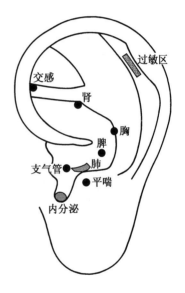

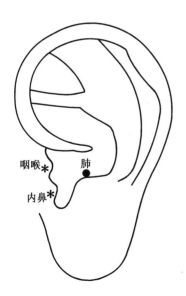

图 75　感冒

〔主穴〕

肺、内鼻、咽喉

〔配穴〕

发烧：耳尖放血、轮 1～轮 6 放血

头痛：相应部位

头晕：晕区

全身痛：肝、脾、轮 4 放血

咳嗽：气管、支气管、平喘

III. 循环系统疾病

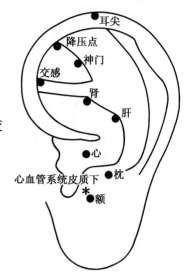

图 76　高血压

〔选穴〕

耳尖放血、降压点、神门、肾、肝、心、枕、额、交感、心血管系统皮质下

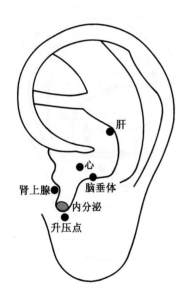

图 77　低血压

〔选穴〕

升压点、肾上腺、脑垂体、心、肝、内分泌

图 78　冠心病

〔选穴〕

心、肝、胸、小肠、交感、心血管系统皮质下

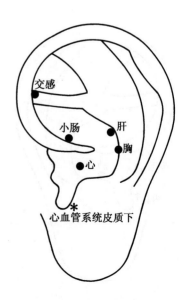

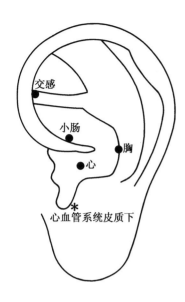

图 79　心律不齐

〔主穴〕

心、胸、小肠、交感、心血管系统皮质下

图 80　心动过速、心房纤颤

〔选穴〕

神门、小肠、心、胸、枕、降率穴、心血管系统皮质下

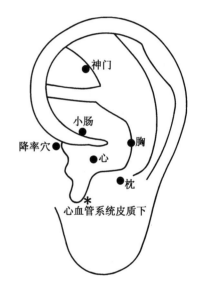

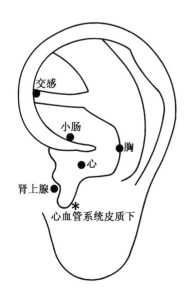

图 81　心动过缓

〔选穴〕

交感、小肠、心、胸、肾上腺、心血管系统皮质下

图 82　无脉症

〔选穴〕

交感、热穴、肝、心、肺、耳大神经、心血管系统皮质下、肾上腺、相应部位

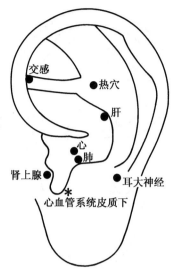

图 83　心血管神经官能症

〔选穴〕

交感、心、神门、神经系统皮质下、心血管系统皮质下、胸、枕、身心穴

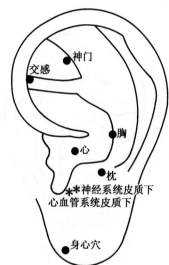

IV. 神经、精神系统疾病

图 84　神经衰弱

〔主穴〕

耳尖放血、神门、心、枕、神经皮质下、神经衰弱区(耳前和耳后)

〔配穴〕

心脾两虚型:脾

肝郁气滞型:肝

心虚胆怯型:胆

心肾不交型:肾

胃失调和型:胃

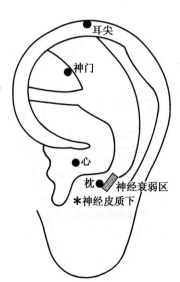

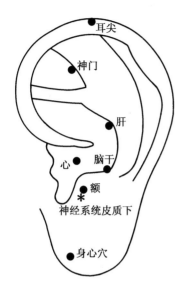

图 85　臆症

〔主穴〕

耳尖放血、心、肝、神门、脑干、身心穴、额、神经
系统皮质下

〔配穴〕

臆症性偏瘫：膝关节、髋关节、腰椎

臆症性失语：声门、三焦

臆症性失明：目 2、眼、枕

图 86　前头痛

〔主穴〕

耳尖放血、外交感、额、神经系统皮质下

〔配穴〕

鼻炎、副鼻窦炎引起头痛：内鼻

屈光不正引起头痛：目 2

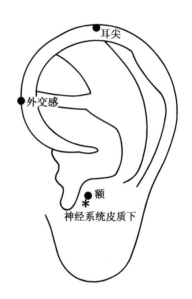

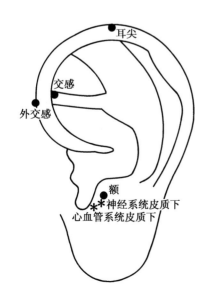

图 87　偏头痛

〔选穴〕

耳尖放血、颞、交感、外交感、神经系统皮
质下、心血管系统皮质下

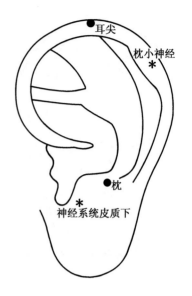

图 88　后头痛

〔主穴〕

耳尖放血、枕、枕小神经、神经系统皮质下

〔配穴〕

颈椎病引起后头痛：颈椎$_{3、4}$（耳前和耳后）

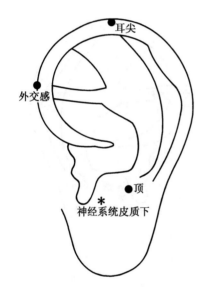

图 89　头顶痛

〔选穴〕

耳尖放血、顶、外交感、神经系统皮质下

头痛选穴表

选穴 ＼ 位置	前头痛	颞	枕	顶
相应穴位	前头痛	颞	枕	顶
穴位功能	耳尖放血	耳尖放血	耳尖放血	耳尖放血
西医	神经系统皮质下	神经系统皮质下	神经系统皮质下	神经系统皮质下
中医	胃	胆囊	膀胱	肝
经验穴位	外交感	外交感	枕小神经	外交感

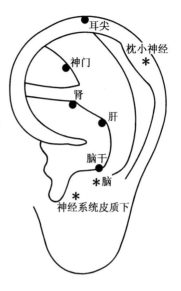

图 90 脑震荡后遗症

〔主穴〕

耳尖放血、肾、肝、枕小神经、神门、脑、脑干、神经系统皮质下

〔配穴〕

伴恶心呕吐:门、胃

伴头晕、眩晕:晕区

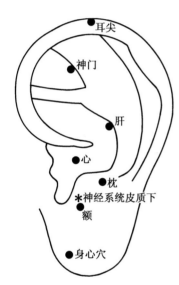

图 91 精神分裂症

〔主穴〕

耳尖放血、额、神经系统皮质下、心、肝、神门、枕、身心穴

〔配穴〕

躁狂型:脑干

抑郁型:快活穴

图 92 自主神经功能紊乱

〔选穴〕

神门、交感、肾、心、丘脑、枕、神经系统皮质下

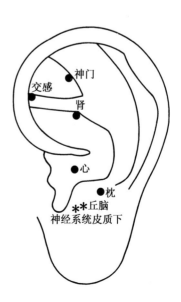

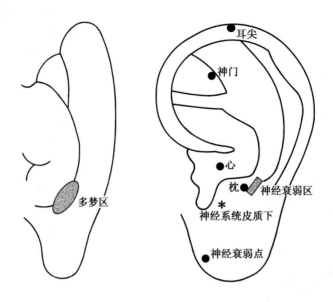

图93　多梦

〔主穴〕

多梦区、神门、枕、心、神经衰弱区、神经衰弱点、神经系统皮质下、耳尖放血

〔配穴〕

心肾不交引起多梦：肾

心脾两虚引起多梦：脾

肝气郁滞引起多梦：肝

心虚胆怯引起恶梦：胆

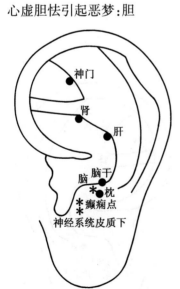

图94　癫痫

〔选穴〕

癫痫点、脑、脑干、神经系统皮质下、枕、神门、肾、肝

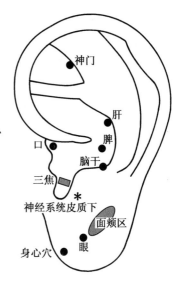

图 95　面肌痉挛

〔选穴〕

神门、肝、脾、脑干、面颊区、三焦、口、身心穴、眼、神经系统皮质下

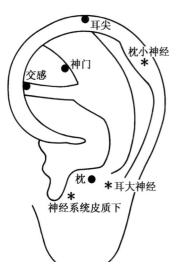

图 96　幻肢痛

〔主穴〕

相应部位、交感、枕小神经、耳大神经、神经系统皮质下、神门、枕、耳尖放血

〔配穴〕

神经烧灼痛不能入睡：神经衰弱点、神经衰弱区

图 97　三叉神经痛

〔主穴〕

耳颞神经、脑干、三焦、相应部位、耳尖放血

〔配穴〕

第一支三叉神经痛：额、眼

上颌支痛：上腭、上颌

下颌支痛：下腭、下颌

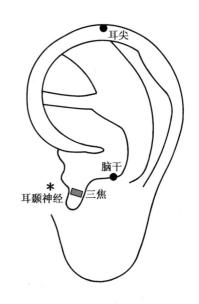

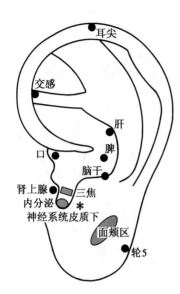

图 98　面神经麻痹

〔选穴〕

耳尖放血、轮 5 放血、面颊区、脑干、三焦、内分泌、肾上腺、口、交感、肝、脾、神经系统皮质下

图 99　肋间神经痛

〔主穴〕

肋部、耳大神经、相应部位

〔配穴〕

肝、胆、胸、枕

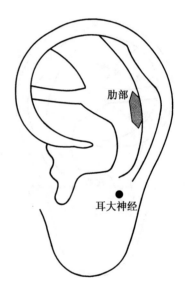

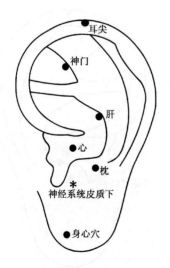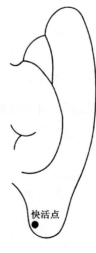

图 100　忧郁症、焦感、紧张、神经敏感

〔选穴〕

耳尖放血、神门、肝、心、枕、神经系统皮质下、身心穴、快活点

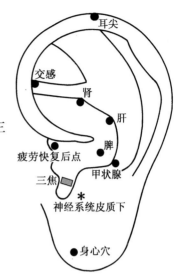

图 101 疲劳综合征

〔选穴〕

耳尖放血、交感、肾、肝、脾、疲劳快复后点、三焦、身心穴、神经系统皮质下、甲状腺

V. 分泌和代谢系统疾病

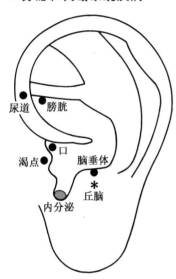

图 102 尿崩症

〔选穴〕

脑垂体、丘脑、内分泌、渴点、口、膀胱、尿道

图 103 糖尿病

〔主穴〕

糖尿病点、胰腺、耳中、脑垂体、丘脑、三焦、内分泌

〔配穴〕

口渴:渴点、口

易饥:饥点

尿频:膀胱、尿道

皮肤瘙痒:过敏区、相应部位

肢体麻木:枕小神经点、耳大神经、相应部位

视力模糊:耳尖放血、目2

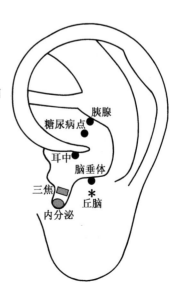

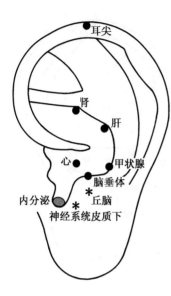

图 104　甲状腺功能亢进

〔主穴〕

甲状腺、脑垂体、内分泌、丘脑、肾、神经系统皮质下、耳尖放血、肝、心

〔配穴〕

心律不齐,阵发性心动过速:降率穴

紧张、烦躁、易怒

失眠:枕、身心穴、神经衰弱点

易饥:饥点

疲劳:脾

性功能减退:内生殖器、促性腺激素点

图 105　甲状腺功能低下

〔选穴〕

甲状腺、脑垂体、兴奋点、丘脑、内分泌、促性腺激素点、三焦、肾、肝、交感

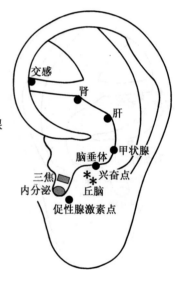

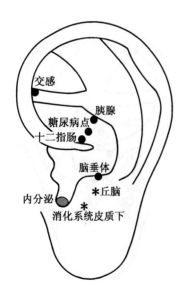

图 106　低血糖

〔主穴〕

胰腺、糖尿病点、脑垂体、内分泌、丘脑、交感、十二指肠、消化系统皮质下

〔配穴〕

肾、肝、脾

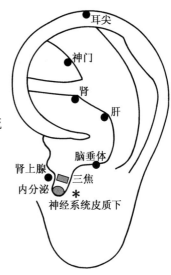

图107　库欣综合征

〔主穴〕

肾上腺、内分泌、脑垂体、三焦、神门、神经系统皮质下、肾、肝、耳尖放血

〔配穴〕

高血压:降压点

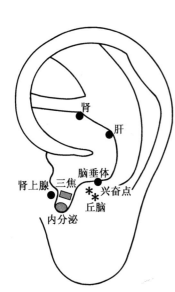

图108　埃狄森病

〔主穴〕

肾上腺、内分泌、脑垂体、肝、兴奋点、丘脑、三焦、肾

〔配穴〕

低血压:升压点

图109　单纯性甲状腺肿

〔选穴〕

甲状腺、内分泌、脑垂体、丘脑、三焦、肾、肝

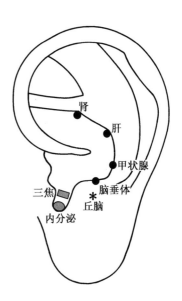

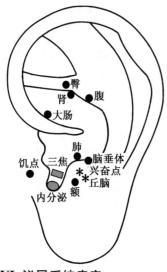

图 110 肥胖症(减肥)

〔治疗原则〕

1)调节内分泌功能:脑垂体、内分泌

2)三增:

(1)增加兴奋性,促进脂肪燃烧:额、兴奋点

(2)增加饱感:饥点、丘脑

(3)增加排泄:三焦、肾、大肠、肺

3)定向爆破:腹、臀

VI. 泌尿系统疾病

图 111 肾小球肾炎

〔选穴〕

肾、肾炎点、内分泌、肾上腺、交感、耳尖放血、脾、三焦、过敏区、心血管系统皮质下

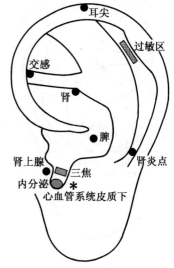

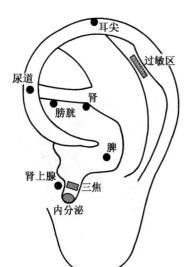

图 112 肾盂肾炎

〔选穴〕

耳尖放血、肾、膀胱、尿道、脾、三焦、肾上腺、内分泌、过敏区

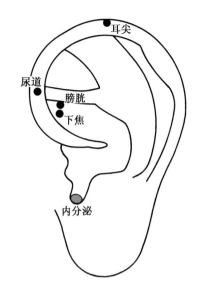

图 113 膀胱炎

〔主穴〕

膀胱、尿道、下焦、内分泌、耳尖放血

〔配穴〕

肝、脾、过敏区、肾上腺

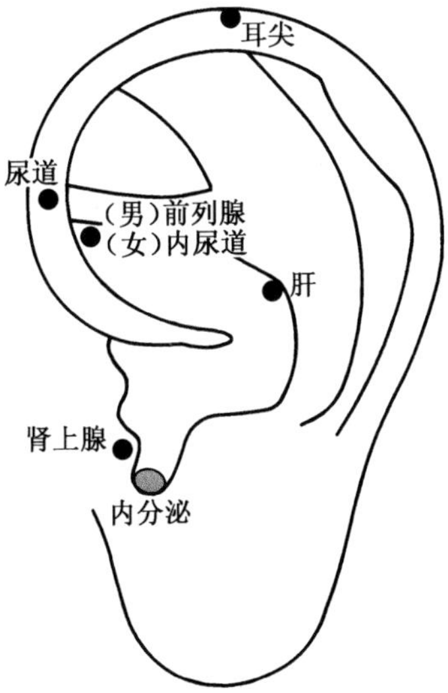

图 114 尿道炎

〔选穴〕

尿道、(男)前列腺、(女)内尿道、肝、耳尖放血、肾上腺、内分泌

二、外科疾病

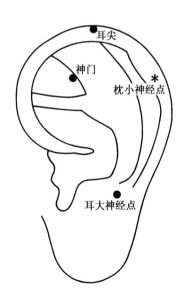

图 115 急性扭、挫伤

〔主穴〕

相应部位(选择仪器探测后的阳性反应点)

〔配穴〕

痛甚:耳尖放血、耳大神经点、枕小神经点

镇静:神门

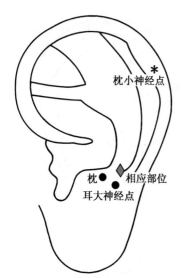

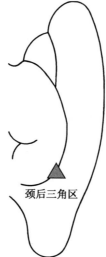

图 116　落枕

〔主穴〕

相应部位、颈后三角区

〔配穴〕

枕、枕小神经点、耳大神经点

图 117　颈椎病

〔主穴〕

相应部位、颈后三角区、颈椎$_{6、7}$、颈椎$_{3、4}$、耳大神经

〔配穴〕

颈椎$_{3、4}$骨质增生

头晕：晕区

肩痛：肩关节

手指麻木：指、心血管系统皮质下、耳大神经

后头痛：枕、枕小神经点、耳尖放血

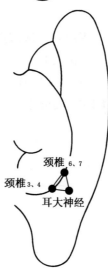

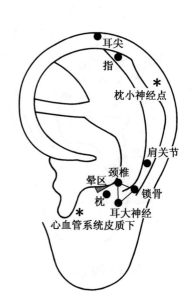

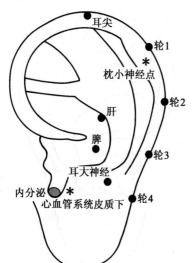

图 118　肌纤维炎

〔主穴〕

相应部位

〔配穴〕

耳尖放血、轮 1～轮 4 放血、枕小神经点、耳大神经、内分泌、肝、脾、心血管系统皮质下

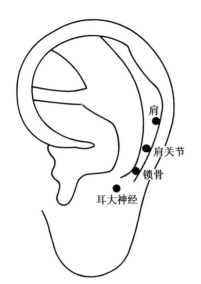
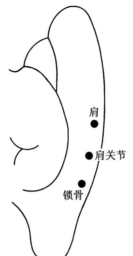

图 119 肩关节周围炎

〔主穴〕

肩、肩关节、锁骨、耳大神经

〔配穴〕

肩痛不能上举：锁骨、肩（耳前及耳后）

肩前痛不能外展：耳前肩关节、耳大神经、心血管皮质下

肩后痛不能旋前：耳后肩关节、锁骨、耳大神经

图 120 网球肘

〔主穴〕

网球肘

〔配穴〕

肘、轮 2 放血

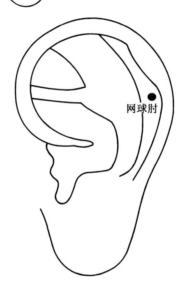
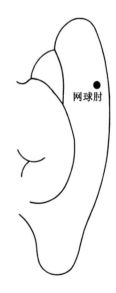

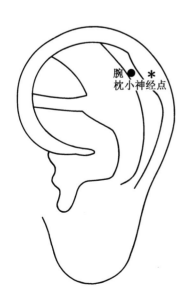

图 121 腕管综合征

〔主穴〕

腕（耳前和耳后）

〔配穴〕

枕小神经点

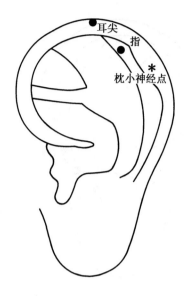

图 122   缩窄性指关节炎（板机指）

〔主穴〕

指（耳前和耳后）

〔配穴〕

耳尖放血、枕小神经点

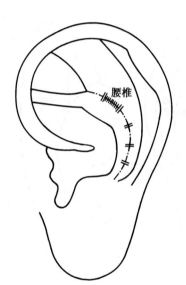

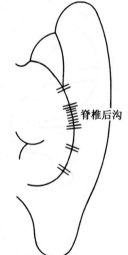

图 123   腰痛（腰椎病）

〔主穴〕

脊椎后沟、腰椎

〔配穴〕

耳后脊椎后沟中线上 4/5 阳性反应区

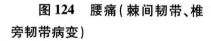

图 124   腰痛（棘间韧带、椎旁韧带病变）

〔选穴〕

选脊椎线上 4/5 和靠近脊椎后沟上 4/5 阳性反应点

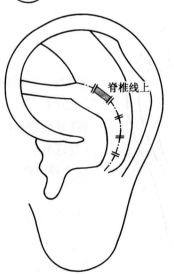

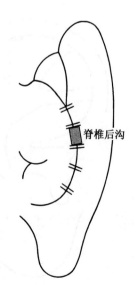

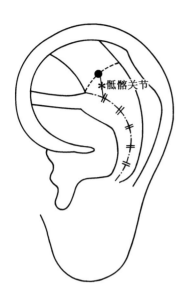

图 125　骶髂关节痛

〔选穴〕

骶髂关节(耳前和耳后)

图 126　腰肌劳损

〔选穴〕

选择腰肌区阳性反应点

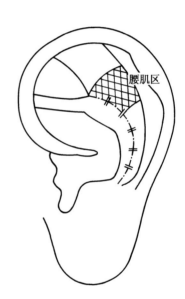

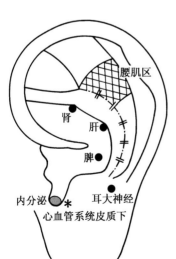

图 127　肾虚腰痛

〔选穴〕

相应部位、选择腰肌区阳性反应点、肾、肝、脾、内分泌、耳大神经、心血管系统皮质下、腰区

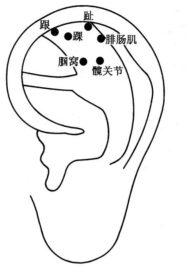
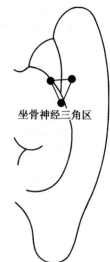

图 128　坐骨神经痛

〔主穴〕

坐骨神经三角区

〔配穴〕

　耳前相应部位、腰椎、臀、髋关节、□窝、腓肠肌、踝、跟、趾

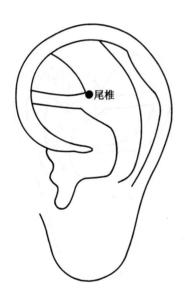
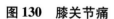

图 129　尾椎挫伤

〔选穴〕

尾椎(耳前和耳后)

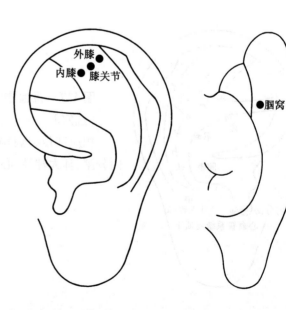

图 130　膝关节痛

〔主穴〕

膝关节

〔配穴〕

外侧膝关节痛:外膝

内侧膝关节痛:内膝

深部膝关节痛:耳背腘窝

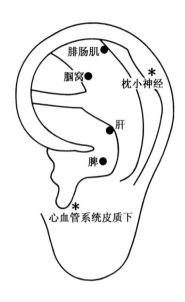

图 131　腓肠肌痉挛

〔主穴〕

腓肠肌

〔配穴〕

腘窝、枕小神经、肝、脾、心血管系统皮质下

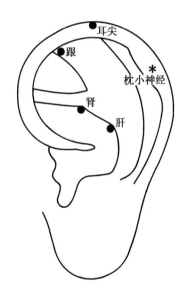

图 132　跟痛

〔主穴〕

跟（耳前和耳后）

〔配穴〕

耳尖放血、枕小神经、肾、肝

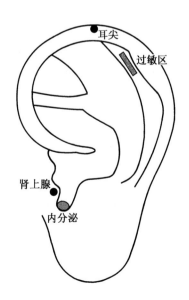

图 133　风湿性关节炎

〔主穴〕

相应部位、过敏区、肾上腺、内分泌、耳尖放血

〔配穴〕

肾、肝、脾、三焦

图 134　肋软骨炎

〔选穴〕

相应部位、交感、胸、心血管系统皮质下

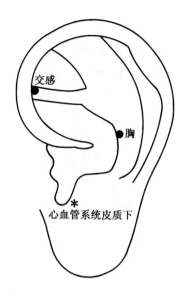

图 135　痛风

〔选穴〕

相应部位、耳尖放血、三焦、内分泌、肾、肝、脾、心血管系统皮质下

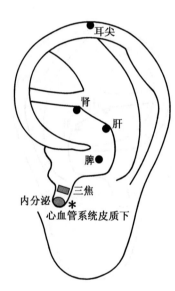

图 136　血栓闭塞性脉管炎

〔主穴〕

相应部位、心血管系统皮质下、交感、枕小神经、耳大神经、热点、心

〔配穴〕

肺、肝、脾、内分泌

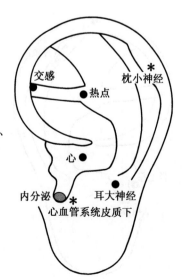

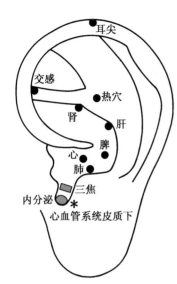

图 137　血栓性静脉炎

〔选穴〕

相应部位、交感、内分泌、三焦、心、肺、肝、肾、脾、热穴、耳尖放血、心血管系统皮质下

图 138　雷诺病

〔主穴〕

交感、热穴、指、枕小神经、耳大神经、相应部位

〔配穴〕

心、肺、脾

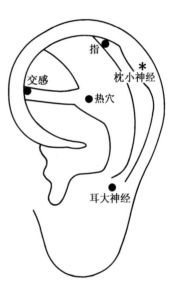

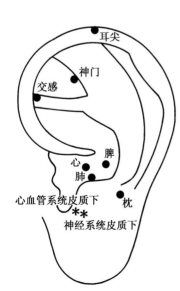

图 139　红斑肢痛症

〔选穴〕

相应部位、交感、神门、耳尖放血、心、肺、脾、枕、神经系统皮质下、心血管系统皮质下

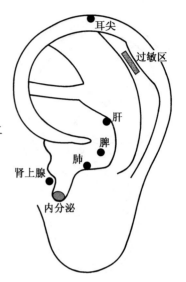

图 140　丹毒

〔选穴〕

相应部位、耳尖放血、肺、过敏区、肝、脾、肾上腺、内分泌

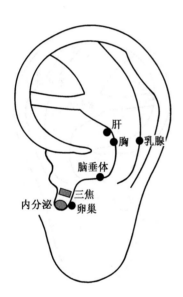
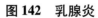

图 141　乳腺小叶增生

〔选穴〕

乳腺、胸、脑垂体、卵巢、内分泌、三焦、肝

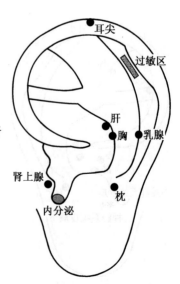

图 142　乳腺炎

〔选穴〕

乳腺、胸、肝、耳尖放血、枕、过敏区、内分泌、肾上腺

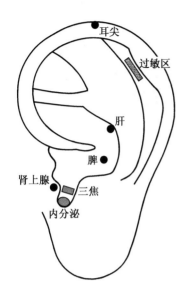

图 143　淋巴结炎

〔选穴〕

相应部位、耳尖放血、三焦、过敏区、肾上腺、肝、脾、内分泌

图 144　阑尾炎

〔主穴〕

阑尾、腹、交感

〔配穴〕

内分泌、神门、枕

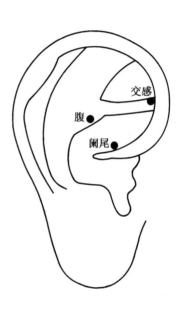

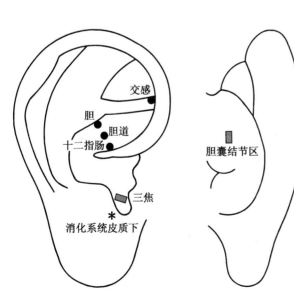

图 145　胆石症

〔主穴〕

交感、三焦、胆、消化系统皮质下、胆囊结节区、胆道、十二指肠

〔配穴〕

耳中、内分泌

图 146　泌尿系统结石

〔主穴〕

交感、下焦、三焦、神经系统皮质下、相应部位、神门

〔配穴〕

肾结石：肾、腹外

输尿管结石：输尿管、下焦

膀胱结石：膀胱和下焦

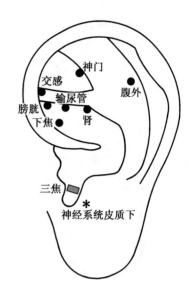

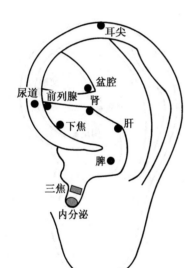

图 147　前列腺炎

〔选穴〕

耳尖放血、前列腺、尿道、盆腔、肾、下焦、肝、脾、三焦、内分泌

图 148　前列腺肥大

〔选穴〕

前列腺、尿道、盆腔、肾、肝、下焦、脑垂体、内分泌、三焦、促性腺激素点

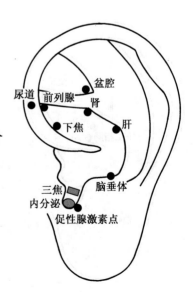

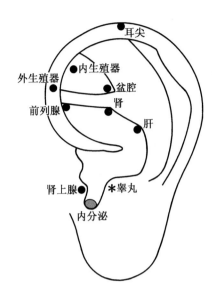

图 149 睾丸炎、附睾丸炎

〔选穴〕

睾丸、内分泌、肾上腺、肾、肝、前列腺、盆腔、耳尖放血、内生殖器、外生殖器

图 150 阳痿

〔选穴〕

内生殖器、外生殖器、促性腺激素点、肾、肝、动情穴、兴奋穴、内分泌、脑垂体

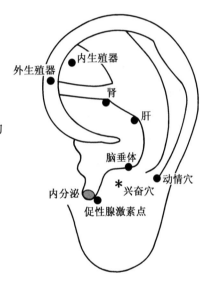

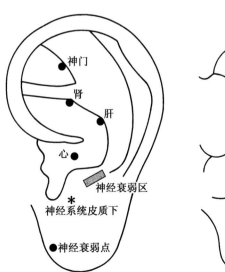

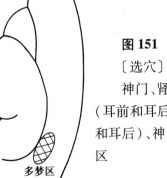

图 151 遗精

〔选穴〕

神门、肾、肝、心、神经衰弱点（耳前和耳后）、神经衰弱区（耳前和耳后）、神经系统皮质下、多梦区

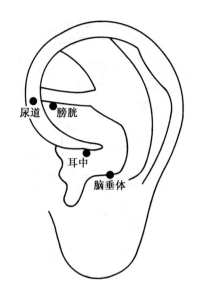

图 152　夜尿症

〔主穴〕

膀胱、尿道、耳中、脑垂体

〔配穴〕

夜尿：额、兴奋点

外伤引起遗尿：腰椎

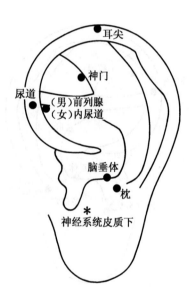

图 153　尿频

〔主穴〕

尿道、前列腺、脑垂体、内尿道（女）、枕

〔配穴〕

炎症引起的尿频：耳尖放血

神经紧张引起尿频：神经系统皮质下、神门

图 154　尿潴留

〔选穴〕

肾、腹水点、膀胱、下焦、肝、脾、三焦、内分泌、脑垂体、神经系统皮质下

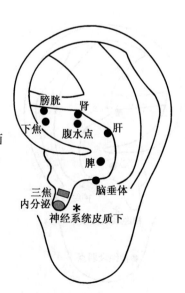

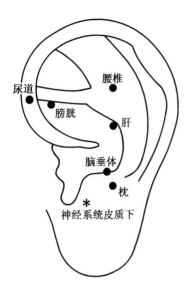

图 155　尿失禁

〔选穴〕

尿道、枕、腰椎、肝、脑垂体、膀胱、神经系统皮质下

图 156　脱肛

〔选穴〕

直肠、肛门、大肠、膈、乙状结肠、脾、肝、三焦、消化系统皮质下

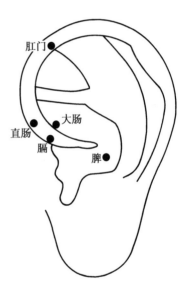

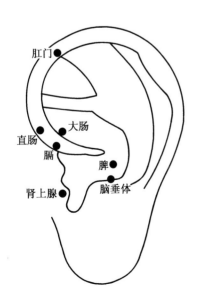

图 157　痔

〔主穴〕

肛门

〔配穴〕

直肠、脾、大肠、膈、脑垂体、肾上腺

三、五官科疾病

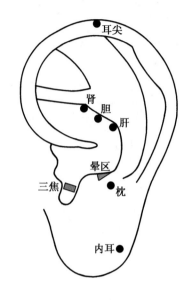

图158　内耳眩晕症

〔主穴〕

耳尖放血、内耳、晕区、枕、三焦、肝、肾、胆

〔配穴〕

恶心呕吐:门、胃

镇静:神门、神经系统皮质下

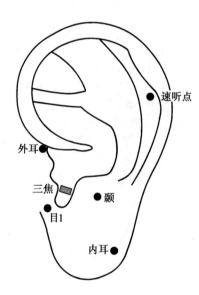

图159　听力下降

〔主穴〕

内耳、外耳、颞、三焦、目1、速听点

〔配穴〕

交感、肾、胆

图160　耳鸣

〔主穴〕

内耳、颞、三焦

〔配穴〕

实症引起耳鸣:耳尖放血、胆、肝

虚症引起耳鸣:肾

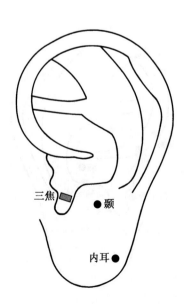

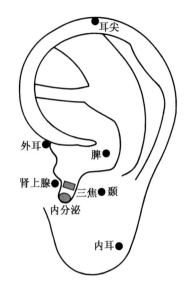

图 161　中耳炎

〔选穴〕

内耳、外耳、颞、三焦、内分泌、脾、肾上腺、耳尖放血

图 162　耳痛

〔主穴〕

相应部位、枕小神经点、耳大神经点、耳颞神经、耳尖放血

〔配穴〕

耳源性疼痛：内耳、外耳、三焦

牵涉痛及反射性耳痛：选择相应部位阳性反应点

神经痛：取耳廓神经刺激点

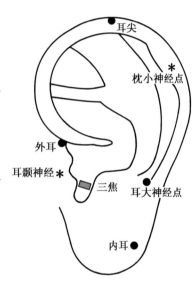

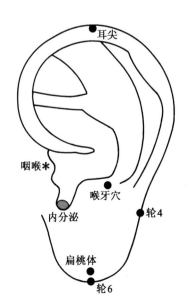

图 163　扁桃体炎

〔主穴〕

耳尖放血、扁桃体、咽喉、喉牙穴

〔配穴〕

内分泌、轮 6 或轮 4 放血

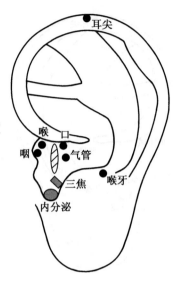

图 164　急性咽喉炎

〔选穴〕

咽、喉、口、三焦、内分泌、喉牙穴、气管、耳尖放血

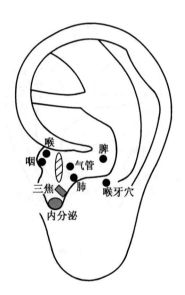

图 165　慢性咽喉炎

〔选穴〕

喉、咽、肺、喉牙穴、气管、脾、三焦、内分泌

图 166　咽喉异物感

〔主穴〕

气管、喉、咽、食管、肺、三焦

〔配穴〕

肝、胸、身心穴、神经系统皮质下

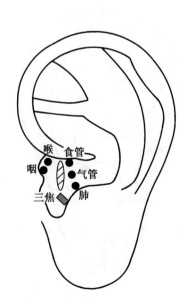

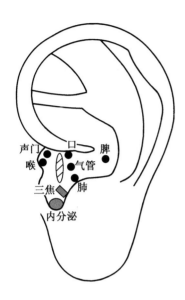

图 167　声音嘶哑

〔选穴〕

声门、喉、口、气管、脾、肺、三焦、内分泌

图 168　复发性口腔溃疡

〔选穴〕

相应部位、下腭、上腭、舌、三焦、口、脾、过敏区、
耳尖放血

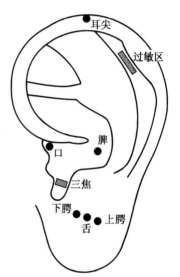

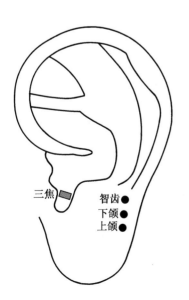

图 169　牙痛

〔主穴〕

相应部位、下颌、上颌、智齿、三焦

〔配穴〕

口、喉牙穴、耳尖放血、轮 4 或轮 5 放血

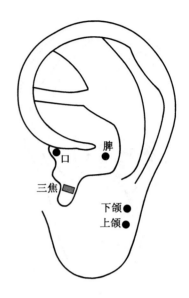

图 170　牙周病

〔主穴〕

下颌、上颌、三焦、口、脾

〔配穴〕

耳尖放血、轮 4 放血

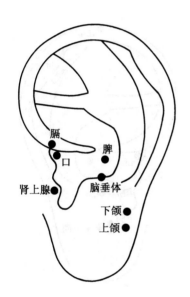

图 171　牙龈出血

〔选穴〕

下颌、上颌、脑垂体、脾、肾上腺、膈、口

图 172　颞颌关节紊乱（TMJ）

〔选穴〕

颞颌关节（耳前及耳背）、三焦、喉牙穴、口

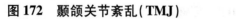

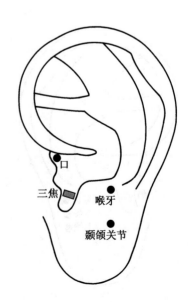

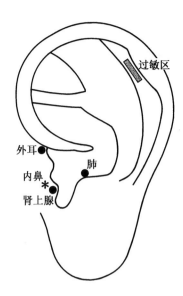

图 173 慢性鼻炎

〔选穴〕

内鼻、外耳、肺、过敏区、肾上腺

图 174 过敏性鼻炎

〔选穴〕

内鼻、外耳、肾上腺、内分泌、过敏区、脾、肺、交感、耳尖放血

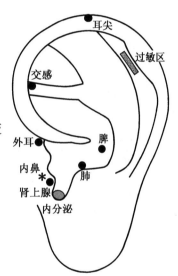

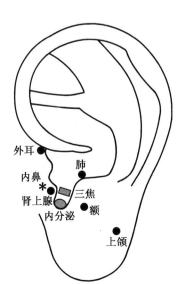

图 175 鼻窦炎

〔选穴〕

相应部位、上颌、上腭底、额、内鼻、外耳、三焦、肺、内分泌、肾上腺

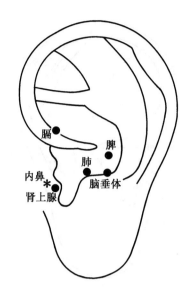

图 176　鼻衄

〔选穴〕

内鼻、膈、脾、脑垂体、肺、肾上腺

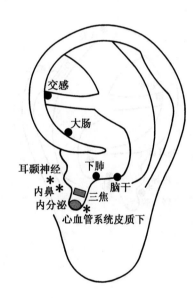

图 177　嗅觉失灵

〔选穴〕

　　内鼻、下肺、耳颞神经、脑干、交感、内分泌、三焦、大肠、心血管系统皮质下

图 178　结膜炎

〔主穴〕

耳尖放血、眼、目 2、下肺

〔配穴〕

轮 6 放血、过敏区、肾上腺

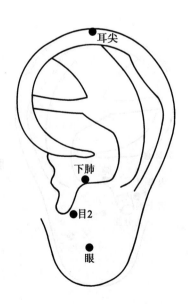

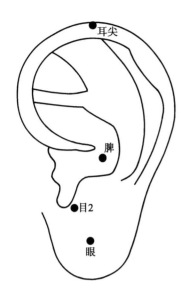

图 179　睑腺炎、麦粒肿、霰粒肿

〔选穴〕

耳尖放血、眼、目 2、脾

图 180　白内障

〔选穴〕

肾、肝、眼、目 2、内分泌、交感、耳尖放血

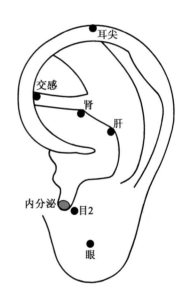

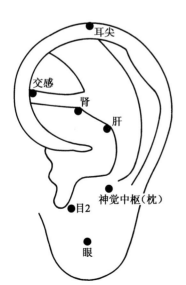

图 181　近视

〔选穴〕

耳尖放血、肾、肝、目 2、眼、视觉中枢（枕）、交感

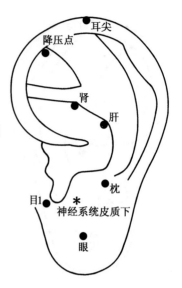

图 182 青光眼

〔选穴〕

耳尖放血、眼、降压点、肾、肝、枕、目 1、神经系统皮质下

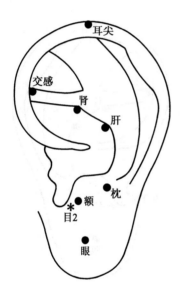

图 183 屈光不正、眉心痛

〔选穴〕

耳尖放血、肾、肝、枕、眼、额、目 2、交感

图 184 角膜炎

〔选穴〕

耳尖放血、过敏区、肝、肾、枕、目 2、眼、内分泌

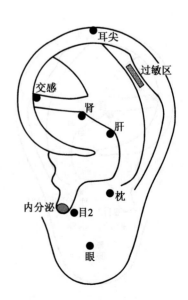

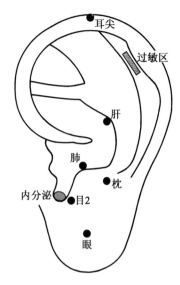

图 185　视神经炎

〔选穴〕

耳尖放血、肺、过敏区、肝、枕、目 2、眼、交感、内分泌

四、妇科疾病

图 186　月经不调

〔选穴〕

子宫、肾、肝、脑垂体、卵巢、内分泌

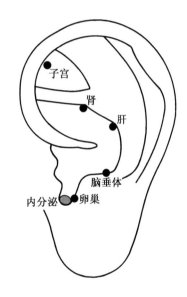

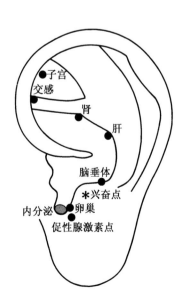

图 187　闭经、月经过少

〔选穴〕

子宫、卵巢、促性腺激素点、兴奋点、脑垂体、内分泌、肾、肝、交感

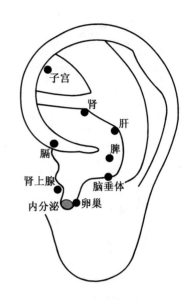

图 188　月经过多、功能性子宫出血

〔选穴〕

子宫、脾、膈、内分泌、脑垂体、肝、肾、卵巢、肾上腺

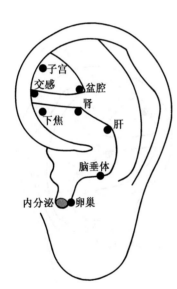

图 189　痛经

〔选穴〕

子宫、盆腔、肝、交感、肾、卵巢、内分泌、脑垂体、下焦

图 190　宫颈炎

〔选穴〕

宫颈、肾、肝、脾、三焦、内分泌、下焦、耳尖放血

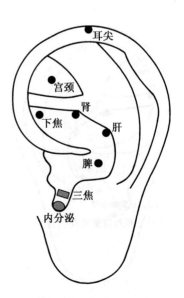

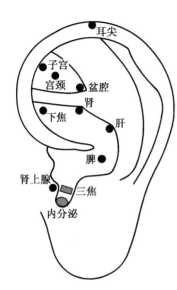

图 191 带症

〔选穴〕

子宫、宫颈、肾、肝、脾、三焦、内分泌、下焦、耳尖放血、肾上腺、盆腔

图 192 子宫内膜炎

〔选穴〕

子宫、宫颈、肾、肝、卵巢、脑垂体、丘脑、内分泌、促性腺激素点、三焦

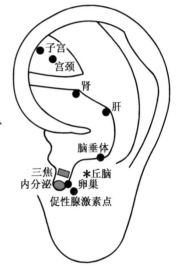

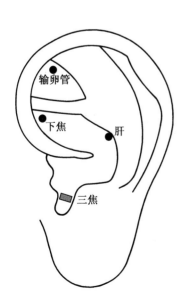

图 193 输卵管炎

〔选穴〕

输卵管、下焦、肝、三焦

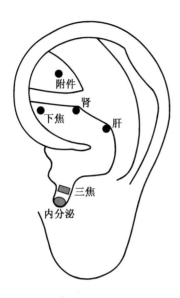

图 194　附件炎

〔选穴〕

附件、下焦、肾、肝、三焦、内分泌

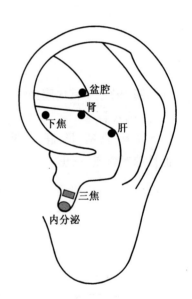

图 195　盆腔炎

〔选穴〕

盆腔、肾、肝、三焦、内分泌、下焦

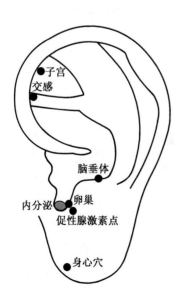

图 196　更年期综合征

〔主穴〕

子宫、内分泌、卵巢、促性腺激素点、脑垂体、交感、身心穴

〔配穴〕

肾、肝、心

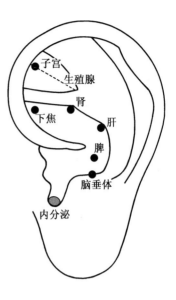

图197　子宫下垂

〔选穴〕

子宫、下焦、肾、肝、脾、脑垂体、内分泌、生殖腺

五、皮肤病

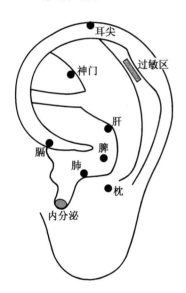

图198　皮肤瘙痒症

〔主穴〕

耳尖放血、过敏区、神门、枕、肝、脾、肺、内分泌、膈

〔配穴〕

糖尿病引起瘙痒：糖尿病点

黄胆性肝炎引起瘙痒：胆、耳中

老年皮肤瘙痒：心、神经系统皮质下

图199　荨麻疹

〔选穴〕

过敏区、交感、内分泌、肾上腺、肝、肺、脾、膈、神门、枕、耳尖放血

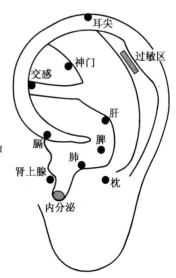

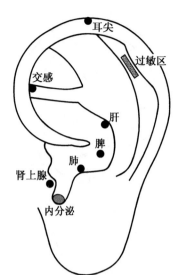

图 200　接触性皮炎

〔主穴〕

耳尖放血、相应部位、过敏区、交感、肾上腺、肝、脾、肺、内分泌

〔配穴〕

接触性皮炎引起疼痛：神门、枕

图 201　带状疱疹

〔主穴〕

耳尖放血、相应部位、过敏区、内分泌、肾上腺、神门、枕、肝、胆、脾、肺

〔配穴〕

带状疱疹引起失眠：神经衰弱区、神经衰弱点

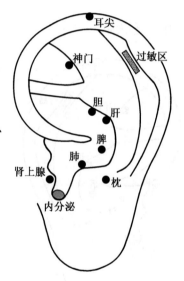

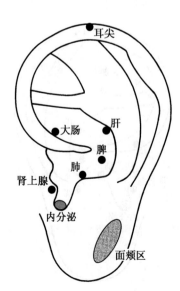

图 202　痤疮

〔主穴〕

耳尖放血、内分泌、面颊区、肝、脾、肺、大肠、肾上腺

〔配穴〕

当月经来痤疮严重：子宫、卵巢、脑垂体

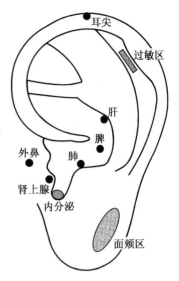

图 203 酒渣鼻、玫瑰痤疮

〔选穴〕

耳尖放血、过敏区、内分泌、肾上腺、外鼻、肝、脾、肺、面颊区

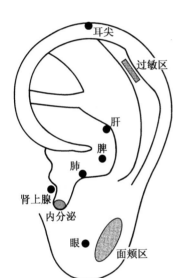

图 204 扁平疣

〔选穴〕

耳尖放血、过敏区、内分泌、脾、肝、肺、眼、面颊区、肾上腺、相应部位

图 205 神经性皮炎

〔主穴〕

耳尖放血、神经系统皮质下、身心穴、神门、枕、交感、肝、脾、肺、心

〔配穴〕

神经性皮炎引起失眠：神经衰弱点、神经衰弱区

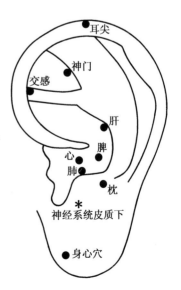

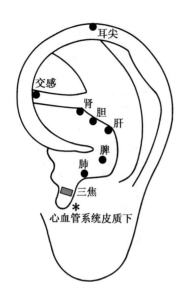

图 206　脂溢性皮炎

〔主穴〕

耳尖放血、交感、肾、肝、脾、肺、三焦、胆、胰、心血管系统皮质下、相应部位

〔配穴〕

脂溢性皮炎脱发：相应部位（枕、顶、颞）

图 207　黄褐斑

〔主穴〕

脑垂体、肾上腺、内分泌、三焦、肺、脾、肝、肾、丘脑、促性腺激素点、相应部位

〔配穴〕

妇女月经不调：子宫、卵巢

男性：前列腺

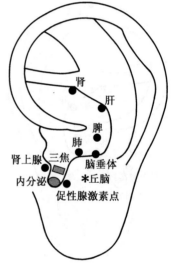

图 208　白癜风

〔选穴〕

脑垂体、内分泌、肾上腺、三焦、丘脑、肾、肝、脾、肺、相应部位

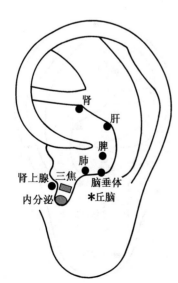

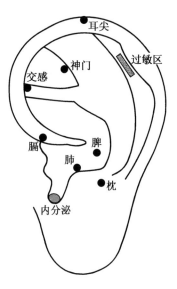

图 209　湿疹
〔选穴〕
　　耳尖放血、过敏区、肺、交感、脾、神门、内分泌、枕、膈、相应部位

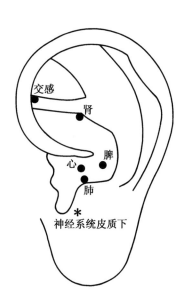

图 210　多汗症
〔主穴〕
交感、肾、心、脾、肺、神经系统皮质下
〔配穴〕
神门、枕

图 211　脱发
〔选穴〕
　　交感、肾、肝、胆、脾、肺、内分泌脑垂体、心血管系统皮质下、相应部位

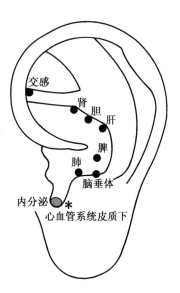

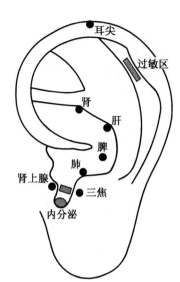

图 212　盘状红斑狼疮

〔选穴〕

　　耳尖放血、相应部位、肾、肝、脾、肺、内分泌、过敏区、三焦、肾上腺

图 213　牛皮癣

〔选穴〕

　　耳尖放血、相应部位、胆、肝、脾、肺、大肠、内分泌

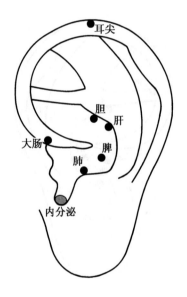

耳穴防病、美容、保健

一、耳穴防病

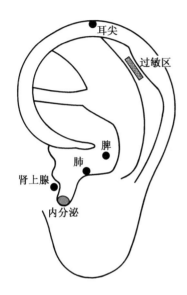

图 214　预防感冒

〔选穴〕

耳尖放血、脾、肺、内分泌、过敏区、肾上腺

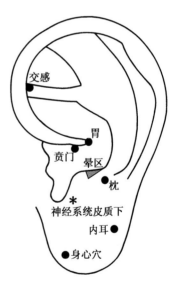

图 215　预防晕车、晕船、晕机

〔主穴〕

贲门、胃、枕、晕区、内耳、交感

〔配穴〕

病人神经性紧张、过敏体弱者：身心穴、神经系统皮质下

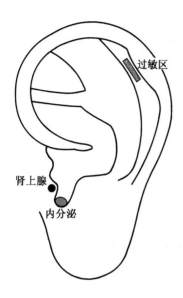

图 216　预防输血（液）反应

〔选穴〕

过敏区、内分泌、肾上腺

217　戒烟

〔选穴〕

交感、神门、口、下肺

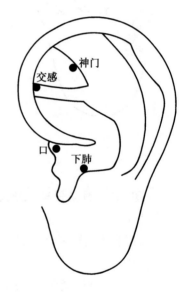

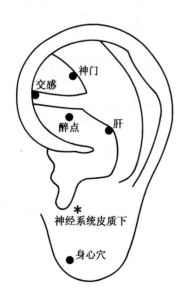

图 218　戒酒

〔选穴〕

交感、神门、醉点、肝、神经系统皮质下、身心穴

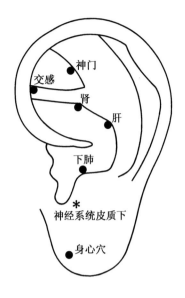

图 219　戒毒

〔选穴〕

交感、神门、肾、肝、下肺、身心穴、神经系统皮质下

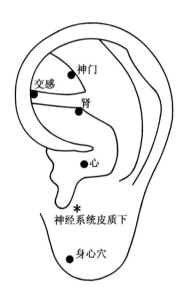

图 220　竞技综合征

〔主穴〕

神门、交感、心、肾、身心穴、神经系统皮质下

〔配穴〕

头痛、头晕：相应部位、晕区、枕

失眠：神经衰弱区、神经衰弱点

食欲差：口、胃

恶心呕吐：门

便秘或腹泻：脾、大肠

震颤、手抖：肝、相应部位

图 221　腮腺炎

〔选穴〕

耳尖放血、轮 4、轮 5、轮 6 放血、下颌、过敏区、腮腺、内分泌、肾上腺

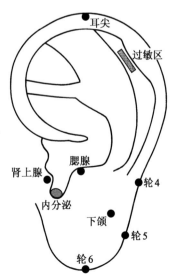

二、美容

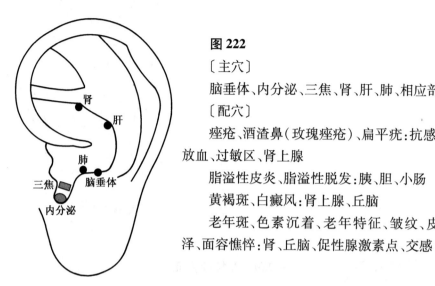

图 222

〔主穴〕

脑垂体、内分泌、三焦、肾、肝、肺、相应部位

〔配穴〕

痤疮、酒渣鼻(玫瑰痤疮)、扁平疣:抗感染、耳尖放血、过敏区、肾上腺

脂溢性皮炎、脂溢性脱发:胰、胆、小肠

黄褐斑、白癜风:肾上腺、丘脑

老年斑、色素沉着、老年特征、皱纹、皮肤无光泽、面容憔悴:肾、丘脑、促性腺激素点、交感

三、耳穴摄生保健与抗衰老

图 223

〔主穴〕

肾、脾、肺、心、内分泌、额、神经系统皮质下、促性腺激素点

〔配穴〕

脑、脑垂体、心血管系统皮质下

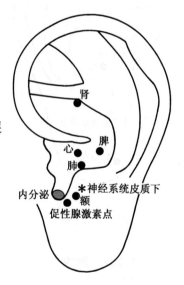

读者如欲参加

作者的耳穴诊

疗技术培训,

可咨询 13691580815

参 考 文 献

1　黄帝内经·素问. 北京:人民卫生出版社,1978

2　灵枢经. 北京:人民卫生出版社,1979

3　皇甫谧. 针灸甲乙经. 第2版. 北京:人民卫生出版社,1982

4　葛　洪. 肘后备急方. 北京:人民卫生出版社,1983

5　孙思邈. 备急千金要方. 北京:人民卫生出版社,1982

6　孙思邈. 千金翼方. 北京:人民卫生出版社,1983

7　李时珍. 草本纲目. 北京:人民卫生出版社,1974

8　杨继洲. 针灸大成. 北京:人民卫生出版社,1973

9　王肯堂. 诊治准绳. 上海:上海卫生出版社,1958

10　许　毅,等. 车医宝鉴. 北京:人民卫生出版社,1982

11　张振鋆辑. 厘正按摩要术. 北京:人民卫生出版社,1955

12　南京部队某部. 耳针. 上海:上海卫生出版社,1972

13　王　忠. 耳针. 上海:上海科学技术出版社,1984

14　陈巩荪,等. 耳针的临床应用. 上海:上海科学技术出版社,1984

15　管遵信. 耳穴诊治疾病原理综述. 1986

16　刘士佩,等. 耳廓诊断与治疗. 1986

17　古　励,等. 实用耳穴诊学手册. 太原:山西科学教育出版社,1989

18　李志明,等. 耳穴诊治法. 北京:中医古籍出版社,1988

19　王照浩. 实用耳针. 广州:广州高等教育出版社,1988

20　尉迟静. 简明耳针学. 合肥:安徽科学技术出版社,1982

21　杨传礼. 实用耳穴诊疗法. 北京:对外贸易教育出版社,1989

22　黄丽春. 耳穴诊断治疗学. 北京:科学技术文献出版社,1991

23　黄丽春. 耳穴治疗处方学. 国际耳医学研究培训中心出版,2001

24　中国针灸学会. 国际耳穴诊治学术讨论会论文摘要汇编. 1989

25　中国针灸学会. 世界针灸学联合会第一届针灸学术大会论文摘要汇编. 1989

26　中国针灸学会. 第二届全国针灸、针麻学术讨论会论文摘要汇编. 1984

27　南京中医学院. 中医学概论. 北京:人民军医出版社,1958

28　江苏新医学院、江苏新医学院第二附属医院. 耳穴的来源发展、临床应用及作用原理的初步探讨. 1972

29　湖南医学院. 生理学. 北京:人民卫生出版社,1978

30　中老年强身顾问. 北京:人民体育出版社,1983

图书购买或征订方式

关注官方微信和微博可有机会获得免费赠书

 淘宝店购买方式：
直接搜索淘宝店名：**科学技术文献出版社**

 微信购买方式：
直接搜索微信公众号：**科学技术文献出版社**

 重点书书讯可关注官方微博：
微博名称：**科学技术文献出版社**

 电话邮购方式：

联系人：王　静
电话：010-58882873，13811210803
邮箱：3081881659@qq.com
QQ：3081881659

汇款方式：

户　名：科学技术文献出版社
开户行：工行公主坟支行
帐　号：0200004609014463033